健康保险系列丛书

健康保险
医学基础

主编 张 晓

中国财经出版传媒集团
中国财政经济出版社

图书在版编目（CIP）数据

健康保险医学基础/张晓主编．—北京：中国财政经济出版社，2018.4
（健康保险系列丛书）
ISBN 978－7－5095－8146－9

Ⅰ．①健… Ⅱ．①张… Ⅲ．①健康保险－基本知识 ②医学－基本知识 Ⅳ．①F840.625②R

中国版本图书馆 CIP 数据核字（2018）第 054995 号

责任编辑：王　丽　　　　　　　　责任校对：徐艳丽
封面设计：李运平

中国财政经济出版社 出版

URL：http：//www.cfeph.cn
E－mail：cfeph @ cfeph.cn
（版权所有　翻印必究）

社址：北京市海淀区阜成路甲 28 号　邮政编码：100142
营销中心电话：010－88191537　北京财经书店电话：64033436　84041336
中煤（北京）印务有限公司印刷　各地新华书店经销
787×1092 毫米　16 开　33.75 印张　658 000 字
2018 年 4 月第 1 版　2018 年 4 月北京第 1 次印刷
定价：98.00 元
ISBN 978－7－5095－8146－9
（图书出现印装问题，本社负责调换）
本社质量投诉电话：010－88190744
打击盗版举报热线：010－88191661　QQ：2242791300

《健康保险系列丛书》编委会

主　　任：宋福兴

副 主 任：董清秀　　冯祥英　　高兴华　　伍立平　　胡占民

　　　　　黄本尧　　李晓峰　　徐伟成　　陈龙清

学术顾问：（按姓氏笔画为序）

　　　　　于保荣　　马海涛　　王　欢　　王国军　　王绪瑾

　　　　　王　稳　　朱恒鹏　　朱铭来　　朱俊生　　孙祁祥

　　　　　孙　洁　　李　玲　　李保仁　　李晓林　　杨燕绥

　　　　　余　晖　　张　晓　　卓　志　　郑　伟　　赵尚梅

　　　　　郝演苏　　庹国柱　　董朝晖　　魏华林

编务统筹：蔡皖伶　　范娟娟

总　序

健康是人类永恒的追求，是人民幸福的起点，党中央、国务院高度重视人民健康事业。习近平总书记在党的十九大报告中指出："人民健康是民族昌盛和国家富强的重要标志。"没有全民健康，就没有完美意义上的全面小康。发达国家的成功经验表明，没有成熟的健康保险，全民的健康权就难以得到根本保障。

目前，健康保险在中国的实践与发展中尚处于重要的探索阶段，理论体系的构建和指引尤为迫切和重要。编著《健康保险系列丛书》的初衷就是要梳理近年来我国专家学者的理论探索，系统总结行业的实践经验，提炼健康保险的经营规律，从立足本土实际、借鉴国际经验、揭示运营规律、展望发展趋势等维度，努力构建健康保险行业的知识理论体系框架，更好地为我国健康保险业的有序发展提供坚实的理论支持。这套丛书可谓是皇皇巨著，由中国人民健康保险股份有限公司组织编著，凝聚了来自保险、财政税收、公共管理、社会保障、医疗卫生等领域近40位知名专家学者的心血与智慧。

改革开放以来，特别是近十余年来，健康保险业发展迅猛，众多跨领域的专家学者进行了一系列理论研究，流派纷呈，有力地推动了行业的快速发展。但应该看到，这些研究还不成体系，还相对分散，研究的广度和深度与当前行业发展的实际需求还不相适应。历史证明，科学系统的理论指引是保险事业健康发展的根本保证。从保险业的实践来看，什么时候有正确的保险理论指导，什么时候保险业发展的形势就比较好，对经济社会发展的贡献就比较大。

当前，中国特色社会主义已进入新时代，社会主要矛盾已经转化为人民日益增长的美好生活需要和不平衡不充分的发展之间的矛盾。人民群众对美好生活的需要呈现多样化、多层次、多方面的特点，其中，健康服务正在成为人民过上美好生活的一个基本要求。习近平总书记在党的十九大报告中指出："要完善国民健康政策，为人民群众提供全方位全周期健康服务。"按照党的十九大报告新的部署，完善国民健康政策，将促进健康与经济社会建设相互协调，促进"人口红利"转向"健康红利"，全社会对健康投资和消费需求将日趋旺盛，消费结构升级将为健康服务创造广阔的发展空间，包括商业健康保险在内的健康产业进入了重要战略机遇期。专业健康保险公司要在把握重大战略机遇中实现持续快速协调发展，完成"服务国家治理体系和治理能力现代化"这一历史角色的转变，不仅需要从国内外行业自身发展实践的优势与不足中总结经验教训，更需要探究并构建科学、系统的理论体系来指引改革发展的进程。

近几年，商业健康保险发展势头强劲，专业健康保险公司在多层次医疗保障体系建设中发挥了积极的市场机制优势，在满足人民群众日益增长的健康保障需求中的作用也日渐凸显。特别是近些年，健康保险人只争朝夕，真抓实干，成绩卓著。然而在有速度、有效度发展的同时，尚未及时把积累的发展经验总结出来，更没有形成相对完善的以学术研究为先导的理论体系构建。未来，随着新医改的加速推进，商业健康保险的服务链条将逐渐延伸到社会保障、医疗卫生、保健养生等多个领域，跨行业特性使风险控制更加复杂，经营管理难度更大，市场竞争更趋激烈。如果拥有了原创性的理论研究成果，就可以获取行业的理论话语主导权，就能引领未来发展的战略制高点，就能及时应对行业中出现的新变化和新挑战，就能在激烈的市场竞争中获取其他企业难以比拟的发展优势。

习近平总书记在党的十九大报告中强调："创新是引领发展的第一动力，是建设现代化经济体系的战略支撑。"企业应该成为创新的主体，而推动创新的根本力量是人才。专业健康保险公司的快速发展，关键是要建设一支规模宏大、结构合理、素质优良的创新人才队伍，要培养一大批熟悉市场运作、具备研究能力的专业技术人才。理论知识体系的研究和构建就可以培养和集结这样一批专门人才，使他们成为健康保险事业发展中的中坚力量。

《健康保险系列丛书》就是在这样的时代与文化需求的大背景下应运而生的。全套丛书分为理论基石类、实践操作类、探索提升类三类共计十六册。其中，理论基石类五册，意在建立统一规范的工作语言环境，普及专业基础知识，分别有：《健康保险学》（西南财经大学卓志教授主编）、

《健康保险医学基础》（东南大学张晓教授主编）、《健康保险辞典》（中央财经大学郝演苏教授主编）、《健康保险与健康管理》（辛丹博士主编）、《健康保险制度与规制》（对外经济贸易大学王国军教授主编）。

实践操作类八册，重在梳理总结相对成熟的经验规律，解决目前实践中的困惑，为行业提供现实借鉴和趋势分析，分别有：《健康保险公司风险管理》和《健康保险经营管理》（对外经济贸易大学王稳教授主编）、《健康保险营销管理》（西南财经大学卓志教授主编）、《健康保险产品创新》（北京工商大学王绪瑾教授主编）、《健康保险精算》（中央财经大学李晓林教授主编）、《健康保险财务管理》（中央财经大学马海涛教授主编）、《健康保险信息技术与管理》（北京邮电大学王欢教授主编）、《健康保险客户服务》（北京大学孙祁祥教授主编）。

探索提升类三册，旨在探索未来健康保险业发展之道，分别有：《健康保险与医疗体制改革》（清华大学杨燕绥教授主编）、《健康保险与大数据应用》（北京航空航天大学赵尚梅教授主编）、《护理保险在中国的探索》（南开大学朱铭来教授主编）。

为确保丛书编著的专业性和权威性，这些专家学者搜集整理了大量资料，梳理研究了国内外最新的理论知识和实践经验，进行了多次学术研讨，反复斟酌、精益求精，在编著工作中倾注了大量心力。我们希望本丛书能为健康保险行业的从业人员、健康保险相关专业领域的研究人员提供实际操作的范本和理论参考，为健康中国战略和国家多层次医疗保障体系建设提供必要的理论建构、学术前瞻与路径导向。

前　言

　　健康是促进人的全面发展的必然要求，是经济社会发展的基础条件，是民族昌盛和国家富强的重要标志，也是广大人民群众的共同追求。没有全民的健康，就没有全面的小康。习近平总书记在全国卫生与健康大会上强调，"要把人民健康放在优先发展的战略地位，以普及健康生活、优化健康服务、完善健康保障、建设健康环境、发展健康产业为重点，加快推进健康中国建设，努力全方位、全周期保障人民健康。"

　　在实现中华民族伟大复兴的中国梦的进程中，健康中国已经成为重要的国家战略目标，推进健康中国建设，要把健康融入所有政策。随着国家医疗服务体系的健全和发展，以及医疗保障制度体系与运行机制的建立和健全，人们的健康将得到更好的保障，商业健康保险成为国家医疗保障体系的重要组成部分。

　　随着我国经济体制的改革和经济的快速发展，商业健康保险在完善国家健康保障体系，应对人口老龄化，促进保险业的发展，与寿险、财产险，以及意外伤害险等一起，正展示着朝阳行业的辉煌前景。因此，健康保险将在健康风险管理，化解疾病风险，降低经济负担，提高健康水平，实现全民健康覆盖中愈发凸显其不可取代的作用。

　　近几年来，专业化的健康保险公司和相关机构不断出现，健康保险业务发展迅速，财产保险企业与人寿保险企业在人身意外险和健康保险领域内竞争激烈，但健康保险经营的许多环节，如健康保险市场，健康保险产品的设计、营销、核保核赔，客户健康管理等却面临诸多问题与挑战。这些都与健康保险专业人才缺乏、健康保险专业化经营和发展、相关政策导向与专业化的监管发展有关，但归根到底都与缺乏专业教育与展业培训有关，而保险医学知识的缺乏是其中一个重要的"短板"和"瓶颈"。

　　尽管国内许多普通本、专科院校，高职院校在保险类、营销类或金融类专业中，相继开设了相对独立的"保险医学"课程，特别是一些大的保险公司、保险中介机构、保险咨询公司与相关培训机构等也开设了"保险医学"课程，但大多是针对人身保险经营管理目标而设，教学目标、教学内容、教育方法和教学模式等都不够明确和完善，特别是针对健康保险的保险医学基础理论与方法，还不能适应健康保险发展的需要。随着国家社会经济的发展和人们对健康保险发展的需求，一套符合中国国情的、具有自身特色的、针对健康保险的保险医学基础教材的出版显得十分迫切，亟须建立一套健康保险医学教育的自身体系和教育培训模式。

对此，中国人民健康保险股份有限公司为适应我国健康保险业务发展的需要，结合国情实际，为服务健康保险经营的理论与实务，前瞻性地开发了《健康保险系列丛书》，适应了时代发展的需要。在此前提下，东南大学医疗保险专业基于其20余年的医疗保险本科专业教学实践，组织多名既具有扎实的理论功底又具备丰富的实践经验的专业师资，结合他们在常年教学、教研、教改和专门人才培训中的经验，根据商业健康保险特点、学科发展规律，以及保险行业发展的需要，参照国内相关健康保险类、医学类和保险医学类教材与相关培训资料，以前瞻、卓越、使用和国际化为导向，力保教材体系新颖，内容科学、权威、完善、务实并注重技能训练。

本教材共九章。第一章主要介绍健康保险医学的概念、起源，与临床医学、预防医学、康复医学，以及寿险医学的异同，健康保险医学对健康保险发展的影响。第二章主要对健康、疾病、老化与健康促进等相关概念进行了详细介绍。第三章为人体基本结构与功能。第四章为疾病常见的症状与体征。第五章为病史采集、体格检查及常用辅助诊断技术，主要从医学角度介绍了与保险医学相关的医学基础知识和临床诊疗基础知识，包括知识体系、具体内容，以及在健康保险中的应用等。第六章为健康体检、健康评估与健康管理，介绍了健康评估的原则、内容、技术与方法。第七章为健康保险中常见的重大疾病，介绍了大病概念界定，社商保险合作中的重特大疾病实践，及其在健康保险业务中的地位和作用等。第八章为健康保险与常见慢性病承保。第九章为医疗文书在健康保险中的应用，主要对医疗文书的概念、常见的主要医疗文书，以及病历在健康保险业务中的使用要点等进行了介绍。

本书第一章、第二章、第八章、第九章由张晓编写；第三章由霍明东、张华、张晓编写；第四章由骆宜民、张晓编写；第五章由刘蓉、张晓编写；第六章、第七章由张晓、王柯编写。全书由张晓总揽与主审，在编写过程中，为本书的编著思路和材料组织提供了宝贵的资料和建议。本书编写和出版过程得到了中国财政经济出版社的鼎力相助。全书参考或引用了大量国内相关教材、著作与资料，在此一并予以致谢！

　　鉴于篇幅限制，作者水平有限，加之时间仓促，书中错误与疏漏在所难免，敬请各位专家与读者批评指正。

编者

2018 年 4 月

目 录 ..

第一章

绪　　论

　　健康保险医学是保险业为了健全健康保险经营和发展健康保险业务，把医学的基本理论和技能引入保险经营的风险管理而形成的新的学科，是保险学和医学理论与实践相结合，应用于保险领域的应用医学，是运用医学的理论、技术和方法对人的寿命、健康、疾病、死亡、伤害等进行评估，以确定健康的危险程度，进行健康风险识别、选择、测量和处理的技术和方法，目的是在健康保险经营中对健康风险的管控更为科学合理。

第一节　健康保险医学概述

　　医学（Medicine）是通过科学或技术手段处理人体的各种疾病或病变，使人的生理处于良好状态的一种科学，以治疗、预防生理疾病和提高人体生理机体健康为目的。狭义的医学只是疾病的治疗和机体有效功能的极限恢复，广义的医学还包括中国养生学和由此衍生的西方营养学。

　　在人类科技发展的历史上，医学是一门古老的学科。医学的起源是一个漫长的过程，受到众多因素的影响。在早期，希腊医学流派把物理学引入了医学，后来亚历山大医学流派把化学引入了医学，近代的遗传学之父孟德尔第一次把数学引入了医学研究。17 世纪，医学基本形成了三大学派：物理学派（以物理知识解释人体的生理活动）、化学流派（以化学酸碱失衡解释生病过程）和活力论学派（认为生命就是活力）。一般认为古代医学主要有古埃及和古印度医学、古巴比伦和古希腊医学、古罗马医学、中世纪欧洲医学、阿拉伯医学等。

近代医学应该始于1543年意大利人维萨里《人体构造论》和1628年英国人哈维《心脏运动论》的出版。前者首次比较精准地描绘了人体结构，对由教会尊崇为神学地位的盖仑医学理论提出了挑战；后者揭示血液循环的机理。他们的工作提出了人体研究的正确途径。随着医学实践的深入，1761年，意大利人莫干尼出版了《疾病的位置与病因》，奥地利人奥恩布鲁格介绍了叩诊法；1816年，法国人拉埃内克发明了听诊器；1868年，温德利西出版了《病种中体温》，实现了体温检查在临床中的应用；1827年，英国医生布莱特发现了水肿病人（肾病病人）尿中的蛋白，开创了临床的化验工作。但是，这一时期更为重要的工作是法国人巴斯德和德国人科赫奠定了细菌学和免疫学的基础，建立起了细菌学和免疫学，从而明确了疾病是由特异性病因造成的具有特异性病理改变和特异性症候群的临床诊断单元，而那些没有找出特异性病因和明确病理改变的精神异常则被称为障碍而不称为疾病。

在医学科学技术的发展史上，另一个值得注意的是外科手术的突破。早在16世纪就发现了乙醚，18世纪制取了一氧化二氮（笑气）。19世纪40年代中期，不断有医生使用乙醚和笑气进行全身麻醉，用于拔牙和切除体表肿瘤手术，随后麻醉被广泛接受和使用，但感染问题成为外科手术的一个重要问题。由于细菌学的诞生和发展，英国医生李斯特最早运用苯酚进行纱布和伤口的消毒处理，后来又发展了高温加热灭菌，抗感染问题得到了较好解决，使得手术范围由四肢逐步深入到体内，外科手术治疗得到了划时代的发展。其他一些在医学科技发展史上的大事纪见表1.1。

表1.1　　　　　　　　医学科技发展史上的主要大事纪

时间	大事纪
1816年	发明听诊器，意味着"听诊"这一诊断方法正式建立，更多疾病得以早期诊断。
1846年	吸入麻醉开始投入使用，从此外科手术进入无痛时代，手术更多开始追求精细操作而不是追求速度，无疑为一大壮举
1847年	医生在做手术前洗手这一概念首次出现，成为今日无菌术的鼻祖，无菌观念的引入大大减少了手术后感染的发生
1895年	X线作为现代医学最常见的影像学检查之一，使人类首次不开刀就可以了解"身体内部的世界"
1907年	第一次输血成功进行，无数人的生命因为这一伟大的发现而得到挽救
1910年	腹腔镜的概念被首次提出，经过多年发展，现在腔镜手术已是外科最常规的手术方式之一，腔镜手术的微创操作大大减少了开放手术带来的创伤，术后恢复更快
1928年	英国人弗莱明发现青霉素，但当时人们并没有意识到其伟大意义，直到十年后，青霉素强大的治疗效果才得到重视，无数严重感染的患者因为青霉素得以存活
1954年	第一例体外循环的心脏手术成功，从此，心脏外科治疗范围被大大扩展，体外循环使得更多手术成为可能

续表

时间	大事纪
1954 年	第一台肾移植手术获得成功，接受肾脏者继续存活了 8 年，这一手术拉开了器官移植的序幕
1971 年	澳大利亚土著居民体内分离出了"肝炎相关澳大利亚抗原"，也就是现在说的"澳抗"，这一发现为现在的乙肝检测提供了方向
1971 年	第一台 CT 诞生，它在了解人体内部情况方面比 X 线更加详细且全面，从此，人类对疾病的诊断手段更加多样
1973 年	核磁共振紧随 CT 而来，核磁和 CT 在检查上重点各不相同，两者结合，大大丰富了影像检查的涵盖范围
1981 年	最早报道了关于 HIV（艾滋病）感染的病例，患者为四名男同性恋者
2000 年	美国批准通过了第一批外科手术机器人，象征着外科手术机械化的开始，手术机器人极大地提高了外科手术的精准率，可以说对外科手术起到了颠覆性的作用

综上所述，医学是生物学的应用学科，目前取得共识的是现代医学一般划分为基础医学、临床医学与预防医学。从现代医学的研究和应用来看，它是一个从预防到治疗疾病的系统学科，医学的研究领域包括了基础医学、临床医学、法医学、检验医学、预防医学、保健医学、康复医学等。如果从起源和实践来看，医学一般又可分为西方微观西医学和东方宏观中医学两大系统体系。现代医学的代表是西方医学（简称西医）。西医的科学性在于应用基础医学的理论不断完善并经过实践的验证（如生化、生理、微生物学、解剖学、病理学、药理学、统计学、流行病学、中医学及中医技能等）来治疗疾病与促进健康。传统医学则主要包括了以中国传统医学（包括中医学、藏医学、蒙医学等多种医学体系）为代表的世界各地形成的各种医学实践科学等。

一、健康、疾病、亚健康与健康保险医学的概念

（一）健康

健康是人生的第一财富，健康保障是人的基本权利，健康面前人人平等。

按照世界卫生组织的定义：健康是指个体在身体、精神和社会等方面都处于良好的状态。传统的健康观是无病即健康，现代人的健康观是整体健康。根据世界卫生组织给出的解释：健康不仅指一个人身体有没有出现疾病或虚弱现象，而是指一个人生理上、心理上和社会上的完好状态。因此，现代人的健康内容包括躯体健康、心理健康、心灵健康、社会健康、智力健康、道德健康、环境健康等。

世界卫生组织的报告指出，健康是由四个元素组成的：遗传占 15%、社会环境和自然环境分别占 10% 和 7%、医疗条件占 8%、个人生活方式占 60%。前两项是不

可控因素，在 68% 的可控因素中，个人生活方式这一因素就接近九成，所以健康的钥匙掌握在自己手中。最好的医生就是自己。早在 2 500 年前，医学之父希波克拉底就说过，"病人的本能就是病人的医生，而医生只是在帮助病人的本能"。

（二）疾病

从医学的观点看，疾病是一种生物的过程，存在偏离正常标准的形态结构、功能、生化等方面的特异变化，是客观上可以测量出来的，存在可客观地加以证实的病因发病机制，病人有一定主观感觉，医生可查出某种失调，临床上可定为某种病症。可以认为，疾病是在一定病因作用下自稳调节紊乱而发生的异常生命活动过程，并引发一系列代谢、功能、结构的变化，表现为症状、体征和行为的异常。一般认为，疾病是对人体正常形态与功能的偏离状态。现代医学对人体的各种生物参数（包括智能）都进行了测量，其数值大体上服从统计学中的常态分布规律，即可以计算出一个均值和 95% 健康个体的所在范围，习惯上称这个范围为"正常"，超出这个范围，过高或过低，便是"不正常"，疾病便属于不正常的范围，一般机体感到不适，人就得病了。普通疾病的诊断治疗常见而容易。由受精卵或母体受到环境或遗传等因素的影响，引起的下一代的基因组发生有害改变产生的疾病，称之为遗传病。有血缘关系的夫妇也易生下遗传病患儿。

从社会学角度看，疾病是指人心理上的、社会上的失调，是一种主观体验和一种差异的社会状态（病变的心理障碍和社会障碍）。它可以在有生物学改变的"疾病"状态下出现，也可以在没有"疾病"的情况下出现。疾病的社会定义是与社会文化因素有关的，如肥胖，在某些国家被认为是一种病态，而在另一些国家中则被视为美的象征，而不认为是病态。所以，健康与疾病在不同的学科有不同的定义，见表 1.2。

表 1.2　　　　　　　　　　　健康与疾病的不同定义

观点	健康	疾病
生理学或生物学观点	身体的良好状态	一个医学概念，身体的某一部分、过程、系统在功能和（或）结构上的反常
流行病学观点	宿主对环境中致病因素具有抵抗的状态	宿主对环境中致病因素易感而形成的状态
生态学观点	人和生态关系间协调的产物	人和生态关系不适应和不协调的结果
社会学观点	人在一个群体中认为身体和（或）行为是正常的	个体认为偏离了正常的身体和（或）行为状态
消费者观点	一种商品、一种投资，在某种程度上能够买到	通过购买保健服务可以治疗、控制及治愈的一种不正常情况
统计学观点	测量结果在正常值范围内	测量结果在正常值范围外

从医学的角度，疾病可分为传染性疾病和非传染性疾病。

1. 传染性疾病

传染病（Infectious Disease）是由各种病原体（如病毒、立克次氏体、细菌、原虫、蠕虫、节肢动物等）所引起的一组具有传染性的疾病。由于病原体均具有繁殖能力，可以在人群中从一个宿主通过一定途径传播到另一个宿主，使之产生同样的疾病。

传染病学则是研究病原体侵入人体后，所致传染病在人体发生、发展、转归的原因与规律，以及不断研究正确的诊断方法和治疗措施，促使患者恢复健康，并控制传染病在人群中发生的一门临床学科。流行病学是研究传染病在人群中发生发展的原因和规律，并研究所采取的预防措施和对策的科学。两门学科虽研究对象和任务各异，但彼此关系密切，最终各自从个体与群体方面消灭传染病。

21世纪，发达国家的死因分析中传染病仅占1%以下，而发展中国家却较高，目前我国约为5%以下。

2. 非传染性疾病

随着传染病的逐渐控制，非传染性疾病的危害相对增大，人们熟悉的肿瘤、冠心病、脑出血等都属于这一类。目前，在中国大城市及一些发达国家中主要受到这些疾病的影响，死因分析中都居于前三位。

非传染性疾病主要包括遗传病、物理化学损伤、免疫源性疾病、异常细胞生长代谢疾病、内分泌疾病、营养性疾病、精神失常疾病、老年性疾病等。非传染性疾病可通过药物或手术来减轻或消除。

（三）亚健康

亚健康是指非病非健康的一种临界状态，是介于健康与疾病之间的次等健康状态，故又有"次健康""第三状态""中间状态""游移状态""灰色状态"等称谓。世界卫生组织将机体无器质性病变，但是有一些功能改变的状态称为"第三状态"，我们常称之为"亚健康状态"。处于亚健康状态的人，虽然没有明确的疾病，但却出现精神活力和适应能力的下降，如果这种状态不能得到及时纠正，非常容易引起身心疾病。

（四）健康保险医学

健康保险医学是保险业为了健全经营和发展健康保险业务，把医学的基本理论和技能引入保险经营的风险管理而形成的新的科学门类，是保险学和医学理论与实践相结合而应用于保险领域的应用医学，也是运用医学的理论、技术和方法对寿命、健康、疾病、死亡、伤害等进行评估，以确定危险程度，使健康的危险选择更为科学合理。

医学与保险的结合源于人寿保险的发展，医学最早介入的是人寿保险核保。在寿险实践中，人们认识到需要对被保险人的年龄、性别、职业、身体状况、死亡等情况进行分析。生命表的应用和体检医师的作用，为更好地管理和控制风险提供了保证，但寿险医学主要关注的是人的寿命及其影响因素，如机体机能、衰老、发病率、死亡模式等，关注的标的是生命。随着意外伤害、健康险等业务的发展，与健康和疾病有关的医学知识得到重视和发展。健康保险医学主要关注疾病及影响健康的危险因素，并对其进行分类和测量，同时也对有利于健康促进的积极因素进行研究和评估，最终应用于疾病与健康风险的识别、选择、测量和处理。健康保险医学是建立在以临床医学为主的医学基础上，与统计、精算、法律、保险、金融等学科相结合，对参保人的疾病与健康风险进行评估，并将其应用于健康保险产品的开发、销售、承保和理赔的全过程，是为健康保险风险管理和控制服务的应用医学。

二、健康保险医学的性质、基本特征和主要内容

（一）性质

从发展实践过程来看，健康保险医学源于保险业务的实践，特别是源于人寿保险的意外伤害保险的具体实践，核心是医学科学的理论、知识和技术的应用，其目标是对健康和疾病风险的识别、选择、测量和处理。所以，其本质是医学，是医学的基本理论与技术和保险理论、保险经营相结合，并应用于保险领域的一门应用医学。

（二）基本特征

由于健康保险医学的性质、目的和特点，其学科特征可以表现在以下四个方面：

1. 科学性

健康保险医学属于医学，核心是医学科学的基本理论、基本知识和基本技能在健康保险中的应用。

2. 交叉性

健康保险医学是医学、保险、统计、精算、法律、经济、金融等学科交叉融合而形成的新的学科，其目的是对健康保险经营中的风险进行科学有效地管理和控制，以减少经营风险，更好地化解客户的疾病财务损失。

3. 实用性

健康保险医学为健康保险的经营和发展服务，为健康保险的风险管控提供科学依据，以利于健康保险业务的发展，但作为一门发展中的学科，健康保险医学与几百年

甚至上千年的医学实践相比，更需要注重其基础理论的探索和研究。

4. 发展性

健康保险医学将会随着社会经济的发展和医学科学的创新而进步，不断吸收新的医学科学和相关学科的发展成就，将其应用于健康保险风险的管理和控制，丰富和发展自身的理论和实践，更好地发挥健康保险在保障人们的健康、减少疾病和健康受损而导致的经济损失风险中的作用。

（三）主要内容

健康保险医学基础主要包括两个方面的内容：一是为健康保险经营提供风险管控的理论支持；二是把医学技术和方法应用于健康保险的具体业务实践。

1. 为健康保险经营提供医学风险管理和控制的理论支持

健康保险与其他保险业务，如寿险、意外伤害保险、财产险等具有较大的不同之处，其关注的是人的健康，而影响人的健康的因素多样而复杂，导致疾病和健康的风险因素难以控制。健康保险医学就是把医学的理论和技术方法应用于健康评估、疾病治疗、恢复和维护健康的学科，是利用医学的理论和方法对健康或疾病的风险进行识别、判断、测量和处理，以提供医学理论基础和技术依据的学科。

2. 把医学技术和方法运用于健康保险业务实践

如何把医学技术和方法应用于健康保险业务实践，可以具体归纳为以下四个方面：

（1）健康相关危险因素测量与评价。通过健康相关危险因素的评价技术，可以对个体或群体的健康状况进行评价，即通过对遗传、环境、医疗和自身行为生活方式等维度的评价，识别和测量健康和疾病风险，对健康保险的经营对象风险进行选择，并作出判断。

（2）健康和疾病的评估。通过体检和临床检查检验技术，对个体的健康状况和疾病等做出科学的判断，并做出风险选择和判断。

（3）疾病经济负担测量与评价。疾病经济负担测量与评价即对患者病伤引起的医疗行为的直接医疗花费、间接医疗花费，以及引起的社会生产和财富的损失等四部分之和的病伤经济负担进行测量与评价，有时也包括政府、社会、家庭为预防病伤所支出的花费。具体而言，病伤的直接医疗花费包括挂号、检查、药物、换药、注射、住院、手术、特护等费用；病伤的间接医疗花费包括交通、住宿、看护、额外营养等费用；病伤引起的社会生产损失包括病伤者和家人在有效劳动日因故误工天数造成的社会损失等；病伤引起的社会财富损失包括病伤者及家属误工仍继续得到的工资、病伤者得到的抚慰物品和各项救济或补助等。另外，为预防病伤所支付的费用包括财政为预防病伤而支出的卫生经费，社会企业、社团、家庭或个人为预防病伤而支出的费用。

（4）临床诊疗质量评价。健康保险赔付的费用多用于疾病的诊疗，实质是对诊疗服务的一种购买，所以购买的服务质量特别重要。因此，健康保险医学的另一项内容就是要利用健康保险医学的原理和知识对获得的医疗服务质量进行评价，以保护参保客户的利益。

（5）健康保险产品精算定价。作为风险管理和控制的有效工具，健康保险医学在健康产品的开发、销售和核保理赔全过程都具有重要的影响和作用，特别是在健康保险产品开发的精算定价环节。

（6）理赔业务实践的应用。在健康保险理赔处理中，健康保险医学对于风险损失计算的科学性、合理性具有重要的作用。

三、健康保险医学与基础医学、临床医学、预防医学、康复医学的区别

（一）基础医学

基础医学的内容包括了医学生物数学、医学生物化学、医学生物物理学、人体解剖学、医学细胞生物学、人体生理学、人体组织学、人体胚胎学、医学遗传学、人体免疫学、医学寄生虫学、医学微生物学、医学病毒学、人体病理学、病理生理学、药理学、医学实验动物学、医学心理学、生物医学工程学、医学信息学、急救学、护理学等。其中，人体解剖学、组织学与胚胎学、人体生理学、人体病理学、病理生理学和药理学为基础医学中最为核心的内容。

1. 人体解剖学（Human Anatomy）

人体解剖学是研究正常人体形态结构的科学，是学习其他基础医学和临床医学课程的基础。人体解剖学课程包括系统解剖学（Systematic Anatomy）和局部解剖学（Regional Anatomy）。此外，根据临床的需要，又分为神经解剖学、运动解剖学、功能解剖学、断层解剖学、放射解剖学、成长解剖学和临床应用解剖学等。

基础医学一般主要以系统解剖学为主线，按人体基本功能来学习研究器官和组织的形态结构，同时通过局部解剖学的学习，掌握和了解各器官组织的位置、毗邻以及相互关系。在人体解剖学的学习过程中要通过标本观察和尸体解剖，准确地辨认人体的器官组织和重要结构，理论联系实际，切忌脱离实物标本的死记硬背。学习人体解剖学必须注意运用进化发展的观点、形态与功能相结合的观点、局部与整体相统一的观点，才能掌握解剖学知识。

2. 组织学与胚胎学

组织学与胚胎学中包括组织学（Histology）和胚胎学（Embryology）两门学科，

它们既密切相关又各具独立性，在我国的医学教学中习惯将其合为一门课程，简称为组织胚胎学。在医学教学中，组织学和胚胎学的研究对象是人体。

人体组织学是研究人体细微结构及其相关功能的学科。组成人体的基本结构功能的单位是细胞。人体细胞数量众多，种类也有成百上千种，其形态结构和功能也各有差异。在机体中，一些形态结构相类似、功能相关的细胞和细胞间质组合在一起，构成人体四大组织，即上皮组织、结缔组织、肌肉组织和神经组织，几种组织按一定规律组成器官和系统。研究组织、器官和系统的形态结构及其相关功能的联系是组织学的主要内容。

人体胚胎学是研究人体发生、生长及其发育机制的一门学科。胚胎的发生、发育表现为一个连续发育过程，始于受精卵，即合子，其具有旺盛的生命力，在母体内不断增殖和分化，最初形成三个胚层，并在此基础上分化形成各种组织和一系列器官系统，再经过生长发育，最终形成胎儿直至分娩。因此，对受精卵、胚胎早期发育及器官系统发育的研究是人体胚胎学的主要内容。

3. 生理学（Physiology）

生理学是生物学的一个分支学科，是研究生物机体生命活动规律的科学。人体生理学（Human Physiology）是研究正常人体功能活动规律的科学，是一门功能学科，它主要的任务是阐明正常人体及其器官、组织等所表现的各种生命活动现象或生理功能、活动的机制及其变化规律，为进一步学习其他基础医学和临床医学课程，为在临床医疗和护理实践以及预防医学的工作中有效地防治各种疾病，促进人类健康长寿提供必要的理论基础。

人体生理学的研究内容是人体生理功能活动的规律和机制，以及内、外环境发生变化对这些生命活动的影响。因此，我们可以从不同的结构基础出发，对人体的生理功能活动进行细胞及分子、器官、整体这三个不同方面的研究。

生理学也是一门实验性科学。生理学的知识来源于生活实践、实验研究的实践和临床研究的实践。在实践过程中，生理学的研究方法可区分为急性实验和慢性实验两大类。应当指出，生理学的知识大部分是从动物实验中获得，这是研究人体生理学所不可缺少的手段。但是，在应用实验动物所获得的结论时，应当充分考虑人和动物之间的差别，千万不可简单地将其结论机械地套用到人体上。同时，还应当注意到急性实验、慢性实验以及无创伤性实验三者所得到的结果，彼此之间还是有所差异的。因此，我们在评估实验所得的结果时，必须对其进行充分的分析和综合，全面考虑问题，方能得出正确的认识和结论。

4. 病理学（Pathology）

病理学是研究疾病本质的学科，它研究疾病为什么发生（病因）、怎样发生（发病机制）、会出现哪些变化（代谢、功能和形态方面）以及怎样的转归。病理学的任务是为临床医学提供诊断、治疗和预防疾病的理论基础，参与临床疾病的诊断，并与临床共同对新疗法进行评价及发现和认识新的疾病。病理学与病理生理学是互相配合的科学。在教学内容上，前者较侧重疾病的形态变化（病变，Lesion），后者更侧重于功能、代谢方面的变化。

病理学非常注重实验研究，主要研究方法有尸体解剖（Autopsy，简称尸检）、活体组织检查、动物实验、组织培养与细胞培养、病理学观察。病理学观察包括大体标本观察和组织切片的观察等。

5. 病理生理学（Pathophysiology）

病理生理学是一门研究疾病发生、发展规律和机制的学科。在医学教学中，病理生理学的教学内容和研究范畴与国外的临床生理学（Clinic Physiology）或疾病生理学（Physiology of Disease）相近。

病理生理学的主要任务是研究疾病发生、发展的一般规律与机制，研究患病机体的功能、代谢的变化和机制，从而探讨疾病的本质，为疾病的防治提供理论根据。因此，它是一门理论性较强的学科，它需要对正常人体中形态、功能、代谢方面的各种有关知识加以综合、分析，再通过科学思维将其运用到患病机体，从而正确地认识疾病中出现的各种变化，因此它和许多基础医学学科有关。既然病理生理学的研究对象是疾病，作为一门研究疾病的基础课程，它必须引导学生从正常人体有关知识逐渐引向对疾病机体的认识。病理生理学是基础课程中围绕疾病进行探讨的学科之一，并且是沟通基础学科与临床学科的桥梁学科。

6. 药理学（Pharmacology）

药理学是研究药物的学科之一，也是一门为临床合理用药和防病治病提供基本理论的医学基础学科。药理学主要研究药物与机体（主要是人体，也包括病原体）相互作用的规律和作用原理。所谓药物（Drug），是指用以防治及诊断疾病的物质，在理论上，凡能影响机体器官生理功能和（或）细胞代谢活动的化学物质都属于药物范畴，也包括避孕药。

药理学研究的内容可分为药物效应动力学（Pharmacodynamics），简称药效学和药物代谢动力学（Pharmacokinetics），简称药动学。药效学主要研究药物对机体的作用和作用原理，药动学主要研究机体如何对药物进行处理，包括药物的吸收、分布、生物转化和排泄。由此可见，药理学研究的主要对象是机体，属于广义的生理科学范畴，与主要研究药物本身的药学学科，如生药学、药物化学、药剂学、制剂学等学科有明显的区别。药理学是以生理学、生物化学、病理学、病原生物学、免疫学等为基础，为指导临床各科合理用药提供理论基础的桥梁学科。

药理学的学科任务是要为阐明药物作用机制、改善药物质量、提高药物疗效、开发新药、发现药物新用途，并为探索细胞生理、生化及病理过程提供实验资料。药理学的方法是实验性的，即在严格控制的条件下观察药物对机体或其组成部分的作用规律，并分析其客观作用原理。近年来逐渐发展而设立的临床药理学（Clinical Pharmacology）是以临床患者为研究对象和服务对象的应用科学，其任务是将药理学基本理论转化为临床用药技术，即将药理效应转化为临床实际效应，是基础药理学的后继部分。学习药理学的主要目的是了解药物有什么作用、作用机制及如何充分发挥药物临床疗效和避免药物不良反应，要理论联系实际了解药物在发挥疗效过程中的因果关系，特别要掌握药物的适应证和禁忌证。在临床上，疾病的治疗方法包括药物治疗、手术治疗和放射治疗等，药物治疗在临床各科均有应用，对于不同的疾病以及在疾病的不同阶段应该采取适当的治疗措施和方法。疾病药物治疗的基础是药理学。

（二）临床医学

临床医学是研究疾病的病因、诊断、治疗和预后，从而提高临床治疗水平，促进人体健康的科学。

临床医学按临床实践的目的来分，主要包括诊断与治疗。诊断学又可细分为临床诊断学、实验诊断学、影像诊断学、放射诊断学、超声诊断学、核医诊断学等；治疗学又可细分为临床治疗学、职能治疗学、化学治疗学、生物治疗学、血液治疗学、组织器官治疗学、饮食治疗学、物理治疗学、语言治疗学、心理治疗学等。临床医学按临床组织实践来分，可将其分为内科学、外科学、泌尿科学、妇产科学、儿科学、老年医学、眼科学、耳鼻喉科学、口腔医学、传染病学、皮肤医学、神经医学、精神病学、肿瘤医学、急诊医学、麻醉学、护理学、家庭医学、性医学、临终关怀学、康复医学、保健医学、听力学等。

（三）预防医学

预防医学是以人群为研究对象，应用宏观与微观的技术手段，研究健康影响因素及其作用规律，阐明外界环境因素与人群健康的相互关系，制定公共卫生策略与措施，实现以预防疾病、增进健康、延长寿命、提高生命质量为目标的一门医学科学。

预防医学是从医学科学体系中分化出来的，它是研究预防和消灭病害，讲究卫生，增强体质，改善和创造有利于健康的生产环境和生活条件的科学。预防医学与临床医学的不同之处在于它是以人群为对象，而不是仅限于以个体为对象。医学发展的趋势之一，是从个体医学发展到群体医学，今天许多医学问题的真正彻底解决，不可能离开群体和群体医学方法。

预防医学是以"环境—人群—健康"为模式，以人群为研究对象，以预防为主要指导思想，运用现代医学知识和方法研究环境对健康影响的规律，制定预防人类疾病发生的措施，实现以促进健康、预防伤残和疾病为目的的一门科学。预防医学的工作对象包括个体和群体，工作重点是健康和无症状患者，对策与措施更具积极预防作用，更具人群健康效益，研究方法上更注重微观和宏观相结合，研究重点是环境与人群健康之间的关系。

该学科应用现代医学及其他科学技术手段研究人体健康与环境因素之间的关系，制定疾病防治策略与措施，以达到控制疾病、保障人民健康、延长人类寿命之目的。随着医学模式的发展，该学科日益显示出其在医学科学中的重要性。

（四）保健医学

保健是一种综合的维持健康的行为，保健医学是用医学的方法或医学营养品来促进人体的保健功能，促使人体细胞得到充足的养分供给，从而保证人体健康。保健医学研究的领域涉及心理卫生、运动保健、营养保健、健康教育等。保健的目标追求的是长寿，但更是为了保障高品质的生活。保健的方法很多，主要有饮食保健、良好的作息习惯和适当的身体锻炼等。饮食保健在于保持营养平衡，从而使人更健康；良好的作息习惯在于保证充分的休息和睡眠；适当的身体锻炼则有利于维持机体的正常运动和活动。

保健医学中，传统医学的实践，特别是养生等发挥着更积极和更科学的作用。

（五）康复医学

康复医学是一门有关促进残疾人及患者康复的医学学科，更具体地说，康复医学是为了康复的目的而应用有关功能障碍的预防、诊断和评估、治疗、训练和处理的一门医学学科。康复医学又称第三医学（临床医学为第一医学，预防医学为第二医学）。在现代医学体系中，已把预防、医疗、康复相互联系，组成一个统一体。

康复医学主要针对慢性病人及伤残者，强调功能上的康复，而且是强调身体功能康复，使患者不但在身体上，而且在心理上和精神上得到康复。它的着眼点不仅在于保存伤残者的生命，而且还要尽量恢复其功能，使病、伤、残者在体格上、精神上、社会上、职业上得到康复，消除或减轻功能障碍，帮助他们发挥残留功能，恢复其生活能力、工作能力，提高生体素质，重返社会，过有意义的生活。

康复医学是医学的一个新分支学科，是由理疗学、物理医学逐渐发展形成的一门新学科，主要涉及利用物理因子和方法（包括电、光、热、声、机械设备和主动活动）以诊断、治疗和预防残疾和疾病（包括疼痛）。由于传统上在疾病的诊断、物理疗法、职业疗法及其有关治疗中，物理因子及物理疗法一直为主要手段，所以康复医学的英文表达以物理为词根，如 Physiatrics, Physiatry（美国，加拿大），physical Medicine（英国，南北美洲），Physical Medicine and Rehabilitation（美国，新西兰和澳大利亚），Rehabilitation（日本）等。

医学分类及与保险医学的比较见表 1.3。

表 1.3　　　　　　　　　　医学分类及与保险医学的比较

比较内容	基础医学	临床医学	预防医学	康复医学	保健医学	保险医学
主要针对对象	人及动物	患者个体	整个人群	功能受损者	正常人群	参保客户
目的	明确生命机理；探索疾病原因	诊断疾病、救治患者、促进健康	预防疾病、控制疾病	恢复功能、减缓功能退化	维护健康、提升生命质量	疾病风险管理、实现公司利润
目标	正常与异常的生理和病理现象与机理	疾病及治疗	疾病预防与控制	功能恢复	提高自身抵御疾病的能力	疾病风险、测量分级、产品市场、风险控制
方法	正常与异常的生理与病理原因研究	诊疗技术与方法的探索与创新	疾病预防与控制技术和方法	康复方法	提高自身抵御疾病的能力	风险精算、核保理赔、保证销售
信息采集	科研、全面	云技术、大数据、AI	云技术、大数据、AI	全面	云技术、大数据、AI	云技术、大数据、AI

第二节　健康保险医学与寿险医学的比较

健康保险与寿险均属于人身保险，即以人体的健康、身体完整及寿命长短做为保险所要保障的客体，将生病、死亡/存活、受伤害做为要防范的风险。当人们遭受不幸事故或因疾病、年老而丧失工作能力时，根据保险合同的约定，保险人对被保险人或受益人给付保险金，以弥补由此造成的经济损失。人身保险产品种类繁多，除健康保险、人寿保险外，还包括意外伤害保险及年金保险等。

健康保险医学与寿险医学二者均属于医学范畴，是运用医学的理论、技术和方法对寿命、健康、疾病、死亡、伤害等所面临风险的识别、测量，以确定其危险程度，并对管理策略进行评估，使风险选择更为科学合理，但由于二者的目的不同，在医学原理和技术运用上也表现出了差异性（见表 1.4）。寿险医学严格意义上又可称为人身风险的医学选择。

表 1.4   健康保险医学与寿险保险医学的比较

比较内容	健康保险医学	寿险保险医学
主要针对对象	参保客户	参保客户
目的	实现对健康与疾病风险的识别、测量与管理；实现公司利润	生存与寿命；实现公司利润
目标	健康状况评估、疾病风险测量分级、产品市场风险控制	生存分析、产品市场风险控制
方法与工具	各种健康测量技术；查体与实验室监测检验；疾病诊断技术与疾病治疗技术；健康管理与疾病的诊疗成本	生命表
信息采集	采用云技术和大数据采集客户的相关信息	采用云技术和大数据采集客户的相关信息
应用	风险评估、产品精算定价、核保理赔、销售	修订生命表、核保理赔、销售

第三节 健康保险医学对健康保险发展的影响

一、健康保险医学的发展历史

健康保险医学的发展历程可以划分为三个阶段。

(一) 人寿保险核保业务中医学的介入

这是医学与保险学相结合的开始。人寿保险的保险标的是人的身体和生命，医学则处置影响健康的疾病和伤害为手段，以恢复健康和延长寿命为目标。二者目的一致，有着必然的联系。

众所周知，1583 年第一张人寿保单正式签发距今已 400 多年，当时的承保采取"来者不拒"的原则，没有明确的风险识别、选择和管理，即承保不分性别、年龄，也没有核保过程，采取统一费率的承保，公司常常因无法维持正常运营而倒闭。随着实践的发展，人们开始把眼光转向医学，把医学的成果运用于寻找和发现生命的过程和规律，进而寻找性别、年龄和死亡之间的联系。

医学介入人寿保险业务的标志是 1693 年英国天文学家哈雷依据医学成果和统计

数据编制出的第一份生命表，生命表即源于医学的成果。生命表的广泛应用，使得保险业开始对生命风险进行科学的管理，如 1706 年美国创办的长期寿险公司即依据生命表把参保对象的年龄限制在 12～45 岁之间。随着人寿保险业务的发展，保险公司也意识到参保者的健康对寿险经营具有明显的影响，因此，对被保险人健康的检查逐步引起重视，健康体检成为重要的风险选择与控制的手段之一，这些都表明医学在寿险业务早期即开始介入保险业务中，影响着人寿保险业务的发展。

（二）医疗费用附加保险产品的出现

随着人寿保险业务的发展，意外伤害、重大疾病等与生命和健康相关的保险产品逐渐被开发和畅销起来。一些与疾病相关的附件产品出现在产品中，但这些产品仅与医疗费用发生有关，以人寿保险主险的附属产品出现在寿险产品中。因此，为了更好地防范风险，对参保人的健康进行评价成为重要的风险管控手段，医师的体检成为寿险公司进行风险选择的重要手段。1794 年美国的北美保险公司，1811 年苏格兰的寡妇保险公司等开始实施体检医师制度。该制度要求在签订保险合同时，要由理事会、监事会派经验丰富的医师对被保险人进行既往病史及现时健康状况的询问，对非健康被保险人加收一定的保险费，如美国的北美保险公司最先采取对有缺陷的（疾病）被保险人增加 10% 特别保费的做法。这些做法有效地避免了逆选择，并提高了保险公司的经营效益。

这些做法强调了医学在保险业务中的运用，但实质还是人寿保险业务的范畴，只不过更加注重医学在人寿保险经营中的风险识别、选择、测量和管控中的作用。

（三）健康保险作为独立保险产品的发展

随着保险业的发展，健康保险逐步成为独立的一类保险。一是因为随着社会经济的发展和进步，人们对健康的需求越来越重视，而疾病风险所带来的财务压力对个人、家庭的负担越来越重；二是健康与疾病的原因复杂，个体也表现出了较大的差异性；三是医学科学技术的发展和保险理论的创新，尤其是保险精算技术的发展，使得健康与疾病风险的管理更加科学和精细。

随着保险业的发展，投保者不断增加，健康保险产品不断创新，有健康缺陷的个体也在不断地增多。从 1874 年欧田杜夫提出用统计学方法对危险增加因素进行数学评分的方法来评估，到目前医学发展到细胞分子水平的技术应用，医学技术和保险风险管理结合和创新的发展，已经能够对健康疾病风险进行精细识别、测量和处理。目前保险公司精算师与医师密切合作，开发出了许多健康疾病风险"分数评分系统"，将数理查定方法运用于保险领域，对健康的危险因素进行科学化、系统化分类和识别，不仅运用在健康保险核保业务中，同时也运用于对个体和群体健康的管理和健康干预中。这些都说明医学不仅完全进入健康保险的投保体检和健康保险的费率精算及次标准体的危险评估等，还渗透到对个体和群体的健康管理之中，充分说明医学与健康保险业务开始高度融合。

二、健康保险医学在健康管理中的作用

（一）健康管理的概念

健康管理是以预防和控制疾病发生与发展，降低医疗费用，提高生命质量为目的，针对个体及群体进行健康管理教育，提高自我管理意识和水平，并对其生活方式相关的健康危险因素，通过健康信息采集、健康检测、健康评估、个性化监护管理方案、健康干预等手段持续加以改善的过程和方法。

健康管理是对个体或群体的健康进行监测、分析、评估，提供健康咨询和指导以及对健康风险因素进行干预的全面过程。健康管理的宗旨是调动个体和群体及整个社会的积极性，有效地利用有限的资源来达到最大的健康效果。

健康风险评估是健康管理过程中关键的专业技术部分，并且只有通过健康管理才能实现，是慢性病预防的第一步，也称为危险预测模型。它是通过所收集的大量个人健康信息，分析建立生活方式、环境、遗传等危险因素与健康状态之间的量化关系，预测个人在一定时间内发生某种特定疾病或因为某种特定疾病导致死亡的可能性，并据此按人群的需求提供有针对性的控制与干预，以帮助政府、企业、保险公司和个人用最小的成本达到最大的健康效果。

我国目前的健康管理服务由具有执业资格的健康管理师来提供健康管理服务。"健康中国"已经成为国家的战略目标，把"健康"融入所有政策制定中已经成为一个指导原则，国家"十三五"之后提出"大健康"建设，就是把提高全民健康管理水平放在国家的战略高度。根据全生命、全周期的健康规划，国民的健康将从医疗转向以预防为主，对此，需要不断提高民众的自我健康管理意识。

（二）健康管理的特点

健康管理是指一种对个人或人群的健康危险因素（Health Risk Factors）进行检测、分析、评估和干预的全面管理的过程，主要有以下三个特点：

（1）健康管理以控制健康危险因素为核心，包括可变危险因素和不可变危险因素。前者为通过自我行为改变的可控因素，如不合理饮食、缺乏运动、吸烟酗酒等不良生活方式，高血压、高血糖、高血脂等异常指标因素。后者为不受个人控制因素，如年龄、性别、家族史等因素。

（2）健康管理体现一、二、三级预防并举。一级预防，即无病预防，又称病因预防，是在疾病（或伤害）尚未发生时针对病因或危险因素采取措施，降低有害暴露的水平，增强个体对抗有害暴露的能力，预防疾病（或伤害）的发生或至少推迟疾病的发生。二级预防，即疾病早发现早治疗，又称为临床前期预防（或症候前期），即在疾病的临床前期做好早期发现、早期诊断、早期治疗的"三早"预防措施。这一级的预防是通过早期发现、早期诊断而进行适当的治疗，来防止疾病临床前期或临床初期的变化，能使疾病在早期就被发现和治疗，避免或减少并发症、后遗症和残疾的发生，或缩短致残的时间。三级预防，即治病防残，又称临床预防。三级预防可以防止伤残和促进功能恢复，提高生存质量，延长寿命，降低病死率。

（3）健康管理的服务过程为环形运转循环。健康管理的实施环节为健康监测（收集服务对象个人健康信息是持续实施健康管理的前提和基础）、健康评估（预测各种疾病发生的危险性是实施健康管理的根本保证）、健康干预（帮助服务对象采取行动控制危险因素是实施健康管理的最终目标）。整个服务过程，通过这三个环节不断循环运行，以减少或降低危险因素的个数和级别，保持低风险水平。

（三）健康保险医学在健康管理中的作用

健康保险医学与健康管理的目标有很好的一致性。首先，二者都是以健康维护为目标，无论是医学的目的，还是风险控制的目的，都是以降低疾病发生率，减少疾病程度，降低疾病经济负担为目标；其次，在对疾病风险的处理方法和措施上，都是以预防为主为指导思想，通过疾病预防措施和技术方法来降低疾病的发生，通过促进健康以减少疾病的危害和经济损失。可以认为，健康保险医学是利用医学的原理、方法和技术，促进健康水平，最大可能地通过风险管理的方式来预防疾病的发生，从而减轻经济负担，实现健康保险经营的目标。所以，健康保险医学在健康管理中的作用可以概括为：①利用医学的原理、技术和方法维持和促进健康水平；②把健康保险的医学风险技术引入健康管理，使得健康管理更加科学、有效；③健康保险医学在健康管理中的应用正发生着转变，一是由风险控制向与健康服务管理结合转变；二是由事后管理向事前、事中、事后管理转变；三是由独立管理向合作管理转变；四是由办法管理向模式管理转变；五是由被动管理向主动管理转变。与之相对应，健康管理对健康保险医学的影响也发生着以下变化：一是用于健康险保费的设定；二是促进健康管理的资源配置与整合；三是作为健康管理的战略资源市场渠道；四是加强健康管理的良好认知。

三、健康保险医学对健康保险市场发展的作用

健康管理需要以医学为基础，尤其是以预防医学的理论方法和技术为基础，其本质

是从预防医学角度和解决"看病难、看病贵、看好病"的问题出发，按照早期诊断、早期发现、早期治疗的预防为主的医学思想，通过健康教育、健康检查、健康规划和健康管理手段，实现预防疾病、提高疗效、降低费用的医疗目的，从而创建的专门健康体检机构。

健康保险医学对健康保险市场的影响无论是短期还是长期的发展都具有深刻的影响，因为随着医学科学（健康保险医学）的不断发展，一些疾病会得到很好的控制，甚至消灭，但也会出现一些新的疾病，影响人们的健康和生命，健康保险市场的需求又会随之发生变化，对健康保险的经营管理提出新的挑战，并推动保险事业的发展。健康保险医学对健康保险市场发展的促进作用，具体可以表现在以下三个方面：

（1）医学科学的发展和疾病谱的变化，将会体现在健康保险医学对健康保险产品的产品开发（设计）、产品创新、费率制定等方面，将使健康保险的风险管理和控制变得更加科学、规范和专业。

（2）通过对健康保险医学原理、方法和技术的应用，可以对个体或群体的健康保险风险评估更加科学，使得风险测量更加准确，风险控制更加精准，从而促进健康保险业良性发展。

（3）通过对健康保险医学原理、方法和技术的应用，可以对市场健康产品的售前、售中、售后进行全过程管控，降低风险，保证健康保险市场的业务经营更加稳健。

四、展望：现状与未来发展

随着社会经济的发展和人们对健康需求的提高，以及医学技术的进步，健康保险医学在健康保险经营实践中的地位将会越来越重要，应用也会越来越广泛。

本章小结

本章从总体上对健康保险医学的概念、本质属性、基本特征和学习的目的、意义和内容进行了阐述，从医学学科理论和保险实践上对健康保险医学进行了分析和比较，阐述了健康保险医学对健康保险发展的影响。通过本章的学习，要求对健康保险医学有较为全面的了解，从健康保险医学与其他医学学科的比较中，充分认识到健康保险医学在健康保险领域中的重要作用。

专业术语及释义

1. 健康。健康不仅是没有疾病，而且是要有健全的身心状态及社会适应能力，即健康是身体上、精神上、道德和社会适应能力都处于完好状态，是一种整体的健康观。

2. 疾病。疾病是在一定病因作用下自稳调节紊乱而发生的异常生命活动过程，并引发一系列代谢、功能、结构的变化，表现为症状、体征和行为的异常。一般认为疾病是对人体正常形态与功能的偏离状态。

3. 亚健康。亚健康是指非病非健康的一种临界状态，是介乎健康与疾病之间的次等健康状态。

4. 寿命。寿命是指从出生经过发育、成长、成熟、老化以至死亡前机体生存的时间，通常以年龄作为衡量寿命长短的尺度。

5. 健康管理。健康管理是对个体或群体的健康进行监测、分析、评估、提供健康咨询和指导以及对健康风险因素进行干预的全面过程。

6. 健康保险医学。健康保险医学是保险业为了健全经营和发展健康保险业务，把医学的基本理论和技能引入保险经营的风险管理而形成的新的学科，是保险学和医学理论与实践相结合而应用于保险领域的应用医学。

7. 人寿保险医学。人寿保险医学是运用医学的理论、技术和方法对寿命、健康、疾病、死亡、伤害等所面临风险的识别、测量，以确定危险程度，确定管理策略进行评估，使风险选择更为科学合理。

思考题

1. 简述医学体系的划分。
2. 健康保险医学与临床医学、预防医学、保健医学、康复医学的区别。
3. 健康保险医学与寿险医学的异同。
4. 健康保险医学在健康保险经营各个环节中可发挥什么样的作用?
5. 影响健康保险医学发展的主要因素有哪些?

第二章

健康、疾病、老化与健康促进

不同的健康观与疾病观对健康和疾病有不同的定义。按照世界卫生组织的定义，健康不仅是没有疾病，而且是要有健全的身心状态、社会适应能力，以及完善的道德状态。健康是以生物—心理—社会医学模式为基础的一个多维、整体和连续性的动态概念，只有使健康经常处于动态的平衡之中才能保持和促进健康。疾病是一种生物学上的失常或病理状态的医学判断或临床判断，可通过体检、化验、人体测量及其他检查加以确定，这是一种生物学尺度。疾病是一种容易找到客观事实依据的健康负向状态。在健康与疾病之间往往存在一种"状态"，称为"第三态"，一般称为"亚健康"。

第一节 健 康

一、健康

健康是一个永恒的话题，人们对健康的认识是随着医学科学的发展而不断深入的。1948 年世界卫生组织（WHO）宪章中对健康的定义是："健康不仅是没有疾病，而且是要有健全的身心状态及社会适应能力"，即健康是身体上、精神上和社会适应能力上的完好状态，是一种整体的健康观，而不仅仅是没有疾病和虚弱。健康包括了躯体健康、心理健康和社会适应能力三个维度。躯体健康是指躯体的结构完好和功能正常。躯体健康具有相对性，人体通常不断地通过各种机制调节各种器官和组织的功能，以适应和保持其与环境中不利因素之间的平衡。由于环境不断变化，躯体与环境之间的平衡是相对的。心理健康又称精神健康，指人的心理处于完好状态，包括正确认识自我、正确认识环境和及时适应环境。社会适应能力主要包括三个方面，即每个人的能力应在社会系统内得到充分的发挥；作为健康的个体应有效地扮演与其身份相适应的角色；每个人的行为与社会规范相一致。1990年世界卫生组织把道德完善引入健康维度，构成了身体、心理、社会适应和道德四个维度的健康观，见图2.1。

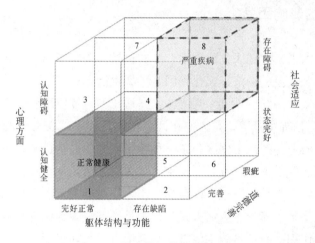

图2.1 健康的四维概念示意图

1957年世界卫生组织表述了关于健康状态的概念。健康是个体在一定环境、遗传条件下能够恰当地表达其行为的功能，并在1984年进一步补充健康的分级：第一级健康，即躯体健康，包括无饥寒、无病弱，能够精力充沛地生活和劳动，满足基本卫生要求。第二级健康，即身心健康，包括满足基本的经济要求，日常生活自由。第三级健康，即主动健康，包括能够主动追求健康的生活方式，调节心理状态适应社会和工作的压力，过着为社会做贡献的生活方式。

一般而言，衡量人体健康的一些具体指标包括：①精力充沛，能从容不迫地应付日常生活和工作；②处事乐观，态度积极，乐于承担任务，不挑剔；③善于休息，睡眠良好；④应变能力强，能适应各种环境的各种变化；⑤对一般感冒和传染病有一定的抵抗力；⑥体重适当，体型匀称，头、臂、臀比例协调；⑦眼睛明亮，反应敏锐，眼睑不发炎；⑧牙齿清洁，无缺损，无疼痛，齿龈颜色正常，无出血；⑨头发光泽，无头屑；⑩肌肉、皮肤富弹性，走路轻松。这些反映了医学模式从生物医学模式向生物—心理—社会医学模式的转变，是整体健康观的体现。

整体健康（Global Health）观以生物—心理—社会医学模式为基础，视健康为多维系统，视机体为一个整体。健康是一个多维的、连续性的动态概念，只有使健康经常处于动态的平衡之中才能保持和促进健康。整体健康观认为，健康由多种因素构成，注重人的生物属性和社会属性，要求躯体、心理和社会诸方面共同成长和协调发展，对不断变化的环境表现出良好的适应能力。可以认为，健康是一个极为复杂的现象，它包括四个组成部分：①一般的安宁状态，可以过正常生活和参加生产劳动；②自我感觉良好；③个体对环境中各种因素有调节和适应能力；④从事各项工作的效率较高。

二、健康的影响因素

影响健康的因素又称健康危险因素，主要包括：①环境因素。环境因素又分为生物、物理、化学、社会、经济、文化等因素。②生活方式与行为。生活方式与行为包括营养、风俗习惯、嗜好（吸烟、酗酒）、交通工具（如发展汽车工业所带来的车祸）、体育锻炼、精神紧张等，是人们在社会化的过程中，在人们的相互影响下逐渐形成的。③卫生服务。医疗卫生服务是一种控制疾病的社会措施，医疗卫生服务的布局、资源的分配、卫生工作的方针、技术水平和服务质量是否符合人们的最大健康利益，都对人们的健康质量有着直接的影响。④生物遗传因素。生物遗传因素是理解生命活动和疾病的基础。其中，生活方式与行为是影响健康的关键因素，良好的生活方式对健康起促进作用，而不良的生活方式甚至偏离行为如吸烟、酗酒等则对健康造成危害，占到权重的60%～70%（见图2.2）。

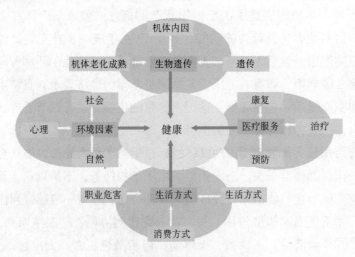

图 2.2　健康影响因素示意图

人的行为分为本能行为和社会行为两大类。本能行为包括：①基本生存本能行为：摄食、睡眠行为；②种族保存本能行为：性行为；③攻击与防御行为。社会行为是人在社会化过程中为了自身的生存和发展而形成的一系列行为，包括职业技能、社会角色、娱乐行为等。

健康行为一般是指生理、心理、社会适应和道德各方面都处于良好状态时的行为表现，是理想的行为模式。健康相关行为包括：①个体或团体行为的取向有益于他人的健康；②起居的科学性与规律性；③外显的表现行为和内在的思维动机协调一致；④容忍与适应。健康相关行为分为促进健康行为和危害健康行为。危害健康行为有不良生活方式和习惯；疾病行为，如 A 型、C 型（A 型行为模式为冠心病易发性行为；C 型行为模式为肿瘤易发性行为）行为；违反社会道德法律行为等。

三、亚健康

亚健康是指非病非健康的一种临界状态，是介乎健康与疾病之间的次等健康状态，故又有"次健康""第三状态""中间状态""游移状态""灰色状态"等称谓。世界卫生组织将机体无器质性病变，但是有一些功能改变的状态称为"第三状态"，我国称为"亚健康状态"。处于亚健康状态的人，虽然没有明确的疾病，但会出现精神活力和适应能力下降的问题，如果这种状态不能得到及时的纠正，非常容易引起身心疾病。

因此，亚健康主要是指这几种情况：①功能性改变，而不是器质性病变；②体征改变，但现有医学技术不能发现病理改变；③生命质量差，长期处于低健康水平；④慢性疾病伴随的病变部位之外的不健康体征。虽然亚健康是否发展为严重器质性病变具有不确定性，但是，亚健康本身就是需要解决的问题。

四、健康的综合测量

健康的各维度相互独立，在测量中既可单独测量各维度，也可综合测量各维度组合成的综合状态。在实际应用中，并非每项研究都要把这些内容包括进去，而是要根据研究的目的与用途、测量对象的可接受性等因素确定测量的内容（见表 2.1、表 2.2）。

表 2.1 个体健康状态的定性判断

健康状况	健康状态标志	心理方面（X_1）	生理方面（X_2）	社会方面（X_3）
1	正常健康	健康	健康	健康
2	悲观	不健康	健康	健康
3	社会方面不健康	健康	健康	不健康
4	思疑病症	不健康	健康	不健康
5	医学方面不健康	健康	不健康	健康

续表

健康状况	健康状态标志	心理方面（X_1）	生理方面（X_2）	社会方面（X_3）
6	长期受疾病折磨	不健康	不健康	健康
7	乐观	健康	不健康	健康
8	严重疾病	不健康	不健康	不健康

表 2.2 群体健康状态的构成情况

健康状况	健康状态标志	频率（人数）	百分比（%）
1	正常健康	172	48.31
2	悲观	39	10.96
3	社会方面不健康	8	2.25
4	恩疑病症	14	3.93
5	肉体不健康	41	11.52
6	长期受疾病折磨	27	7.58
7	乐观	8	2.25
8	严重疾病	47	13.20
总计		356	100.00

健康虽然是多维的，但对某一具体的个体而言，健康状况是各维度综合作用的结果，是一种综合健康状态。这种状态既有广度又有深度，从理论上讲健康的广度和深度是无限的，从测量和评价的目的出发，健康的三维空间可以充分表达这种综合健康的概念。

健康是由身体、心理和社会构成的三维空间，每个维度都有一系列变化的状态，从完全健康到功能完全丧失。个体的健康状态可以定义为三维空间中的一点，X_1 轴代表身体功能，X_2 轴代表心理功能，X_3 轴代表社会功能。三维空间中的点是可变的，在某一时点，个体在三维空间中的某一方面可能表现很差，其他两方面表现非常好。从测量的观点来看，健康就是身体功能、心理功能和社会功能的函数：$h = f(X_1, X_2, X_3)$。

对综合健康状态的评判，不像临床诊断有一套系统的、确定的正常值范围做参考，但可以借助健康状态效用进行综合评判。健康状态效用（Utility）是个人或群体对某种健康状态的满意水平或期望。

从完全健康到最差的健康状态或死亡是个连续变化的谱级，可称为健康谱。实际上，效用是给健康状态评分，评分的范围为 0～1：0 代表死亡，表示最差的健康水平；1 代表完全健康，表示最好的健康水平。效用不是健康状态的有用性，而是人们对其的偏好与愿望，反映健康状态的质量。

第二节 疾 病

一、疾病

　　疾病的概念有一个历史的发展过程，它在不断地变化，既有生物医学的概念，又有社会学的概念。从医学的观点看，疾病是机体在一定的原因和条件下，所发生自稳调节紊乱的异常生命活动过程，即机体对病因引起的损伤所产生的抗损伤反应。组织、细胞将发生形态结构的异常和功能、代谢紊乱，这些变化又可使机体各器官系统之间以及机体与外界环境之间的协调关系发生障碍，而出现各种症状、体征、心理障碍、社会行为异常、对社会适应能力降低和劳动能力减弱或丧失，严重者甚至危及生命。这些偏离正常标准的形态结构、功能、生化等方面的特异变化是在客观上可以测量出来的，可以证实病因和发病机制，病人有一定主观感觉。从社会学角度看，疾病指人心理上和社会上的失调，是一种主观体验，是一种差异的社会状态（病变的心理障碍和社会障碍）。它可以在有生物学改变的"疾病"状态下出现，也可以在没有"疾病"的情况下出现。疾病的社会定义是与社会文化因素有关的，如肥胖，在有的国家被认为是一种病态，在某些国家中则视为美的象征，而不认为是病态。

　　根据以上的疾病概念，疾病的本质应为：第一，疾病是危及生命活动过程的一种运动形式，它与健康是对立统一的，是一种不同于健康的特殊的生命过程。第二，生物、心理、社会因素与疾病过程有着非常密切的联系。第三，疾病是在一定的条件下一种或多种因素作用于机体而引起的机体反应的结果。第四，这种机体反应结果表现出机体的结构、功能（生理的、心理的、社会的）的变化，并对外环境（社会的与自然的）产生影响。

　　疾病与健康没有一个截然的界限，是一个动态的连续发展过程。有些疾病的早期病人没有任何痛苦，同时心理状态和社会适应能力也很好，但这个机体已经患有疾病，如乳腺癌患者，只是在乳腺部位发现一个小肿物，机体无任何不适感觉，与健康人一样生活和工作，因此往往失去早期诊断和治疗的机会。为体现预防保健的原则，在社区范围内定期对健康人群进行体检，对疾病就可达到早期发现、早期诊断、早期治疗的效果。

（一）几种疾病观

　　疾病在传统的健康观中占了极为重要的地位，对疾病的认识就成了传统健康观的重要内容。常见的疾病观有：

1. 病因、宿主、环境失衡疾病观

这种疾病观将影响疾病的因素分为病因、宿主和环境三类。如果这三类因素达到一种平衡状态，机体就健康，如果三类因素失衡，机体就要患病。医学的任务就是尽力去维持这种平衡，保持这种平衡的长期稳定。这种疾病观在传染病上占主导地位时，对于防治疾病和促进健康发挥了重要的作用。

2. 结构、功能异常的疾病观

随着解剖学、分子生物学等的发展，人们可以在系统、器官、细胞乃至分子、原子水平上研究疾病，加上大多数的疾病都能在结构上找到相应的变化，从而形成了按系统或器官划分疾病的理论。机体的组织、器官和系统的结构或功能的异常就是疾病，这种异常甚至可以表现在细胞水平和分子水平上。结构异常的疾病观是对疾病微观的、较为深入的认识。

3. 自稳态调节紊乱的疾病观

机体稳态论是系统论、控制论和信息论在医学生物学上的重大发展。自稳调节是维持机体正常生命活动所必不可少的。疾病是在机体内外环境中某些致病因素的作用下，自稳调节紊乱，引起相应的生命活动障碍。致病因素引起机体的损伤，同时机体也动员各种功能修复损伤。当损伤占优势时，疾病恶化甚至导致死亡；反之，当损伤不占优势时，疾病缓解乃至康复。

（二）疾病、病患和患病

1. 疾病

疾病是一种生物学上的失常或病理状态的医学判断或临床判断，可通过体检、化验、人体测量及其他检查加以确定，这是一种生物学尺度。疾病是一种容易找到客观事实依据的健康负向状态，也容易引起医学的注意，对于病人来说，常表现出求医行为。

2. 病患

病患是对身体健康状况的自我感觉和判断，即对身体、心理、社会三方面失调的判断，它是一种感觉尺度，是一种个人主观上的疾病感觉。个人对自己健康状况的评判包括对目前健康和未来健康变化趋势的预测。判断的依据主要是病人的健康状况对个人、家庭、工作、学习等方面的影响范围和程度大小，因此判断结果不完全与医学判断一致。从疾病的自然史来看，病患是最早出现的疾病状态，有些病人可能表现出求医行为，而多数人没有寻求医疗帮助。因此，为了保护人群的健康，应该注意人群的病患状态。

3. 患病

患病是社会对个人健康状态的判断，是社会对疾病的承认，是一种角色判断，反映一个人在健康状况方面所处的社会地位，即他人认为此人处于不健康状态，它是一种行动尺度。社会对疾病的评判主要依据健康状况对个人社会交往能力、劳动能力等的影响，缺勤、休工、休学等正是这种判断的结果。

本书所涉及的疾病概念主要是指人体在一定条件下，由致病因素所引起的一种复杂而有一定表现形式的病理过程。在不同程度上，人体正常生理过程遭到破坏，出现一系列的临床症状，表现为对外界环境变化的适应能力降低，劳动能力部分或全部丧失，疾病是致病因素对人体的损害和人体对抗这些损害的防御、代偿等作用的体现。

临床上一般把疾病区分为器质性疾病和功能性疾病两大类。器质性疾病是指在组织、器官中发现有形态学病变的疾病。器质性疾病的特点为：肉眼或显微镜下看到器官、组织结构发生了病理性改变；受累器官功能减退或丧失；病情严重，病程迁延，不易治愈；病灶逐渐扩大，严重者可引起死亡。例如，肿瘤的发生部位在消化道，就会出现食欲减退、消瘦、乏力、呕血、便血等征象；发生在脑部，可因肿瘤的占位而出现头疼、头晕、肢体瘫痪等病变；肿瘤压迫生命中枢，就会出现心跳、呼吸停止而死亡。同样，冠心病可因心肌缺血、缺氧、梗死造成实质性损害，产生严重后果。功能性疾病只有功能和代谢障碍而无明显形态学上的改变。当然，功能性疾病是相对于器质性疾病而言的，两者的区别并非绝对的，病情可以相互转化。例如，单纯性高血压，初期血压升高是单纯的，心、脑、肾均未受累及，此时为功能性的，但如未经治疗或虽经治疗仍控制不好，血压持续升高，并造成心、脑、肾等器官的实质性损害，那么此时的高血压便转化成器质性病变了。

二、疾病的基本特征

疾病的发生发展是有规律可循的，我们称之为疾病的基本特征。

（1）疾病是有原因的。正如前面所述，疾病的发生必须有一定的原因，但往往不单纯是致病因子直接作用的结果，与机体的反应特征和诱发疾病的条件也有密切关系，因此研究疾病的发生，应从致病因子、条件、机体反应性三个方面来考虑。

（2）疾病是一个有规律的发展过程。在疾病发展的不同阶段有不同的变化，这些变化之间往往有一定的因果联系。掌握了疾病发展变化的规律，不仅可以了解当时所发生的变化，而且可以预计它可能的发展和转归，及早采取有效的预防和治疗措施。

（3）疾病可导致人体内发生一系列的功能、代谢和形态结构的变化，并由此产生各种症状和体征。疾病导致人体发生的功能、代谢和形态结构的变化往往是相互联系和相互影响的，但就其性质来说，可以分为两类：一类是疾病过程中造成的损害性变化；另一类是机体对抗损害而产生的防御代偿适应性变化。

　　症状是指患者主观上的异常感觉如头痛、恶心、畏寒、心悸、呼吸困难等。体征是疾病的客观表现，能用临床检查的方法查出，如肝脾肿大、心脏杂音、肺部啰音、神经反射异常等。值得注意的是，某些疾病在早期可以没有症状和体征，如果进行相应的实验室检查或特殊检查，可发现异常，有助于做出早期诊断。

　　（4）疾病是完整机体的反应，但不同的疾病又在一定部位（器官或系统）有其特殊的变化。疾病导致的局部变化往往受到神经和体液因素调节的影响，同时又通过神经和体液因素而影响全身，引起全身功能和代谢变化，所以认识疾病和治疗疾病，应从整体观念出发，辩证地认识疾病过程中局部和全身的相互关系。

　　（5）疾病使机体内各器官系统之间的平衡关系和机体与外界环境之间的平衡关系受到破坏，机体对环境适应能力降低，劳动能力减弱或丧失。因此，疾病治疗的着眼点应放在重新建立机体内外环境的平衡关系、恢复活动和劳动能力上。

　　健康保险所承保的疾病风险与我们通常所说的疾病有所不同，健康保险所承保的疾病风险应符合以下特征：①该疾病风险是由非明显的外来原因造成的；②该疾病风险是由非先天的原因造成的；③该疾病风险是由非长期的原因造成的。

三、疾病发生的原因

　　一般来说，疾病发生的原因（病因）应包括致病因子和条件（诱因）两方面，致病因子是指能够引起某一疾病的某种特定因素。例如，伤寒杆菌能引起伤寒，疟原虫引起疟疾，伤寒杆菌就是伤寒的致病因子，疟原虫就是疟疾的致病因子。任何疾病都是由一定的致病因子所引起的，致病因子是引起疾病的必不可少的、决定疾病特异性的因素，但致病因子只有在一定条件下作用于机体才会引起发病。例如，当机体营养不良、过度劳累、抵抗力下降时，结核杆菌感染了人体，可引起结核病的发生、发展。所以，搞好预防卫生保健工作，提高人群的免疫力，可减少疾病的发生。

　　区分致病因子和条件，对于许多疾病的防治具有重要的实际意义。根据不同情况，我们既可以侧重于采取在体内外消灭致病因子或防止其侵入机体的各种措施，也可以侧重于采取排除相应各种条件的措施，或者采取两者并重的办法来达到防治疾病的目的。例如，目前对防止疟疾的流行来说，消灭致病因子（疟原虫）是主要的，因而采取的主要措施应当是彻底治疗疟疾现症患者，疟疾流行区居民普遍预防服药，消灭蚊虫和防止蚊虫叮咬等。对于消灭天花来说，全民接种牛痘疫苗，以排除对天花的免疫能力不足这个条件，却是最有效的措施。对于防止结核病的流行而言，则可以针对致病因子（结核杆菌）采取相应措施，如隔离和治疗开放性肺结核患者，乳牛结核病的防治和牛乳的消毒等，还可以采取排除发病条件的措施，如不断改善营养和居住条件，合理安排工作以及接种卡介苗以增强特异性免疫等，这些都有十分重要的意义，应当尽可能兼顾并重而不能有所偏废。

还应当注意的是，疾病发生发展中致病因子与条件是相对的，同一个因素可以是某一种疾病的致病因子，也可以是另一种疾病发生的条件，因此要阐明某一疾病的致病因子和条件以及认识它们在疾病发生中的作用，必须进行具体的分析和研究。

病因的种类很多，可分为外界致病因素、机体内部致病因素、自然环境因素和社会因素四个方面。

（一）外界致病因素

外界致病因素（简称外因）是外界环境中存在的致病因素，外因对疾病的发生和发展有着重要意义，往往决定疾病的性质并影响其结局。

1. 生物性因素

生物性因素包括各种致病微生物（如细菌、病毒、立克次体、支原体、螺旋体、真菌等）和人体寄生虫（如蛲虫、线虫、吸虫等），是很常见的致病因子，它们的特点是具有生命，通过一定的途径侵入机体，可在机体内繁殖，是临床最常见的一类疾病。这些因素致病力量的强弱，除了与其入侵机体的数量有关外，还取决于它们的侵袭力和毒力。所谓侵袭力是指这些因素穿过机体的屏障以及在体内散布、蔓延的能力。所谓毒力主要是指致病微生物产生外毒素或内毒素的能力。

不同病原体所致疾病具有一定的特异性，有的引起特异性免疫反应，有的还可造成传染病的流行。病原生物侵入人体是否发病，不仅取决于机体本身的抵抗力和免疫力，还取决于侵入病原生物的数量和毒力。在健康人群中认真搞好计划免疫可减少疾病的发生。

生物性因素作用于机体时具有以下特点：

（1）病原体有一定的入侵途径，进入机体后有特定的损伤定位，如乙型肝炎病毒，主要经血液入侵，在肝细胞内寄生和繁殖。

（2）病原体必须与机体相互作用才能引起疾病，指机体对病原体具有敏感性时它们才能发挥致病作用。例如，鸡瘟病毒对人体无致病性，因为人对它们无感染性。

（3）病原体作用于机体后，既改变了机体，也改变了病原体。例如，致病微生物常可引起机体的免疫反应，有些致病微生物自身也可发生变异，产生耐药性，改变其遗传性。

2. 物理性因素

物理性因素包括机械力（引起创伤、震荡、骨折、脱臼等）、高温（引起烧伤或中暑）、低温（引起冻伤或全身过冷）、电流（引起电击伤）、电离辐射（引起放射病）、激光（高能量激光由于热的作用可引起蛋白质变性和酶的失活）、高原低气压

（可引起高山病等）等。物理性因素作用于机体是否引起疾病，主要取决于这些因素作用于机体的强度、作用部位和范围及作用时间的长短。例如：温度愈高，作用面积愈大，则引起的烧伤愈严重；同样强度的交流电通过肢体时，可只引起烧伤，但如通过心脏，则可引起心室纤维颤动而致死。

物理性因素的致病具有以下特点：

（1）大多数物理性致病因素只引起疾病的发生，在疾病的继续发展中它们并不起作用。

（2）它们所引起的疾病潜伏期一般较短，或者根本没有潜伏期，只有紫外线和电离辐射，由于能量在体内转化的关系，可能存在一定的潜伏期。

（3）物理性因素的致病作用，对机体各器官大都没有明显的选择性。

3. 化学性因素

化学性因素包括腐蚀性毒物（强酸、强碱）、金属性毒物（砷、汞、铅等）、农药与杀鼠剂（有机磷类农药、氨基甲酸类农药、磷化锌等）、药物（巴比妥、氯丙嗪、地西泮等）、有毒动物与植物（蛇毒、蟾酥、斑蝥、毒菌、苍耳等）、有毒气体（一氧化碳、氯气等）。有机磷农药中毒主要抑制胆碱酯酶活性，使中枢神经系统由过度兴奋转为抑制，可导致呼吸中枢麻痹而死亡。

有些化学性毒物作用于人体大多有一定的选择性。例如：一氧化碳进入机体后，与红细胞的血红蛋白结合，使红细胞失去携氧能力，而造成机体缺氧；升汞主要引起肾脏损害；四氯化碳主要损害肝脏；巴比妥类药物主要作用于中枢神经系统等。因此，熟悉毒物的选择性毒性作用，对于理解中毒性疾病的发病机理和采取正确的治疗措施，都有重要的意义。

某些条件对于中毒性疾病的发生发展也起一定作用。毒物对机体的影响在一定程度上取决于机体对该毒物的排泄速度，阿托品可被机体较快地随尿排出，故一般不发生蓄积作用，而机体排泄铅的速度很慢，因而长期食入非中毒剂量的铅可导致铅在体内蓄积而发生铅中毒。如果机体的排泄功能发生障碍，毒物在体内停留时间将延长，机体受到的损害也将更为严重。由于正常的肝脏有强大的解毒功能，能使许多毒物减弱或解除毒性，因而肝脏功能的损害将降低机体对毒物的耐受能力。

化学性的致病因素具有以下特点：

（1）许多无机和有机化学物质具有毒性，称为毒物。一定剂量的毒物被摄入机体后即可引起中毒或死亡。毒性极强的毒物如氧化物、有机磷农药等，即使剂量很小，也可导致严重的损害或死亡。

（2）不少化学性因素对机体的组织、器官有一定的选择性毒性作用。

（3）化学性因素在整个中毒过程中都起一定的作用，但一旦进入体内后，大多致病性常常发生改变，它可被体液稀释、中和或被机体组织解毒。

（4）化学性因素的致病作用除了同毒物本身的性质、剂量等有关外，在一定程度上还决定于其作用部位和整体的功能状态。

4. 营养性因素

这类病因中包括维持生命活动的一些基本物质（如氧、水等）、各种营养素（如糖、蛋白质、脂肪、维生素、无机盐等）、某些微量元素（如氟、碘、锌、硒等）以及纤维素。营养过剩或营养不足都可以引起疾病。长期食用高热量食物可引起肥胖病，长期食用高胆固醇食物可使动脉粥样硬化的发生率升高，摄入某些维生素特别是维生素 A 和维生素 D 过多也可引起中毒，过多的氟摄入可引起氟中毒。

营养物质摄入不足或消化、吸收不良可引起营养不良，也可以是需要增加而供应相对不足的结果。营养不足的常见类型是总热量不足，蛋白质不足，各种维生素、必需氨基酸和必需脂肪酸的不足。缺乏维生素 D 可发生佝偻病，饮食中缺碘可引起甲状腺肿与地方性克汀病，缺硒可引起克山病等。

水和无机物，包括钠、钾、钙、镁、磷、氯和微量元素，如铁、氟、锌、铜、钼、锰、硒、碘、铬、钴等的缺乏可以成为疾病原因，而这些物质过多也可引起疾病。

氧一般不列为营养因素，但比起所有营养因素来，却是机体不可或缺的物质。缺氧可引起极严重的后果，严重的缺氧可在数分钟内导致死亡。然而，缺氧对机体的影响也取决于一些条件。例如，中枢神经系统的抑制、代谢率的降低、长期锻炼和适应等都能提高机体对缺氧的耐受性。氧吸入过多时，可以发生氧中毒，多见于高压氧或常压高浓度氧持续吸入时。

（二）机体内部因素

机体内部因素简称内因。

1. 免疫性因素

由抗原刺激引起的免疫应答而导致组织损伤和功能紊乱称为超敏反应，又称变态反应。主要可能是由于遗传因素的影响，免疫系统对一些抗原的刺激发生异常强烈的反应，从而导致组织、细胞的损害和生理功能的障碍。一般而言，异种血清蛋白、一些致病微生物等都可引起变态反应，甚至某些食物（如虾、牛乳、蛋类等）、某些花粉、某些药物（如青霉素等）在某些个体可引起荨麻疹、支气管哮喘、过敏性休克，甚至造成死亡。

某些机体对自身产生的抗原发生免疫反应并造成组织损伤，这类疾病称为自身免疫性疾病，如桥本甲状腺炎、溃疡性结肠炎、类风湿关节炎等。自身免疫性疾病的发生与遗传有密切关系。一些自身免疫性疾病如系统性红斑狼疮等多见于女性，因而其发生与雌激素的作用可能有一定的关系。

由种种原因引起的免疫功能不足而发生的疾病称免疫缺陷病，该病的特点是容易发生致病微生物的感染。21世纪发现的获得性免疫缺陷综合征或称艾滋病，严重地威胁着人类的健康和生命，已引起了世界各国的高度关注。另外，细胞免疫缺陷的另一后果是容易发生恶性肿瘤。

2. 遗传性因素

遗传与疾病的发生有密切的关系，目前已知的与遗传有关的疾病已达数十种，按遗传性质不同可分为两类：

（1）遗传性疾病。遗传性疾病是通过上一代生殖细胞染色体和基因遗传给下一代的，如色盲、血友病、先天愚型等。

（2）遗传易患性疾病。遗传因素的改变也可使机体获得遗传易感性，加上一定环境因素的作用才使机体发生相应的疾病。例如，某种基因突变可使红细胞葡萄糖－6－磷酸脱氢酶发生缺陷，以致红细胞还原型谷胱甘肽的含量较低，而还原型谷胱甘肽又是维持红细胞膜的稳定性所必需的，俗称蚕豆病。这样的个体，在通常情况下还不至于发生溶血，但当他们吃了过多的蚕豆或服用伯氨喹啉、磺胺等具有氧化作用的药物时，就可发生溶血。由于遗传因素的影响，或者由于某种遗传上的缺陷，使后代的生理代谢容易发生某些疾病症状，并在一定条件下发生特定的疾病，如高血压、糖尿病、某些癌症等。

禁止近亲结婚，能大大降低隐性遗传性疾病的发生率，也能降低其他一些疾病的发生率，如白痴、畸形以及其他一些严重的残疾儿的发生，这对优生优育具有积极的意义。

3. 先天性因素

与遗传因素不同，先天性因素不是指遗传物质的改变，而是指那些能够损害胎儿的有害因素，是在胚胎发育时期受到损害而引起的先天畸形，如先天性心脏病，常与妇女怀孕5~8周时母体感染风疹病毒有关。

4. 神经内分泌因素

神经内分泌的功能状态对一些疾病的发生起一定的作用，如十二指肠溃疡的发病与迷走神经兴奋性增高有关，而胃溃疡的发病与迷走神经兴奋性降低有关。卵巢内分泌功能紊乱，分泌雌激素过高，易发生子宫内膜癌、乳腺癌等。

5. 精神心理因素

近年来随着生物医学模式向生物—心理—社会医学模式的转变，精神、心理因素引起的疾病越来越受到人们的重视。长期的精神紧张、忧虑、悲伤、焦虑、恐惧等不良情绪和强烈的精神创伤在某些疾病的发生中可能起重要作用。例如，有人认为，某些人之所以发生高血压或消化性溃疡等与此有关。长期的思想冲突或精神负担可使某些人发生神经衰弱、变态人格、抑郁症等。在这方面，个体特点（条件）是非常重要的。同样的精神刺激，对有些人并无显著影响，而对另一些人却可造成长期的不良情绪，并可进而引起某些疾病，如多数学者研究表明恶性肿瘤的发生与心理因素也有密切关系。

（三）自然与社会因素

自然因素是指围绕着人类社会的自然条件的组合，包括地理条件和气候条件等。社会因素包括社会制度、社会经济、文化教育、社会心理、行为方式、生活习惯、卫生服务等。据 WHO 估计，在多数发达国家中，半数以上的心血管疾病和各种肿瘤的发生约 1/3 与个人的生活方式和行为有关。我国的调查也显示，在心脏病、脑血管病、恶性肿瘤中，行为生活方式因素的影响远较其他环境因素严重，因而必须改变不良的行为生活方式，如吸烟、酗酒、不良饮食习惯等。

四、疾病发生的条件

在许多情况下，仅有致病因子对机体的作用，往往还不足以使疾病发生。例如，与同一感冒患者密切相处的许多人，虽然都可能受到感冒病毒的侵袭，但其中可能只有少数人发生感冒而大多数人并不发生。这里，感冒是否发生，就取决于某些条件是否具备。条件是指在疾病的致病因子作用于机体的前提下，决定疾病发生发展的因素。有些条件可使机体的抵抗力降低或易感性、敏感性增高，从而使机体在相应致病因子的作用下易于发病；有些条件则可使相应的致病因子能有更多的机会、以更大的强度作用于机体而引起疾病。例如，免疫功能不足、过劳、月经期、过敏性鼻炎等条件能使机体对感冒病毒的抵抗力降低或易感性增高。因此，具备其中一个或一个以上条件的机体在接触感冒病毒后就易于发病，而不具备上述条件的机体（这是大多数）即使受到感冒病毒的侵袭，一般也不致发病。促使感冒发病的条件还有年龄因素（学龄前儿童感冒发病率较高）、季节因素（寒冷季节中感冒发病率较高）、与感冒患者相处特别密切而持续时间又较长等。

许多条件是一些自然因素，包括气象条件、地理环境等。例如，夏季和初秋天气炎热有利于肠道致病菌（伤寒杆菌、痢疾杆菌等）在外界环境中繁殖，也有利于苍蝇的滋生，从而使肠道致病菌易于传播。同时，炎热天气可能使人体消化液分泌减少和肠蠕动减弱，消化道的抵抗力因而降低，且炎热季节中人们爱吃生冷食物，与肠道致病菌接触的机会增多。因此，炎热季节中容易发生消化道传染病如痢疾、伤寒等。冬春季天气寒冷，人们在室内停留时间较长，如通风不良、居住拥挤就有利于呼吸道致病微生物的传播，因而容易发生呼吸道传染病如麻疹、白喉、流行性脑脊髓膜炎等。我国血吸虫病主要见于长江两岸和南方湖沼水网地区，是由于这些地区适宜中间宿主的大量繁殖，而水源又易被含有血吸虫卵的人畜粪便所污染。此外，大量事实表明，社会制度、社会环境对人类疾病的发生发展有重大影响。新中国成立前，统治阶级残酷地剥削和压迫劳动人民，人民精神苦闷、生活贫困、营养不足，再加上过度劳累，因而对疾病的抵抗力很弱。同时，恶劣的卫生条件使各种致病微生物、寄生虫得以大量繁殖，各种劳动保护措施又十分欠缺。这些条件（社会因素）就决定了旧社会中各种传染病、寄生虫病的猖獗和工伤事故、职业病的大量发生，而娼妓制度的存在，又使性病广泛传播。新中国成立以后，我国人民在党中央的正确领导下，生活水平、劳动条件和卫生条件都逐步有所提高和改善，体质也不断增强。多年来，我国在党的卫生方针指引下，通过一系列强有力的措施，取得了卫生保健事业各方面的伟大成就。例如，新中国成立前在我国危害严重的烈性传染病鼠疫、天花等已经绝迹，黑热病早在20世纪50年代末就已基本消灭，血吸虫病也逐步得到控制，而娼妓制度的废除使性病逐步趋于消灭。但是，由于卫生管理制度不够完善以及医疗卫生设施的不足，某些社会因素尚未得到应有的控制，因而在疾病防治方面也还有不少问题有待解决。例如，随着工业发展而出现的废气、废水、废渣对环境的污染，饮食卫生管理不善以致病毒性肝炎和一些常见的消化道传染病如痢疾、伤寒等尚未得到充分的控制，都是值得重视的问题。

五、疾病发生发展的一般规律

（一）损伤与抗损伤反应

在疾病发生的过程中损伤与抗损伤的斗争贯穿其始终，这是构成疾病各种临床表现，推动疾病发展的基本动力。在疾病中损伤与抗损伤作用常常同时出现，不断变化。以烧伤为例，高温引起的皮肤、组织坏死，大量渗出引起的循环血量减少，血压下降等变化均属损伤性变化，但是与此同时体内又出现一系列变化，如白细胞增多、微动脉收缩、心率加快、心排血量增加等抗损伤反应，如果损伤较轻，则通过各种抗损伤反应，机体即可恢复健康；反之，如损伤较重，抗损伤的各种措施无法抗衡损伤反应时，则病情恶化。由此可见，损伤与抗损伤反应的斗争以及它们间的力量对比常影响着疾病的发展方向和转归。

如果机体抗损伤占优势，则疾病逐渐好转，最后痊愈康复。如果致病因素作用强，而机体防御抵抗疾病的能力弱，结果损伤占优势，疾病逐渐恶化，甚至造成患者死亡。

（二）因果交替

在疾病的发生发展过程中，原因和结果可以相互交替和相互转化，原始致病因素作用于机体后,由机体产生一系列的变化,这些变化在一定条件下又会引起一些新的变化,也就是说,由原始致病因素引起的后果,可以在一定条件下转化为另一些变化的原因。这种因果交替的过程是疾病发展的重要形式。

(三) 局部与整体

任何疾病,基本上都是整体疾病,局部的病变可以通过神经和体液的途径影响整体,而全身功能状态也可以通过这些途径影响局部病变的发展和经过。以局部的疼痛(毛囊炎)为例,它在局部引起充血、水肿等炎症反应,但是严重时局部病变可以通过神经体液途径影响全身,从而引起白细胞升高、寒战、发热等全身性表现。反之,有些疼痛看似局部病变,单给予局部治疗效果不佳,仔细追查,发现局部的疼痛仅是全身代谢性疾病——糖尿病的局部表现,只有治疗糖尿病后局部的疼痛才会得到控制。

六、疾病的病程及转归

疾病都有一个发生发展的过程,大多数疾病经过一段时间的发生发展后终将结束,可能会出现如下某种转归结果,这就是疾病的转归。疾病的过程一般分为四期,分期在急性传染病比较明显,慢性病、非传染性疾病的分期(如肿瘤)不明显(见图 2.3)。

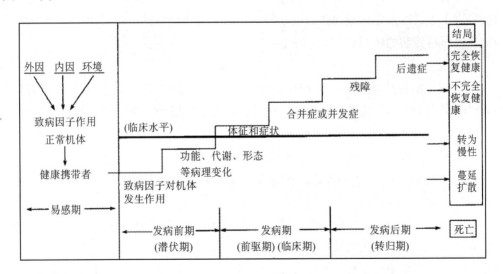

图 2.3 疾病的病程示意图

(一) 潜伏期

致病因素入侵机体到该病最初症状出现前的一段时间称潜伏期。潜伏期的长短随致病因素的特异性、疾病的类型和机体本身的特征的不同而不同，短者数小时，长者数年或更长。传染病的潜伏期比较明显。在潜伏期内，如果机体的免疫功能增强，抗病综合能力提高，可把病因清除，或把突变细胞杀死，可防止疾病的发生，否则可进入前驱期。

（二）前驱期

从疾病出现最初症状到出现疾病的典型症状前的一段时间称前驱期，此期主要出现一些非特异性症状，如全身不适、食欲减退、头痛、乏力、轻度发热等一般性症状。前驱期的及时发现有利于疾病的早期诊断、早期治疗，但由于没有疾病的典型症状而很难诊断。

（三）临床期

即症状明显期，此期出现了疾病的特征性症状和体征。这个时期的特征性症状和体征往往是疾病诊断的重要依据。此期的长短不一，主要取决于致病因素的特点、机体的免疫功能状态和抗病能力的强弱。

（四）转归期

转归期又称疾病的结局。疾病的转归有康复和死亡两种形式。疾病的转归如何，主要取决于致病因素作用于机体后发生的损伤与抗损伤反应的力量对比，正确而及时的治疗可影响疾病的转归。

1. 康复

（1）完全康复是指完全恢复健康，即痊愈，是指病人的症状和体征完全消失。疾病时所发生的损伤性变化完全消除，机体组织和细胞的形态结构、功能与代谢恢复正常，同时心理健康，恢复了对社会的良好适应能力，工作劳动能力也完全恢复正常。有的传染病痊愈后，机体还可获得免疫力。

（2）不完全康复是指疾病的损伤性变化得到控制，临床主要症状和体征消失，但机体的功能、代谢和形态结构变化并未完全恢复正常，病理形态结构变化已基本稳定，机体经过各种形式的代偿，能维持机体内环境的平衡，仍然存在一定程度的功能与代谢障碍，但可通过代偿反应来维持正常的生命活动，可遗留下某些病理状态或后遗症。例如，心肌梗死恢复后形成瘢痕，风湿性心瓣膜炎治愈后留下心瓣膜狭窄或关闭不全等。截肢或器官切除后的状态也属于不完全恢复健康。

2. 死亡

死亡是指机体所有生命活动的完全不可逆性的停止，即机体作为一个整体的功能永久停止，但并不意味着各器官组织同时死亡。死亡可分为生理性死亡和病理性死亡两种。

（1）生理性死亡是人类生活到一定年龄，各器官组织功能、代谢完全衰竭而死亡。它是由机体各器官自然老化所致，又称老死或自然死亡。人类的寿命应该有多长，各家观点不一，经严格考察，大多数人的寿命在 80 ~ 100 岁。

（2）病理性死亡是由各种严重疾病或损伤所造成的死亡。关于死亡的标志，以往沿用心跳和呼吸停止、反射消失的标准，现在认为死亡是机体作为一个整体的功能发生了永久性停止，实际上指包括大脑半球、间脑、脑干各部分在内的全脑功能发生了不可逆的永久性停止，即所谓脑死亡。临床上表现为深昏迷、脑干反射全部消失、无自主呼吸（靠呼吸机维持，呼吸暂停试验阳性）、脑电图平直，以及颅脑多普勒超声呈脑死亡形且观察 12 小时无变化，方可确认为脑死亡。

脑死亡应该符合以下标准：①出现不可逆性昏迷和大脑无反应性；②无自主呼吸，行人工呼吸 15 分钟以上仍无自主呼吸；③脑神经反射消失（如角膜反射、瞳孔对光反射、咳嗽反射、吞咽反射等均消失）；④瞳孔散大或固定；⑤脑电波消失；⑥脑血循环完全停止（脑血管造影）。

脑死亡的这一新概念对于器官移植的开展具有较大的帮助。脑死亡一旦确立，这就意味着在法律上已经具备死亡的合法依据，它可协助医务人员判断死亡时间和确定终止复苏抢救的界限。此外，也为器官移植创造了良好的时机和合法的依据。因为对脑死亡者借助呼吸、循环辅助装置，在一定时间内维持器官组织低水平的血液循环，可为器官移植手术提供良好的供者，用此器官移植给受者，效果较好。

病理性死亡仍然是人类目前基本生命规律，即生→老→病→死。如能逐步改善人类的生存条件，加强预防性医疗卫生保健和改善人类生活环境，提高人类健康素质，从而提高人类生理性死亡率，降低病理性死亡率，人类的寿命就会延长。

疾病的不同转归结果将直接影响患者的医疗费用支出。对于大多数慢性疾病来说，其转归多为不完全康复，迁延时间较长，因此花费的治疗费用较高。从承保的角度来看，要特别注意此类疾病所带来的费用影响，避免经营赔付风险。从理赔的角度来看，我们面临的一个问题是未完全康复疾病在发生首年度赔付后，其第二年保单是否续保，如果可以续保，将如何处理。有的公司采取无条件保证续保，也就是以后年度发生前一年度同样疾病的风险，同样可以获得赔付。有的公司则采取有条件续保的方法应对，即公司对客户后续年度发生的前一年度已发生的相同疾病风险不予赔付，而其他疾病风险照常赔付。不同的处理方法不仅影响客户的购买积极性，而且直接影响公司的稳定经营。

七、疾病发生频度与危险测度

疾病发生频度与危险测度评价指标较多，对疾病发生频度与危险测度评价指标进行深入研究是健康保险医学的一项重要内容，也是健康保险经营的重要数理基础之一。下面简要介绍几个与疾病发生频度与危险测度有关的指标。

（一）发病率

发病率表示在一定期间内，一定人群中某病新发生的病例出现的频率，是反映疾病对人群健康影响和描述疾病分布状态的一项测量指标，即发病率可用来反映疾病对人群健康的影响，发病率高说明疾病对健康影响较大，发病率低说明疾病对健康影响较小。通过比较不同特征人群的某病发病率，可探讨病因和对防治措施进行评价。

发病率 = （某时期内某人群中某病新病例人数/同时期内暴露人口数）×K

K = 100%、1 000‰、10 000/万或 100 000/10 万

分子是某时期（年度、季度、月份）内的新发病人数。若在观察期内一个人多次发病时，则应分别记为新发病例数，如流感、腹泻等。对发病时间难以确定的一些疾病可将初次诊断的时间作为发病时间，如恶性肿瘤、精神病等。

分母是同时期暴露人口数。暴露人口是指观察地区内可能发生该病的人群，对那些不可能再发生该病的人（如已经感染了传染病或因预防接种而获得免疫力的人），理论上不应计入分母内，但实际工作中却难以把这部分人分辨出来。

当描述某地区的某病发病率时，分母多为该地区该时间内的平均人口，这时应注明分母是平均人口。如观察时间以年为单位时，可为年初人口与年终人口相加再除以2，或以当年年中（7月1日零时）的人口数表示。

计算发病率时，可根据研究的疾病病种及研究的健康问题特点来决定时间单位。一般多以年为时间单位，常用10万分率来表示。

发病率是一个重要和常用的指标，对于死亡率极低或不致死的疾病尤为重要，反映患该病的风险，直接测定发病风险。

发病率可按不同特征，如年龄、性别、职业、民族、婚姻状况、种族、病因等分别计算，称之为发病专率。

发病率的准确度受诸如疾病报告制度、漏报、诊断等因素的影响，在比较不同地区人群的发病率时，应考虑年龄、性别构成不同，进行发病率的标化处理。

（二）患病率

患病率也称现患率、流行率，是指在特定时间内一定人群中某病新旧病例数所占的比例。患病率可按观察时间的不同分为期间患病率和时点患病率两种。对慢性病进行现况调查时，最适宜计算的指标就是患病率。慢性疾病患病率是反映居民健康状况、疾病负担和卫生服务需要量的重要指标。可依据患病率来合理地计划卫生设施、人力物力及卫生资源的需要，研究疾病流行因素，监测慢性疾病的控制效果。

患病率 =（特定时期某人群中某病新旧病例数/同期观察人口数）×K

K = 100%，1 000‰，10 000/万或 100 000/10 万

一般慢性病患病率（可按百分率或千分率表示）有两个定义：一是调查前半年内调查的患病人数与调查总人数之比；二是调查前半年内调查的病例数（也就是说，一个人可患有一种及多种疾病，在调查时最多填写三种）与调查总人数之比。前一定义主要考虑患病的人数，不论一个慢性病患者患多少种类的疾病，该指标主要反映居民健康状况；后一个定义主要考虑医疗卫生服务需要。除有说明外，慢性病患病率的计算均按后一定义进行。

影响患病率的因素很多，但患病率主要受发病率和病程的影响，当某地某病的发病率和病程在相当长的时间内保持稳定时，则患病率（P）、发病率（I）和病程（D）三者之间存在下述关系：患病率 = 发病率 × 病程，即 P = I × D。

需要注意的是发病率与患病率的差异。患病率的分子为特定时间一定人群中某病新旧病例数，不管它是新发病还是旧病，只要是特定时间内疾病尚未痊愈，就记为病例数。发病率的分子为一定期间暴露人群中新病例人数，暴露人群中任何人新发生某疾病都称为"新病例"。

患病率是由横断面调查获得的疾病频率，通常用来反映病程较长的慢性病的流行情况及其对人群健康的影响程度。发病率是由发病报告或队列研究获得的疾病频率，通常用来反映新发生病例的出现情况。

（三）治愈率

治愈率（Recovery Rate）是接受治疗的患者中治愈的比例，反映疾病诊治的疗效情况，即期内平均每百名治疗病人中，经医生判定为治愈的人数，或者可以说是某种病可治愈的概率。

治愈率 =（一定时期内治愈患者数/同期接受治疗的总人数）×100%

一般情况下，某病治愈率越低，说明该病越危险，反之则相反。

（四）生存率

生存率亦称存活率，是指接受某种治疗的病人或某病患者中，经若干年随访（通常为 1、3、5、10 年）后，尚存活的病例数所占比例。

n 年生存率 =（随访满 n 年的某病存活病例数/随访满 n 年的该病病例数）×100%

生存率反映了疾病对生命的危害程度，可用于评价某些病程较长疾病的远期疗效，如癌症、心血管疾病等。

应用该指标时，应确定随访开始日期和截止时间。开始日期一般为确诊日期、出院日期或手术日期；截止时间可以是 3 年、5 年、10 年，即计算 3 年、5 年或 10 年的生存率。

（五）死亡率

死亡率是用来衡量一部分人口中、一定规模的人口大小、每单位时间的死亡数目（整体或归因于指定因素）。死亡率是测量人群死亡危险最常用的指标，也是衡量人口健康状况的重要指标，其分子为死亡人数，分母为该人群年平均人口数，常以年为单位。

死亡率 =（某人群某年总死亡人数/该人群同年平均人口数）×K

K = 1 000‰或 100 000/10 万

该公式表示在一定时期里每千人中发生的死亡数。死亡率一般按年计算。如果死亡人数统计期不满一年或超过一年要换算成年率。换算方法是将按实际统计期计算的死亡率乘以年时数（1 年、12 月或 365 日）与实际统计时数之比。

死于所有原因的死亡率是一种未经调整的死亡率，称为粗死亡率（每 1 000 人的死亡总数）。死亡率还可按性别、年龄、职业、种族、死亡原因分别计算，称为死亡专率。按性别计算的称性别死亡率，按年龄组计算的称年龄别死亡率，按死亡原因计算的称死因死亡率。其他还有新生儿死亡率［每 1 000 个出生未满一个月的婴儿和胎死（死产儿）的和］、孕产妇死亡率（每 10 万个死于生产过程的死亡数）、幼儿死亡率（每 1 000 个出生小于一岁的死亡数）、标准死亡率（SMR）或特定年龄死亡率（ASMR）［特定年龄（例如 16~65 岁或 65 岁以上）中每 1 000 人的死亡总数］等。

（六）病死率

病死率（Case Fatality Rate）是表示一定时期内，因患某种疾病死亡的人数占患病人总数的比例。一定时期对于病程较长的疾病可以是一年，病程短的可以是月、天，反映的是该病的严重程度，同时病死率可反映诊治能力等医疗水平。通常情况下，某病病死率越高，该病越危险。

病死率 =（观察期间因患某病而死亡的人数/同期患该病的总人数）×100%

需要注意病死率与死亡率的主要区别：病死率用于描述某种特定疾病的严重程度，而死亡率则指某时间死于某病的频率。

如果某病的发病和病程处于稳定状态时，病死率与死亡率有以下关系：

病死率 = 某病死亡率/某病患病率 ×100%

一般来说，发病率和病死率指标可以表明保险公司承保的疾病风险的高低。短期内发病率或病死率过高（或极不稳定）的疾病风险不宜作为保险公司的承保风险，因为它会对保险公司经营造成不良影响，而某种疾病发病率过低，同时其病死率也极低，这类疾病往往不足以引起投保人的重视。如果保险公司承保的疾病风险大多属于这一类，投保人就会认为此险种作用不大，购买的欲望不强烈。另外，疾病发生频度与危险测度指标还是相关险种定价的依据。如同生命表在寿险精算中的地位一样，重大疾病发生率也是重大疾病保险厘定费率和评估准备金的主要依据，重大疾病发生率越高，重大疾病保险费率也会越高。

八、疾病的负担

疾病负担（Burden of Disease）是疾病（Disease）、伤残（Disability）和过早死亡（Premature Death）对个人、家庭和社会造成的社会经济危害及健康压力的总称。疾病负担亦称病伤负担，它包括病伤的流行病学负担和病伤的经济负担。

研究病伤的流行病学负担，可利用很多指标，如病伤的发病率和患病率、死亡率、门诊和住院率、药品利用情况、质量调整生命年（QALYs）、伤残调整寿命年（DALY）、与健康有关的生存质量（HR－QOL）、潜在减寿年数（PYLL）等效用指标。病伤经济负担则包括医疗保健的直接支付的费用和病伤给社会经济造成的损失。

疾病的直接经济负担是指医疗卫生人员与医疗卫生机构为防治疾病提供医疗保健服务所消耗的经济资源，以及患者或服务对象为接受医疗保健所消耗的经济资源。疾病的间接经济负担是指疾病、伤残、死亡带来的经济损失，间接的经济负担包括因患病对个人、家庭以及社会带来的经济损失。它意味着劳动力有效工作时间的减少，工作能力的降低。这也是个人、家庭的损失，包括亲友精神负担加重致使工作效率降低所带来的经济损失等。

（1）病伤的直接医疗花费包括挂号、检查、药物、换药、注射、住院、手术、特护等费用。

（2）病伤的间接医疗花费包括交通、住宿、看护、额外营养等费用。

（3）病伤引起的社会生产损失包括病伤者和家人在有效劳动日因故误工天数造成的社会损失。

（4）病伤引起社会财富的损失包括病伤者及家属误工仍继续得到的工资、病伤者得到的抚慰物品和各项救济或补助等。

（5）为预防病伤所支付的费用包括财政预防病伤的卫生经费支出，企业、社团支出的预防病伤的费用。如果能减少和消除这些病伤，则会对社会减少经济损失，这块减少的或节省的病伤经济负担就是获得的效益。

目前，由疾病带来的经济损失有相当一部分是无法计算的，我们只可能通过可以计算的资源和经济损失来推算疾病的经济负担。

直接的经济负担可通过下面两个数据来计算：（1）提供医疗保健的费用。（2）接受医疗保健的其他费用。提供医疗保健的费用包括医药费、就诊费、住院费、护理费、预防经费等，接受医疗保健的费用包括患者与陪护人员的差旅费、伙食费、营养费等。其中，与保险公司关系密切的是医药费和住院费等。

间接经济负担的计算包括：

（1）用工资率乘以疾病损失的有效工时（人年）。伤残可导致部分或完全丧失劳动力。部分丧失劳动力可以折算为全日等值劳动力数乘以年平均工资；过早死亡，按期望寿命年来计算。

（2）以人均国民收入或平均每一劳动力创造的国民收入为依据来计算。

（3）亲属（尤其是成人）因照料患者而损失的劳动时间等。

（4）职业病还有国家支付的劳保费用等。

（5）计算患者死亡的间接经济负担的方法。

①现值法：期望寿命年×工资率。

②隐含法：根据现行的一些规定，用人寿保险的赔偿费来估算。

③培养费用法：计算将一个人培养成劳动力所需费用，作为患者死亡的经济损失。具体使用何种方法计算，要根据具体情况分析。一般来说，未成年人或参加工作不久的青年人，用培养费用法计算患者死亡的间接负担似乎比较容易为人们所接受。但是，用培养费用法计算熟练工人和知识分子过早死亡的损失就低估了这些人死亡所造成的损失。

九、疾病的预防

疾病的预防是防止个体和群体暴露于伤残或损伤等病态，或加强个人或群体抵抗致病因素侵袭能力的各种活动，是人类与疾病斗争最为重要的方式。与疾病的诊断、治疗、康复相比，疾病的预防具有以下特点：前瞻性和全生命周期性、群体性和全民性、宽泛性和宏观性、行政性和社会性等。

疾病预防包括了对传染病、寄生虫对人们健康的危害，也包括了对逐渐增加，并成为主要致病危险的非传染性疾病的增长，尤其是环境污染、职业危害、不良健康生活行为方式，不当的医疗服务以及人口老龄化带来的健康危害问题。

在疾病的预防上，按对象来分，包括个体预防与群体预防。二者都强调要强化健康意识，建立良好的生活与行为习惯，进行周期性健康体检，进行自我保健和健康管理。按照疾病发生的阶段来分，可以分为一级预防、二级预防和三级预防。

一级预防（Primary Prevention）亦称为病因预防，是在疾病尚未发生时针对致病因素（或危险因素）采取措施，也是预防疾病和消灭疾病的根本措施。WHO提出的人类健康四大基石"合理膳食、适量运动、戒烟限酒、心理平衡"是一级预防的基本原则。

二级预防（Secondary Prevention）亦称"三早"预防，三早即疾病的早发现、早诊断、早治疗，是为防止或减缓疾病发展而采取的措施。特别是慢性病，由于大多病因不完全清楚，因此要完全做到一级预防是不可能的，但由于慢性病的发生大都是致病因素长期作用的结果，因此做到早发现、早诊断并给予早治疗是可行的，可采用普查、筛检、定期健康检查的方法来实现。

三级预防（Tertiary Prevention）亦称临床预防。三级预防可以防止伤残和促进功能恢复，提高生存质量，延长寿命，降低病死率，主要是对症治疗和康复治疗措施。对症治疗可以改善症状，减少疾病的不良反应，防止复发转移，预防并发症和伤残等。对已丧失劳动力或伤残者提高康复治疗，促进其身心方面早日康复，使其恢复劳动力，争取病而不残或残而不废，保存其创造经济价值和社会价值的能力。康复治疗包括功能康复、心理康复、社会康复和职业康复，是对疾病进入后期阶段的预防措施，此时机体对疾病已失去调节代偿能力，将出现伤残或死亡的结局。此时应采取对症治疗，减少痛苦延长生命，并实施各种康复工作，力求病而不残，残而不废，促进康复。三级预防是健康促进的首要和有效手段，是现代医学为人们提供的健康保障，见图2.4。

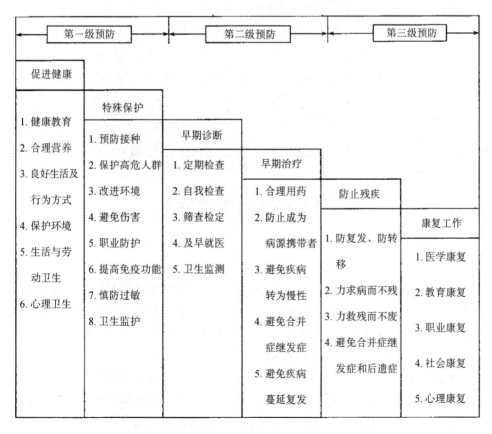

图2.4 三级预防策略和措施

第三节 衰老与寿命

人类的生存受疾病或意外伤害的影响，生存率如图2.5中A曲线；改善生存状况和防治疾病，则生存率变成B、C；但最佳生存状态是曲线D。所有的生存曲线都通过一个特定的年龄点，这个点就是人类的生存时间。按照生理学原理，人的生长周期是20~25年，人的自然寿命是生长周期的5倍，人的自然寿命是120~175岁，是人类生存的极限，这是人类老化和衰老自然过程的必然结果，这个过程是医学研究的内容之一，但其不属商业健康保险的责任范畴。

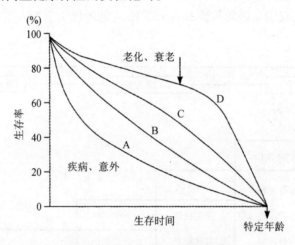

图 2.5 人的生存寿命影响示意图

一、衰老

衰老是指人体随着年龄的增长，全身组织器官在结构和功能方面出现生理性衰退的自然过程，是生理年龄的自然转归，表现为组织改变、器官老化及其功能适应性和抵抗力的减退。临床表现为一系列的老征，即代谢率降低，视力、听力、记忆力减退，齿松发落，心肺功能、免疫功能下降。

衰老的表现是全方位的，神经系统：记忆力下降、视听力下降；心血管系统：动脉硬化、供血不足；运动系统：肌肉萎缩；骨质疏松内分泌系统：激素减量、发育停滞；消化系统：蠕动减慢、分泌减少；泌尿生殖系统：性欲减消、排便无力；呼吸系统：肺活量降低、咳嗽无力；免疫系统：免疫细胞/血清活力减弱；皮肤系统：老年斑、少汗发凉；血液系统：血细胞代谢、糖脂紊乱等。衰老经常受主观（精神状态、生活方式）、客观（疾病、外伤）的影响而改变其发展进程。衰老的原因很多，主要包括以下几方面：

（一）慢性炎症

随着年龄的增长，人体组织器官因各种感染而发炎的越来越多，目前认为，炎性感染是动脉硬化的重要原因之一。

（二）基因停止活动与基因突变

衰老是由于人体细胞核里的基因停止了活动。随着年龄增长，基因按一定的时间程序停止活动，这样，组织细胞也就停止了生长，而进入衰退与老化过程，即细胞凋亡（多细胞有机体为保持自身组织稳定、调控自身细胞的增殖和死亡之间的平衡，由基因控制的细胞主动性死亡过程）。此外，许多自然的和人为的因素能引起基因突变。随着年龄增长，细胞"处理"能力越来越弱，从而引起基因蜕化变质。

（三）细胞能量枯竭

细胞线粒体 DNA 损伤引起衰老，线粒体是细胞的能量"泵站"，需要一定的化学物质来保证细胞的活力和清除毒素。如果能量泵站减弱，心、脑、肌肉等组织细胞的功能就会衰退，疾病就会发展。

（四）氧化应激反应

给任何年龄的人们带来不少麻烦的自由基，给已过中年的人带来的麻烦更多，它影响许多生理过程的正常流向，从而加重身体负担，引起各种疾病。因为自由基是具有未配对电子的原子、原子团及分子，是参与人体内氧化还原反应最重要、最广泛的反应成分和中间产物，有极强的活性。生物体内随时会出现自由基，引起一些过氧化反应，使细胞内的生物大分子联合成不易溶解的物质，妨碍细胞代谢营养的运输，造成机体的衰老。研究证实，体内代谢或外源性因素产生的自由基均可诱导细胞凋亡。例如，电离辐射通过直接辐射水分子产生自由基导致细胞内大分子的氧化损伤，使蛋白质氧化、DNA 链断裂、细胞膜起苞、脂质氧化等；细胞内源性和外源性一氧化氮（NO）的增加可直接损伤 DNA 而导致细胞凋亡。

（五）脂肪酸不平衡

人体需要脂肪酸以保证能量的供应，尤其是多不饱和脂肪酸，它是细胞能否进行正常新陈代谢的必需脂肪酸，但随着年岁的增长，与其他脂肪酸的不平衡比例日渐加重。

（六）钙化作用失调

通过细胞膜上的特殊通道，钙离子得以自由进出细胞。身体衰老后这些通道逐渐破坏，导致血管壁、心瓣膜、脑细胞内积聚过多的钙。

（七）消化酶分泌不足

胰腺细胞、肝细胞及胃肠道黏膜细胞等的分泌功能渐渐衰减，无法产生足够的消化酶，使消化系统发生慢性机能不全。

（八）细胞内酶不平衡

细胞内经常进行多种同步的酶反应，年复一年，将渐渐失去平衡，首先会发生在脑和肝脏，使这些细胞容易发生中毒性组织损伤。

（九）血液循环衰竭

多年下来，毛细血管的渗透性逐步衰退、破坏，尤其在大脑、眼睛和皮肤等部位，并由此出现皮肤粗皱、视力减退，甚至大、小中风。

（十）激素调节失衡

身体里的亿万个细胞是因为有了激素的调节，才能准确地协调工作。随着年龄的增长，人体下丘脑、垂体、胸腺、性腺、甲状腺等内分泌腺体退化，引起衰老。可能存在一种促进衰老的激素，有人叫它"死亡激素"。

总的来说，对于衰老的多种解释大体上可归为两类：一类认为衰老主要是由遗传因素决定的，一类认为衰老主要是由环境改变导致机体损伤积累所造成的。不管怎么说，有一点是清楚的，那就是遗传和环境都在人的衰老过程中发挥了重要的作用。环境通过氧化反应及其他一些反应不断使身体老化，这是一个自然的过程，是身体长期正常运转不可避免的后果。如前所述，衰老是一个自然的过程，在商业健康保险产品中，一般将自然常态的衰老作为免责范围。

二、寿命

寿命是指从出生经过发育、成长、成熟、老化以至死亡前机体生存的时间，通常以年龄作为衡量寿命长短的尺度。由于人与人之间的寿命有一定的差别，所以，在比较某个时期、某个地区或某个社会的人类寿命时，通常采用平均寿命。平均寿命常用来反映一个国家或一个社会的医学发展水平，它也可以表明社会经济、文化的发达状况。

人类的自然寿命与哺乳动物的自然寿命有共同之处。一般认为，生物的最高寿命约为性成熟期的 8~10 倍，而人类的性成熟期为 14~15 岁，按此推算，人类的最高自然寿命应是 112~150 岁。还有一种说法，根据细胞传代次数来推算，实验研究证明，人体细胞体外分裂传代 50 次左右，按平均每次分裂周期 2.4 年推算，人类的平均寿命应是 120 年。根据上述推算，人类的自然寿命在 100 岁以上是确切无疑的。

但为什么自古至今，大多数人不能活到 100 岁呢？其原因很多，归纳起来，大体上有以下几方面因素。

（一）种族、国家、社会因素

从某种意义上说，人类的平均寿命是现代文明的重要标志。在生产力低下的青铜器时期，人的平均寿命只有 18 岁，古罗马时代为 23~25 岁。以后，随着生产的发展和科技进步，平均寿命愈来愈高。以日本为例，在 18 世纪中叶，人的平均寿命是 35 岁；1953 年，平均寿命男性为 50.6 岁、女性为 53.9 岁；1965 年，平均寿命男性为 67.74 岁、女性为 72.92 岁；1995 年，平均寿命男性为 76.57 岁、女性为 82.98 岁。而非洲最贫穷国家的人口平均寿命只有 40 岁左右，如中非国家乌干达 1993 年人口平均寿命只有 43 岁。这说明经济水平与寿命的关系很密切。1996 年，世界卫生组织公布，1995 年世界人均寿命超过 65 岁，比 1985 年约增加 3 岁。发达国家的人均寿命超过 75 岁，发展中国家为 64 岁，不发达国家为 62 岁。

（二）环境因素

自然环境优美不仅有益于身体健康，而且可以美化人的生活和心灵，是健康、幸福、长寿的摇篮。例如，世界著名的五大长寿地区——高加索地区、巴基斯坦罕萨、厄瓜多尔卡理、中国新疆的南疆和广西的巴马，都是环境优美、温度适宜、青山绿水、空气清新、水源洁净的地区。从城乡分布来看，农村老年人多于城区，山区多于平原地区。这都与自然环境有关。一般来说，农村无污染、空气新鲜，而城市特别是工矿区工业废水、废气和废渣污染环境，恶化了自然环境，易导致疾病的发生。

（三）遗传因素

遗传对寿命的影响，在长寿者身上体现得比较突出。一般来说，父母寿命长的，其子女寿命也长。德国科学家的一份调查报告表明，他用 15 年时间调查了 576 名百岁老人，发现其父母死亡的平均年龄比一般人长 9~10 岁。广东省对百岁老人的调查结果发现，有家庭长寿史者占 84.6%。1992 年，世界卫生组织宣布，影响每个人的健康与寿命的诸多因素中，15% 取决于遗传因素。

（四）饮食、营养因素

饮食、营养与长寿密切相关。我国内地长寿地区百岁老人的饮食结构大都为低热量、低脂肪、低动物蛋白、多蔬菜类型。随着社会的进步，人的寿命不断得到延长。人均寿命增长的幅度，除了医疗条件的改善使一些疾病得到有效的防治外，也与营养科学与技术提供了多方面的贡献是分不开的，即与食品营养、食品安全与质量以及平衡饮食有很大的关系。近年来，随着经济的发展，我国居民饮食结构发生了很大的变化，20 世纪 90 年代初与 80 年代相比，肉类消费量增加了 80% 以上，肉、蛋、脂肪消费量较高的地区，癌症、心脑血管病和糖尿病等死亡率明显偏高，这从另一个侧面说明饮食结构的变化给寿命带来的影响。

（五）心理（或精神）因素

人的心理、情绪与健康长寿有着密切的关系。经常处于心理紧张状态的人，往往容易罹患疾病。相反，乐观、豁达和坚毅无畏的精神，则能增强人体的抗病能力。因为过度紧张会使心跳加速、血压升高、呼吸急促、胃肠等脏器供血不足等，时间一长，就容易引发脑血管破裂或造成致命性的心肌梗死，有的可出现消化道痉挛、疼痛等。过于忧愁，也会罹患疾病，影响寿命。

（六）生活方式因素

由不健康的生活方式导致的疾病是世界上人类最大的死亡原因。在发达国家，70% ~80% 的人死于心脏病、脑卒中、高血压和肿瘤，这些所谓"生活方式疾病"，至今已占其死亡率的 50% 以上。不健康的生活方式，主要是吃得太油、太咸、太甜，以及饮烈性酒、大量抽烟、贪图享受、长期过夜生活和较少运动，甚至赌博、纵欲、吸毒等。

（七）疾病因素

疾病是影响寿命诸因素中最重要的因素。疾病作为死因的顺位，随着时代的进步、科学技术的发展而不断地变化着。例如 20 世纪初，危害生命的主要疾病是传染病、肺炎、结核病等；现在，对人类生命威胁最大的是心脑血管疾病、肿瘤、意外伤害等；而且有一些疾病，如免疫缺陷性疾病、老年性痴呆、艾滋病等，对人类的健康和生命的确构成了很大的威胁。

综合分析上述影响寿命的诸多因素，哪些因素是主要的？世界卫生组织 1992 年宣布：每个人的健康与寿命，60% 取决于自己，15% 取决于遗传因素，10% 取决于社会因素，8% 取决于医疗条件，7% 取决于气候（如酷暑或严寒）的发生。因此，健康长寿主要取决于自己，生命掌握在自己手中。

第四节　健康促进

一、健康教育

健康教育是所有卫生问题、预防方法及控制措施中最重要的，是能否实现初级卫生保健任务的关键。健康教育通过信息传播和行为干预，帮助个人和群体掌握卫生保健知识，树立健康观念，自愿采纳有利于健康的行为和生活方式的教育活动与过程。

健康教育的核心是建立健康信念模式。因为信念是人们采纳有利于健康行为的基础，如果具有疾病、健康相关信念，对健康具有强烈感知，才会采纳健康行为，强调感知在健康决策中的重要性。因此，影响采纳有利于健康行为的感知因素包括：①感知疾病的严重威胁；②感知健康行为的益处和障碍；③自我效能评价；④社会人口学因素；⑤其他因素。

除健康教育外，卫生宣传也很重要，但卫生知识的单向信息传播，宣传对象比较泛化，效果侧重知识的传播，是实现特定健康目标的另一种重要手段，但相对忽视信息反馈和效果评价，所以单纯的卫生宣传难以达到改变行为的目的。健康教育与卫生宣传的区别主要在于：健康教育的着眼点是促进个人或群体改变不良行为和生活方式。

二、健康促进

世界卫生组织（WHO）对健康促进的定义是：健康促进是促进人们维护和提高自身健康的过程，是协调人类与其环境之间的战略，规定个人与社会对健康各自所负的责任。WHO（1995 年）西太平洋地区办事处发表的《健康新视野》提出：健康促进是个人、家庭和社区一起采取措施，鼓励健康行动，增强人们改进和处理自身健康问题的能力。

健康促进的基本内涵包含了个人行为和政府行为两个方面的改变，重视个人、家庭和社会的健康联合行动。

（一）健康促进涉及的领域

健康促进涉及五个领域：一是在社会治理层面如何制定促进健康的公共政策；二

是创造支持健康的环境，如安全、满意和愉快的生活环境及工作环境等；三是加强社区的行为干预，如赋权社区，制订计划，挖掘资源，认识问题，提出办法；四是发展个人技能，学习健康知识和技术，应对人生可能出现的健康问题；五是调整卫生服务资源和方向，建立一个有助于健康的卫生保健系统，促进卫生服务责任由个人、社会团体、卫生专业人员、卫生部门、工商机构和政府共同分担。

对个体健康促进的五大类行为包括：①基本健康行为：合理营养、平衡膳食、积极锻炼、合理休息、适量睡眠；②戒除不良嗜好；③预警行为；④避开环境危害；⑤合理利用卫生服务。

健康相关行为改变的理论认为，健康促进涉及对人类健康相关行为影响因素的干预，如遗传、心理、自然与社会环境等众多因素。健康相关行为改变的理论模式为：①认知理论：只有感知信息、认同信息内容，产生行为意愿，具有行为所需技能后才能实现。②知信行理论（Knowledge，Attitude and Practice，KAP）：知识、信念、行为的简称。认为知识—信念—行为间存在因果关系，但前者不一定导致后者。

（二）健康促进的基本特征

（1）对行为的改变作用比较持久，有一定的约束性。强调政策、立法对于创造支持性环境和规范、约束人们行为的作用。

（2）涉及整个人群和人们对社会生活的各个方面，促进整个国民健康，不仅限于某一部分人群或只针对某一疾病的危险因素。

（3）强调一级预防，减少和消除行为、心理、社会环境的危险因素，实现三级预防，建立有益于健康的行为和生活方式。

（4）健康教育是健康促进的先导和基础，如不向健康促进发展，其作用会受到极大限制。

（5）融客观支持与主观参与于一体，在改变行为中，健康教育强调自愿，健康促进带有约束性。

（三）健康促进的策略

1. 健康促进的基本策略

（1）倡导。倡导包括三个方面，一是倡导财政支持、开发领导，争取获得政治承诺；二是倡导社会对各项健康举措的认同，激发社会对健康的关注和群众的参与；三是倡导卫生及相关部门的支持，满足群众对健康的愿望和需求。

（2）赋权。健康是基本人权。授予群众正确的观念、科学的知识和可行的技能，获得控制影响自己健康的有关决策和行动的能力。掌握健康权，是实现卫生服务、资源分配平等合理的基础。

（3）协调。卫生部门、社会其他经济部门、政府、非政府组织、社会各行业、各界人士、社区、家庭和个人之间协调一致。

2. 健康促进的核心策略——社会动员

（1）领导层的动员。

（2）专业部门及其人员的动员及参与：立法、行政、技术。

（3）社区、家庭和个人动员及参与。

三、健康教育与健康促进的作用

（一）对卫生工作的作用

一是实现初级卫生保健的先导；二是卫生保健事业发展的必然；三是一项低投入、高产出、高收益的保健措施；四是提高群众自我保健意识的重要渠道。

（二）对健康管理工作的作用

健康管理师除了要做个体化健康管理外，还需要做大量群体健康管理工作，健康教育与健康促进是群体健康管理工作的重要工具、方法与策略。健康管理师了解、掌握和运用健康促进的基本策略、核心策略、行为干预的理论方法、健康传播的方法技巧、社区健康诊断的计划设计基本步骤、健康效果的评价方法，都有助于实现社区群体健康管理工作目标。

四、健康传播

传播是一种社会性传递信息的行为，是个人之间、集体之间及个人与集体之间交换、传递信息的过程。健康传播是指以人人健康为出发点，运用传播媒介渠道和方法，以维护促进健康为目的而制作、传递、分散、分享健康信息的过程，是一般传播行为在医学领域中的具体的应用，有其独有的特点和规律，是传播学的一个分支部分，是健康教育与健康促进的重要手段和策略。传播可分为：人际、大众、组织和自我传播。

著名的 Lasswell 五因素模式，即"5W"传播模式抓住了传播的主要方面，综合而简洁地把复杂的传播现象用5个要素进行了概括：即①who（谁传播）；②say what（说了什么）；③in which channel（传播途径）；④to whom（对谁）；⑤with what effect（传播效果怎样）。

（一）人际传播

人际传播是指人与人之间面对面直接的信息沟通的交流活动，也称人际交流或亲身传播。

（二）大众传播

职业性信息传播机构及其人员，通过广播、电视、电影、报纸、期刊、书籍等大众媒介和特定传播技术手段，向范围广泛、为数众多的社会人群传播信息的过程称为大众传播。

传播媒介的选择原则包括效果、适用性、快速、可及性、经济性等五项。

（三）健康传播的效果及其影响因素

1. 健康传播效果

健康传播效果由低到高包括4个层次：一是知晓信息；二是信念认同；三是态度向有利健康转变；四是采纳健康的行为和生活方式。

2. 健康传播的影响因素

健康传播的影响因素包括健康传播者、健康信息、媒介渠道、受传者（受众）和环境五个方面。

（1）健康传播者：①做好健康信息把关人；②选择合适的传播者；③提高业务素质。

（2）健康信息：①针对性、科学性和指导性；②符号要准确；③讯息表示形式根据传播目的和需求；④符号和讯息的抽象要符合目标人群。

（3）媒介渠道：①选择时注意目标人群适用性；②多媒介渠道组合。

（4）受传者（受众）方面：①心理因素；②共同心理特征；③社会经济文化特征；④健康状况。

（5）环境方面：①自然环境；②社会环境。

五、健康教育与健康促进计划的设计

健康教育与健康促进计划的设计案例

一、概念与原则

（一）计划设计

计划设计是根据实际情况，通过科学的预测和决策，提出在未来一定时期

内要达到的目标及实现这一目标的方法、途径等所有活动的过程，包括计划、实施及评价的全过程。

（二）计划设计的原则

（1）目标性原则：明确的总目标，可行的具体目标。

（2）整体性原则：符合卫生保健总体目标。

（3）前瞻性原则：考虑长远发展，体现先进性。

（4）弹性原则：留有余地，领先应变对策。

（5）现实性原则：因地制宜提出计划要求，掌握目标人群的健康问题、知识水平、思想观念、经济状况、风俗民情。

（6）参与性原则：要求与激励目标人群积极参与。

二、计划设计的基本步骤

（一）格林模式：PROCEED 模式

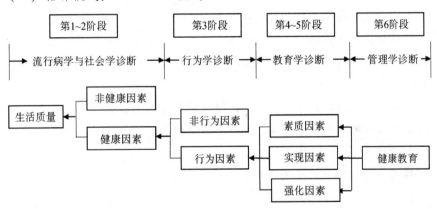

PROCEED 框架图

（二）计划设计的基本步骤

（1）社区需求评估。

（2）确定优先项目。

（3）确定总目标和具体目标。

（4）制定干预策略。

（5）制订计划的实施方案。

（6）制订计划的评价方案。

三、社区需求评估

（一）社区需求评估的任务

确定健康教育和健康促进的实际依据，了解社区需要解决的优先问题。

（二）社区需求评估的主要步骤和内容：六项诊断

1. 社会诊断

（1）社会环境诊断：①社会政策；②社会与经济；③社会文化；④卫生服务系统特征；⑤资源情况。

（2）人群生活质量诊断：①客观指标：失业率、缺勤率、非婚生人口数、犯罪、交通、教育、经济、卫生政策、居民密度、空气质量；②主观指标：生活满意程度。

2. 流行病学诊断

流行病学诊断的主要任务是确定主要健康问题以及引起健康问题的行为因素与环境因素。

（1）5D 指标：死亡率、发病率、伤残率、不适和不满意。

（2）诊断结果能够回答五个方面的问题：

①威胁社区人民生命与健康的疾病或健康问题是什么？

②影响健康或疾病的危险因素是哪些，其中最重要的是什么？

③疾病和健康问题的受累者是谁？他们的性别、年龄、种族、职业的特征是什么？

④疾病或健康问题在地区、季节、持续时间方面的规律。

⑤对干预最敏感，预期效果、效益最好的问题。

3. 行为诊断

（1）区分行为和非行为因素引起的健康问题。

（2）区分重要因素和次要因素。

（3）区分高可变性行为和低可变性行为。

（4）行为分析流程图：对可能成为干预目标的行为进行分析。

4. 环境诊断

（1）列出影响行为的环境因素。

（2）根据环境因素与健康及生活质量关系的强度，以及该环境因素导致的发病率、患病率和患病状况，确定其重要性。

（3）确定环境因素的可变性。通过政策法规对其进行干预。

5. 教育诊断

与教育相关的因素有倾向因素、促成因素、强化因素。

（1）倾向因素是产生行为的动机、愿望，或是诱发某行为的因素，包括知识、态度、信念和价值观，也包括个人技巧。

（2）促成因素（实现因素）指促使行为动机或愿望得以实现的因素，即必需的技术和资源，包括保健设施、医务人员、医疗费用、交通工具、个人保健技术。

（3）强化因素（加强因素）是指激励行为维持、发展或减弱的因素，来自社会支持，同伴影响，领导、亲属和保健人员的劝告，及其自身对行为后果的感受。

三类因素都有积极正向和消极负向的方面，健康教育应该发扬正向因素的积极作用，干预重点在负向影响。

6. 管理与政策诊断

管理与政策诊断的核心内容是组织评估，包括组织内分析与组织间分析两个方面。

（1）组织内分析：健康教育与健康促进组织机构内部分析。

（2）组织间分析：健康教育与健康促进组织机构以外环境对计划可能产生的影响。

除上述两个方面，还应包括可利用资源的利用分析。

7. 政策诊断

政策诊断是审视社区现有政策状况。社区需求评估多用社会学调查方法。

四、明确优先项目

明确优先项目的基本原则是：

（1）按威胁健康严重程度排序。

（2）按危险因素的可干预性排序。

（3）按成本—效益估计：最低成本达到最大效果和最高社会效益。

（4）小环境与大环境结合分析排序。

五、确定计划目标

1. 总体目标（计划目标）

2. 具体目标

（1）归纳为 SMART：S 具体的、M 可测量的、A 可完成的、R 可信的、T 有时间性的。

（2）回答 4 个 W 和 2 个 H。①Who（对谁）；②What（实现什么变化）；③When（在多长时间内实现这种变化）；④Where（在什么范围内实现这种变化）；⑤How much（变化程度）；⑥How to measure（怎样测量这种变化）。

3. 具体目标的分类制定

（1）教育目标——知识、信念、态度、价值观、技巧

（2）行为目标——不良与不健康行为的改变

（3）健康目标——生理指标、卫生指标、生活质量指标、社会效果指标等

六、制定教育策略

（1）确定目标人群。

①一级目标人群：实施健康行为的人群。

②二级目标人群：对一级目标人群有重要影响的人群。

③三级目标人群：对计划成功有重要影响的人群。

根据生理指标、遗传倾向和危险因素，分为高危人群、重点人群和一般人群。

（2）确定干预策略。

①健康教育策略。

②社会策略。

③环境策略。

（3）确定干预场所。

①教育机构

②卫生机构

③工作场所

④公共场所

⑤家庭

（4）确定干预的框架结构。

（5）确定活动目标。

（6）确定组织网络。

七、确定监测与评价计划

六、健康教育与健康促进计划的评价

（一）评价的概述

1. 评价的目的

（1）确定计划的先进性和合理性。

（2）确定健康教育活动的数量和质量。

（3）达到预期目标的程度及其影响。

（4）总结经验与不足，提出进一步的研究假设。

（5）向公众介绍项目结果。

（6）向资金投资者说明项目结果，完成合同的要求。

2. 评价的意义

对健康教育与健康促进计划实施的过程与结果结局进行评价，以完善、优化和改进计划，提升计划的实施效果。

（二）评价的种类内容和方法

1. 种类

种类包括形成评价、过程评价、效应评价（近期和中期评价）、结局评价（远期效果评价）。

2. 形成性评价的内容

形成性评价的内容包括健康认知、态度和健康行为形成的定性和定量内容。

3. 形成性评价的方法

形成性评价的方法包括文献、资料回顾、目标人群调查、现场观察、试点研究。

4. 效应性评价

（1）内容。效应性评价的内容包括倾向因素、促成因素、强化因素、健康相关因素。

（2）指标。健康素养的提高，包括健康知识的提升、健康态度的改变、健康行为的改变与养成等。

（三）设计方案的评价

（1）不设对照组的前后测试。

（2）简单时间系列设计：多个时间点观察。

（3）非等同比较组设计：选择一组相匹配的对照组。

（4）复合时间系列设计：有对照组、有多个时间点。

（5）实验研究：分为干预组和对照组，理想的评价方案，实际中不易操作，很难达到随机化。

（四）评价结果的影响因素

（1）时间因素。

（2）测试或观察因素。

测试或观察因素包括测试者、测量对象、测量工具。

（3）回归因素。

（4）选择因素：选择偏倚。

（5）失访：非随机失访。

第五节　健康管理

一、健康管理的概念

健康管理是对健康人群、亚健康人群、疾病人群的健康危险因素进行全面监测、分析、评估、预测、预防和维护的全过程。实施健康管理是变被动的疾病治疗为主动的管理健康，达到节约医疗费用支出、维护健康的目的。

健康管理在医疗卫生领域和商业保险领域的概念内涵存在一定的差异。前者主要是界定在预防保健、防病治病或人人享有健康保健的范畴内，进行风险因素筛选/评估，实施的健康干预活动的管理，例如健康教育、宣传、健康维护和评估。后者则是指保险管理和经营机构，在为被保险人提供医疗服务保障和医疗费用补偿的过程中，利用医疗服务资源或与医疗（保健）服务提供者的合作所进行的健康指导和诊疗干预的管理活动，是把风险控制由单纯的事后处理变为事前的预防。

健康管理最早是 20 世纪 50 年代末在美国提出的概念，其核心内容是医疗保险机构通过对其医疗保险客户（包括疾病患者或高危人群）开展系统的健康管理，达到有效控制疾病的发生或发展，显著降低出险概率和实际医疗支出，从而减少医疗保险赔付损失的目的。

美国最初的健康管理概念还包括医疗保险机构和医疗机构之间签订最经济适用处方协议，以保证医疗保险客户可以享受到较低的医疗费用，从而减轻医疗保险公司的赔付负担。

就健康保险经营和管理领域而言，随着业务内容的不断充实和发展，健康管理逐步发展成为一套专门的系统方案和营运业务，并开始出现区别于医院等传统医疗机构的专业健康管理公司，作为第三方服务机构与医疗保险机构或直接面向个体提供系统专业的健康管理服务。

目前国内健康管理提供的服务大概有以下几类：第一类是以健康体检为主，主要是一些医院或依托于医院的健康管理公司，但是只注重体检，很少进行干预和健康指导；第二类是以健康评估为主的健康管理，特点是技术含量高，但是目前缺乏权威性和统一的标准；第三类是以预约挂号、就诊指引、绿色通道为主，特点是技术含量低，容易被其他主体模仿和复制；第四类以健身、预防、保健为主，人群不固定，没有明显的针对性，无法形成管理的连续性和全面性；第五类以销售保健品和相关器械为主，能提供健康管理的量化的用品，有的也销售运动器械和保健品，但是大多公司经营不尽如人意。

根据国内外发展现状，我们认为健康管理是对个体或群体的健康进行全面监测、分析、评估，提供健康咨询和指导以及对健康危险因素进行干预的全过程（见图2.6）。健康管理的宗旨是调动个体和群体及整个社会的积极性，有效地利用有限的资源来达到最大的健康效果。健康管理的具体做法就是为个体和群体（包括政府）提供有针对性的科学健康信息，并创造条件采取行动来改善健康。

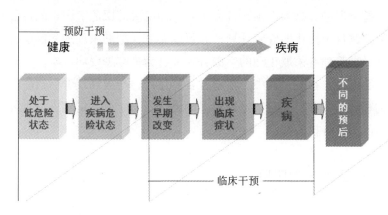

图2.6　健康管理

二、主要内容

健康管理包括以下内容：首先是收集健康信息，即收集个人或群体的健康及生活方式相关的信息，发现健康问题，为评价和干预管理提供基础数据；其次是健康危险因素评价，即对个人或群体的健康现状及发展趋势做出预测，以达到健康警示的作用，并为干预管理和干预效果的评价提供依据；最后是健康促进干预管理，即通过个人或群体健康改善的行动计划，对不同危险因素实施个性化的健康指导，这是最实质性的、最重要的一个环节，也是整个健康管理过程的核心。通过上述过程达到改善健康状况，防治慢性非传染性疾病的发生和发展，提高生命质量，降低医疗费用的目的。

第一步，健康状况的信息采集，即寻找、发现健康危险因素的过程。信息采集的途径包括日常生活调查、正常体检（健康体检）和因病检查等方式。采集的信息中既有患者的年龄、性别、身高、体重等基本情况，也有体检时身体各系统的功能状况，实验室检查的血糖、血脂等一些重要指标，还包括家族史、膳食习惯（如谷类、肉类、干豆类以及咸菜、酒类等摄入情况）、生活方式（如吸烟、睡眠、体力活动、锻炼、精神及社会因素等）等多方面资料。通过健康信息采集，全面收集个人健康状况信息，为被管理者建立健康档案，进行健康危险因素的分析和评价，及早发现健康危险因素，为制订健康促进计划提供基础资料。

第二步，健康状况的评价和预测，即认识健康危险因素的过程。根据采集到的被管理者的各种信息，对其健康状况进行评估，确定处于何种健康状况，并系统分析存在的危险因素及其发展变化趋势，为促使其改变不良的生活方式、降低危险因素做好前期工作。

第三步，健康促进、行为干预、咨询指导，即解决健康危险因素的过程。根据评估、预测结果，制订个性化的健康计划，并督促实施，把健康理念和健康计划转化为健康行为，指导被管理者采取正确的生活方式和行为来减少发病危险。这是整个健康管理过程的核心内容。在此过程中，要通过各种途径，与被管理者保持联系，对其给予及时的咨询和科学指导，并对其健康状况的改变及时了解，定期进行重复评估，给个人提供最新的健康维护方案。

三、在保险业务中的应用

健康管理在保险业务中的应用，主要体现在帮助保险机构减少被保险人出险（患病和伤害）的概率，从而减少赔付。当然，健康管理所需的费用是从投保费用中支付的。在美国，健康管理公司的服务对象是大众，而直接客户最常见的却是健康保险公司。健康保险公司对于其客户的健康管理服务主要是外包给第三方的健康管理公司，而并非由保险公司直接提供。保险公司选择和第三方健康管理公司合作，对于提升产品的附加价值、降低医疗险的赔付成本，效果显著。据美国霍普金斯医学会的统计，由于健康管理公司的出现，健康保险公司的直接医疗开支降低了30%。

健康管理可以为保险核保提供许多有关客户人群的基础性健康方面信息。核保首先必须对准客户人群进行风险评估，而健康管理的第二步就是根据采集到的被管理者的各种信息，对其健康状况进行评估，确定处于何种健康状况，并系统分析存在的危险因素及其发展变化趋势，所以两者业务有许多共同之处，对于共同的服务对象，核保就可以借鉴健康管理所采集到的信息以及分析结果，作出准确客观的核保结论。

健康管理还可以促进保险公司产品销售。目前，国内保险市场竞争激烈，各家保险公司各出奇招。基于客户越来越重视自身的健康状况，某些保险公司在营销过程中为客户提供许多增值服务，如开办高级健康讲座，提供免费体检，为VIP客户预约挂号、就诊陪同、急救服务等。

本章小结

健康是一个以生物—心理—社会医学模式为基础的多维、整体和连续性的动态概念，只有使健康经常处于动态的平衡之中才能保持和促进健康。不同的健康观与疾病观对健康和疾病有不同的定义。按照世界卫生组织的定义，健康不仅是没有疾病，而且是要有健全的身心状态及社会适应能力，以及完善的道德状态。疾病是一种生物学上的失常或病理状态的医学判断或临床判断，可通过体检、化验、人体测量及其他检查加以确定，这是一种生物学尺度。疾病是一种容易找到客观事实依据的健康负向状态。在健康与疾病之间往往存在一种"状态"，称为"第三态"，一般称为"亚健康"。

本章共分五节，分别阐述了疾病与健康的概念，疾病的发生原因，包括生物、化学、物理、营养、遗传、先天、免疫、精神等致病因素，但发病与否还与人体的自身条件相关联。内外致病因素的作用与人体自身的条件相结合，疾病会表现出基本的特征和转归。

对于影响健康的因素，即对环境、生物遗传因素给予更大的关注，特别是针对这些因素，依据健康的理念，对人们进行健康管理，降低疾病的发生率、死亡率和疾病的负担，在保险领域表现出越来越重要的作用。人的生命表现出生长、衰老、死亡的自然过程，掌握衰老与寿命的知识，了解生命过程各自的生理表现，有利于健康保险的核保核赔工作。

专业术语及释义

1. 病因。病因就是导致一种疾病发生的原因，它包括致病因子和致病条件。

2. 疾病转归。疾病都有一个发生发展的过程，大多数疾病经过一段时间的发生发展以后终将结束，可能会出现如下某种转归结果，这就是疾病的转归。疾病的转归有康复和死亡两种形式。

3. 发病率。发病率表示在一定期间内，一定人群中某病新发生的病例出现的频率。

4. 患病率。患病率也称现患率、流行率，是指在特定时间内一定人群中某病新旧病例数所占的比例。

5. 病死率。病死率是表示一定时期内，因患某种疾病死亡的人数占患病人总数的比例。

6. 疾病负担。疾病负担是疾病、伤残和过早死亡对个人、家庭和社会造成的社会经济危害及健康压力的总称。

7. 健康影响因素。健康影响因素又称为健康危险因素，主要包括环境因素，生活方式与行为、卫生服务、生物遗传因素等。

8. 老化。老化指机体对环境的生理和心理适应能力进行性降低、逐渐趋向死亡的现象。

9. 衰老。衰老是指人体随着年龄的增长，全身组织器官在结构和功能方面出现生理性衰退的自然过程，是生理年龄的自然转归，表现为组织改变、器官老化及其功能适应性和抵抗力的减退。

思考题

1. 简述疾病、健康、健康管理、衰老、寿命的概念。
2. 简述疾病的发生原因。
3. 简述健康影响因素和寿命影响因素。
4. 简述疾病的发生发展过程。
5. 简述疾病的转归。
6. 简述健康管理的主要内容和在保险业务中的应用情况。

第三章 ••

人体基本结构与功能

　　人体的基本结构和功能是阐述正常人体器官、系统的形态结构、生理功能及其生长发育规律的科学，是健康保险医学的基础学科，也是学习其他医学课程的基础。掌握人体正常形态结构与功能，才能正确判断人体的正常和异常，才能正确理解人体的生理现象和病理变化，从而对健康和疾病做出正确的维护、预防、诊断和治疗。本章从细胞、组织和器官的基本概念和组织结构、功能开始，进而对人体的九大系统的结构与功能进行了较为详细的介绍，从而为健康保险医学奠定了坚实的医学基础知识。

第一节　基本概念及术语

　　人体的构造非常复杂。人体的结构可分为化学层面和细胞层面，分别从基本结构和功能上反映人体。人体结构的每一层面均表明了与上一层面的关系（见图 3.1）。化学、细胞、组织层面是微观的，而器官、系统和生物体水平是宏观的。

一、细胞、组织、器官

　　细胞（Cell）是构成人体的基本单位，虽然成人的体细胞数以亿计，但细胞的类型却只有几百种。细胞主要由细胞膜、细胞质、细胞核以及许多细胞器组成，其主要

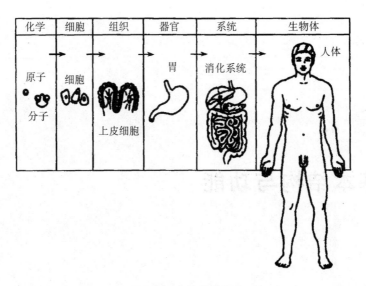

化学	细胞	组织	器官	系统	生物体
原子 分子	细胞	上皮细胞	胃	消化系统	人体

图3.1　人体的层面

成分是蛋白质、核酸、脂质和水等，它们与自然界的其他物质一样也是由原子和分子组成的。

组织（Tissue）是由发挥特定功能的、以支持基质结合起来的相同细胞的集合。组织学是研究组织的显微形态的科学。人体的基本组织分为上皮组织、结缔组织、肌肉组织和神经组织四种基本类型。上皮组织亦即上皮，覆盖身体和器官表面，内衬体腔和器官内腔，并构成各种外分泌腺，具有保护、吸收、分泌和排泄等功能。结缔组织起连接、支持和保护作用，又可以分为疏松结缔组织、致密结缔组织和固有结缔组织等。肌肉组织通过收缩完成身体各部分的运动。根据肌肉组织的特点和功能又可以分为骨骼肌、心肌和平滑肌。神经组织始发并传导神经冲动，协调身体各种活动。神经组织包括神经细胞（神经元）和神经胶质细胞。

器官（Organ）是由几种类型的组织构成而发挥特定功能的集合体。骨就是一个器官，例如股骨，其成分包括骨组织、神经组织、血管组织和软骨组织。股骨作为骨骼系统的一部分，辅助支撑身体；作为运动系统的一部分，为肌肉提供附着点；作为循环系统的一部分，红骨髓可以造血。生命器官是发挥关键功能的器官。例如，心脏泵血；肝脏储存糖原并分解衰老的血细胞；肾脏过滤血液；肺交换呼吸的气体；脑有控制和协调身体的功能。生殖器官不是生命本身必需的器官，也不是附属器官，但是没有生殖器官，生命就不能自然延续。当一个或多个生命器官功能衰竭时，人就会死亡。

二、系统

系统由执行相关生理功能的器官组成，具有特定功能。有些器官不止参与一个系统，例如胰腺，既产生消化酶参与消化系统，又产生激素参与内分泌系统。

主要的人体系统的基本结构和功能如下：

（1）运动系统由骨骼系统与肌肉系统一起构成，共同执行躯体的运动功能。骨骼系统由骨、软骨和韧带组成，其功能是支持、保护、运动、造血、储存矿物质。肌肉系统由骨骼肌和附着的肌腱组成，其功能是身体运动、保持姿势、产生热量。

（2）消化系统由消化、吸收食物的器官组成。可以分为管性的胃肠道及附属消化器官，消化道包括口腔、咽、食管、胃、小肠和大肠。附属消化器官包括齿、舌、唾液腺、肝、胆、胰等。临床上常说的上消化道指食管和胃，下消化道指小肠和大肠。消化系统的功能主要是消化食物、吸收营养物质、排出食物残渣。

（3）呼吸系统由与进出肺部血液的气体（O_2 和 CO_2）运送有关的器官组成。呼吸系统的主要通道包括鼻腔、咽、喉、气管和支气管。在肺内，支气管再分支最终形成肺泡，其功能是执行气体交换，给血液提供 O_2 并排出 CO_2，帮助调节酸碱平衡，并具有内分泌功能。

（4）泌尿系统包括肾脏、输尿管、膀胱及尿道四部分。泌尿系统的功能是从血液中排出机体内溶于水的代谢产物如尿素、尿酸等；调节化学成分、容积和血液的电解质平衡；帮助保持人体的酸碱平衡。

（5）男性和女性生殖系统由产生、储存并运送生殖细胞（即精子或卵子）的人体器官组成，主要执行生殖繁衍后代和产生激素的功能。

（6）循环系统由心脏和运送血液或血液成分的血管组成，包括心血管系统和淋巴系统。前者由心脏、动脉、毛细血管、静脉组成；后者由淋巴管和淋巴器官组成，其功能是输送血液和淋巴液在体内循环流动，运送呼吸的气体、营养物质、废物和激素，并帮助调节体温和酸碱平衡。

（7）内分泌系统由产生激素的内分泌腺组成。与其他系统各个器官集中在一起的形式不同，内分泌腺广泛分布在全身各处。例如垂体、下丘脑和松果体位于颅腔内；甲状腺和甲状旁腺在颈部；胰腺和肾上腺在腹部；女性卵巢在盆腔；男性睾丸在阴囊。内分泌腺分泌特殊的化学物质——激素进入血液或周围的细胞间液，控制和整合人体功能，调控人体全身各个系统器官活动的协调和统一。内分泌系统在机体的调节和整合过程中的功能和神经系统类似，不同的是，激素只改变特殊细胞的代谢活性，而神经冲动引起肌肉收缩或腺体分泌；激素的作用相对缓慢持久，而神经冲动作用快，持续时间短。

（8）感觉器由感受器及其附属器构成，如视器、前庭蜗器和味器等感觉器。感受器广泛分布于人体各部，结构和功能各不相同，是机体接受内、外环境各种刺激的结构。感觉器的功能是接受机体内、外环境的各种不同刺激，并将刺激转为神经冲动，该冲动经过感觉神经传入中枢，经中枢分析整合后产生相应的感觉，再由中枢发出神经冲动，经运动神经传至效应器，对刺激进行应答。

（9）神经系统可分为中枢神经系统（Central Nervous System，CNS）和周围神经系统（Peripheral Nervous System，PNS）。CNS 包括脑和脊髓；PNS 包括与脑相连的脑神经和与脊髓相连的脊神经，PNS 还包括神经节和神经丛。神经系统的功能是感觉并对内外环境的变化做出反应、推理和记忆、协调身体活动等。自主神经系统（Autonomic Nervous System，ANS）是神经系统的功能性分类，脑内的某些结构是 ANS 的控制中心，并通过特殊神经通路传导 ANS 冲动。ANS 的功能是自主地加速或减缓机体的内在活动。

三、人体解剖学的基本术语

人体解剖学是一门研究正常人体形态结构的学科，属于生物医学中形态学的范畴。学习人体解剖学的目的在于理解和掌握人体正常的形态结构，为进一步学习其他基础医学和临床医学打下重要的基础。

（一）解剖学姿势

身体直立，面向前，两眼平视前方，两足并拢，足尖朝前，双上肢下垂于躯干两侧，掌心朝前。在描述人体任何器官或结构的形态和位置时，无论被观察的客体处于哪种姿势，标本或模型如何摆放，均以此姿势为准。

（二）身体的轴

按照解剖学姿势，人体有三种互相垂直的轴（见图 3.2）。
1. 垂直轴
垂直轴为上下方向穿过人体并垂直于地面的轴。
2. 矢状轴
矢状轴为前后方向穿过人体的水平轴，与身体的垂直轴呈直角相交。
3. 冠状轴
冠状轴为左右方向穿过人体的水平轴，与身体的垂直轴和矢状轴垂直。

（三）人体切面术语

常用的人体切面术语有三种：矢状面、冠状面、水平面（见图 3.2）。
1. 矢状面
矢状面即从前后方向，将人体分为左、右两部分的纵切面。其中通过人体中线，将人体分为左、右对称两部分的面，称为正中矢状切面。

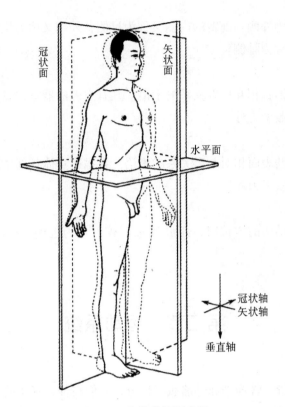

图3.2 人体的切面术语

2. 冠状面

冠状面又叫额状面，是与矢状面垂直，从左右方向，将人体分为前、后两部分的切面。

3. 水平面

水平面又叫横切面，是与矢状面和冠状面垂直，沿水平线穿过人体，将人体分为上、下两部分的切面。

（四）解剖学方位

1. 上、下

这是描述器官或结构距颅顶或足底的相对远近的术语。近颅者为上，近足者为下。

2. 前、后

这是描述器官或结构距身体前、后面相对远近关系的术语。近腹者为前，也称腹侧；近背者为后，也称背侧。

3. 内侧、外侧

这是描述器官或结构距正中矢状面相对远近的术语。靠近正中矢状面者为内侧；

远离正中矢状面者为外侧。前臂的内侧又称为尺侧，外侧又称为桡侧。小腿的内侧又称为胫侧，外侧又称为腓侧。

4. 内、外

这是描述空腔器官相互位置关系的术语。凡有空腔的器官，以内腔为准，靠近内腔者为内，远离内腔者为外。

5. 浅、深

这是描述与皮肤表面相对距离关系的术语。在描述身体各部位层次关系时，近皮肤者为浅，远离皮肤者为深。

6. 近侧、远侧

在描述四肢各结构的方位时，距肢体根部较近者为近侧，距肢体根部较远者称远侧。

第二节　运动系统

运动系统包括骨、骨连结和骨骼肌三部分，它们在神经系统的支配和其他系统的配合下，对人体起着运动、支持和保护的作用。

一、骨学

成人的骨共有 206 块，可分为躯干骨（51 块）、颅骨（29 块，包括听小骨 6 块）、上肢骨（64 块）和下肢骨（62 块）四部分（见图 3.3）。

（一）骨的形态

骨的形态基本上可分为四类：长骨、短骨、扁骨和不规则骨（见图 3.4）。

1. 长骨

长骨分布于四肢，呈长管状，有一体两端。体即骨干，内有骨髓腔，容纳骨髓。两端膨大，称骨骺，具有光滑的关节面。骨干与骨骺之间的部分称干骺端，在青少年时期含有骺软骨，骺软骨在成年后骨化，变成骺线。

2. 短骨

短骨大致呈立方形，多成群地连接存在，如腕骨和跗骨。

3. 扁骨

扁骨呈板状，主要构成颅腔、胸腔和盆腔的壁，对腔内器官有保护作用，如颅盖

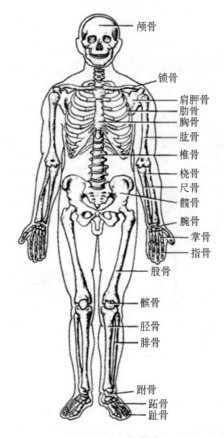

颅骨

锁骨

肩胛骨
肋骨
胸骨
肱骨
椎骨
桡骨
尺骨
髋骨
腕骨
掌骨
指骨
股骨
髌骨
胫骨
腓骨
跗骨
跖骨
趾骨

图 3.3　人体骨骼

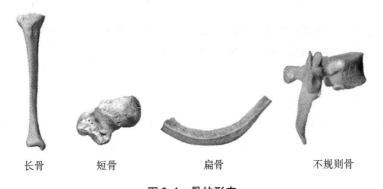

长骨　　短骨　　　　扁骨　　　　不规则骨

图 3.4　骨的形态

骨和肋骨。

4. 不规则骨

不规则骨形态不规则，如椎骨、髋骨。有的内有含气的腔，称为含气骨。

（二）骨的构造

每块骨都由骨质、骨膜、骨髓构成（见图3.5），并有神经和血管分布。

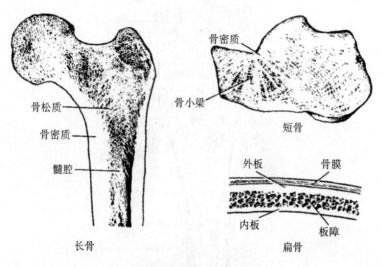

图3.5 骨的内部结构

1. 骨质

骨质分为骨密质和骨松质两种形式。骨密质质地致密，主要分布于长骨的骨干和其他骨的表面；骨松质呈蜂窝状，存在于长骨骺及其他类型骨的内部，由相互交织在一起的骨小梁构成。

2. 骨膜

骨膜是由纤维结缔组织构成的膜，包裹除关节面以外的整个骨面。骨膜内含有丰富的神经和血管，在骨的营养、再生和修复中起重要作用。

3. 骨髓

骨髓充填于长骨髓腔及骨松质的间隙内，分为红骨髓和黄骨髓。红骨髓有造血功能，充填于胎儿及幼儿的长骨髓腔及骨松质的间隙内，在成人只存在于各类型的骨松质内。黄骨髓含大量脂肪组织，没有直接造血的功能。

（三）骨的理化特性

成年人的骨，由1/3的有机质（主要是骨胶原蛋白）和2/3的无机质（主要是磷酸钙、碳酸钙和氯化钙等）组成。有机质使骨具有韧性和弹性，无机质使骨具有硬度和脆性。有机质和无机质的结合，使骨既有弹性又很坚硬。小儿的骨无机质含量较少，有机质较多，因此弹性大而硬度小，容易发生变形；老年人的骨则相反，含有机质少而无机质相对较多，因此易发生骨折。

（四）躯干骨

躯干骨包括椎骨、肋和胸骨。

1. 椎骨

幼儿期椎骨总数为 32 或 33 块，分为颈椎 7 块、胸椎 12 块、腰椎 5 块、骶椎 5 块、尾椎 3~4 块。成年后 5 节骶椎融合成 1 块骶骨，3~4 节尾椎合成 1 块尾骨，共 26 块椎骨（见图 3.6）。

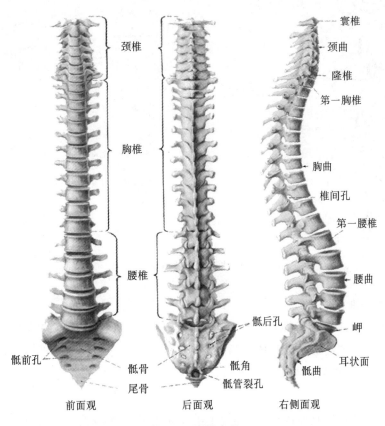

图 3.6　脊柱全貌

（1）椎骨的一般形态。每个椎骨都由椎体和椎弓构成。椎体呈短圆柱状，与椎弓共同围成一孔，称为椎孔。全部椎骨的椎孔连成一管，称为椎管。椎弓通过椎弓根与椎体相连。椎弓根的上面和下面分别有椎上切迹和椎下切迹。相连的椎体、下切迹围成椎间孔。椎间孔有脊神经和伴随的血管通过。椎弓上有 7 个突起，即向两侧伸出一对横突，向上伸出一对上关节突，向下伸出一对下关节突，向后伸出单一的棘突（见图 3.7）。

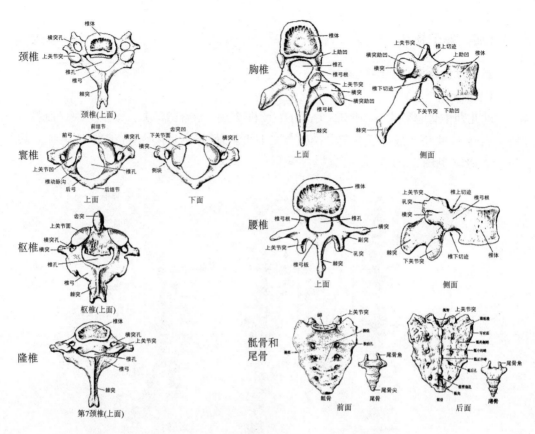

图 3.7　椎骨

（2）各部椎骨的主要特征。

①颈椎。椎体较小，椎孔较大，横突有一横突孔。特殊者有：第 1 颈椎又称寰椎，呈环形，主要特点是无椎体。第 2 颈椎又称枢椎，主要特点是椎体上有齿突（见图 3.7）。第 7 颈椎又称隆椎，棘突最长，不分叉，体表易触及，是临床计数椎骨数目的标志。

②胸椎。在椎体侧面和横突上都有肋凹，胸椎的棘突较长，斜向后下方。

③腰椎。椎体较大，棘突短而宽，水平伸向后方。

④骶骨。略呈三角形，底的前缘向前突出，称为岬；骶骨的两侧有耳状的关节面；骶骨前面有 4 对骶前孔，后面有 4 对骶后孔，有骶神经穿过。

⑤尾骨。略呈三角形，底朝上，尖向下，下端游离。

2. 胸骨

胸骨位于胸前部正中，属于扁骨，由胸骨柄、胸骨体和剑突组成。胸骨体、胸骨柄相接处微向前突，称为胸骨角，其两侧平对第 2 肋，为计数肋的标志（见图 3.8）。

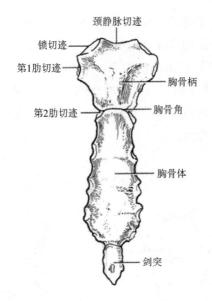

图 3.8　胸骨

3. 肋

肋共 12 对，由肋骨和肋软骨构成。第 1～7 对肋前端直接与胸骨相连，称真肋；第 8～12 对肋不直接与胸骨相连，称假肋；第 8～10 对肋软骨依次连于上一个肋软骨形成一对肋弓；第 11、12 对肋软骨前端游离，又称浮肋。典型的肋骨包括肋头、肋颈和肋体三部分。

（五）上肢骨

1. 上肢带骨

上肢带骨包括锁骨和肩胛骨（见图 3.9）。

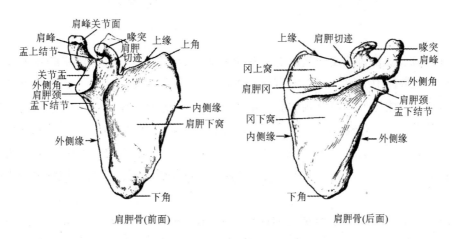

图 3.9　肩胛骨

（1）锁骨。锁骨位于胸廓前上部，全长在体表可触及，中部为体，内侧端与胸骨柄相接，外侧端与肩胛骨的肩峰相关节。

（2）肩胛骨。肩胛骨是三角形的扁骨，位于背部外上方，介于第2~7肋骨之间，有3个缘、3个角和2个面。肩胛骨的外侧角上有浅窝状关节面，称关节盂。肩胛骨后面有一骨性隆起，称肩胛冈，肩胛冈的外侧端称肩峰。肩胛骨上缘的外侧部，有一弯曲的指状突起，称喙突。

2. 自由上肢骨

自由上肢骨包括肱骨、桡骨、尺骨和手骨（见图3.10）。

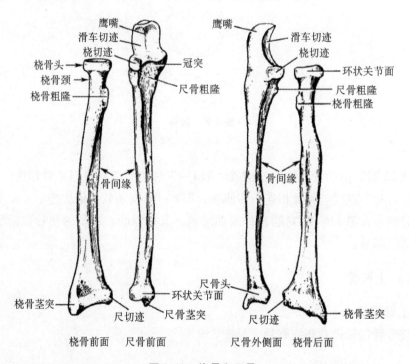

图 3.10　桡骨和尺骨

（1）肱骨。肱骨位于上臂，分一体和两端。上端有肱骨头，与肩胛骨的关节盂相关节。肱骨体中部的前外侧面有三角肌粗隆，后面有桡神经沟。肱骨的下端宽而扁，其外侧的肱骨小头和内侧的肱骨滑车，分别与桡骨头和尺骨的滑车切迹形成关节。滑车后面上方有较深的鹰嘴窝。肱骨的下端外侧和内侧分别有外上髁和内上髁。

（2）桡骨。桡骨位于前臂外侧部，分一体两端。上端有桡骨头，其上面桡骨头凹与肱骨小头相关节。桡骨头下方内侧的隆起，称桡骨粗隆。桡骨下端的下面为腕关节面，与腕骨相关节。

（3）尺骨。尺骨位于前臂的内侧部，分一体两端。上端较为粗大，前面的凹陷称为滑车切迹；在滑车切迹的上、下方各有一突起，分别称尺骨鹰嘴和冠突。下端有尺骨头与桡骨的尺切迹相关节。尺骨头后内侧有锥状的尺骨茎突。

（4）手骨。手骨分为腕骨、掌骨和指骨。腕骨由 8 块小的短骨组成，排成 2 列，每列各有 4 块。由桡侧向尺侧，近侧列依次为手舟骨、月骨、三角骨和豌豆骨；远侧列依次为大多角骨、小多角骨、头状骨和钩骨。

（六）下肢骨

1. 下肢带骨

下肢带骨即髋骨，包括髂骨、坐骨和耻骨。幼年时，三骨互借软骨相连。至 16 岁左右，软骨骨化，三骨逐渐融合成为一骨。在融合部的外侧面有一深窝，称为髋臼。髂骨上缘的骨略，称髂嵴。髂嵴前端和后端分别称为髂前上棘和髂后上棘。髂前上棘后方 5 ~ 7cm 处髂嵴外唇突起形成髂结节。髂骨翼后下的耳状面与骶骨相关节。坐骨构成髋骨的后下部，分为坐骨体和坐骨支。坐骨体和坐骨支移行处后部的隆起称为坐骨结节。耻骨构成髋骨的前下部，分为体和上、下支。耻骨上、下支移行部的内侧面有长圆形粗糙面，称耻骨联合面，在此面上缘的外侧有向前凸的耻骨结节。坐骨和耻骨围成的卵圆形孔称为闭孔。

2. 自由下肢骨

自由下肢骨包括股骨、髌骨、胫骨、腓骨和足骨。

（1）股骨。股骨位于大腿部，是人体最长的骨，可分为一体两端。上端形成球形的股骨头，头下方为较细的股骨颈；颈与体交界处有两个隆起，上外侧的为大转子，下内侧的为小转子。远侧端有两个膨大，分别称为内侧髁和外侧髁。

（2）髌骨。髌骨是全身最大的籽骨，上宽下尖，参与膝关节组成。

（3）胫骨。胫骨位于小腿内侧部的粗大长骨，可分为一体两端。上端膨大并向两侧突出形成内侧髁和外侧髁；在胫骨上端与体移行处的前面，有胫骨粗隆。下端内侧面凸隆，称为内踝，为骨性标志。

（4）腓骨。腓骨细长，位于小腿的外侧，可分为一体两端。上端略膨大为腓骨头；腓骨下端膨大为外踝，为骨性标志。

（5）足骨。足骨可分为跗骨、跖骨和趾骨。跗骨包括 7 块短骨，排成两列。近侧列由距骨、跟骨、足舟骨和骰骨组成。远侧列由内侧楔骨、中间楔骨和外侧楔骨组成。

（七）颅骨

颅骨分为脑颅骨和面颅骨，共 23 块，另有 6 块听小骨，与听觉有关（见图 3.11）。

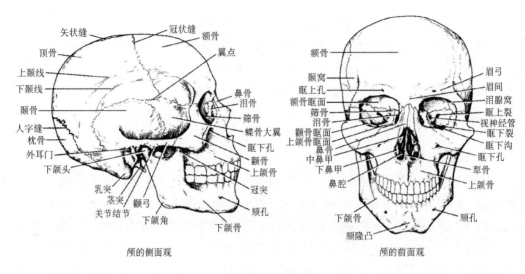

图 3.11　颅骨

1. 脑颅骨

脑颅骨位于颅的后上部，共 8 块。包括成对的顶骨和颞骨，不成对的额骨、筛骨、蝶骨和枕骨。它们彼此相连构成颅腔，容纳脑。

2. 面颅骨

面颅骨位于颅的前下部，共 15 块。不成对的有下颌骨、犁骨、舌骨。成对的有上颌骨、颧骨、鼻骨、泪骨、腭骨和下鼻甲。面颅骨形成颜面的基本轮廓，并参与构成口腔、鼻腔和眶。

（1）下颌骨。下颌骨呈马蹄形，可分为一体及两支，下颌支上缘有两个突起，前突称为冠突，后突的上端称为下颌头。

（2）上颌骨。上颌骨位于面颅中央。骨内有一个大的含气腔，称为上颌窦。

3. 颅的整体现

（1）颅的上面观。额骨与顶骨之间的骨缝为冠状缝，左右顶骨之间的骨缝为矢状缝，顶骨与枕骨之间的骨缝为"人"字缝。

（2）颅底内面观。由前向后呈阶梯状排列着三个窝，即颅前窝、颅中窝和颅后窝。各窝内有许多孔、裂和管，为神经血管出入颅之处。

（3）颅底外面观。前方有上颌骨的牙槽，中央有枕骨大孔，枕骨大孔的两侧有椭圆形突出的关节面，称为枕髁，枕髁的外侧有颈静脉孔，颈静脉孔的前方有颈动脉管外口，枕骨大孔的后上方有枕外隆凸。

（4）颅的前面观。由大部分面颅和部分脑颅构成，并共同围成两眶和骨性鼻腔。

①眶。眶呈四面锥体形，底向前外，尖向后内方，眶尖部有视神经管通颅中窝。

②骨性鼻腔。骨性鼻腔位于面颅的中央，上方以筛板与颅腔相隔，下方以硬腭骨

板与口腔分界，两侧邻接筛窦、眶和上颌窦。

③骨性鼻旁窦。骨性鼻旁窦是鼻腔周围含气的空腔，与鼻腔相通，共 4 对，包括额窦、上颌窦、筛窦和蝶窦。

（5）颅的侧面观。颅的侧面主要由额骨、蝶骨、顶骨、颞骨和枕骨构成。外耳门位于颅侧面中央部，其后方为乳突；前方是颧弓；颧弓上方的颞窝前下部较薄，在额骨、顶骨、颞骨、蝶骨的会合处最为薄弱，此处常构成"H"形的缝，称为翼点，其内面有脑膜中动脉前支通过。

二、骨连结

（一）骨连结的概念

骨与骨之间借纤维结缔组织、软骨或骨相连，形成骨连结。骨连结可分为直接连结和间接连结两种。直接连结是两骨间借纤维结缔组织或软骨相连结，较牢固，不活动或少许活动，可分为纤维连结、软骨连结和骨性结合三类。间接连结又称关节，其特点是两骨之间借膜性囊互相连结，其间具有腔隙，有较大的活动性。

（二）关节的主要结构

关节的主要结构包括关节面、关节囊和关节腔。

1. 关节面

关节面是两骨互相接触的光滑面，构成关节的骨面，通常一骨形成凸面，称关节头；另一骨形成凹面，称为关节窝。关节面覆盖一层关节软骨，关节软骨很光滑，可以减少运动时的摩擦，同时软骨富有弹性，可以减缓运动时的冲击。

2. 关节囊

关节囊是连结在两骨之间的结缔组织囊，附着于关节面周缘及附近的骨面上，封闭关节腔，可分内、外两层。内层薄而光滑，称滑膜层，具有丰富的血管网，能产生少量滑液，起滑润作用。外层较厚而坚韧，为纤维层，由致密结缔组织构成。

3. 关节腔

关节腔是由关节囊滑膜层与关节软骨之间所围成的密闭窄隙，其内有少量滑液。关节腔内为负压，对维持关节的稳定性有一定的作用。

（三）关节的辅助结构

关节的辅助结构包括韧带、关节盘和关节唇等。

1. 韧带

韧带呈束状或膜状，由致密结缔组织构成，连于相邻两骨之间，有加强关节的稳固性和限制关节的运动的作用。

2. 关节盘

关节盘由纤维软骨构成，位于两骨关节面之间。关节盘多呈圆盘状，中部稍薄，周缘略厚。有的关节盘呈半月形，称关节半月板。关节盘可调整关节面更为适配，减少外力对关节的冲击和震荡。此外，分隔而成的两个腔可以增加关节的运动形式和范围。

3. 关节唇

关节唇为附着于关节窝周缘的纤维软骨环，它加深关节窝，增大关节面，增加了关节的稳固性。

（四）关节的运动

1. 屈和伸

屈和伸是指关节绕冠（额）状轴进行的运动。运动时两骨互相靠拢，角度缩小的称屈；角度加大的则称伸。在髋关节以上，前折为屈，反之为伸；膝关节以下，后折为屈，反之为伸。

2. 内收和外展

内收和外展通常是关节沿矢状轴的运动。运动时骨向正中矢状面靠拢者，称为内收（或收）；反之，远离正中矢状面者称为外展（或展）。

3. 旋内和旋外

骨环绕垂直轴进行运动，称为旋转。骨的前面转向内侧的称旋内；旋向外侧的称旋外。在前臂，旋内也可称为旋前，旋外也可称为旋后。

4. 环转

凡二轴或三轴关节，关节头原位转动，骨的远端做圆周运动，称为环转运动。运动时全骨描绘成一圆锥形的轨迹。环转运动实为屈、展、伸、收的依次连续运动。

（五）躯干骨连结

1. 椎骨间的连结

（1）椎间盘。椎间盘连结上下两个椎体，由纤维环和髓核构成（见图3.12）。

纤维环为呈环形排列的纤维软骨，前宽后窄，围绕在髓核的周围，可防止髓核向外突出，纤维环坚韧而有弹性。髓核是一种富有弹性的胶状体，位于椎间盘的中部稍偏后方，有缓和冲击的作用。

（2）关节。关节由相邻椎骨的上下关节突构成，可做微量运动。

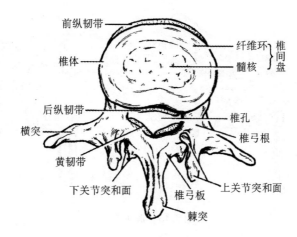

图 3.12 椎间盘和关节突 (腰椎上面)

2. 脊柱

脊柱由 24 块分离椎骨、1 块髓骨和 1 块尾骨，借椎间盘、韧带和关节紧密连结而成。脊柱具有运动、保护及支持体重等作用。

3. 胸廓

胸廓由 12 块胸椎、12 对肋、1 块胸骨以及它们之间的连结共同组成。12 对肋的前端均为肋软骨，后端肋头与椎骨形成关节，椎骨与肋的连结包括肋头关节与肋横突关节。成人胸廓近似圆锥形，其横径长，前后径短，上口小，下口大。肋间隙均由肌和韧带所封闭。胸廓的主要功能为保护和支持胸腔和部分腹腔内脏器，以及参与呼吸运动。

（六）上肢骨连结

1. 上肢带骨的连结

胸锁关节是上肢和躯干的唯一关节，由锁骨胸骨端与胸骨柄构成。肩锁关节是由肩峰和锁骨肩峰端构成的微动关节。

2. 自由上肢骨的连结

（1）肩关节。肩关节是典型的球窝关节，由肩胛骨关节盂和肱骨头构成，主要结构特点为肱骨头大，关节盂小而浅，周缘有纤维软骨构成的盂唇加深，但它们与1/4～1/3 的肱骨头关节面相接触。肩关节囊薄而松弛，囊内有肱二头肌长头腱通过。肩关节为人体运动最灵活的关节，可做屈和伸、外展和内收、旋内和旋外及环转运动（见图 3.13）。

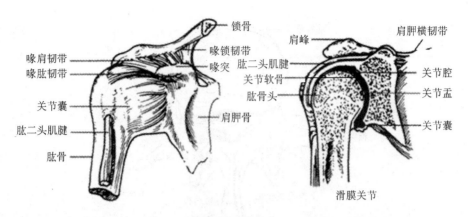

图 3.13　肩关节

（2）肘关节。肘关节由肱骨下端和桡、尺骨上端构成，主要结构特点为关节囊的前、后壁薄弱而松弛，但其两侧有桡尺侧副韧带加强。肘关节主要做屈和伸以及前臂旋前和旋后运动。

（3）腕关节。腕关节又叫桡腕关节，关节头由舟骨、月骨、三角骨的近侧面构成，关节窝由桡骨的腕关节面和尺骨头下方的关节盘构成，可做屈、伸、收、展和环转运动。

（七）下肢骨连结

1. 下肢带骨的连结

（1）骶骨与髂骨的连结主要包括由骶、髂两骨的耳状关节面构成的骶髂关节。

（2）耻骨联合。耻骨联合由左、右耻骨借纤维软骨板共同构成。两侧耻骨之间的骨性弓称耻骨弓。

（3）骨盆。骨盆由左、右髋骨、骶骨及尾骨借关节和韧带连结而成。骨盆由骶骨岬至耻骨联合上缘的分界线分为上方的大骨盆和下方的小骨盆。通常所说的骨盆是指小骨盆。大骨盆较宽大，向前开放。小骨盆有上、下两口，骨盆上口由上述的分界线围成，骨盆下口由尾骨、骶结节韧带、坐骨结节和耻骨弓等围成。耻骨弓下方的夹角称为耻骨下角（图 3.18）。

由于女性骨盆要适应孕育胎儿和分娩的功能，所以男、女骨盆有明显的性别差异。男性骨盆外形窄而长，骨盆上口较小，近似桃形，骨盆腔的形态似漏斗，耻骨下角为 70°～75°。女性骨盆外形宽而短，骨盆上口较大，近似圆形，骨盆腔的形态呈圆桶状，耻骨下角为 90°～100°（见图 3.14）。

2. 自由下肢骨的连结

自由下股骨连结主要有髋关节、膝关节、踝关节（即距小腿关节）。

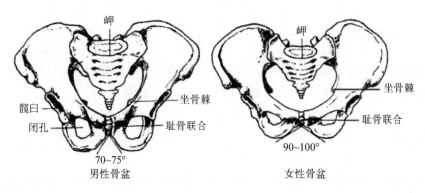

图 3.14　骨盆

（1）髋关节。髋关节由股骨头与髋臼构成，主要结构特点为髋臼及其周缘的髋臼唇可容纳股骨头的 2/3，关节囊紧张又坚韧，可做屈和伸、外展和内收、旋内和旋外运动，并可做环转运动。髋关节运动范围较肩关节小。后者以灵活为主，前者重在稳定。

（2）膝关节。膝关节为人体内最大、最复杂的关节。由股骨内、外侧髁和胫骨内、外侧髁及髌骨共同构成。膝关节的主要结构特点为关节囊广阔松弛，各部厚薄不一，囊的两侧壁有韧带加强。关节囊内有牢固连接于股骨和胫骨之间的前、后交叉韧带，防止胫骨前移和后移。关节囊内有半月板，周缘厚而内缘薄，下面平而上面凹陷。半月板加深了关节窝的深度，从而加强了膝关节的稳固性，同时在跳跃和剧烈运动时可起缓冲作用。膝关节能做屈伸运动，在屈膝状态下，又可做旋内和旋外运动（见图 3.15）。

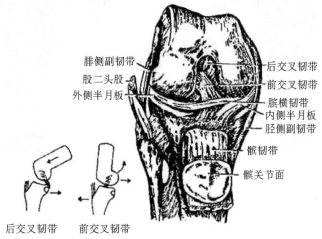

图 3.15　膝关节（右）前视图

（3）踝关节。踝关节又称距小腿关节，由胫骨、腓骨下端的关节面与距骨滑车构成，可做背屈（伸）跖屈（伸）运动。

（八）颅骨连结

各颅骨之间大多借缝或软骨相互连结，彼此结合得很牢固。唯一的关节是由下颌骨的下颌头与颞骨的下颌窝构成的颞下颌关节（又名下颌关节）。

三、肌

人体的肌有骨骼肌、平滑肌和心肌三种。骨骼肌主要位于躯干和四肢，通常附着于骨，随人的意志收缩，又称随意肌。平滑肌主要分布于内脏和血管壁。心肌分布于心脏。平滑肌和心肌属于不随意肌（见图 3.16）。

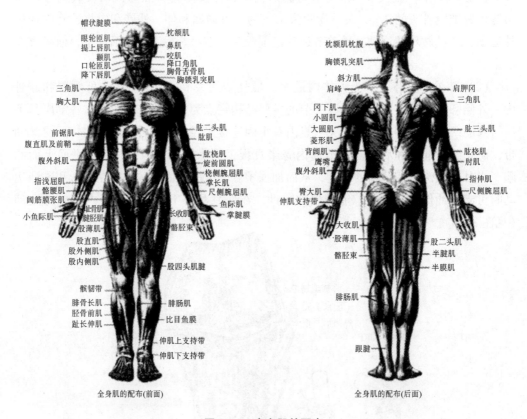

图 3.16　全身肌的配布

（一）肌的形态和构造

按外形，人体肌可概括地分为长肌、短肌、阔肌和轮匝肌四种。长肌多见于四肢，收缩时显著缩短而引起大幅度的运动，有的长肌有两个以上的起始头，依其头数被称为二头肌、三头肌和四头肌；短肌多分布于躯干的深层；阔肌扁而薄，多分布于胸、腹壁；轮匝肌多呈环形，位于孔、裂的周围，收缩时使孔裂关闭。每块骨骼肌都由肌腹和肌腱两部分构成。肌腹主要由肌纤维构成，色红、柔软而有收缩能力。肌腱主要由肌纤维构成，色白、强韧而无收缩力，能抵抗很大的牵引力。

（二）肌的起止和作用

肌一般以两端附着于骨，中间跨过一个或几个关节。肌收缩时，通常一骨的位置相对固定，另一骨的位置相对移动。肌在固定骨的附着点，称定点或起点；在移动骨的附着点，称动点或止点。起点和止点是相对的，在一定条件下，两者可以互换。肌的作用主要为收缩、舒张时牵拉骨骼产生运动。

（三）肌的辅助装置

肌的辅助装置有筋膜、滑膜囊和腱鞘等，这些结构有保护和辅助肌活动的作用。

1. 筋膜

筋膜位于肌的表面，分为浅筋膜和深筋膜两种。

（1）浅筋膜。浅筋膜位于皮下，又称皮下筋膜，由疏松结缔组织构成，其内含脂肪、浅静脉、皮神经以及浅淋巴结和淋巴管等。此筋膜有维持体温和保护深部结构的作用。

（2）深筋膜。深筋膜位于浅筋膜深面，又称固有筋膜，由致密结缔组织构成，遍于全身且互相连续。深筋膜包被肌或肌群、腺体、大血管和神经等形成筋膜鞘。四肢的深筋膜还可形成肌间隔。

2. 滑膜囊

滑膜囊为一密闭的结缔组织扁囊，内有少量滑液，多位于肌腱与骨面之间，可减少两者之间的摩擦，促进肌腱运动的灵活性。

3. 腱鞘

腱鞘为套在长腱周围的鞘管，多位于腕、踝、手指掌侧和足趾跖骨侧等活动性较大的部位。

（四）躯干肌

1. 背肌

背肌可分为浅、深两群。浅群主要有斜方肌、背阔肌、肩胛提肌和菱形肌；深群主要有竖脊肌。

（1）斜方肌。斜方肌位于项部和背上部的浅层。为三角形的阔肌，两侧相合成斜方形。起于枕外隆凸、项韧带及全部胸椎棘突，止于锁骨外侧端、肩胛骨的肩峰和肩胛冈。全肌收缩牵引肩胛骨向脊柱靠拢；可上提或使肩胛骨下降。

（2）背阔肌。背阔肌位于背下部和胸侧部，为全身最大的阔肌，起于下6个胸椎和全部腰椎棘突，止于股骨小结节嵴。背阔肌使肢骨内收、旋内和后伸；当上股上举被固定时，则上提躯干（如引体向上）。

2. 胸肌

胸肌可分为胸上肢肌和胸固有肌。

（1）胸上肢肌。胸上肢肌包括胸大肌、胸小肌、前锯肌。胸大肌位置表浅，覆盖胸廓前壁的大部，呈扇形，宽而厚。起自锁骨的内侧半、胸骨和第1~6肋软骨等处，止于肱骨大结节嵴。胸大肌可使肩关节内收、旋内和前屈，也可上提肋骨，助吸气。

（2）胸固有肌。胸固有肌参与构成胸壁，在肋间隙内，主要包括肋间内、外肌。肋间外肌位于各肋间隙浅层，起自肋骨下缘，止于下一肋骨的上缘，其作用为提肋助吸气。肋间内肌位于各肋间外肌深面，肌束方向与肋间外肌相反，其作用为降肋助呼气。

3. 膈

膈封闭胸廓下口，介于胸腔与腹腔之间，为圆顶形扁薄的阔肌。膈上有3个裂孔：①主动脉裂孔，有主动脉及胸导管通过；②食管裂孔，有食管和迷走神经通过；③腔静脉孔，有下腔静脉通过。膈肌起自胸廓下口内面及腰椎前面，各部肌束向中央集中移行于中心腱。其主要作用：①膈为主要的呼吸肌，收缩时，膈的圆顶下降，胸腔容积扩大，以助吸气；松弛时膈的圆顶上升恢复原位，胸腔容积减少，以助呼气。②膈与腹肌同时收缩，则能增加腹压，助排便、呕吐、咳嗽及分娩等活动（见图3.17）。

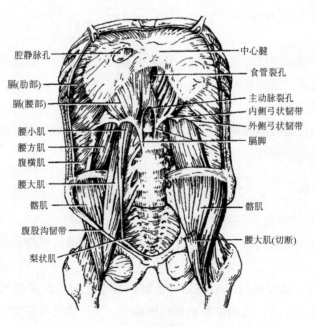

图3.17　膈肌

4. 腹肌

腹肌分为前外侧群和后群。前外侧群形成腹腔的前外侧壁，包括腹直肌、腹外斜肌、腹内斜肌和腹横肌等（见图3.18）。

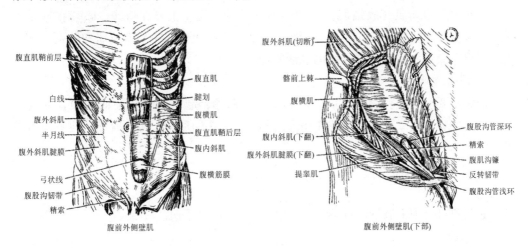

图 3.18　腹肌（前外侧群）

（1）腹直肌。腹直肌位于腹前壁正中线的两旁，居腹直肌鞘中，为上宽下窄的带形肌，起自耻骨联合与耻骨结节之间，肌束向上止于胸骨剑突及其附近肋软骨的前面。肌的全长被 3~4 条横行的腱划分成多个肌腹，腱划由结缔组织构成，与腹直肌鞘的前层紧密结合。

（2）腹外斜肌。腹外斜肌位于腹前外侧部的浅层，为一宽阔扁肌，起于下 8 肋外面，肌束自后外上斜向前内下方，一部分止于髂嵴，而大部分在腹直肌外侧缘处移行为腹外斜肌腱膜。腱膜向内侧参与腹直肌鞘前层的构成，腱膜的下缘卷曲增厚连于髂前上棘与耻骨结节之间，形成腹股沟韧带。

（3）腹内斜肌。腹内斜肌位于腹外斜肌深面，起自胸腰筋膜、髂嵴和腹股沟韧带外侧半，在腹直肌外侧缘移行为腹内斜肌腱膜。腱膜向内侧分为前后两层并包裹腹直肌，参与腹直肌鞘前后层的构成，肌纤维下部游离呈弓状，其腱膜下内侧部与腹横肌腱膜形成联合腱，止于耻骨，又称腹股沟镰。腹内斜肌最下部的肌束随精索出腹股沟管浅环进入阴囊，包绕精索和睾丸而成为提睾肌。

（4）腹横肌。腹横肌位于腹内斜肌深面，起自下 6 肋内面、胸腰筋膜、髂嵴和腹股沟韧带外侧部，肌束向前内横行，在腹直肌外侧缘移行为腹横肌腱膜，参与构成腹直肌鞘后层。腹横肌的最下部肌束及其腱膜下内侧部分，分别参与提睾肌和腹股沟镰的构成。腹前外侧群肌的作用是参与构成腹腔的前外侧壁，保护、固定腹腔脏器，维持腹内压，参与排便、排尿、分娩、呕吐和咳嗽等，此外还能使脊柱前屈、旋转和侧屈，降肋以助呼气。后群主要有腰大肌和腰方肌。

（五）头颈肌

1. 头肌

头肌可分为面肌（表情肌）和咀嚼肌两部分。面肌主要在口裂、眼裂和鼻孔的周围。包括眼轮匝肌、口轮匝肌、颊肌、枕额肌等。咀嚼肌主要有咬肌和颞肌，收缩时可上提下颌骨，实现咀嚼和协助说话的功能。

2. 颈肌

颈肌主要有胸锁乳突肌，该肌斜列于颈部两侧，起自胸骨柄前面和锁骨的胸骨端，止于颞骨乳突。颈肌的主要作用为两侧收缩，头向后仰；单侧收缩，使头歪向同侧，面转向对侧。

（六）上肢肌

上肢肌可分为上肢带肌（肩肌）、臂肌、前臂肌和手肌。

1. 肩肌

肩肌配布于肩关节周围，均起自上肢带骨，跨越肩关节，止于肱骨的上端，有稳定和运动肩关节的作用，包括三角肌、冈上肌、冈下肌、小圆肌、大圆肌、肩胛下肌。三角肌位于肩部，呈三角形。起自锁骨的外侧段、肩峰和肩胛冈，止于肱骨三角肌粗隆。三角肌的主要作用是使肩关节外展。

2. 臂肌

臂肌位于肱骨周围。臂肌可分前、后群。前群为屈肌，后群为伸肌。

（1）前群。前群位于肱骨前方，主要有浅层的肱二头肌、上方的喙肱肌和下方深层的肱肌。肱二头肌有长、短2个头，均起自肩胛骨，两头以肱二头肌腱止于桡骨粗隆，其主要作用是屈肘关节，并协助屈肩关节。

（2）后群。后群位于肱骨后方，主要为肱三头肌。肱三头肌有3个头，即长头、内侧头、外侧头。三头分别起自肩胛骨和肱骨，三头合为一腱止于尺骨鹰嘴，其主要作用是伸肘关节，长头尚可使肩关节后伸和内收。

3. 前臂肌

前臂肌位于尺、桡骨周围，分为前、后两群，每群又分为浅、深两层。各层肌的肌腹大部分在前臂的上半部，向下形成细长的肌腱，主要作用于肘关节、腕关节和手关节。

4. 手肌

手部肌肉很细小，位于手掌面，可分为外侧、中间和内侧三群。

（七）下肢肌

下肢肌可分为下肢带肌（髋肌）、大腿肌、小腿肌和足肌。

1. 髋肌

髋肌主要有臀大肌，为臀部最大的肌。臀大肌位于臀部皮下，大而肥厚，形成特有的臀部膨隆。臀大肌起于髂骨外面和骶、尾骨的后面，肌束斜向下外，止于股骨上端。臀大肌可伸髋关节，此外尚可使髋关节旋外。

2. 大腿肌

大腿肌位于股骨周围，可分为前群、内侧群和后群。

（1）前群。前群主要有股四头肌和缝匠肌。

①股四头肌。股四头肌是全身中体积最大的肌，有 4 个头，分别称为股直肌、股内侧肌、股外侧肌和股中间肌。其中，股直肌位于大腿前面，起自髂前下棘，其他三头均起自股骨。四头向下形成一个腱，包绕髌骨，向下延续为髌韧带，止于胫骨粗隆。股四头肌是膝关节强有力的伸肌，股直肌还有屈髋关节的作用。

②缝匠肌。缝匠肌是全身中最长的肌，呈扁带状，起自髂前上棘，止于胫骨上端。可屈髋关节和膝关节，并使小腿旋内。

（2）内侧群。内侧群有 5 块肌，位于大腿内侧，均起自耻骨和坐骨，主要作用是内收大腿，故又称内收肌群。

（3）后群。后群位于大腿的后面，有股二头肌、半腱肌和半膜肌。后群的 3 块肌可以屈膝关节和伸髋关节。

3. 小腿肌

小腿肌分为前群、外侧群和后群。

（1）前群。前群位于小腿骨前方，主要有 3 块肌，主要作用为伸足趾、使足背屈和内翻。

（2）外侧群。外侧群位于腓骨的外侧。包括腓骨长肌和腓骨短肌，二肌腱向下经外踝后方，止于足骨，主要作用是使足外翻。

（3）后群。后群位于小腿骨后方，可分浅、深两层。

浅层有强大的小腿三头肌，其中两个头位于浅层称腓肠肌，另一个头位置较深是比目鱼肌。腓肠肌的内、外侧头起自股骨内、外侧髁；比目鱼肌起自胫腓骨上端的后面。三个头会合，止于跟骨结节。小腿三头肌主要作用为屈踝关节和屈膝关节，在站立时，能固定踝关节和膝关节，以防止身体向前倾倒。

深层有 4 块肌。它们能屈踝关节、屈趾和使足内翻。

4. 足肌

足肌分为足背肌和足底肌。足背肌较弱小，足底肌配布情况和作用与手掌的肌近似。

第三节 消化系统

消化系统由消化管和消化腺两部分组成。消化管由口腔至肛门，包括口腔、咽、食管、胃、小肠（十二指肠、空肠及回肠）和大肠（盲肠、阑尾、结肠、直肠和肛管）。临床上通常把从口腔到十二指肠的一段称为上消化道；空肠到肛门的一段称为下消化道。消化腺是分泌消化液的腺体，包括大、小两种。大消化腺有大唾液腺（腮腺、下颌下腺和舌下腺）、肝和胰；小消化腺则位于消化管壁内，如胃腺和肠腺等。消化系统的功能主要包括摄取食物、消化和吸收，并将食物残渣排出体外。消化系统各器官在腹腔内位置是相对固定的。为了便于描述腹腔内各器官的相对位置，通常在腹部体表取两条横线和两条垂直线将腹部分为 9 个区。上横线是两肋弓最低点的连线，下横线是左右髂结节的连线，左、右垂直线分别通过左、右两侧腹股沟韧带的中点。上述四线垂直相交，将腹部分为 9 个区：腹上区、左季肋区、右季肋区、脐区、左外侧区、右外侧区、腹下区、左髂区、右髂区（见图 3.19）。

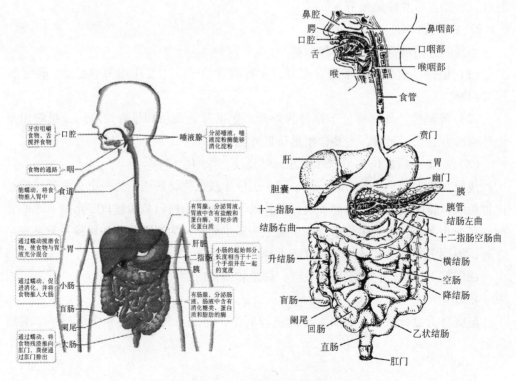

图 3.19 消化系统模式图

一、消化管

(一) 口腔

口腔为消化管的起始部分，其前壁为上下唇，侧壁为颊，上壁为腭，下壁为口腔底。口腔由上、下牙弓分为口腔前庭和固有口腔，牙弓与口唇及颊之间的腔隙称口腔前庭，牙弓以内的部分为固有口腔（见图3.20）。

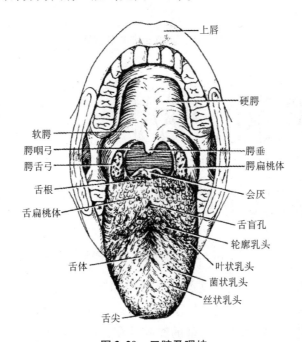

上唇
硬腭
软腭
腭咽弓
腭舌弓
舌根
舌扁桃体
舌体
舌尖
腭垂
腭扁桃体
会厌
舌盲孔
轮廓乳头
叶状乳头
菌状乳头
丝状乳头

图3.20　口腔及咽峡

1. 腭

腭为口腔上壁，可分硬腭和软腭两部分。硬腭占前2/3，软腭连于硬腭之后，由肌和黏膜组成，其后缘中央有一向下垂的突起，称为腭垂。自腭垂向两侧各有两条弓形黏膜皱襞，前方的一条向下连于舌根部，称为腭舌弓；后方的一条向下连于咽侧壁，称为腭咽弓。两弓之间的窝内有腭扁桃体，是一个椭圆形的淋巴器官，具有免疫功能。腭垂、左右腭舌弓和舌根共同围成咽峡，是口腔通咽腔的门户。

2. 牙

牙是人体最坚硬的器官，可咬切和磨碎食物，并对发音有辅助作用。牙位于口腔前庭与固有口腔之间，镶嵌于上、下颌骨的牙槽上，分别排列成上牙弓和下牙弓。人的一生中，先后有两套牙齿，第一组成为乳牙，第二组成为恒牙（见图3.21、图3.22）。

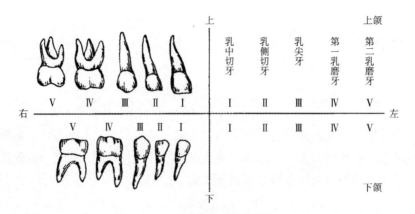

图 3.21　乳牙的名称及符号

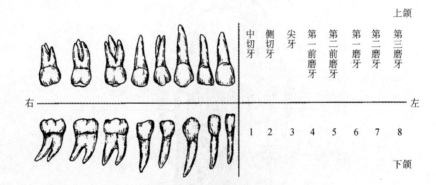

图 3.22　恒牙的名称及符号

（1）牙的形态。每个牙可分为牙冠、牙根和牙颈三部分。牙冠是暴露于口腔，露出于牙龈以外的部分；牙根是镶嵌于牙槽内的部分；牙颈为牙冠与牙根之间的部分，被牙龈所包绕。牙冠和牙颈内部的腔隙较宽，称牙冠腔，牙根内的细管称牙根管，牙根尖部有一小孔，称为牙根尖孔，有血管神经通过。牙根管与牙冠腔合称牙腔，内容纳牙髓（见图 3.23）。

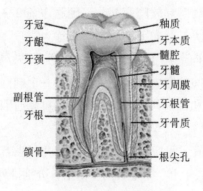

图 3.23　牙的形态和构造

（2）牙的构造。牙由牙质、牙釉质、牙骨质、牙髓组成。牙质构成牙的主体，在牙冠部表面有釉质，是人体最坚硬的组织。在牙根部和牙颈部牙质的外面包有牙骨质，是牙钙化组织中硬度最小的一种。牙髓位于牙腔内，由结缔组织、神经和血管共同组成。

（3）牙的分类。人一生中有两套牙齿，即乳牙和恒牙。根据牙的形态和功能不同，可分为切牙、尖牙、前磨牙和磨牙。

3. 舌

舌临近口腔底，以骨骼肌为基础表面覆以黏膜而构成，具有协助咀嚼、吞咽食物、感受味觉和辅助发音等功能。

（1）舌的形态。舌的上面有一条"V"形的界沟，将舌分成后 1/3 的舌根和前 2/3 的舌体。舌体的前端称为舌尖。舌的下面正中有一黏膜皱襞，称为舌系带。在舌系带根部的两侧有一对小的隆起，称为舌下阜，其顶端有下颌下腺管和舌下腺管的共同开口。由舌下阜向后外侧延伸的黏膜隆起，称为舌下襞。

（2）舌黏膜。舌黏膜淡红湿润。舌上面的黏膜表面有许多小的突起，称为舌乳头。按其形状又分为丝状乳头、菌状乳头、叶状乳头和轮廓乳头。丝状乳头数量最多，呈白色丝绒状；菌状乳头数量较少，为红色钝圆形的小突起；叶状乳头位于舌侧缘的后部，腭舌弓的前方每侧为 4～8 条并列的叶片状黏膜皱襞；轮廓乳头最大，有 7～11 个，排列在界沟的前方，乳头中央隆起，周围有环状沟。菌状乳头、叶状乳头、轮廓乳头中含有味蕾，司味觉；丝状乳头无味蕾，故只有一般感觉的功能。

4. 唾液腺

唾液腺分大、小两类。小唾液腺位于口腔各部黏膜内。大唾液腺共 3 对，即腮腺、下颌下腺和舌下腺。

（1）腮腺是唾液腺中最大的一对，位于耳廓前下方。腮腺管由前缘发出，穿过颊肌，开口于平对上颌第二磨牙的颊黏膜上。

（2）下颌下腺位于下颌骨体的内侧，其腺管开口于舌下阜。

（3）舌下腺位于口腔底舌下襞的深面，舌下腺的大管与下颌下腺共同开口于舌下阜，舌下腺的小管有 8～20 条，开口于舌下襞。

（二）咽

1. 咽的形态和位置

咽位于第 1～6 颈椎前方，上宽下窄、前后稍扁，为漏斗形肌性管道，上起自颅底，下至第 6 颈椎体，下缘高度续于食管。咽是消化和呼吸共用的器官。

2. 咽腔的分部和结构

咽以软腭后缘和会厌上缘为界，分为鼻咽部、口咽部和喉咽部三部分。

（1）鼻咽部位于鼻腔后方，向前借鼻后孔与鼻相通。在侧壁经咽鼓管通向中耳的鼓室。

（2）口咽部位于口腔的后方，向前借咽峡与口腔相通。

（3）喉咽部位于喉的后方，向前借喉口与喉腔相通，向下与食管相续。

（三）食管

1. 食管的位置和形态

食管为消化管最扁窄的部分，长约25cm。上端在第6颈椎体下缘水平与咽相接，向下沿脊柱和气管之间入胸腔，通过左主支气管之后方，穿过膈的食管裂孔至腹腔，续于胃的贲门。食管根据其行程分为颈、胸、腹3段（见图3.24）

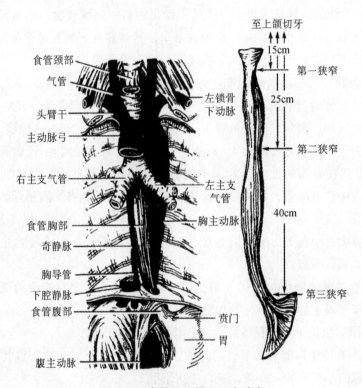

图3.24 食管的位置和三个狭窄

2. 食管的狭窄

食管全长有3个生理性狭窄。第1狭窄位于咽与食管相续处，距中切牙约15cm。第2狭窄位于食管与左主支气管交叉处，相当于第4、第5胸椎之间的平面，距中切牙约25cm。第3狭窄位于食管穿过膈的食管裂孔处，相当于第10胸椎平面，距中切牙约40cm。这些狭窄是食管癌的好发部位。

（四）胃

胃是消化管中最膨大的部分，其上端与食管相连，下端与十二指肠相续。它的位置和形态因体型、体位和充盈程度等而改变。

1. 胃的位置

胃中度充盈时，约3/4位于左季肋区，1/4位于腹上区。其贲门较为固定，约在第11胸椎的左侧，幽门约在第1腰椎的右侧。

2. 胃的形态及分部

胃有两壁、两弯曲、两口，分四部。胃前壁朝向前上方；胃后壁朝向后下方。胃上缘称为胃小弯，其最低、转折最明显处称角切迹；下缘称为胃大弯。两口，即贲门和幽门。贲门为胃的入口，与食管相通；幽门为胃的出口，与十二指肠相续。胃分为贲门部、胃底、胃体、幽门部4部。贲门部为靠近贲门的小块区域；自贲门向左上方膨起的部分称为胃底；自胃底向下至角切迹处的中间大部分称胃体；近于幽门的部分称为幽门部，又可分为靠近幽门的幽门管和靠近胃体的幽门窦。在幽门处，胃的环行肌特别增厚，形成幽门括约肌，具有防止肠内容物逆流入胃的作用（见图3.25）。

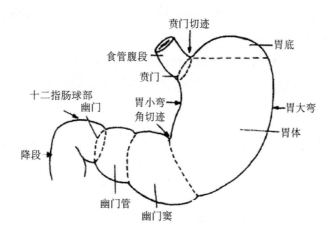

图3.25　胃的形态与分布

（五）小肠

小肠为消化管中最长而弯曲的一段，全长5～7m，分为十二指肠、空肠及回肠三部分，是消化食物和吸收营养的最重要部位（见图3.26）。

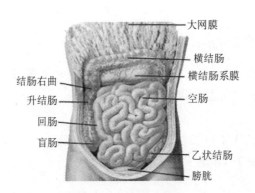

图 3.26 空肠与回肠

1. 十二指肠

十二指肠为小肠的起始段，全长 25cm～30cm，相当于十二个横指并列的距离。上端起于幽门，下端至十二指肠空肠曲与空肠连续。十二指肠呈 "C" 字形包绕胰头，可分为上部、降部、水平部、升部。在降部肠腔的左后壁上有一纵行的黏膜皱襞，下端为十二指肠大乳头，有胆总管和胰管的共同开口，胆汁和胰液由此流入十二指肠内。

2. 空肠和回肠

空肠上端起于十二指肠，回肠下端与大肠的盲肠连续。空肠与回肠之间无明显界限。一般近侧 2/5 为空肠，远侧 3/5 为回肠。空肠管径较粗，壁较厚，血管较多，颜色较红，黏膜皱襞较高；回肠管径较细，壁较薄，血管较少，颜色较浅，黏膜皱襞较低，有较多的集合淋巴结。

（六）大肠

大肠长约 1.5m，略呈方框形，围绕在空肠和回肠的周围。根据大肠的位置和特点，分为盲肠、阑尾、结肠、直肠和肛管。

1. 盲肠和阑尾

盲肠位于右髂窝内，是大肠起始部，长约 6cm，其下端为盲端，上续升结肠。回肠、盲肠的连通口称为回盲口，此处有回盲瓣。在回盲瓣的下方约 2cm 处，有阑尾的开口（见图 3.27）。阑尾又称蚓突，上端连通盲肠的后内壁，下端游离，一般长 5～7cm。阑尾一般与盲肠一起位于右髂窝内，但其位置因人而异，阑尾根部的体表投影通常在右髂前上棘与脐连线的中、外 1/3 交点处，此处称为麦氏点。

2. 结肠

结肠为介于盲肠和直肠之间的肠管，按其所在位置和形态，又分为升结肠、横结肠、降结肠和乙状结肠四部分（见图 3.26）。

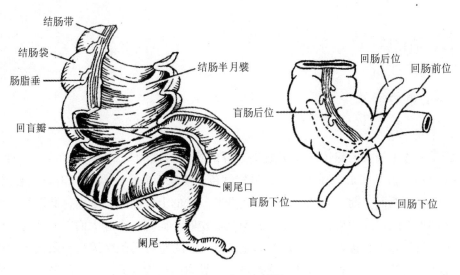

图 3.27　盲肠和阑尾

3. 直肠

直肠长 10～14cm，位于小骨盆内。上端平第 3 骶椎处接续乙状结肠，沿骶骨和尾骨的前面下行，穿过盆膈，下端续于肛管（见图 3.28）。

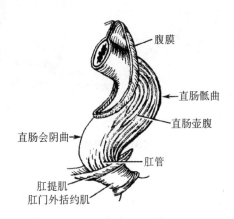

图 3.28　直肠和肛管

4. 肛管

肛管为大肠的末段，上端连于直肠，下端开口于肛门，长 3～4cm。肛管内有 6～10 条纵行的肛柱。肛柱下端借肛瓣彼此相连，形成齿状线。肛管的环形肌层特别增厚，形成肛门内括约肌，此肌可协助排便。环绕在肛门内括约肌周围的骨骼肌则构成肛门外括约肌，主司括约肛门，控制排便。

二、消化腺

（一）肝

1. 肝的形态

肝是人体中最大的腺体。我国成年人肝的重量男性为 1 230～1 450g，女性为 1 100～1 300g。肝呈楔形，血供丰富，呈棕红色，质软而脆，受暴力打击易破裂出血。可分为上、下两面，前、后两缘，左、右两叶。肝的上面凸隆，贴膈，肝以其上面的肝镰状韧带的附着线为界，分为左、右两叶。左叶小而薄，右叶大而厚。肝的下面凹凸不平，与许多内脏接触。肝下面有略呈"H"形的左右两条纵沟和一条横沟，将肝分为左叶、右叶、方叶和尾状叶。连接左、右纵沟的横沟为肝门，有门静脉、肝固有动脉、肝左右管、淋巴管和神经等出入。肝的前缘锐利，肝的后缘钝圆，与脊柱相贴（见图3.29）。

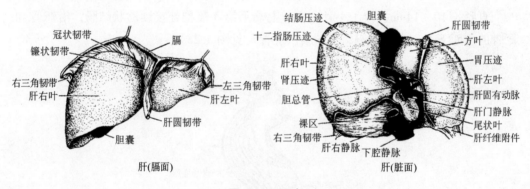

图 3. 29　肝脏

2. 肝的位置

肝大部分位于右季肋区和腹上区，小部分位于左季肋区，肝的上面大部分为肋弓所覆盖，仅在腹上区左、右肋弓间与腹前壁相接触。在成人腹上区剑突下 3～5cm 范围内，可能触及肝的前缘，但在右肋弓下缘一般不应触及。

3. 肝外胆道

肝外胆道包括胆囊和输胆管道。

（1）胆囊。胆囊位于肝右叶下面，略呈鸭梨形，上面借结缔组织与肝结合，下面由腹膜覆被。从前向后可分为胆囊底、胆囊体、胆囊颈、胆囊管四个部分，主要有贮存和浓缩胆汁的作用。

（2）输胆管道。输胆管道包括肝左管、肝右管、总管、胆囊管和胆总管。肝内的胆小管逐渐汇合成肝左管和肝右管，两管出肝门后汇合成肝总管下行，肝总管与胆囊管汇合，共同形成胆总管。胆总管长 4 ~ 8cm，与胰管汇合，形成肝胰壶腹开口于十二指肠大乳头（见图 3.30）。

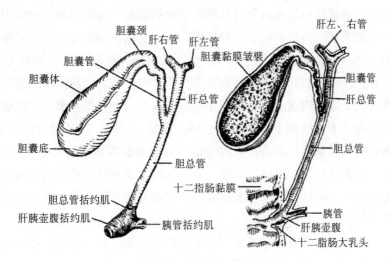

图 3.30　胆囊与输胆管道

（二）胰

胰位于胃后方，在第 1、第 2 腰椎水平横贴于腹后壁。胰形态细长，可分为头、颈、体、尾四部。胰头部宽大，被十二指肠包绕。胰体为胰的中间大部分。胰尾较细，伸至脾门后下方。胰管位于胰实质内，与胆总管汇合成肝胰壶腹（见图 3.31）。

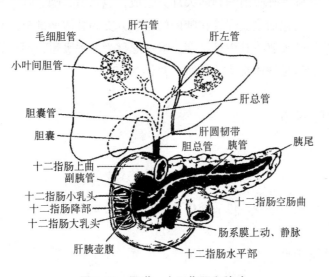

图 3.31　胆道、十二指肠和胰腺

三、腹膜

腹膜为被覆于腹腔和盆腔内面及其脏器表面的浆膜。由间皮和结缔组织构成,薄而光滑,呈半透明状。被覆在腹壁、骨盆壁内面、膈肌下面和盆腔底部的腹膜,称壁腹膜(腹膜壁层)。被覆在腹、盆腔内脏表面的腹膜,称脏腹膜(腹膜脏层)。脏、壁腹膜相互移行所围成的间隙,则称腹膜腔。男性腹膜腔为一封闭的腔隙,女性腹膜腔则借输卵管、子宫、阴道间接与外界相通。腹膜内位器官指表面几乎都被腹膜覆盖的器官,包括胃、十二指肠上部、空肠、回、盲肠、阑尾、横结肠、乙状结肠、脾、卵巢、输卵管等。腹膜间位器官指大部分或三面包被腹膜覆盖的器官,包括升结肠、降结肠、肝、充盈的膀胱、子宫、胆囊、直肠上段。腹膜外位器官指小部分或仅一面被腹膜覆盖的器官,包括胰、肾、输尿管、空虚的膀胱、肾上腺、十二指肠降部和下部、直肠下部等。

正常人的腹膜腔内含有少量浆液,可湿润脏器表面,从而减少脏器间的摩擦。腹膜具有分泌、吸收、支持、保护、修复及防御等功能。

第四节　呼吸系统

呼吸系统是由肺外呼吸道和肺两大部分组成,包括鼻、咽、喉、气管、主支气管和肺等器官。肺主要包括主支气管在肺内的各级分支和肺泡两部分。鼻、咽、喉、气管和各级支气管为呼吸道,其中鼻、咽、喉一起称为上呼吸道,而气管和各级支气管称为下呼吸道。肺泡是气体交换的场所(见图3.32)。

一、肺外呼吸道

(一)鼻

鼻是呼吸道的起始部分,包括外鼻、鼻腔和鼻旁窦三部分。

1. 外鼻

外鼻位于面部中央。主要结构为鼻根、鼻背、鼻尖和鼻翼。

2. 鼻腔

鼻腔被鼻中隔分成左右两个鼻腔,每侧鼻腔以鼻阈为界分为鼻前庭和固有鼻腔两

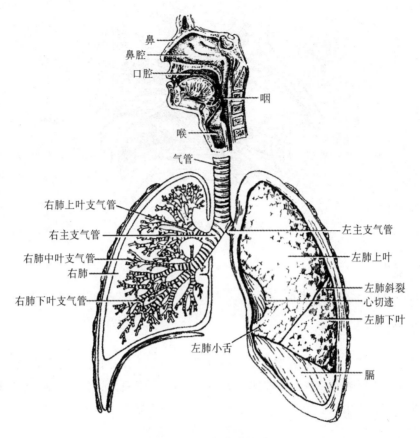

鼻
鼻腔
口腔
咽
喉
气管
右肺上叶支气管
右主支气管
右肺中叶支气管
右肺
右肺下叶支气管
左肺小舌
左主支气管
左肺上叶
左肺斜裂
心切迹
左肺下叶
膈

图 3.32　呼吸系统模式图

部分。

（1）鼻前庭。鼻前庭为鼻翼所围成的空腔，内面衬以皮肤，并生有粗硬的鼻毛，可过滤、净化空气。

（2）固有鼻腔。固有鼻腔是鼻腔的主要部分，简称鼻腔，内覆以黏膜。固有鼻腔外侧壁可见上鼻甲、中鼻甲和下鼻甲，以及各鼻甲下方相应的上鼻道、中鼻道和下鼻道。固有鼻腔粘膜可分为嗅部和呼吸部。嗅部内含嗅细胞，感受嗅觉刺激。呼吸部内含丰富的血管、黏液腺及纤毛，可调节空气的温度和湿度，并过滤净化空气（见图 3.33）。

3. 鼻旁窦（副鼻窦）

鼻旁窦是鼻腔周围颅骨内一些与鼻腔相通的含气空腔，内衬黏膜，并与鼻黏膜相延续，故鼻腔的炎症可蔓延至鼻旁窦而引起鼻窦炎。鼻旁窦按其所在骨的位置有上颌窦、额窦、筛窦和蝶窦四对，均开口于鼻腔。鼻旁窦可调节吸入空气的温度和湿度，并对发音起共鸣作用。

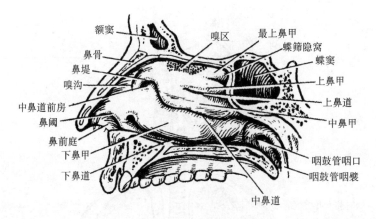

图 3.33　鼻腔外侧壁

（二）咽

详见本章第三节"消化管"。

（三）喉

喉既是呼吸道，又是发音器官。喉以软骨为支架，借关节、韧带和肌连接内衬黏膜组成。成年人喉在第 3~6 颈椎体前方。喉的位置较表浅，位于颈前部正中皮下，喉咽部的前方，可触及。

1. 喉的软骨

喉的软骨包括单块的甲状软骨、环状软骨、会厌软骨及成对的杓状软骨（见图 3.34）。

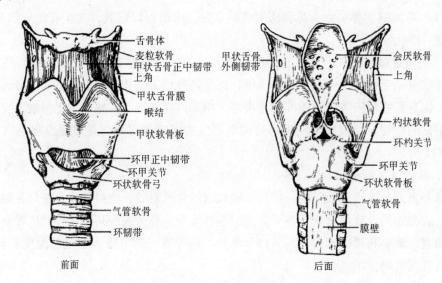

图 3.34　喉的软骨连接

（1）甲状软骨是最大的喉软骨，由左右两块方形软骨板构成，两板在前方愈合形成前角，前角的上端为喉结，成年男子明显。

（2）环状软骨是喉和气管中唯一完整的软骨环，位于甲状软骨的下方，做成喉的底座。

（3）杓状软骨左右各一，位于环状软骨板的上方，呈三棱锥形，尖朝上，底朝下。

（4）会厌软骨是喉的活瓣，形似树叶，上宽下窄，与开放或关闭喉口有关。

2. 喉腔

喉腔位于喉口至环状软骨下缘，是喉壁围成的管形腔，向上通咽，向下通气管。喉腔侧壁有上、下两对黏膜皱襞，上方的一对称为前庭襞，两侧前庭间的裂隙称为前庭裂；下方的一对称为声襞，其内含有韧带和肌纤维，共同构成声带。声带具有发音功能。两侧声襞及杓状软骨底部之间的裂隙称为声门裂，声门裂是喉腔最狭窄的部位。发声时，呼出的气流通过声门裂，可以引起声带振动，发出声音。喉腔以前庭襞和声襞为界分为喉前庭、喉中间腔和声门下腔三部分。喉前庭为从喉口到前庭襞之间的喉腔部分，喉中间腔为前庭襞与声襞之间的喉腔部分，声门下腔为声襞与环状软骨下缘之间的喉腔部分。

（四）气管和主支气管

1. 气管

（1）形态为后壁略平的圆管形管道。成人的气管长 11 ~ 13cm。

（2）位置上端平对第 6 颈椎下缘与环状软骨相连，向下至第 4、第 5 胸椎体交界处（相当于胸骨角平面），分为左、右主支气管，分叉处为气管杈。

（3）构造主要由 14 ~ 17 个气管软骨组成，气管软骨呈 "C" 形，缺口对向后方，由平滑肌和结缔组织封闭。

2. 主支气管

主支气管为气管杈与肺门之间的管道，左、右各一。左主支气管长、细、较水平，上方有主动脉弓跨过；右主支气管短、粗、较垂直，异物易落于右支气管和右肺内（见图 3.35）。

二、肺

肺为呼吸的重要器官，质地柔软，由肺内各级支气管、肺泡、血管、淋巴管等组成。

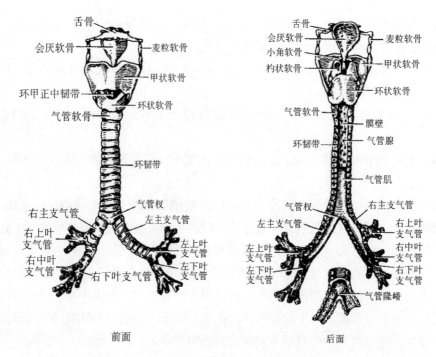

图 3.35　气管和主支气管

（一）肺的位置与形态

肺位于胸腔内、膈的上方、纵隔的两侧，分为左肺和右肺。左肺因心脏偏左，较右肺窄而长；右肺因膈下有肝，较左肺短而宽。左右肺的形态都呈圆锥形，有肺尖、肺底、"三面"、"三缘"。肺尖呈圆锥形，经胸廓上口向上延伸到颈根部，高出锁骨内侧段上方 2～3cm。肺底，即膈面，略向上凹，贴膈。肺的"三面"即肋面、膈面和纵膈面。肋面与肋和肋间隙接触。纵膈面（内侧面）对向心及其大血管，此面中央处凹陷，为肺门，有主支气管、肺动脉、肺静脉、淋巴管及神经等出入。这些结构被结缔组织包裹在一起形成肺根。肺的"三缘"即前缘、后缘和下缘。肺的前缘和下缘较为锐利，后缘钝圆（见图 3.36）。

（二）肺的分叶

左肺有一条斜裂（叶间裂），由后上斜向前下方走行，此裂深达肺门，将左肺分为上叶和下叶。右肺除斜裂外，尚有一水平裂，它起自斜裂，水平向前。两裂将右肺分为上叶、中叶和下叶。

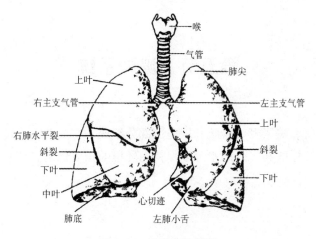

喉
气管
肺尖
上叶
右主支气管
左主支气管
上叶
右肺水平裂
斜裂
斜裂
下叶
下叶
中叶
心切迹
肺底
左肺小舌

图 3.36　肺的形态结构

三、胸膜和纵隔

（一）胸膜

胸膜为被覆于胸壁内面、膈上面、纵隔两侧面及肺表面的一层浆膜。被覆于胸壁内面、纵隔两侧面及膈上面的称为壁胸膜，被覆于肺表面的称为脏胸膜。脏、壁两层胸膜在肺根周围相互移行，围成完全封闭的胸膜腔，胸膜腔左、右各一，互不相通。正常人的胸膜腔内为负压，有少量浆液，可减少呼吸时两层胸膜的摩擦。

（二）纵隔

纵隔是左右纵隔胸膜之间的器官、结构和结缔组织的总称。纵隔呈矢状位上窄下宽，位于胸腔正中偏左，上窄下宽，前短后长。纵隔的前界为胸骨，后界为脊柱胸段，两侧界为纵隔胸膜，上界为胸廓上口，下界为膈。

纵隔通常以通过胸骨角和第 4 胸椎下缘平面将其分为上纵隔和下纵隔。下纵隔再以心包为界分为前、中、后三部分，即胸骨与心包前面之间为前纵隔，心包后面与脊柱胸段之间为后纵隔，前、后纵隔之间即相当于心包的位置为中纵隔。

正常情况下，纵隔位置较固定。一侧发生气胸时，纵隔向对侧移位。

第五节　泌尿系统

泌尿系统由肾、输尿管、膀胱和尿道四部分组成，主要功能为排出机体多余的代谢产物，如尿素、尿酸和多余的水分以保持内环境的相对稳定。

一、肾

（一）肾的位置

肾是实质性器官，位于脊柱两旁，紧贴腹后壁，属腹膜外位器官。肾大约为 3 个椎体的高度。右肾因上方有肝脏，位置较左肾低 1~2cm（见图 3.37）。

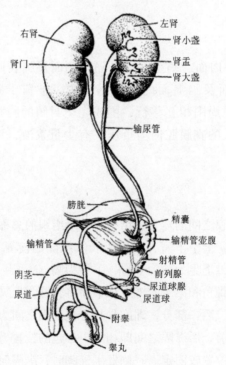

图 3.37　泌尿系统全貌

（二）肾的形态

新鲜肾呈红褐色，表面光滑，质柔软，形似豇豆，重 134~148g，外侧缘隆凸，内侧缘中央部凹陷，称肾门，有肾静脉、肾动脉、肾盂、淋巴管和神经等出入，通过肾门的这些结构被结缔组织包裹在一起形成肾蒂。由肾门向肾内的凹陷形成的腔称肾窦，窦内容纳肾盏、肾盂、肾血管及脂肪组织等（见图3.5-2）。

（三）肾的内部结构

肾实质分为皮质和髓质两部分。肾皮质在肾实质的浅层，新鲜时呈红褐色，主要由肾小体和肾小管构成。肾髓质在肾实质的深部，色淡红，约占肾实质厚度的2/3，由15~20个肾锥体组成。肾椎体呈圆锥形，底朝向皮质，尖朝向肾窦。2~3个肾椎体尖端结合在一起形成一个肾乳头，其顶端有许多乳头孔，肾形成的尿液由此流入肾小盏内。肾小盏为漏斗形的膜性小管，围绕肾乳头，每侧有7~8个肾小盏。2~3个肾小盏合成一个肾大盏，肾大盏有2~3个。由肾大盏合成一个扁平漏斗形的肾盂。肾盂出肾门后，移行为输尿管（见图3.38）。

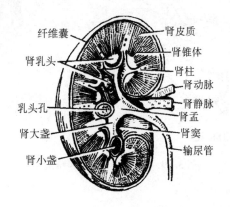

图3.38　肾的内部结构模式

二、输尿管

输尿管是一对细长的肌性管道，将尿液从肾盂输送到膀胱，全长20~30cm，管径0.5~1.0cm。输尿管先位于腹部，后进入盆腔，最后斜穿膀胱壁开口于膀胱，因此临床上常将输尿管分为腹段、盆段和壁内段。输尿管全长有上、中、下3处狭窄。上狭窄位于肾盂与输尿管移行处。中狭窄位于其跨过骨盆上口，与髂血管相交处。下狭窄位于输尿管壁内段，此处为输尿管最狭窄的地方。这些狭窄是结石容易滞留的部位。

三、膀胱

膀胱是贮存尿液的肌性囊状器官（见图3.39）。成人膀胱的容量为350~500mL，最大达800mL。膀胱的形状、大小依充盈程度而不同，空虚时呈三棱锥体形，分尖、体、底和颈四部，各部之间无明显界限。膀胱尖朝向前上方，膀胱底呈三角形，朝向后下方。尖和底之间为膀胱体。膀胱的最下部称膀胱颈。在膀胱底内面，左、右两个输尿管口和尿道内口之间的连线围成的三角区域，称膀胱三角。此处缺少黏膜下层组织，无论膀胱充盈与否，始终保持平滑，是肿瘤、结核和炎症的好发部位。膀胱位于小骨盆腔的前部。成人空虚的膀胱全部位于骨盆内，充盈时，其上部可高出耻骨联合上缘。膀胱前方有耻骨联合。膀胱的后方，在男性有精囊腺、输精管末端和直肠；在女性有子宫和阴道。膀胱的下方男性邻接前列腺，女性邻接尿生殖膈。

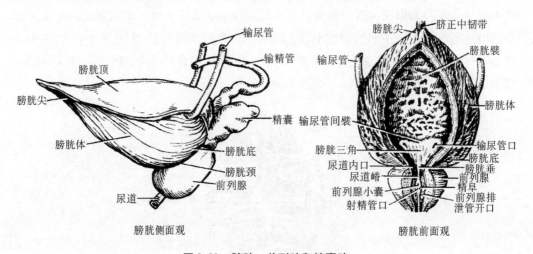

图3.39　膀胱、前列腺和精囊腺

四、尿道

女性尿道只有排尿功能，上端起自膀胱的尿道内口，下端开口于阴道前庭的尿道外口。长3~5cm，直径约0.6cm。女性尿道较男性尿道短、宽，而且较直，故逆行性感染的机会较大。男性尿道见本章第六节"生殖系统"。

第六节　生殖系统

生殖系统包括男性生殖器和女性生殖器，两者又各分为内生殖器和外生殖器两部分。生殖系统的主要功能为产生生殖细胞、繁殖后代并分泌性激素以形成并维持第二性征。

一、男性生殖系统

男性内生殖器包括睾丸、输精管道和附属腺。睾丸是产生男性生殖细胞（精子）和分泌男性激素的生殖腺；输精管道包括附睾、输精管、射精管和尿道；附属腺包括精囊、前列腺和尿道球腺，它们的分泌物与精子共同组成精液，并起到营养精子、利于精子活动的作用。由睾丸产生的精子，先贮存在附睾内，当射精时经输精管、射精管，最后经尿道排出体外。男性外生殖器包括阴茎和阴囊，后者容纳睾丸和附睾（见图3.40）。

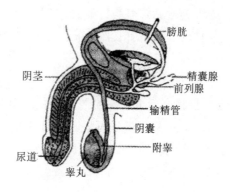

图3.40　男性生殖器

（一）男性内生殖器

1. 睾丸

（1）睾丸的位置和形态。睾丸位于阴囊内，左、右各一，一般左侧略低于右侧。睾丸表面光滑，呈扁卵圆形，分前、后缘，上、下端，内、外侧面。睾丸的前缘游离，后缘有血管、神经和淋巴管出入，并与附睾和输精管睾丸部相接触；上端被附睾头遮盖，下端游离；外侧面较隆凸，与阴囊壁相贴，内侧面较平坦，与阴囊中隔相依。

（2）睾丸的结构。睾丸表面覆盖浆膜，深部是致密坚韧的结缔组织膜即白膜。白膜在睾丸后缘增厚进入睾丸，形成睾丸纵隔。由纵隔发出的睾丸小隔呈扇形伸入睾丸实质，将其分为100~200个锥形的睾丸小叶，每个小叶内含有2~4条盘曲的生精小管，精子就发生于这些小管内。生精小管间的结缔组织内有分泌男性激素的间质细胞。生精小管在近睾丸纵隔处汇合形成短而直的小管，称直细精管。直细精管进入睾丸纵隔互相吻合形成睾丸网。自睾丸网发出12~15条睾丸输出小管，经睾丸后缘上部进入附睾。

（3）睾丸的功能。为男性生殖腺，产生精子和分泌雄性激素。

2. 附睾

附睾呈新月形，紧贴睾丸的上端和后缘，由睾丸输出小管和迂曲的附睾管组成。附睾自上而下分为头、体、尾三部分。附睾尾向后上方弯曲移行为输精管。附睾的功能是暂时储存精子，分泌营养精子的附睾液，促进精子进一步成熟。

3. 输精管和射精管

输精管直接延续于附睾管，长度约50cm，其壁厚，肌层发达，管腔细小。活体触摸时，呈圆索状，具坚实感。输精管依行程可分为睾丸部、精索部、腹股沟管部和盆部四个部分。输精管起始于附睾尾，经阴茎两侧上行，穿腹下壁进入腹腔，再弯向内下方，至膀胱的后面，膨大为输精管壶腹，壶腹末端变细，两侧并列穿过前列腺，与精囊腺的排泄管汇合成射精管。射精管长约2cm，穿经前列腺实质，末端开口于尿道的前列腺部（见图3.40）。

4. 精囊

精囊又称精囊腺，位于膀胱底后方，输精管壶腹的下外侧。精囊为一对囊状器官，呈长椭圆形，长10~15cm，表面凹凸不平，由迂曲的管道组成，其排泄管与输精管末端汇合成射精管。精囊分泌黏稠的黄色液体，参与组成精液（见图3.41）。

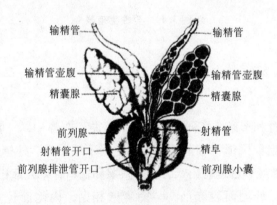

图3.41　输精管与射精管

5. 前列腺

前列腺位于膀胱和尿生殖膈之间，是由腺组织、平滑肌和结缔组织构成的实质性器官，重8~20g，其形似前后稍扁的栗子，上端宽大，下端尖细，可分为底、体、尖三部分。体的后面中间有一纵行的浅沟，称前列腺沟，活体直肠指诊可触及此沟。前列腺实质内有男性尿道穿过，有一对射精管穿入并开口于尿道前列腺部后壁的精阜上。前列腺的排泄管开口于尿道前列腺部后壁尿道嵴两侧，其分泌物是精液的主要组成部分。

（二）男性外生殖器

1. 阴囊

阴囊为一囊袋状结构，位于阴茎的后下方，容纳两侧睾丸和附睾等。阴囊壁由皮肤和肉膜组成。皮肤颜色较深，薄而柔软，有少量阴毛。肉膜是阴囊的浅筋膜，含有平滑肌纤维，可随外界温度变化而舒缩，以调解阴囊内的温度，有利于精子的生长发育。阴囊皮肤表面中部有纵行的阴囊缝，其对应的肉膜向深部发出阴囊中膈将阴囊分为左右两腔，分别容纳两侧的睾丸、附睾等。

2. 阴茎

（1）阴茎的分部。阴茎可分为头、体、根三部分。阴茎头的前端有矢状位的裂隙为尿道口。阴茎头与体交接处缩窄，称为阴茎颈，临床称为冠状沟。

（2）阴茎的结构。阴茎主要由两条阴茎海绵体和一条尿道海绵体构成，外包皮肤和筋膜。阴茎海绵体位于阴茎的背侧，为两端细的圆柱体，左、右各一，两者紧密相连。其前端变细，嵌入阴茎头后面的凹陷内；后端分离，称阴茎脚，附着于两侧的耻骨下支和坐骨支。尿道海绵体呈圆柱形，位于阴茎海绵体的腹侧，尿道贯穿全长，其前端膨大为阴茎头，后端膨大为尿道球。海绵体内部均由许多海绵体小梁和与血管相通的腔隙构成。当腔隙充血时，阴茎即变粗变硬而勃起。阴茎的皮肤颜色较深，薄而柔软，富有延展性。皮肤在阴茎颈的前方形成双层的环状皱襞，包绕阴茎头，称为阴茎包皮。

3. 尿道

尿道兼具排尿和排精的作用，起于膀胱的尿道内口，终于阴茎头的尿道外口。成人男性尿道长 16～22cm，管径平均 5～7mm。男性尿道分前列腺部、膜部和海绵体部三部。临床上称前列腺部和膜部为后尿道，称海绵体为前尿道。

（1）尿道的分部。男性尿道分前列腺部、膜部和海绵体部三部。前列腺部为尿道穿过前列腺的部分，长约3cm。此段管腔最宽，后壁有射精管和前列腺排泄管的开口。膜部为尿道穿过尿生殖膈的部分，长约1.5cm。此段管腔最窄，周围有尿道外括约肌环绕。该肌为横纹肌，有控制排尿的作用。海绵体部为尿道穿过尿道海绵体的部分，长约12～17cm。此段尿道球内的尿道较宽，称为尿道球部，尿道球腺开口于此。阴茎头内的尿道扩大称尿道舟状窝。

（2）尿道的狭窄和弯曲。尿道有3个狭窄和2个弯曲。3个狭窄分别是尿道内口、尿道膜部和尿道外口，尿道结石常易嵌顿在这些狭窄部位。2个弯曲分别是凸向下后方、位于耻骨联合下方2cm处恒定的耻骨下弯和凹向下、位于耻骨联合前下方的耻骨前弯。

二、女性生殖系统

女性内生殖器包括卵巢、输送管道和附属腺。卵巢是产生卵子和分泌女性激素的生殖腺。输送管道包括输卵管、子宫和阴道。附属腺为前庭大腺。卵巢内成熟的卵子排出后，经腹膜腔进入输卵管，在管内受精后，移至子宫内发育成长。成熟的胎儿在分娩时由子宫口经阴道娩出。

（一）女性内生殖器（见图3.42）

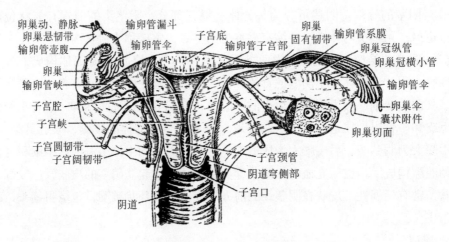

图3.42　女性内生殖器

1. 卵巢

（1）位置。卵巢位于盆腔卵巢窝内（相当于髂内、外动脉起始部之间的夹角处），其位置的维持主要靠卵巢悬韧带和卵巢固有韧带。

（2）形态。卵巢为成对的腺体，呈扁卵圆形。幼女的卵巢较小，表面光滑。性成熟期卵巢体积最大，由于多次排卵，致卵巢表面凹凸不平。卵巢分内、外侧面，前、后缘和上、下端。内侧面朝向盆腔，与小肠相邻。外侧面贴靠盆侧壁的卵巢窝。上端与输卵管末端相接触，称为输卵管端。下端借卵巢固有韧带连于子宫，称为子宫端。前缘借卵巢系膜连于阔韧带，中部有血管、神经等出入，称为卵巢门。后缘游离，称为独立缘。

（3）功能。为女性生殖腺，产生卵子和分泌雌性激素。

2. 输卵管

（1）位置。输卵管位于子宫底两侧，包裹在子宫阔韧带上缘内，是卵子的输送管道。

（2）分部。输卵管是一对细长弯曲的肌性管道，左右各一，长 10 ~ 14cm。输卵管全长由内侧向外侧分为下列四部：

①输卵管子宫部。输卵管子宫部为贯穿子宫壁的部分，直径最细，约 1mm。内侧以输卵管子宫口通子宫腔，外侧续连于输卵管峡。

②输卵管峡。此段短而直，壁厚腔窄，血管分布少，水平向外移行为壶腹部。输卵管结扎术多在此部进行。

③输卵管壶腹。此段粗而长，行程弯曲，约占输卵管全长的 2/3，其壁薄腔宽，血供丰富，卵子多在此受精。

④输卵管漏斗。输卵管漏斗续于输卵管壶腹部，为输卵管末端的膨大部分，呈漏斗状，其末端中央有输卵管腹腔口与腹膜腔相通。输卵管腹腔口周围，漏斗末端的周缘形成许多指状突起，称为输卵管伞，盖在卵巢的表面。

3. 子宫

子宫是主要由平滑肌构成的肌性器官，其壁厚、腔小，具有孕育胎儿和产生月经的作用。其形态、结构及位置随年龄、月经周期和妊娠情况而变化。

（1）子宫的形态。成人未孕子宫犹如前后稍扁、倒置的梨形，长 7 ~ 9cm，最宽径约 4cm，厚 2 ~ 3cm，分为底、体、颈三部分。子宫底为输卵管子宫口水平以上的宽而圆凸的部分，下端狭长呈圆柱状的部分为子宫颈。底与颈之间的部分为子宫体。子宫内的腔较为狭窄，可分为上、下两部分。上部在子宫体内，称为子宫腔，呈前后扁的倒三角形，两端通输卵管；下部位于子宫颈内，称子宫颈管。子宫颈管呈梭形，其上口接子宫腔，下口通阴道，称为子宫口。

（2）子宫的位置。子宫位于膀胱和直肠之间，小骨盆腔的中央，下端接阴道，两侧有输卵管和卵巢。成年未孕女性直立时，子宫体伏于膀胱上。当膀胱空虚时，子宫的正常方位呈前倾前屈位。

（3）子宫的固定装置。子宫正常位置的维持主要依靠 4 对韧带：①子宫阔韧带呈冠状位，位于子宫的两侧，由脏、壁两层腹膜和结缔组织构成，其作用为限制子宫向侧方移位。②子宫圆韧带呈圆索状，起自子宫外侧缘，止于阴阜和大阴唇的皮下，由平滑肌和结缔组织构成，其作用为维持子宫前倾。③子宫主韧带位于子宫颈与盆侧壁之间，由平滑肌和结缔组织构成，较强韧，具有固定子宫颈，防止子宫下垂的作用。④骶子宫韧带呈扁索状，起自子宫颈后部，止于骶骨前面的筋膜，由平滑肌和结缔组织构成，其作用是与子宫圆韧带协同，维持子宫的前倾前屈位。

4. 阴道

（1）位置。阴道位于小骨盆中央，前邻膀胱和尿道，后紧贴直肠。

（2）形态。阴道是连接子宫和外生殖器的前后略扁的肌性管道，有前、后壁和两个侧壁，其上端较宽，围绕子宫颈的下部，二者之间的环状腔隙，称为阴道穹。阴道的下端较窄，开口于阴道前庭，称阴道口。在处女时，阴道口周缘有呈环形、半月形、伞状或筛状的黏膜皱襞，称处女膜。

（3）功能。阴道是导入精液、排出经血和娩出胎儿的通路。

（二）女性外生殖器

女性外生殖器又称女阴，包括阴阜、大阴唇、小阴唇、阴道前庭和阴蒂等。阴阜为耻骨前面的皮肤隆起，性成熟后，其上生有阴毛。大阴唇为一对纵行隆起的皮肤皱褶，生有阴毛，两侧大阴唇之间围成女阴裂。小阴唇为一对较薄的皮肤皱褶，位于大阴唇内侧，表面光滑无毛。阴道前庭为两侧小阴唇之间的裂隙，其前部有尿道外口，后部有阴道口。阴蒂由两个阴蒂海绵体构成，可分为脚、体、头三部分。阴蒂头富有感觉神经末梢，感觉敏锐。

第七节　循环系统

一、概述

（一）循环系统的组成

循环系统为一套密闭的管道系统，包括心血管系统和淋巴系统两部分。心血管系统由心、动脉、静脉和毛细血管组成，其内流动的是血液；淋巴系统由淋巴管道、淋巴器官和淋巴组织组成，其管道内流动着淋巴，最后注入静脉。

（二）循环系统的功能

循环系统的主要功能是将消化管吸收的营养物质、肺吸入的氧和内分泌腺分泌的激素运到全身各器官、组织和细胞供其利用，并将它们产生的二氧化碳、尿素等代谢产物运往肾、肺和皮肤排出体外，以保证机体新陈代谢的正常进行。淋巴器官和淋巴组织可产生淋巴细胞参与机体的免疫反应。

（三）血液循环的途径

血液由心射出，经动脉、毛细血管和静脉，再返回心，周而复始，形成血液循环。依循环途径的不同，可分为体循环和肺循环两部分，这两个循环是同步进行、彼此相通、互相衔接的（见图3.43）。

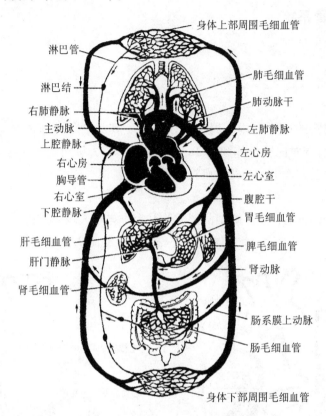

身体上部周围毛细血管

淋巴管

肺毛细血管

淋巴结

肺动脉干

右肺静脉

左肺静脉

主动脉

上腔静脉

左心房

右心房

左心室

胸导管

右心室

腹腔干

下腔静脉

胃毛细血管

肝毛细血管

脾毛细血管

肝门静脉

肾动脉

肾毛细血管

肠系膜上动脉

肠毛细血管

身体下部周围毛细血管

图3.43　血液循环示意图

1. 体循环（大循环）

（1）循行途径。由左心室射出的动脉血注入主动脉，经各级动脉分支到达全身的毛细血管，在此处血液通过物质交换，由含丰富营养物质和氧的鲜红色动脉血转变为携带大量二氧化碳和代谢废物的暗红色静脉血，再经小静脉、中静脉，最后由上、下腔静脉和冠状窦返回右心房。

（2）循环特点。行程长，血液流经范围广，以动脉血营养全身，并将代谢产物经静脉运回心。

2. 肺循环（小循环）

（1）循行途径。由右心室射出的静脉血注入肺动脉，经肺动脉的各级分支到达肺泡周围的毛细血管网，在此进行气体交换，变为含氧丰富的动脉血，经肺静脉返回左心房。

（2）循环特点。行程短，血液只流向肺，主要功能是气体交换。

二、心血管系统

（一）心

1. 心的位置

心脏位于胸腔的中纵隔内，周围裹以心包。其约 2/3 位于身体正中线的左侧，1/3 位于右侧，前方对向胸骨体和第 2~6 肋软骨；后方平对第 5~8 胸椎；两侧与胸膜腔和肺相邻；上方连出入心的大血管；下方邻膈。

2. 心的外形

心的形状似倒置的，前后略扁的圆锥体，大小与本人拳头相仿。在外观上，心可分为"尖"、"底"、"两面"、"三缘"、"三条沟"（见图 3.44）。

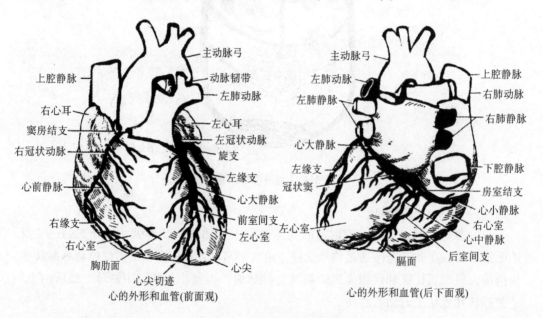

图 3.44　心脏的外形和血管

（1）心尖。心尖圆钝而游离，朝向左前下方，由左心室构成。其体表投影位置在左侧第 5 肋间隙、锁骨中线内侧 1~2cm 处。活体上在此处可扪及心尖的搏动。

（2）心底。心底朝向右后上方，由左心房及小部分的右心房构成，因其与出入心的大血管干相连，故位置比较固定。

（3）两面。两面即心的胸肋面和膈面，胸肋面也称前面。朝向前上方，大部分由右心房和右心室构成。隔面也称下面，几乎成水平位，朝向后下方，与膈毗邻，大部分由左心室、小部分由右心室构成。

（4）三缘。三缘即心左缘、心右缘和心下缘。左缘钝圆，斜向左下，主要由左心室构成。右缘垂直向下，由右心房构成，向上延续为上腔静脉。下缘接近水平位，由右心室和心尖构成。

（5）三条沟。三条沟分别为冠状沟、前室间沟和后室间沟。沟内均有血管走行并被脂肪组织覆盖，可作为心腔的表面分界线。冠状沟靠近心底，近似环形，呈冠状位，前方被肺动脉干所中断，是心房与心室在心表面的分界线。前室间沟和后室间沟分别位于心室的胸肋面和膈面，均由冠状沟延伸至心尖右侧，是左、右心室在心表面的分界线。

3. 心的腔室

心是一个中空的肌性纤维性器官，内含 4 个腔室即左心房、左心室、右心房和右心室。左、右心房以房间隔为界，左、右心室以室间隔为界。心房之间和心室之间均不相通，但同侧心房和心室，均借房室口相交通（见图 3.45）。

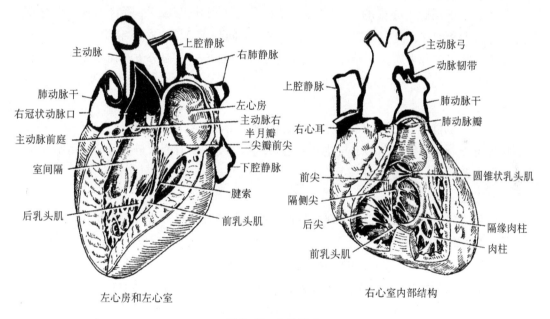

左心房和左心室　　　　　　　右心室内部结构

图 3.45　心的腔室

（1）右心房。右心房位于心的右上方，壁薄而腔大，其向左前方突出的部分称右心耳。右心房有 3 个入口和 1 个出口：3 个入口分别为上腔静脉口、下腔静脉口和冠状窦口；1 个出口是右房室口。

（2）右心室。右心室位于右心房的左前下方，有出入两口。入口即右房室口，口周缘的纤维环上附有三尖瓣，又称右房室瓣，为 3 片三角形的瓣膜，垂向右心室。室壁上有 3 个椎体形肌隆起，称乳头肌，其尖端有数条腱索，连于瓣膜的边缘。乳头肌、腱索、三尖瓣和纤维环合称三尖瓣复合体，其功能是当心室收缩时，防止血液向右心房逆流。右心室的出口与肺动脉干相通，称肺动脉口，口周围附有肺动脉瓣，为3个袋口向上的半月形瓣膜。其作用是当右心室舒张时，防止血液从肺动脉逆流入右心室。

（3）左心房。左心房位于右心房的左后方，构成心底的大部，为4个心腔中最靠后的一个，其向右前方突出的部分称左心耳。左心房有4个入口和1个出口：入口为左上、左下肺静脉口和右上、右下肺静脉口；出口是左房室口。

（4）左心室。左心室位于右心室的左后方，构成心尖及心左缘。左心室有出入两口。入口即左房室口，口周围的纤维环上附有二尖瓣，又称左房室瓣，为两片近似三角形的瓣膜。瓣膜的边缘也有数条腱索连到乳头肌上，构成二尖瓣复合体，其作用是防止血液从左心室流入左心房。出口为主动脉口，口周围附有主动脉瓣，其结构、功能与肺动脉瓣相似，有防止血流从主动脉逆流入左心室的作用。

4. 心的血管

（1）心的动脉。心壁的营养主要由左、右冠状动脉供应。左冠状动脉主要分支为前室间支和旋支，分布于左心房、左心室、室间隔前2/3、右心室前壁的一部分。右冠状动脉起自升主动脉起始部右侧壁的右冠状动脉窦，主要分支为后室间支、右旋支，分布于右心房、右心室、室间隔后1/3、左心室后壁的一部分、窦房结和房室结。

（2）心的静脉。心壁的静脉大部分都经冠状窦注入右心房，其余直接注入心腔。冠状窦位于冠状沟后部左心房与左心室之间，其属支主要有心大静脉、心中静脉和心小静脉3条。

5. 心包

心包为包裹心和出入心的大血管根部的纤维浆膜囊，可分为外层的纤维心包和内层的浆膜心包两部分。

（1）纤维心包。纤维心包构成心包外层，为坚韧的纤维结缔组织囊，上方包裹出入心的大血管，并与这些血管的外膜相延续，下方与膈的中心腱愈着。

（2）浆膜心包。浆膜心包位于心包的内层，可分为脏、壁两层。脏层覆盖于心肌表面，即心外膜；壁层贴在纤维心包内面。脏、壁两层在出入心的大血管根部相互移行，两层之间的潜在性腔隙称心包腔，内含少量浆液。

（二）动脉（见图3.46）

1. 主动脉

主动脉为体循环的动脉总干，可分为升主动脉、主动脉弓和降主动脉三部分。

（1）升主动脉。升主动脉起自左心室的主动脉口，向右前上方斜行，至主动脉弓的下方分为左、右肺动脉。左肺动脉较短，在左主支气管前方横行到左肺门处分为

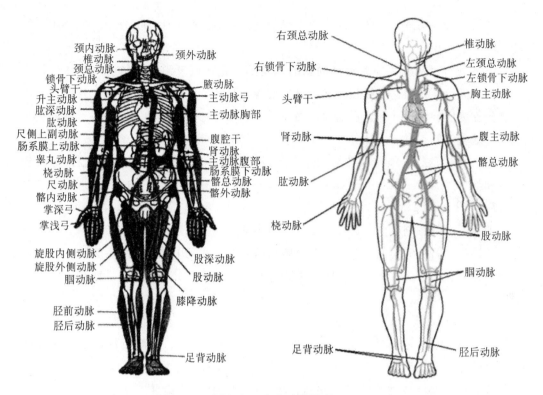

颈内动脉　颈外动脉
椎动脉
颈总动脉
锁骨下动脉
头臂干　　腋动脉
升主动脉　主动脉弓
肱深动脉　主动脉胸部
肱动脉
尺侧上副动脉　腹腔干
肠系膜上动脉　肾动脉
睾丸动脉　主动脉腹部
桡动脉　肠系膜下动脉
尺动脉　髂总动脉
髂内动脉　髂外动脉
掌深弓
掌浅弓
旋股内侧动脉　股深动脉
旋股外侧动脉　股动脉
腘动脉
胫前动脉　膝降动脉
胫后动脉
足背动脉

右颈总动脉　椎动脉
右锁骨下动脉　左颈总动脉
头臂干　左锁骨下动脉
胸主动脉
肾动脉　腹主动脉
肱动脉　髂总动脉
桡动脉　股动脉
腘动脉
足背动脉　胫后动脉

图 3.46　全身动脉概观

上下两支，分别进入左肺上、下叶。右肺动脉较长而粗，经升主动脉和上腔静脉后方向右横行，到右肺门处分为三支，分别进入右肺上、中、下叶。

（2）主动脉弓。主动脉弓接续升主动脉，作弓状弯向左后方，至第 4 胸椎下缘水平移行于降主动脉。主动脉弓自右向左依次发出头臂干（无名动脉）、左颈总动脉和左锁骨下动脉 3 个大的分支。头臂干为一粗短动脉干，向右上方斜行，至右胸锁关节后方分为右颈总动脉和右锁骨下动脉。

（3）降主动脉。降主动脉续于主动脉弓，沿胸椎体前面下降，穿过膈的主动脉裂孔进入腹腔，至第 4 腰椎体的下缘。降主动脉为主动脉最长的一段，以膈的主动脉裂孔为界分为两部分，其上部称胸主动脉（主动脉胸部），下部称腹主动脉（主动脉腹部）。

2. 头颈部的动脉

颈总动脉是头颈部的动脉主干，左、右各 1 条。右颈总动脉起自头臂干，左颈总动脉直接起自主动脉弓。两者均经胸锁关节后方，沿食管、气管和喉的外侧上行，至甲状软骨上缘处分为颈内动脉和颈外动脉。在颈总动脉分叉处及附近有两个重要结构，即颈动脉窦和颈动脉小球。颈动脉窦为颈总动脉末端和颈内动脉起始处的膨大部分，内含压力感受器，具有调节血压的作用。颈动脉小球是颈内动脉和颈外动脉的分叉处稍后方的扁椭圆形小体，内含化学感受器，能够感受血中 CO_2 分压、O_2 分压和氢离子浓度的变化。

（1）颈外动脉。颈外动脉自颈总动脉发出，先走行于颈内动脉前内侧，后转至其外侧，向上穿腮腺达下颌颈高度，分为颞浅动脉和上颌动脉两个终支。颈外动脉的主要分支为甲状腺上动脉、舌动脉、面动脉、颞浅动脉和上颌动脉，分布到颈部、头面部和脑膜等处。

（2）颈内动脉。颈内动脉由颈总动脉发出后，垂直上穿颅底进入颅腔，分布到视器和脑。

3. 锁骨下动脉

锁骨下动脉右侧起自头臂干，左侧起自主动脉弓，分别经胸锁关节的后方斜向外行至颈根部，斜越胸膜顶前上方，穿过斜角肌间隙，在第 1 肋外缘移行为腋动脉。锁骨下动脉的分支主要有椎动脉、胸廓内动脉和甲状颈干，分布到脑、脊髓和甲状腺等部位。

4. 上肢的动脉

（1）腋动脉。腋动脉于第 1 肋的外侧缘接锁骨下动脉，经腋窝深部下行至背阔肌下缘处移行为肱动脉，其分支主要分布到胸肌、背阔肌、肩关节和乳房等处。

（2）肱动脉。肱动脉续自腋动脉，与正中神经伴行，沿肱二头肌内侧沟下行至肘窝，在平桡骨颈高度处分为尺动脉和桡动脉。股动脉位置表浅，在肱二头肌内侧沟内，可触及其搏动。肱动脉最主要的分支为与桡神经伴行的肱深动脉，其分支营养肱三头肌和肱骨。

（3）桡动脉。桡动脉自肱动脉发出，在前臂桡侧与桡骨平行下降，在其行至肱桡肌腱和桡侧腕屈肌腱之间处，位置表浅，可摸到搏动，为临床最常用的摸脉点。桡动脉在桡腕关节处绕桡骨茎突至手背，穿第 1 掌骨间隙入手掌，末端与尺动脉掌深支吻合成掌深弓。桡动脉在行程中除分支分布于前臂桡侧肌、桡骨外，还发出两个主要分支，即掌浅支和拇主要动脉。

（4）尺动脉。尺动脉在尺侧腕屈肌和指浅屈肌之间下行，经豌豆骨桡侧入手掌，其终支与桡动脉的掌浅支吻合成掌浅弓。尺动脉在行程中除分支分布于前臂尺侧肌和尺骨外，其主要分支还有骨间总动脉和掌深支，后者与桡动脉的终支组成掌深弓。

5. 胸部的动脉

胸主动脉的分支有脏支和壁支两种。脏支有支气管动脉、食管动脉和心包支，它们分别营养气管、支气管、肺、食管和心包。壁支有肋间后动脉（9 对）走行于第 3 ~ 11 肋间隙相应的肋沟内；肋下动脉（1 对）沿第 12 肋下缘走行，主要分布到胸、腹壁的肌和皮肤。第 1、第 2 肋间隙的肋间后动脉来源于锁骨下动脉。

6. 腹部的动脉

腹主动脉是腹部的动脉主干，其在膈肌的主动脉裂孔处续于胸主动脉，沿腰椎体的前方下降，至第4腰椎体下缘处分为左、右髂总动脉。腹主动脉的分支有壁支和脏支两类。壁支主要有腰动脉、膈下动脉、骶正中动脉等，分布于腹后壁、脊髓、盆腔后壁等处。脏支分为成对的脏支和不成对的脏支两种。

（1）不成对的脏支。

①腹腔干。腹腔干为一粗短动脉干，在主动脉裂孔稍下方起自腹主动脉前壁，旋即分为胃左动脉、肝总动脉和脾动脉3个分支，分布于胃、肝、胆囊、脾、胰、十二指肠和食管的腹腔段。

②肠系膜上动脉。肠系膜上动脉在腹腔干稍下方，约平第1腰椎体高度起自腹主动脉前壁，经胰和十二指肠之间进入肠系膜根部，进而向右髂窝方向走行。其主要分支有胰十二指肠下动脉、空肠动脉和回肠动脉（13～18支）、回结肠动脉、右结肠动脉、中结肠动脉，分布胰、十二指肠、空肠、回肠、盲肠、阑尾、升结肠和横结肠。

③肠系膜下动脉。肠系膜下动脉约从第3腰椎的高度发自腹主动脉前壁，行向左下方，主要分支有左结肠动脉、乙状结肠动脉（2～3支）和直肠上动脉，分布到降结肠、乙状结肠和直肠的上部。

（2）成对的脏支。

①肾上腺中动脉。肾上腺中动脉在腹腔干起点的稍下方，约平第1腰椎体高度起自腹主动脉，分布到左、右肾上腺。

②肾动脉。肾动脉约在第1腰椎下缘起自腹主动脉侧壁，向外横行至肾门分4～5支进入肾内，并发出肾上腺下动脉分布于肾上腺。

③睾丸动脉。睾丸动脉细而长，在肾动脉起始处稍下方发自腹主动脉前壁，沿腰大肌表面斜向外下行，经腹环进入腹股沟管，分布于睾丸和附睾。在女性，该动脉为卵巢动脉，经卵巢悬韧带下行进入盆腔，分布于卵巢和输卵管壶腹。

7. 盆部的动脉

盆部的动脉在平第4腰椎高度腹主动脉分出左、右髂总动脉，每侧髂总动脉又向外下，至骶髂关节的前方分为髂内和髂外动脉。

（1）髂内动脉。髂内动脉是盆部动脉的主干，为一短干，斜向内下行入盆腔，其分支有脏支和壁支两种。脏支主要包括直肠下动脉、子宫动脉（仅见于女性）和阴部内动脉，分布于直肠、膀胱、子宫、卵巢、输卵管、会阴和外生殖器等。壁支主要包括闭孔动脉、臀上动脉和臀下动脉，分布到盆壁和臀部。

（2）髂外动脉。髂外动脉自髂总动脉发出后，沿腰大肌内侧缘下行，经腹股沟韧带中点深面至股前部移行为股动脉。

8. 下肢的动脉

（1）股动脉。股动脉为髂外动脉的直接延续，是下肢的动脉主干，在股三角内下行，向下经收肌管下行入腘窝，移行为腘动脉。股动脉的主要分支是股深动脉、营养大腿诸肌。

（2）腘动脉。腘动脉在腘窝深部下行，至腘窝下角处分为胫前动脉和胫后动脉，分支主要营养膝关节及附近肌。

（3）胫后动脉。胫后动脉沿小腿后群肌浅、深层之间下行，经内踝后方入足底，分为足底内侧动脉和足底外侧动脉。分支分布于小腿肌后群、外侧群和足底肌。

（4）胫前动脉。胫前动脉穿小腿骨间膜上端至小腿前面，在小腿肌前群之间下行，至踝关节前方移行为足背动脉。分支分布到小腿肌前群和足背结构。

（5）足背动脉。足背动脉在踝关节前方接胫前动脉，在足背可摸到其搏动，分支分布到足背和足底。

（三）静脉（见图 3.47）

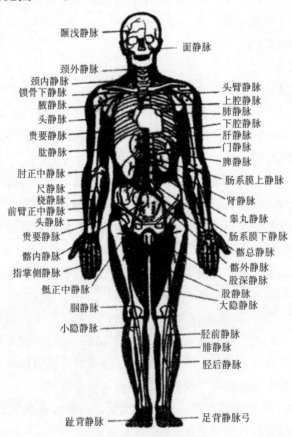

图 3.47　全身静脉概观

　　静脉是引血回心的血管，它起于毛细血管，逐级汇合，最后汇集成大静脉注入心房。相比于动脉，静脉的数量多、管壁薄、管腔大、弹性小。此外，静脉还有下列特点：①静脉瓣呈半月形，成对出现，游离缘朝向心，能够防止血液逆流。因此，瓣膜多见于受重力影响较大的四肢静脉。②体循环静脉有深、浅静脉之分。深静脉位于深筋膜深面，与动脉伴行。深静脉的名称和行程与伴行动脉相同，引流范围与伴行动脉的分布范围大体一致。浅静脉位于皮下浅筋膜内，不与动脉伴行，最后注入深静脉。临床上的注射、输液、输血等操作常于浅静脉处进行。③静脉存在丰富的吻合与交通。在特定部位，浅静脉可以吻合成静脉网，深静脉可以形成静脉丛。此外，静脉之间常有丰富的交通支，这些结构都有利于血液回流的通畅。

　　全身的静脉包括心静脉系、肺静脉系、上腔静脉系和下腔静脉系。

　　1. 心静脉系

　　见前述相关内容。

　　2. 肺静脉系

　　肺静脉左、右各两条，分别称左肺上静脉、左肺下静脉和右肺上静脉、右肺下静脉，起自肺门，穿纤维心包，注入左心房后部。

　　3. 上腔静脉系

　　上腔静脉系由上腔静脉及其属支组成，收纳头颈部、上肢、胸部（心、肺除外）等的静脉血。

　　（1）上腔静脉为一短而粗的静脉干，由左、右头臂静脉在右侧第 1 胸肋结合处的后方汇合而成，沿升主动脉的右侧垂直下行，达右侧第 2 胸肋关节后方穿纤维心包，平右侧第 3 胸肋关节处注入右心房，在入心包之前，有奇静脉汇入。

　　（2）头臂静脉又称无名静脉，左、右各一，由颈内静脉和锁骨下静脉在同侧的胸锁节后方汇合而成，汇合处形成的夹角称静脉角，有淋巴导管注入。头臂静脉是收纳头颈部及上肢静脉血的主干，此外，还直接收纳椎静脉、胸廓内静脉、肋间最上静脉、甲状腺下静脉的静脉血。

　　（3）头颈部的静脉

　　①颈内静脉是颈部的深静脉，与颈内动脉、颈总动脉和迷走神经伴行，至同侧胸锁关节的后方与锁骨下静脉汇合，形成头臂静脉。其属支包括颅内和颅外两种。颅内属支通过硬脑膜窦收集脑、脑膜等部位的静脉血；颅外属支包括面静脉、舌静脉、咽静脉及甲状腺上、中静脉等，收纳面部、舌、咽、甲状腺和颈部的静脉血。

　　②颈外静脉是颈部最大的浅静脉，由耳后静脉、枕静脉与下颌后静脉的后支汇合而成，沿胸锁乳突肌表面下行，注入锁骨下静脉。

　　③锁骨下静脉在第 1 肋的外缘续腋静脉，向内横过第 1 肋上至胸锁关节的后方与颈内静脉汇合为头臂静脉。其主要属支是颈外静脉和腋静脉，收纳上肢、颈部浅层结

构的静脉血。

（4）上肢的静脉。上肢的静脉有深静脉和浅静脉两种，多含静脉瓣，深、浅静脉之间存在丰富交通支。

①浅静脉。浅静脉位于上肢的皮下，手背的浅静脉先形成手背静脉网，再由此网合成两条大的浅静脉，即头静脉和贵要静脉。两者之间有肘正中静脉交通。贵要静脉起自手背静脉网的尺侧，上行达肘部转至前面，沿肱二头肌内侧沟至臂中点稍下方，穿过深筋膜注入肱静脉或腋静脉，收纳手背和前臂尺侧浅层结构的静脉血。头静脉起自手背静脉网的桡侧，转至前面沿前臂桡侧、肱二头肌外侧沟上行，经三角肌和胸大肌间沟至锁骨下窝，穿深筋膜注入腋静脉或锁骨下静脉，收纳手背和前臂桡侧浅层结构的静脉血。肘正中静脉变异较多，一般为一条，位于肘窝皮下，起自头静脉，斜向内上方连于贵要静脉。

②深静脉。肢的深静脉和同名动脉伴行，较细，且多为两条。两条肱静脉在腋窝处汇合成一条腋静脉。腋静脉行于腋动脉前内侧，收纳上肢深、浅静脉的全部血液，在第 1 肋外缘延续成锁骨下静脉。

（5）胸部的静脉。胸部的静脉主要有奇静脉和胸廓内静脉等。

①奇静脉由右腰升静脉向上穿过膈延续而成，沿食管后方和胸主动脉右侧上升，至第 4 胸椎体高度向前跨越右肺根上方注入上腔静脉。奇静脉收纳右肋间后静脉、半奇静脉、食管静脉、支气管静脉等的静脉血。

②胸廓内静脉由腹壁上静脉向上延续而成，与同名动脉伴行，注入头臂静脉，收纳同名动脉分布区的静脉血。

4. 下腔静脉系

下腔静脉系由下腔静脉及其属支组成，收纳下半身的静脉血。

（1）下腔静脉。下腔静脉是人体最大的静脉，由左、右髂总静脉于第 4 或第 5 腰椎体右前方汇合而成，沿腹主动脉的右侧上行，经膈的腔静脉孔，穿心包注入右心房。除左、右髂总静脉外，下腔静脉的属支分为壁支和脏支两种，多数与同名动脉伴行。壁支有膈下静脉 1 对、腰静脉 4 对，每侧 4 条腰静脉之间有纵行的腰升静脉相连。脏支包括睾丸（卵巢）静脉、肾静脉、肝静脉等，收纳相应腹腔脏器的静脉血。

（2）髂总静脉。髂总静脉由髂内静脉和髂外静脉在骶髂关节的前方汇合而成，双侧髂总静脉与髂总动脉伴行至第 5 腰椎体右侧汇合成下腔静脉。

（3）下肢的静脉。下肢的静脉分为深、浅两种，两者之间有丰富的交通支。深、浅静脉均有静脉瓣，且数量比上肢的静脉多。

①浅静脉。足背的皮下有足背静脉弓，由弓的两端向上延续成两条浅静脉，即大隐静脉和小隐静脉。大隐静脉为全身最长的静脉，起自足背静脉弓的内侧端，经内踝前方，沿小腿内侧面、膝关节内后方、大腿内侧上行，至耻骨结节外下方 3～4cm

处，穿隐静脉裂孔注入股静脉。在注入股静脉前，还有股内、外侧浅静脉等 5 条属支注入。小隐静脉在足外侧缘起自足背静脉弓，经外踝的后方沿小腿后面上行，至腘窝中点穿深筋膜注入腘静脉。

②深静脉。深静脉与同名动脉伴行，在膝部以下每条动脉伴行两条静脉。胫前静脉和胫后静脉于腘窝处汇合成一条腘静脉。腘静脉向上穿收肌腱裂孔延续为股静脉，股静脉经腹股沟韧带后方移行为髂外静脉。

（4）盆部的静脉。盆部的静脉包括髂内静脉和髂外静脉等。

①髂内静脉沿髂内动脉后内侧上行，与髂外静脉汇合成髂总动脉，其属支有壁支和脏支两种。壁支与同名动脉伴行，收纳同名动脉分布区的静脉血。脏支主要有阴部内静脉、子宫静脉和直肠下静脉，它们分别起自阴部静脉丛、子宫阴道静脉丛、直肠静脉丛。

②髂外静脉为股静脉的直接延续，行向内上达骶髂关节前方与髂内静脉汇合成髂总静脉。髂外静脉收纳腹壁下静脉等的静脉血。

（5）腹部的静脉。腹前壁的静脉包括深静脉、浅静脉两种。浅静脉为胸腹壁静脉和腹壁浅静脉，前者由腹前壁脐以上浅静脉向上汇合而成，向外上方行至腋窝注入腋静脉；后者由腹前壁脐以下浅静脉汇合而成，向外下注入大隐静脉。深静脉包括腹壁上静脉和腹壁下静脉，均与同名动脉伴行，分别注入头臂静脉和髂外静脉。腹腔内的静脉可分为成对静脉和不成对静脉两种，分别来自成对和不成对的脏器。成对脏器的静脉直接或间接注入下腔静脉；不成对脏器（肝除外）的静脉先汇合成门静脉入肝，经肝血窦后再汇合成肝静脉注入下腔静脉。

（6）肝门静脉。肝门静脉是一条粗短的静脉干，由肠系膜上静脉和脾静脉汇合而成，经胰颈和下腔静脉之间上行进入肝十二指肠韧带内，到达肝门分左、右两支分别进入肝的左、右叶。肝门静脉的主要属支共七条，包括肠系膜上静脉、肠系膜下静脉、脾静脉、胃左静脉、胃右静脉、附脐静脉和胆囊静脉。这些静脉多与同名动脉伴行，收纳腹盆部消化道（包括食管腹段，但齿状线以下肛管除外）、胆囊、胰和脾的静脉血。

第八节　内分泌系统

内分泌系统是神经系统以外的另一个重要机能调节系统，与中枢神经系统紧密联系，密切配合，相互作用，调节机体的生长发育和各种代谢活动。内分泌腺与消化腺、汗腺等有导管的外分泌腺不同，为无导管腺，其分泌的化学物质称为激素，直接进入血液或淋巴，然后运送到全身，对特定靶器官和靶细胞发挥作用。

  按内分泌腺存在的形式，内分泌系统主要分为内分泌器官和内分泌组织两大类。内分泌器官以独立的形态结构存在，肉眼可见，如甲状腺、甲状旁腺、肾上腺、垂体、胸腺和松果体等（见图3.48）。内分泌组织以细胞团为单位，散在分布于人体其他的器官或组织内，肉眼不可见，如胰腺的胰岛细胞、睾丸的间质细胞、卵巢内的卵泡和黄体等有内分泌功能的细胞。除内分泌器官与内分泌组织外，机体其他器官如消化道、呼吸道等还存在着大量散在分布的内分泌细胞，在调节机体生理活动中起着重要的作用。内分泌腺体积小，重量轻，分泌的激素微量，但作用很强，对机体的新陈代谢、生长发育、生殖和维持机体内环境的稳定起重要作用。内分泌腺的血液供应较丰富，与其旺盛的新陈代谢和激素的运送有关。内分泌腺的结构和功能活动有显著的年龄变化。

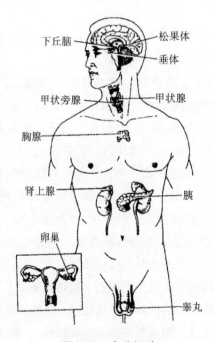

图3.48 内分泌腺

一、垂体

  垂体是机体内最重要的内分泌腺，呈灰红色，不成对，椭圆形，位于颅中窝蝶鞍的垂体窝内，借漏斗柄连于下丘脑。成年男性垂体重0.35~0.80g，女性垂体重0.45~0.90g。一般女性的垂体较男性大，妊娠时更明显。根据发生和结构分为腺垂体和神经垂体两部分。腺垂体约占垂体重量的70%，包括远侧部、结节部和中间部。远侧部和结节部合称为垂体前叶。腺垂体可分泌多种激素，不但与身体骨骼和软组织的生长有关，且影响其他内分泌腺的功能。神经垂体主要储存下丘脑产生的抗利尿激素和催产素，由神经部和漏斗组成。中间部和神经部合称为垂体后叶。垂体在神经系统与内分泌系统的相互作用中处于重要地位。

二、甲状腺

甲状腺位于颈前部，棕红色，呈"H"形，分左、右两个侧叶及中间的甲状腺峡。甲状腺的平均重量，在成年男性为 26.7g，女性为 25.3g。侧叶贴于喉的下部和气管上部的两侧，上达甲状软骨中部，下至第 6 气管软骨环。甲状腺峡位于第 2 至第 4 气管软骨环的前方。约有半数人自峡部向上伸出一锥状叶，长短不一，最长者可达舌骨。临床上气管切开时，应避开峡部。甲状腺外面有两层被膜包裹。内层膜为纤维膜，并深入甲状膜实质将甲状腺分为大小不等的小叶。外层膜为甲状腺鞘。甲状腺的大小变化很大，随年龄、季节等有所不同。一般女性比男性变化大。甲状腺分泌含碘的甲状腺素，促进机体的新陈代谢，维持机体正常生长发育，尤其对于骨骼和脑的正常发育和功能有重要作用。此外，甲状腺还能分泌降钙素，具有降低血钙的作用，参与机体钙平衡的调节。

三、甲状旁腺

甲状旁腺为上、下两对呈扁椭圆形似黄豆大小的腺体，每个重约50g，呈淡棕黄色，常贴附于甲状腺侧叶后面与甲状腺鞘之间，或埋在甲状腺组织中，甚至甲状腺鞘之外。上甲状旁腺位置比较固定，在甲状腺侧叶后缘上、中1/3交界处；下甲状旁腺的位置变异较大。甲状旁腺分泌甲状旁腺素，能升高血钙，与降钙素共同调节钙的代谢，维持血钙平衡。如功能亢进，可致骨质疏松并易发生骨折。如不慎切除，可致血钙降低、肌肉抽搐，肢体出现对称性疼痛与痉挛。

四、肾上腺

肾上腺呈淡黄色，左、右各一，位于两肾上端的内上方，腹膜之后脊柱的两侧。与肾共同包裹在肾筋膜内。左肾上腺近似半月形，重 7.17g（男）和 7.20g（女）；右肾上腺呈三角形，重 7.11g（男）和 6.86g（女）。肾上腺的前面有不太明显的肾上腺门，是血管、神经和淋巴管进出之处。实质可分为皮质与髓质两部分，其中皮质占约90%，髓质10%。肾上腺分泌多种激素，调节心血管和内脏的活动，以及影响水盐代谢、糖代谢等。

五、松果体

松果体为一灰红色的椭圆形腺体，重 120~200mg。位于上丘脑的后上方，以柄附着于第三脑室顶的后部。松果体表面包以软脑膜，结缔组织伴随血管伸入腺实质内，将实质分为许多小叶。松果体在儿童期比较发达，一般在 7 岁左右开始退化，青春期后松果体可有钙盐沉积，出现大小不一的脑砂，随年龄增长而增多，脑砂可作为影像诊断颅内占位性病变的定位标志。

松果体合成和分泌褪黑素，参与调节生殖系统的发育、月经周期的节律和许多神经功能活动。在儿童期，松果体病变引起其功能不全时，可出现性早熟或生殖器官过度发育。

六、胸腺

胸腺位于胸骨柄的后方，上纵隔的前部，贴近心包上方和大血管前面，向上到达胸廓上口，向下至前纵隔。胸腺由左、右叶构成，呈不对称的扁条状，质软，两叶之间借结缔组织相连。新生儿和幼儿的胸腺相对较大，重 10~15g。性成熟后胸腺发育至最高峰，重达 25~40g，随后逐渐萎缩，多被结缔组织替代。胸腺也可伸至颈部，尤其是小儿，胸腺肿大时可压迫头臂静脉、主动脉弓和气管，出现发绀和呼吸困难。

胸腺属于淋巴器官，兼有内分泌功能，可分泌胸腺素和促胸腺生成素，参与机体的免疫反应。

七、生殖腺

睾丸是男性生殖腺，位于阴囊内，产生精子和雄激素。雄激素由生精小管之间的间质细胞产生，经毛细血管进入血液循环，其作用是激发男性第二性征的出现，并维持正常的性功能。

卵巢是女性生殖腺，位于盆腔侧壁的卵巢窝内，可产生卵泡。卵泡壁的细胞主要产生雌激素和孕激素。卵泡排卵后转变成黄体，黄体可分泌孕激素和雌激素。雌激素可刺激子宫、阴道和乳腺的生长发育，出现并维持女性第二性征。孕激素能使子宫内膜增厚，为受精卵的植入做准备，并使乳腺逐渐发育，为哺乳做准备。

八、胰岛

胰岛是胰的内分泌部，为许多大小不等、形状不一的细胞团（见图 3.49），散在于胰腺实质内，以胰尾居多。胰岛 β 细胞分泌胰岛素，胰岛 α 分泌胰高血糖素等，调节血糖浓度，维持血糖稳态。

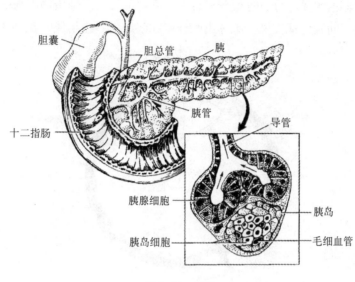

图 3.49　胰岛

第九节　感觉器

感觉器由感受器及其附属器构成，如视器、前庭蜗器和味器等感觉器。感受器广泛分布于人体各部，结构和功能各不相同，是机体接受内、外环境各种刺激的结构。感受器分类方法较多，根据感受器所在的部位、接受刺激的来源分为外感受器、内感受器和本体感受器；根据其特化的程度可分为一般感受器和特殊感受器，如视、听、嗅、味等感受器。感觉器的功能是接受机体内、外环境的各种不同刺激，并将刺激转为神经冲动，该冲动经过感觉神经传入中枢，经中枢分析整合后产生相应的感觉，再由中枢发出神经冲动，经运动神经传至效应器，对刺激进行应答。

一、视器

视器即眼，由眼球及眼副器两部分组成。其中，眼球的功能是感受光波的刺激，通过视觉传导通路将光刺激转化的神经冲动传至大脑皮质的视觉中枢而产生视觉。眼副器包括眼睑、结膜、泪器和眼球外肌等，对眼球起支持、保护和运动等作用。

（一）眼球

眼球为视器的主要部分，近似球形，位于眶内前部。眼球借筋膜与眶壁相连，后端由视神经连于间脑的视交叉。眼球由眼球壁和眼球内容物组成（见图3.50）。

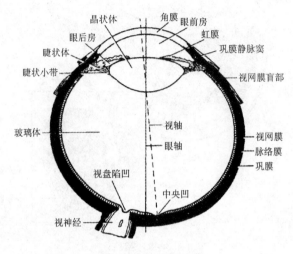

图 3.50　眼球的结构

眼球壁由外向内依次分为眼球纤维膜、眼球血管膜和视网膜三层。眼球内容物是眼球内一些结构透明、无血管、无色、具有屈光作用的结构，包括晶状体、房水和玻璃体，它们与角膜一起组成眼的折光系统，使物体反射出来的光线进入眼球后，在视网膜上形成清晰的物像。

1. 眼球纤维膜

眼球纤维膜又称眼球外膜，为眼球壁的外层，由致密纤维结缔组织构成，有保护和维持眼球内容物的作用，由前向后可分为角膜和巩膜两部分。

（1）角膜占眼球纤维膜的前1/6，无色透明，富有弹性，曲度较大，有折光作用。角膜无血管，但有大量的神经末梢，感觉极为敏锐。角膜的营养物质有3个来源：角膜周围的血管、泪液和房水。

（2）巩膜占眼球纤维膜的后5/6，为乳白色不透明的纤维膜，厚而坚韧，有维持眼球形态和保护眼球内容物的作用。巩膜与角膜相接处的深面有一环形的巩膜静脉窦，是房水流出的通道。巩膜的后方有许多小孔，呈筛板状，称巩膜筛板，有视神经穿出，并与视神经的鞘膜相延续。在巩膜筛板处，还有视网膜中央动、静脉通过。巩膜前部露于眼裂的部分，正常呈乳白色，黄色常是黄疸的重要体征。

2. 眼球血管膜

眼球血管膜又称眼球中膜，在眼球纤维膜的内面，含有大量的血管和色素细胞，有营养眼球内组织和遮光作用。眼球血管膜从前向后可分为虹膜、睫状体和脉络膜部分。

（1）虹膜位于眼球血管膜的最前部，呈冠状位，圆盘状。虹膜中央有一圆形的孔为瞳孔，直径一般为 2.5~4.0mm。虹膜的颜色与虹膜所含色素细胞的多少有关，有明显的种族差异。瞳孔可根据光线的强弱缩小和开大。它们受虹膜内两种平滑肌控制：一种为瞳孔括约肌，可缩小瞳孔，受副交感神经控制；另一种为瞳孔开大肌，可开大瞳孔，受交感神经控制。在弱光下或看远物时，瞳孔开大；在强光下或看近物时，瞳孔缩小，以调节光的进入量。

（2）睫状体是血管膜中部最肥厚的部分，产生房水，位于巩膜和角膜移行部的内面，为虹膜后外方的环形增厚部分。睫状体前部有向内突出并呈辐射状排列的突起，称为睫状突，睫状突发出的睫状小带与晶状体相连。睫状肌为睫状体内的平滑肌，受副交感神经支配。睫状肌收缩与舒张牵动睫状小带，以调节晶状体的厚度。睫状体的前部有产生房水的作用。

（3）脉络膜占眼球血管膜的后 2/3，含丰富的色素细胞和血管，外面与巩膜疏松相连，内面紧贴视网膜的色素层。脉络膜的血流量大，流动速度缓慢，可能与维持和调节眼内压有关。脉络膜的主要作用是供应眼球内组织的营养并吸收眼内分散光线以免扰乱视觉。

3. 视网膜

视网膜又称眼球内膜，在眼球血管膜的内面。从前向后分为虹膜部、睫状体部和视部三部分。虹膜部和睫状体部分别贴附于虹膜和睫状体的内面，无感光作用，称为视网膜的盲部。视部范围最大，位于脉络膜的内面，有感光作用，为视器接受光波刺激并将其转为神经冲动的部分。

眼底位于视网膜的后部。包括视神经盘、黄斑和中央凹。视神经盘即眼底的圆形隆起，直径 1.5mm，正常眼底镜检查时呈粉红色，由视网膜神经节细胞轴突汇聚而成，是视神经的起始部，并有视网膜中央动、静脉出入。此处无感光能力，故称生理盲点。在视神经盘外侧约 3.5mm 处，有一密集的视锥细胞构成的淡黄色小区，称为黄斑。黄斑的中央凹陷称中央凹，此区无血管，是感光最敏锐的地方。

视网膜视部分内、外两层。外层为色素上皮层，由大量的单层色素上皮构成，紧贴脉络膜；内层为神经细胞层，由 3 层神经细胞构成，由眼球壁外向内依次为感光细胞层、双极细胞层、视神经节细胞层。除视神经盘外，色素上皮层与神经细胞层之间黏着较弱，是视网膜脱离的解剖学基础。

4. 房水和眼房

眼房是位于角膜和晶状体之间的腔隙，被虹膜分为较大的前房和较小的后房。房水为无色透明液体，充满于眼房内，主要由睫状体分泌产生，然后进入眼后房，经瞳孔至眼前房，在眼前房的周缘渗入巩膜静脉窦而至眼静脉。房水有运输营养物质和代谢产物、折光及调节眼压的作用。病理情况下，房水循环障碍，可导致眼内压增高，称为青光眼。

5. 晶状体

晶状体位于虹膜和玻璃体之间，呈双凸透镜状，无色透明而富有弹性，不含血管和神经。晶状体外面包以具有高度弹性的被膜，称为晶状体膜，周缘由晶状体悬韧带连于睫状突上，其实质由多层纤维构成，周围较软，为晶状体皮质，中央较硬，为晶状体核。晶状体是眼屈光系统的主要装置，若因疾病或创伤而变混浊，称为白内障。

6. 玻璃体

玻璃体为无色透明的胶冻状物质，充满于晶状体与视网膜之间，外包一层透明的玻璃体膜，约占眼球内腔的 4/5。玻璃体除有折光作用外，还有支持视网膜的作用，若支持作用减弱，易导致视网膜脱离；若玻璃体混浊，可影响视力。

（二）眼副器

眼副器包括眼睑、结膜、泪器、眼球外肌、眶脂体和眶筋膜等，有保护、运动和支持眼球的作用。

1. 眼睑

眼睑俗称眼皮，位于眼球的前方，分上睑和下睑，是保护眼球的屏障。上、下睑之间的裂隙称为睑裂，睑裂的外侧端较锐利，称外眦；内侧端较钝圆，称内眦。上下睑缘均有睫毛，弯曲向前，有防止灰尘进入眼内和减弱强光照射的作用，若长向角膜，则为倒睫。睫毛根部有睫毛腺，其急性炎症称为睑腺炎（麦粒肿）。

2. 结膜

结膜是一层薄而光滑透明的黏膜，覆盖在眼睑的后面与眼球的前面，富含血管。结膜按所在部位分为睑结膜、球结膜和结膜穹隆三部分。睑结膜血管丰富，红色或淡红色，贫血时呈苍白色。结膜穹隆分为结膜上穹和结膜下穹。当闭眼时全部结膜形成的囊状腔隙为结膜囊。结膜各部的组织结构不完全相同，一般病变常局限于某一部位。

3. 泪器

泪器由泪腺和泪道构成。泪腺位于眼眶的前外上方的泪腺窝内，约 2cm 长，其排泄小管开口于结膜上穹外侧部。泪腺分泌的泪液借眨眼活动涂抹于眼球表面，具有冲洗微尘、保持角膜的湿润以及抑制细菌繁殖等作用。多余的泪液经泪道流向鼻腔。泪道由泪点、泪小管、泪囊和鼻泪管组成。

4. 眼球外肌

眼球外肌包括运动眼球和眼睑的肌，均为骨骼肌，一侧共 7 块。运动眼球的肌肉一侧共 6 块，包括 4 块直肌和 2 块斜肌。4 块直肌是上直肌、下直肌、内直肌、外直肌；2 块斜肌是上斜肌（下外）、下斜肌（上外）。当某一眼肌麻痹时，可出现斜视和复视现象。运动眼睑的肌肉是上睑提肌，受动眼神经支配，其作用是提上睑，开大眼裂，该肌瘫痪可导致上睑下垂。

二、前庭蜗器

前庭蜗器又称为耳，由前庭器和蜗器两部分组成，包括外耳、中耳和内耳（见图 3.51）。外耳和中耳是收集和传导声波的装置，是耳的附属器。内耳有接受声波和位觉刺激的听感受器和位觉感受器，二者功能不同，但结构上关系密切。

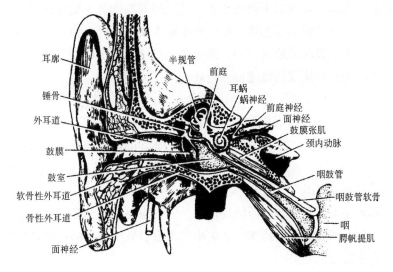

图 3.51　前庭蜗器全貌

（一）外耳

外耳包括耳廓、外耳道和鼓膜三部分。

1. 耳廓

耳廓上方的大部分以弹性软骨为支架，下方的小部分无软骨，由结缔组织、脂肪及皮肤组织组成，为耳垂。耳垂有丰富的神经血管，是临床常用采血部位。耳廓用来收集声波。

2. 外耳道

耳道为外耳门至鼓膜之间的"S"状弯曲管道，长约 2.5cm。外侧 1/3 为软骨部，内侧 2/3 为骨性部，外耳道皮肤较薄，在软骨部含有毛囊、皮脂腺及耵聍腺，分泌耵聍。外耳道皮下组织少，故皮肤与软骨膜及鼓膜相贴甚紧，外耳道炎症肿胀时疼痛剧烈。

3. 鼓膜

鼓膜为椭圆形半透明的薄膜，形似漏斗，介于耳道底与鼓室之间，构成鼓室外侧壁的大部分。其位置向前外倾斜，与外耳道底呈45°～50°。鼓膜可分为松弛部和紧张部。紧张部的前下部有一三角形反光区，称光锥，临床耳镜检查时常可窥见。

（二）中耳

中耳主要包括鼓室、咽鼓管、乳突窦和乳突小房，位于外耳与内耳之间，大部分位于颞骨岩部内。中耳的主要功能是传导声波和增强信号。

1. 鼓室

鼓室是颞骨岩部内含气的不规则小腔，位于鼓膜与内耳外侧壁之间。经咽鼓管通鼻咽部，经乳突窦与乳突小房相通。鼓室主要有3块听小骨，由外至内为锤骨、砧骨和镫骨。三者连于鼓膜和前庭窗之间，形成听小骨链，组成杠杆系统，当声波冲击鼓膜时，将声波的振动转换成机械能传入内耳。

2. 咽鼓管

咽鼓管是连于鼓室和鼻咽部的管道，斜向前内下方，长3～4cm，其作用是使鼓室和外界的大气压相等，以保持鼓膜内外压力平衡。咽鼓管闭塞将会影响中耳的正常功能。

3. 乳突窦和乳突小房

乳突窦和乳突小房是鼓室向后的延伸部。乳突窦是鼓室和乳突之间的空腔，向前与鼓室相通，向后与乳突小房相连。乳突小房为颞骨乳突部内的许多含气小腔隙。中耳炎时可经乳突窦侵犯乳突小房。

（三）内耳

内耳是前庭蜗器的主要部分，位于颞骨岩部骨质内，在鼓室与内耳道底之间，形状不规则，又称迷路。迷路构造复杂，分骨迷路和膜迷路两部分。骨迷路为颞骨岩部内的骨性管道，膜迷路是套在骨迷路内的密闭膜性管道。膜迷路内含有内淋巴，膜迷路与骨迷路之间充满外淋巴。内、外淋巴互不相通。

1. 骨迷路

骨迷路是由骨密质围成的腔与管。分为前庭、骨半规管和耳蜗三部分，三者彼此相通。

（1）前庭是骨迷路的中间部分，为一近似椭圆形的腔隙。外侧壁即鼓室的内侧壁，有前庭窗和蜗窗，前庭窗由镫骨底封闭，蜗窗由第二鼓膜封闭。内侧壁即内耳道底，有神经穿入的许多小孔。

（2）骨半规管为3个半环形的骨管，在前庭的后上方，即前骨半规管、后半规管和外半规管，彼此互相垂直。每个骨半规管呈"C"形，有 2 个脚，其中一个脚膨大为骨壶腹。因前、后骨半规管各有 1 个脚合成 1 个总骨脚，故 3 个半规管只有 5 个开口，通于前庭。

（3）耳蜗位于前庭的前下方，是一个卷曲的骨管，形似蜗牛壳。耳蜗由蜗轴和蜗螺旋管构成。蜗螺旋管腔分为前庭阶、蜗管和鼓阶三个部分。蜗管内为内淋巴，前庭阶与鼓阶中为外淋巴。前庭阶通向前庭窗，鼓阶通蜗窗。二者在蜗顶处借蜗孔彼此相通。

2. 膜迷路

膜迷路是套在骨迷路内的膜性管和囊，借纤维束固定于骨迷路的壁上。管壁上有前庭器和听觉感受器。膜迷路可分为椭圆囊和球囊、膜半规管和蜗管，它们之间相互连通，充满内淋巴。

（1）椭圆囊和球囊。椭圆囊和球囊位于前庭内，椭圆囊在后上方，球囊在前下方。椭圆囊后壁有 5 孔与 3 个膜半规管相通，在椭圆囊有感觉上皮称椭圆囊斑，球囊的前壁有感觉上皮称球囊斑。两者为位觉感受器，能接受直线加速或减速运动的刺激。

（2）膜半规管。膜半规管在骨半规管内，形状类似骨半规管，管径为骨半规管的 1/4～1/3。在骨壶腹内也有相应的膜壶腹，在膜壶腹的壁上有隆起称壶腹嵴（共 3 个）。壶腹嵴为位觉感受器，感受头部旋转变速运动的刺激。椭圆囊斑、球囊斑和 3 个壶腹嵴合称为前庭器。

（3）蜗管。蜗管在耳蜗蜗螺旋管内。蜗管的顶端为盲端，下端借连合管连于球囊。蜗管上壁为蜗管前庭壁（前庭膜），将前庭阶和蜗管分开。下壁为骨螺旋板和蜗管鼓壁（螺旋膜），后者又称基底膜，与鼓阶相隔。在基底膜上有螺旋器又称 Corti 器，为听觉感受器。声波传入内耳的听觉感受器有两条途径：一是空气传导，一是骨传导，正常情况下以空气传导为主。外耳和中耳引起的耳聋为传导性耳聋，故不会产生完全性耳聋。内耳、蜗神经、听觉传导通路及听觉中枢引起的耳聋为完全性耳聋。

第十节　神经系统

一、概述

（一）神经系统的基本功能

神经系统由脑和脊髓以及与其相连的脑神经和脊神经组成。神经系统是人体结构和功能最复杂的系统，在体内起主导作用。神经系统的基本功能是：一方面控制和调节其他系统的活动，使人体成为一个有机的整体；另一方面调整机体功能活动，维持机体与外环境间的统一，与不断变化的外界环境相适应。

（二）神经系统的区分

从结构和功能上来说，神经系统是一个不可分割的整体，为了叙述方便可从不同角度进行区分。

按神经系统位置和功能不同，可分为中枢神经系统和周围神经系统。中枢神经系统包括脑和脊髓。周围神经系统包括与脑相连的 12 对脑神经和与脊髓相连的 31 对脊神经（见图 3.52）。按神经系统分布的对象不同，可分为躯体神经系统和自主神经系统（内脏神经系统）。它们的中枢部也在脑和脊髓内，而周围部分别称为躯体神经和内脏神经。内脏神经除部分独立走行外，皆行于脑神经和脊神经内。躯体神经主要分布于体表、黏膜、骨、关节和骨骼肌，可分为躯体运动神经和躯体感觉神经。内脏神经又称自主神经或植物神经，主要分布于内脏、心血管、平滑肌和腺体，可分为内脏运动神经和内脏感觉神经。内脏运动神经又分为交感神经和副交感神经。

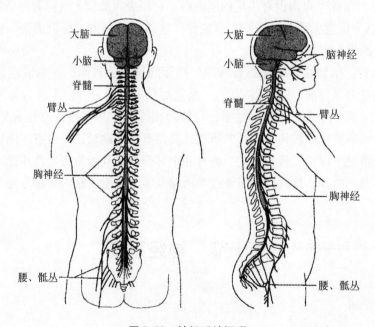

图 3.52　神经系统概观

（三）神经系统的活动方式

神经系统的基本活动方式是反射。反射是神经系统对内、外环境的各种刺激所作出的适宜的反应。反射活动的结构基础是反射弧。反射弧的 5 个基本组成部分是：感受器→传入神经→反射中枢→传出神经→效应器（见图3.53）。神经系统通过各种反射来维持机体内环境的稳定以及内环境与外环境的统一。

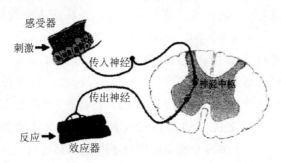

图3.53 反射弧

（四）神经系统的常用术语

在中枢和周围神经系统中，神经元胞体和突起在不同部位有不同的组合方式，故用不同的术语表示。

1. 灰质和白质

在中枢部，神经元的胞体及其树突聚集的部位，在新鲜标本中色泽灰暗，称为灰质。位于大脑和小脑表层的灰质，称为大脑皮质和小脑皮质。在中枢部，神经元轴突集中的地方，因多数轴突具有髓鞘，颜色苍白明亮，称为白质。

2. 神经核和神经节

在白质内，形态和功能相同的神经元胞体聚集成团，称为神经核。在周围部，神经元胞体聚集成团称为神经节，如脑、脊神经节。

3. 纤维束和神经

在白质内，起止、行程和功能相同的神经纤维集聚成束，称为纤维束或传导束。在周围部，神经纤维集合在一起称为神经。

二、脊髓和脊神经

（一）脊髓

1. 脊髓的位置

脊髓位于椎管内，在成人长42～45cm，最宽处横径1～1.2cm。脊髓上端在枕骨大孔处与延髓相连，下端在成人一般平第1腰椎下缘，新生儿平第3腰椎下缘。

2. 脊髓的外形

脊髓呈前后稍扁的圆柱形，外包3层被膜。下端变细呈圆锥状，称为脊髓圆锥。

脊髓圆锥向下延续为一结缔组织细丝，称为终丝（见图3.54）。

（1）脊髓表面的纵沟。脊髓表面有6条平行的纵沟。脊髓前面正中的沟较深，称为前正中裂，后面正中的沟较浅，称为后正中沟。在前正中裂和后正中沟的两侧，分别有成对的前外侧沟和后外侧沟。在前、后外侧沟内有成排的脊神经根丝出入。出前外侧沟的根丝形成31对前根，入后外侧沟的根丝形成31对后根。

（2）脊髓的节段。脊髓外形上没有明显的节段标志。每对脊神经前、后根相连的1段脊髓，称为1个脊髓节段。脊髓分为31个节段：8个颈段（C）、12个胸段（T）、5个腰段（L）、5个骶段（S）和1个尾段（Co）。成人脊髓的长度与椎管的长度不一致，所以脊髓的各个节段与相应的椎骨不在同一高度（见图3.55）。

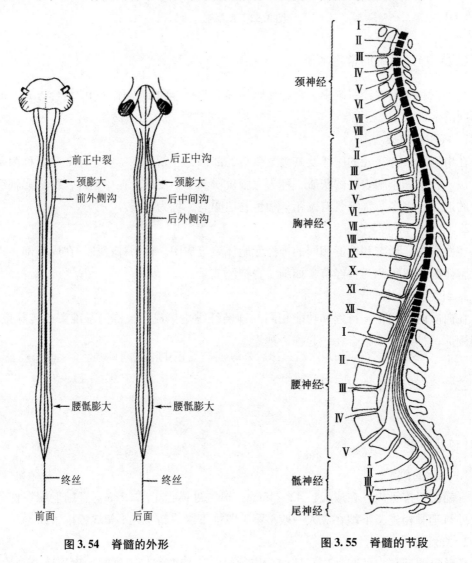

图3.54　脊髓的外形

图3.55　脊髓的节段

（3）脊髓的膨大。脊髓全长粗细不等，有两个膨大部。上方的称颈膨大，从第4颈髓节段至第1胸髓节段。下方的称腰骶膨大，从第1腰髓节段至第3骶髓节段。两个膨大的形成与此处神经细胞和纤维数目增多有关。

3. 脊髓的内部结构

脊髓由灰质和白质两部分构成。灰质在内部，白质在周围（见图3.56）。

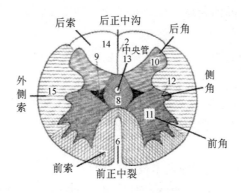

图 3.56　脊髓的内部结构

（1）灰质。灰质在脊髓的横切面上，灰质呈"H"形，中央有一细小的中央管，纵贯脊髓全长，内含脑脊液。中央管前后的灰质，称灰质连合。

①前角。每侧灰质前部扩大，称为前角，内含运动神经元，可支配骨骼肌的收缩和调节肌纤维的张力。

②侧角。从第1胸节段到第3腰节段，灰质中间带向外侧突出的部分称为侧角，内含多极神经元，是交感神经的低位中枢。

③后角。灰质后部狭细，称为后角，内含多极神经元，称为后角细胞，主要接受后根的各种感觉纤维。

（2）白质。每侧白质借脊髓的纵沟分成3个索：前正中裂与前外侧沟之间称为前索；前、后外侧沟之间称为外侧索；后外侧沟与后正中沟之间称为后索。脊髓白质主要由上、下行纤维束（传导束）组成。

①上行纤维束又称感觉传导束，主要是将后根传入的各种感觉信息向上传递到脑的不同部位。薄束和楔束均位于后索，薄束在后正中沟两侧；楔束在薄束的外侧。薄束、楔束传导来自同侧躯干及上、下肢的本体感觉和精细触觉。薄束传导胸5平面以下同侧的本体感觉和精细触觉；楔束传导胸4平面以上的同侧的本体感觉和精细触觉。当脊髓后索受损时，同侧本体感觉和精细触觉的信息不能上传至大脑皮质。脊髓丘脑束分为位于前索的脊髓丘脑前束和位于外侧索的脊髓丘脑侧束。脊髓丘脑束的纤维在脊髓内亦有明确的定位，从背外侧向腹内侧，依次为来自骶、腰、胸、颈的纤维。前束主要传导对侧躯干、四肢皮肤的粗触觉、压觉；侧束传导对侧躯干、四肢的

痛觉、温度觉。

②下行纤维束又称运动传导束。下行纤维束主要是皮质脊髓束，主要起于大脑皮质中央前回和其他一些皮质区域，包括皮质脊髓侧束和皮质脊髓前束。皮质脊髓侧束位于外侧索，皮质脊髓前束位于前索，终于灰质前角运动神经元。两者功能是负责传导躯干和四肢的随意运动的冲动。支配上、下肢的前角运动神经元只接受对侧大脑半球的纤维，而支配躯干的前角运动神经元接受双侧皮质脊髓束的支配。

4. 脊髓的功能

脊髓是神经系统的低级中枢，是高级中枢功能的基础，高级中枢的功能通过脊髓得以实现。

（1）传导功能。感觉和运动神经冲动传导的结构基础为脊髓内的上、下行纤维束。来自躯干、四肢的各种刺激通过脊髓传导到脑才能产生感觉，脑也要通过脊髓来完成复杂的自能。

（2）反射功能。脊髓是多种基本反射的中枢。脊髓反射有不同的类型，如单突触反射、多突触反射，也可分为躯体反射、内脏反射等。脊髓各种反射都是通过脊髓节内和节间的反射弧完成的。

（二）脊神经

脊神经为连接于脊髓的周围神经部分，共31对，包括颈神经8对，胸神经12对，腰神经5对，骶神经5对，尾神经1对。脊神经为混合性神经，包含躯体神经纤维和内脏神经纤维，二者都有运动纤维和感觉纤维，故脊神经含有四种纤维成分。脊神经是由前根和后根在椎间孔处合并而成。脊神经的前根是运动性的，后根是感觉性的，所以脊神经是混合性的。后根在椎间孔处有椭圆形的膨大，称脊神经节。脊神经出椎间孔后立即分为前支和后支。前支和后支都是混合性的（见图3.57）。

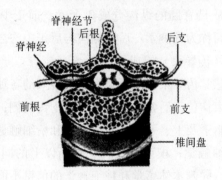

图3.57　脊神经模式图

1. 后支

脊神经后支一般较相应的前支细而短，分布于枕、项、背、腰、臀部。大部分后支可分为皮支和肌支两大类。皮支分布于皮肤，肌支分布于深层肌。后支的分布具有明显的节段性。

2. 前支

脊神经前支较粗大，分布范围广泛，包括躯干前、外侧部及四肢的皮肤和肌肉。除胸神经前支保持明显的节段性分布外，其余的前支分别交织成神经丛，由神经丛再分支分布于相应的区域。脊神经前支共形成颈丛、臂丛、腰丛和骶丛。

（1）颈丛由第1～第4颈神经的前支交织构成，位于胸锁乳突肌上部的深面，发出皮支和肌支，分布于一侧颈部，主要分支有枕小神经、耳大神经、颈横神经、锁骨上神经和膈神经等。膈神经是颈丛中最重要的分支，经胸廓上口入胸腔，沿肺根前方、心包的两侧，下降至膈。膈神经的运动纤维支配膈肌；感觉纤维主要分布到胸膜和心包，右侧膈神经的感觉纤维还分布到肝和胆囊表面的腹膜等处。膈神经受损后，主要涉及同侧半膈肌，影响呼吸功能。

（2）臂丛由第5～第8颈神经前支和第1胸神经前支大部分组成。臂丛经颈根部、锁骨下动脉的上方、锁骨之后进入腋窝，围绕腋动脉形成内侧束、外侧束和后束3个神经束，臂丛的分支多起源于这3个神经束。与其他神经丛相比，臂丛的分支最多。臂丛的主要分支有：

①尺神经发自内侧束，在肱二头肌内侧沟伴行于肱动脉内侧至臂中分，经尺神经沟进入前臂，与尺动脉伴行至手掌。支配前臂尺侧屈肌和手部的尺侧肌及其皮肤。

②正中神经发自内侧束和外侧束，伴肱动脉下行至肘窝，沿前臂中线下降至手掌。主要支配尺神经支配之外的前臂屈肌和手部掌面的肌及其皮肤。

③肌皮神经发自外侧束，主要支配肱二头肌，末端分布于前臂外侧皮肤。肱骨骨折和肩关节外伤时可伴发肌皮神经损伤。

④桡神经为臂丛最大的分支，起自后束，在肱三头肌深面向下外行，继分两支至前臂下行，沿途支配肱三头肌和前臂的全部伸肌以及相应部位的皮肤。

⑤腋神经最短，起自后束，主要分支到三角肌以及肩部和臂外侧区上部的皮肤。

（3）胸神经前支共12对。第1～11对各自位于相应的肋间隙内，称肋间神经。第12对胸神经前支位于第12肋的下方，称肋下神经。上6对肋间神经分支分布于肋间肌、胸壁皮肤和壁胸膜。第7～11对肋间神经和肋下神经分布于腹前外侧群肌、腹壁皮肤及壁腹膜。胸神经前支在皮肤的分布具有明显的节段性特点。

（4）腰丛由第12胸神经前支的一部分、第1～3腰神经前支和第4腰神经前支的一部分组成。腰丛位于腰大肌的深面。腰丛分支除就近支配髂腰肌和腰方肌外，尚分布于腹股沟区、大腿前部和大腿内侧部，主要分支有股神经等。股神经为腰丛中最大的分支，沿腹后壁下行至大腿前面，分支支配大腿前面的肌和皮肤，以及小腿和足内侧皮肤。

（5）骶丛位于盆腔内。由第4腰神经前支一部分，第5腰神经前支和全部骶、尾神经前支组成。骶丛是最大的脊神经丛，主要分支有坐骨神经等。坐骨神经是全身最粗大、行程最长的神经，出骨盆后行至臀大肌深面，在大腿后群肌深面沿中线下行，在腘窝上角分为胫神经和腓总神经两个终支。胫神经为坐骨神经本干的直接延续，沿腘窝中线下行至小腿三头肌深面，经内踝后方至足底。腓总神经沿腘窝外上缘下行，绕腓骨颈至小腿前面，下行至足背。

三、脑和脑神经

（一）脑

脑位于颅腔内，成人平均重量约为1400g。可分为端脑、间脑、小脑、中脑、脑桥和延髓6个部分（见图3.58）。通常将中脑、脑桥和延髓合称为脑干。脑共发出12对脑神经。

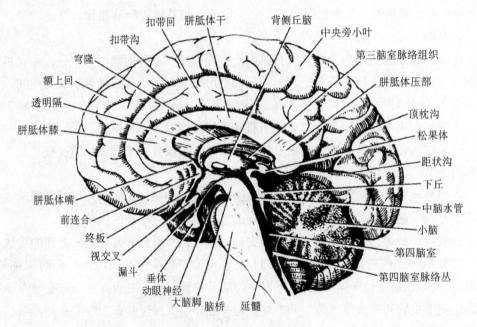

图 3.58　脑的正中矢状切面

1. 脑干

脑干位于颅后窝前部，从上往下依次为中脑、脑桥和延髓，中脑上接间脑，延髓于平枕骨大孔处与脊髓相续。延髓和脑桥的背面与小脑相连，它们之间的腔室为第四脑室，该室上通中脑水管，向下与延髓及脊髓的中央管相续。脑干从上往下与Ⅲ～Ⅶ

对脑神经相连。

（1）脑干外形（见图3.59）。

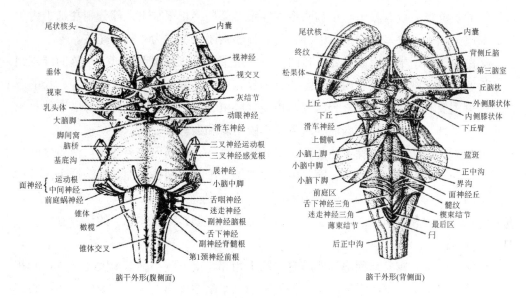

图 3.59　脑干外形

①延髓。延髓形似倒置的圆锥体，上端借横行的延髓脑桥沟与脑桥分界。延髓下部与脊髓相似，脊髓所有纵沟都延伸到延髓。延髓腹面前正中裂的两侧有纵行的隆起称锥体，由大脑皮质发出的锥体束（主要为皮质脊髓束）构成。在锥体下端，大部分锥体束左右交叉称为锥体交叉，将前正中裂部分截断。锥体外侧的卵圆形隆起称橄榄。每侧橄榄和锥体之间的纵沟称前外侧沟，舌下神经根丝由此穿出。在橄榄的背外侧，自上而下依次有舌咽神经、迷走神经和副神经根丝穿出。延髓背面上部构成第四脑室底菱形窝的下半，下部后正中沟两侧有脊髓的薄束和楔束向上延伸扩展而形成膨隆的薄束结节和楔束结节，其深面分别含有薄束核和楔束核。

②脑桥。脑桥腹侧面中部宽阔隆起，称为基底部，正中线上的纵行浅沟为基底沟。脑桥向两侧逐渐变窄，移行为小脑中脚，与小脑相连，两者分界处为三叉神经根。在脑桥与延髓分界的沟内，从中线向外侧有展神经、面神经和前庭蜗神经。背侧面形成第四脑室底的上半部，外侧界为左右小脑上脚。

③中脑。中脑腹侧面两侧有一对纵行柱状隆起，称大脑脚。两脚之间的脚间窝内有动眼神经根出脑。中脑背侧面有两对圆形隆起，上方一对为上丘，是视觉皮质下反射中枢；下方一对为下丘，是听觉皮质下反射中枢。在下丘的下方，有滑车神经出脑。

（2）脑干的内部结构。和脊髓一样，脑干内部结构也由灰质和白质构成，但更为复杂，同时还出现了大面积的网状结构。

①灰质。脑干内的灰质不同于脊髓内的灰质相互连续成纵贯全长的灰质柱，而是

聚合成彼此相互独立的各种神经核，断续地存在于白质之中。脑干的神经核分两类：一类与第Ⅲ～Ⅶ对脑神经相连；另一类不与脑神经直接相连，而是由经过脑干的上行或下行的长纤维束以及脑干与小脑联系的纤维，部分终止于脑干，部分则在脑干内中继，因此又出现了许多与纤维束中继有关的神经核团，统称为非脑神经核。

②白质。脑干中的白质主要由长的上行纤维束、下行纤维束和出入小脑的纤维组成。长的上行纤维束主要有内侧丘系、脊髓丘脑束、外侧丘系和三叉丘系等；长的下行纤维束主要有锥体束及红核脊髓束、顶盖脊髓束、前庭脊髓束、网状脊髓束等；出入小脑的纤维主要有脊髓小脑前、后束，小脑中脚和上脚等。

③脑干的网状结构。除上述各种核团和纤维束外，在脑干中央灰质与白质之间还有较分散的纤维纵横交织成网，网眼内散在有神经细胞，结构更加复杂，这个区域称为脑干网状结构。网状结构是中枢神经内一个重要的整合机构，参与多种功能活动，如对睡眠、觉醒和意识状态的影响，对躯体运动的控制，对躯体感觉的调节等。

2. 小脑

小脑位于颅后窝，前面隔第四脑室与脑干相邻，上方隔小脑幕与大脑半球枕叶相邻。小脑上面平坦，下面中部凹陷，容纳延髓。小脑在外形上，可分为中间的小脑蚓和两侧的小脑半球。两半球下面，近枕骨大孔外上方，靠近小脑蚓的椭圆形隆起，称为小脑扁桃体。颅内高压时，小脑扁桃体可嵌入枕骨大孔，形成小脑扁桃体疝。小脑表面的一层灰质为小脑皮质，深面的白质为髓质。髓质内埋有 4 对灰质块，称为小脑核，由内向外依次为顶核、球状核、栓状核和齿状核，其中最大者为齿状核。小脑纤维复杂，与前庭核、脊髓及大脑皮质间都有关联，是重要的运动调节中枢，其主要功能是维持身体平衡、调节肌张力和协调随意运动。

3. 间脑

间脑位于脑干与端脑之间，连接大脑半球和中脑，由于大脑半球高度发展而掩盖了间脑的两侧和背面，仅部分腹侧部露于脑底。间脑中间有一矢状裂隙，称第三脑室，它向下通中脑水管，向上经室间孔与侧脑室相通。间脑可分为背侧丘脑、后丘脑、上丘脑、底丘脑和下丘脑五部分，每部分均由很多核团组成。间脑体积小，但结构和功能复杂，是仅次于端脑的高级中枢。

（1）背侧丘脑。背侧丘脑又称丘脑，由一对卵圆形的灰质团块组成，位于间脑的背侧。其内侧面为第三脑室侧壁的一部分，外侧面紧贴内囊，前下方邻接下丘脑，两者间以下丘脑沟为界。背侧丘脑内部有一"Y"形白质板将背侧丘脑分为 3 个核群。背侧丘脑是皮质下高级感觉中枢，即全身深、浅感觉上传的中继站，受损时可引起感觉功能障碍、痛觉过敏等。

（2）后丘脑。后丘脑位于背侧丘脑后侧的外下方，包括两对小隆起，称为内侧膝状体和外侧膝状体，属特异性中继核，分别为听觉和视觉传导路的皮质下中枢和中继站。

（3）下丘脑。下丘脑位于背侧丘脑的前下方，构成第三脑室的底与侧壁下份和底壁，内含有许多核团，但核团界限不明显。下丘脑是重要的皮质下内脏活动中枢，为神经内分泌中心，通过下丘脑与垂体的联系，将神经调节与体液调节融为一体。

4. 端脑

端脑又称大脑，是脑的最高级部位，由左、右大脑半球构成。左、右半球之间的裂隙为大脑纵裂，裂底有连接两半球的横行纤维，称为胼胝体。大脑与小脑之间为大脑横裂。

（1）大脑半球的外形和分叶。大脑半球的上外侧面、内侧面和下面有许多深浅不同的沟，称为大脑沟。沟与沟之间的隆起，称为大脑回。每侧大脑半球有3条恒定的沟，将大脑半球分为5叶（见图3.60）。3条沟是中央沟、外侧沟和顶枕沟。中央沟起于半球上缘中点稍后方，斜向前下方，下端与外侧沟隔一大脑回，上端延伸至半球内侧面；外侧沟起于半球下面，行向后上方，至上外侧面；顶枕沟位于半球内侧面的后部，由前下向后上，并略转至半球上外侧面。5个叶是额叶、顶叶、枕叶、颞叶和岛叶。在外侧沟上方和中央沟以前的部分为额叶；外侧沟以下的部分为颞叶；枕叶在顶枕沟以后；顶叶为外侧沟上方，中央沟后方，枕叶以前的部分；岛叶位于外侧沟深面，被额、顶、颞叶所掩盖。

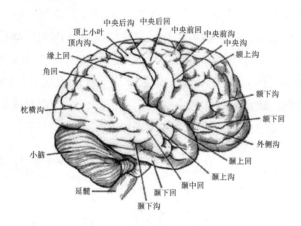

图 3.60　大脑半球（外侧面观）

（2）大脑半球重要的沟和回及皮质中枢。在额叶后部有一条与中央沟平行的中央前沟，两者之间为中央前回，此为对侧半身随意运动的最高级的运动中枢。在顶叶前部有一条与中央沟平行的中央后沟，两沟之间为中央后回，此为接受来自对侧半身的深、浅感觉冲动的最高级的感觉中枢。在颞叶外侧沟下方有颞横回，为接受来自两耳听觉冲动的最高级的听觉中枢。在枕叶内侧面，胼胝体的后方，有一距状沟，其上、下缘的皮质为最高级的视觉中枢。一侧视区接受双眼同侧半视网膜来的冲动。

（3）大脑半球的内部结构。大脑半球表层的灰质称大脑皮质，皮质下的白质称髓质。白质内埋有左右对称的灰质团块（基底核）和腔隙（侧脑室）。

①基底核。又称基底神经节，靠近脑底。主要包括尾状核、豆状核和杏仁体。尾状核与豆状核合称纹状体。纹状体是锥体外系的重要组成部分，是躯体运动的一个主要调节中枢。尾状核头粗大尾细小，为由前向后弯曲的圆柱体，蜷伏在背侧丘脑外侧，分为头、体、尾三部分，呈"C"字形围绕豆状核与背侧丘脑。豆状核位于岛叶的深部，背侧丘脑的外侧，它被白质分成内、外侧两部。内侧色泽较浅，称苍白球，又称旧纹状体；外侧部分色泽较深，称为壳。壳与尾状核合称新纹状体。杏仁体在侧脑室下角前端的上方，海马旁回沟的深面，与尾状核尾相连。杏仁体与情绪及内分泌和内脏活动的调节有关。

②大脑白质。又称大脑髓质，主要由联系皮质各部和皮质与皮质下结构的神经纤维组成，可分为三类：连合纤维、联络纤维和投射纤维。连合纤维是连接左右大脑半球皮质的横行纤维，包括胼胝体、前连合和穹窿连合，其中最主要者为胼胝体。胼胝体的下面构成侧脑室顶。联络纤维为联络同侧大脑半球皮质各部之间的纤维，其中短纤维联系相邻脑回状纤维，长纤维联系本侧半球各叶，主要有钩束、上纵束、下纵束和扣带。投射纤维是大脑皮质与皮质下结构的上、下行纤维，大都经过内囊。

③内囊位于尾状核、豆状核和背侧丘脑之间，由上、下行纤维密集而形成的白质区，在半球的水平切面上呈" >< "形。内囊分为前脚、膝和后脚三部分。内囊前脚位于尾状核与豆状核之间，有额桥束、丘脑前辐射通过。内囊后脚位于豆状核与背侧丘脑之间。从前向后主要有皮质脊髓束、丘脑皮质束（丘脑中央辐射）、视辐射和听辐射。前、后脚相交处称内囊膝，内有皮质脑干（核）束通过。内囊是投射纤维集中的部位，局部出血、缺血等可引起内囊的广泛损伤，常出现对侧躯体感觉、运动丧失和对侧视觉偏盲的"三偏"症状（见图3.61）。

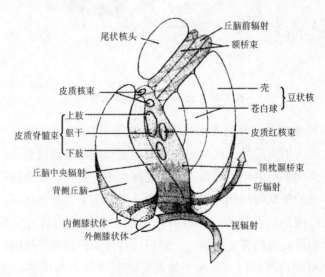

图 3.61　内囊模式图

（二）脑神经

脑神经共 12 对，按其自上而下与脑相连的排列顺序为：Ⅰ 嗅神经、Ⅱ 视神经、Ⅲ 动眼神经、Ⅳ 滑车神经、Ⅴ 三叉神经、Ⅵ 展神经、Ⅶ 面神经、Ⅷ 前庭蜗神经、Ⅸ 舌咽神经、Ⅹ 迷走神经、Ⅺ 副神经、Ⅻ 舌下神经。除迷走神经还分布到胸腹腔的脏器外，脑神经主要分布于头面部。

1. 嗅神经

嗅神经属于内脏感觉神经，由上鼻甲以上和鼻中隔上部黏膜内的嗅细胞中枢突聚集而成，包括 20 多条嗅丝，嗅神经穿过筛孔入颅前窝，终于嗅球，主要传导嗅觉冲动。颅前窝骨折累及筛板时，可引起嗅觉障碍。

2. 视神经

视神经属于躯体感觉神经，由视网膜的节细胞的轴突在神经盘聚集组成。视神经在眶内长 2.5～3.0cm，行向后内，经视神经管入颅中窝，颅内段长 1.0～1.2cm，向后内走行至垂体前方连于视交叉，再经视束连于间脑。

3. 动眼神经

动眼神经含躯体运动和内脏运动（副交感）两种纤维。躯体运动纤维发自中脑的动眼神经核；副交感纤维发自动眼神经副核。两种纤维合并成动眼神经后，自中脑腹侧脚间窝出脑，向前经眶上裂入眶内。躯体运动纤维支配提上睑肌、上直肌、下直肌、内直肌和下斜肌，支配上睑与眼球的运动。内脏运动纤维进入眼球支配瞳孔括约肌和睫状肌，参与视物调节反射与瞳孔对光反射。

4. 滑车神经

滑车神经属躯体运动神经，起自中脑内下丘平面的滑车神经核，是脑神经中最细者，向后交叉至对侧，由中脑下丘下方出脑，向前经眶上裂入眶内，主要支配上斜肌，是唯一一对从脑干背面出脑的脑神经。

5. 三叉神经

三叉神经是最为粗大的混合性脑神经，含有内脏运动纤维和躯体感觉纤维。内脏运动纤维发自三叉神经运动核，加入下颌神经内，支配咀嚼肌。躯体感觉纤维起自三叉神经节。三叉神经节由假单极神经元组成，其中枢突进入脑桥止于三叉神经脑桥核和三叉神经脊束核，周围突出三叉神经节组成眼神经、上颌神经和下颌神经三大分支（见图 3.62）。一侧三叉神经损伤时，可出现同侧头面部皮肤、眼、口、鼻一般感觉丧失，以及咀嚼肌瘫痪。

（1）眼神经。眼神经仅含躯体感觉纤维。经眶上裂入眶，分布于泪腺、眼球、结膜、部分鼻和鼻旁窦黏膜以及上睑、鼻背和额顶部的皮肤。

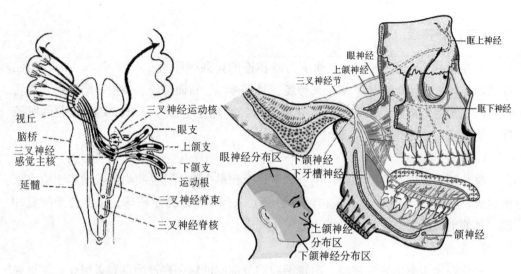

图 3.62　三叉神经

（2）上颌神经。上颌神经仅含躯体感觉纤维。经眶下裂入眶，延续为眶下神经。上颌神经主要分布于上颌牙齿和牙龈、口腔顶和鼻腔及上颌窦黏膜、部分硬脑膜及睑裂与口裂之间的皮肤，接受其感觉。

（3）下颌神经。下颌神经是三支中最大的分支，含有躯体感觉和内脏运动两种纤维。躯体感觉纤维主要分布于部分硬脑膜、下颌牙齿及牙龈、颊、口腔底和舌前2/3的黏膜，以及耳颞区和口裂以下的皮肤。内脏运动纤维支配咀嚼肌运动。

6. 展神经

展神经属于躯体运动神经。起于脑桥的展神经核，纤维向腹侧自延髓脑桥中线两侧出脑，经眶上裂入眶，主要支配外直肌。损伤时可产生内斜视。

7. 面神经

面神经属混合性神经，大部分纤维为内脏运动纤维。起自脑桥面神经核的内脏运动纤维，自脑桥延髓沟外侧部出脑，进入内耳门，穿过内耳道底入颞骨，在乳突内侧出颅，向前穿过腮腺到达面部，分布并支配面部表情肌。起自脑桥上泌涎核的内脏运动纤维，分布于泪腺、下颌下腺、舌下腺等，控制其分泌。另外，有内脏感觉纤维分布于前2/3味蕾。

8. 前庭蜗神经

前庭蜗神经又称位听神经，属于躯体感觉神经，分为传导平衡觉的前庭神经和传导听觉的蜗神经，分别传导平衡觉和听觉冲动。受损时可表现为伤侧耳聋和平衡障碍，可出现眩晕与眼球震颤等症状。

9. 舌咽神经

舌咽神经为混合性神经，有内脏感觉纤维经颈静脉孔入颅，分布于咽和舌根的黏膜以及颈动脉窦和颈动脉小球，司舌后 1/3 一般感觉和味觉，有内脏运动纤维支配腮腺分泌。

10. 迷走神经

迷走神经是脑神经中行程最长、分布最广的混合性神经，由 4 种纤维组成。迷走神经以多条神经丝在延髓外侧组成一神经干，向下经静脉孔出颅，于颈动脉鞘内，在颈内颈总动脉与颈内静脉之间的后方至颈根部，下行入胸腔，经肺根后面沿食管迷走后下行，经膈的食管裂孔入腹腔，沿途发出许多分支（见图 3.63）。

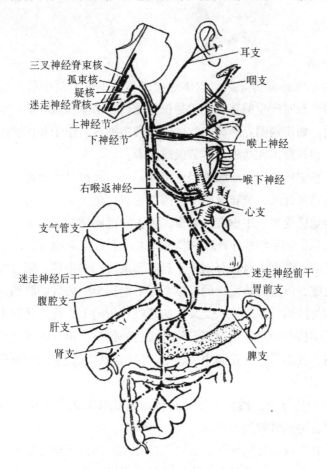

图 3.63　迷走神经

内脏运动纤维为迷走神经主要成分，是副交感神经中最重要的组成部分。起自延髓迷走神经背核，分布于咽、喉的腺体、胸、腹腔脏器和腺体；起自延髓疑核的特殊内脏运动纤维，支配咽喉肌。内脏感觉纤维分布于咽喉及胸、腹腔器官。躯体感觉纤维分布于耳廓背部和外耳道皮肤。迷走神经损伤后，内脏活动将受到广泛影响，如出现心悸、呕吐、窒息、发音和吞咽困难等。

11. 副神经

副神经为躯体运动神经，可分为脑根和脊髓根。脑根起自延髓的疑核，脊髓根起自副神经核，均经颈静脉孔出颅。脑根加入迷走神经支配咽喉肌。脊髓根分布于胸锁乳突肌和斜方肌，斜方肌支配其运动。

12. 舌下神经

舌下神经为躯体运动神经，起自延髓的舌下神经核，由锥体外侧出脑，经舌下神经管出颅，支配舌肌。一侧舌下神经完全损伤时，伸舌时舌尖偏向患侧。

（三）传导路

1. 感觉传导路

（1）意识性本体感觉传导路。本体感觉又称深感觉，是指肌、腱、关节等运动器官本身在不同状态时产生的感觉，包括位置觉、运动觉和震动觉。该传导路还传导皮肤的精细触觉，如辨别两点距离和物体的纹理粗细等。躯干和四肢的本体感觉传导路可分为意识性和非意识性两种。本节仅述前者。

意识性本体感觉传导路由三级神经元组成。第一级神经元脊神经节细胞，其周围突组成脊神经的感觉纤维，分布至躯干、四肢的肌、腱、关节等处的本体感觉感受器和皮肤的精细触觉感受器。中枢突经后根，进入脊髓同侧的后索上行。其中，来自第5胸节段以下的纤维在后索的内侧部中形成薄束；来自第4胸节段以上的纤维，在薄束的外侧形成楔束。两束上行，分别止于延髓薄束核和楔束核。第二级神经元胞体位于薄束核和楔束核，由此二核发出的纤维呈弓形前行至中央管的腹侧，在中线上与对侧纤维交叉，称为内侧丘系交叉。交叉后的纤维转折向上，行于延髓中线两侧，称为内侧丘系，经过脑桥和中脑止于背侧丘脑的腹后外侧核。第三级神经元胞体在背侧丘脑的腹后外侧核，发出纤维称丘脑中央辐射，经内囊后肢投射到中央后回的上 2/3 和中央旁小叶的后部。

（2）浅感觉的传导路。浅感觉传导路传导皮肤和黏膜的痛觉、温度觉、粗触觉和压觉的冲动，也由三级神经元组成。

①躯干和四肢的浅感觉传导路。第一级神经元胞体位于脊神经节内，其周围突分布于躯干和四肢的皮肤内的感受器，中枢突经后根进入脊髓。第二级神经元主要是脊髓灰质后角神经元，发出纤维上升 1~2 个节段后经白质前连合交叉至对侧的外侧索和前索内上行，组成脊髓丘脑侧束和脊髓丘脑前束，合称脊髓丘脑束，上行至背侧丘脑的腹后外侧核。第三级神经元胞体在背侧丘脑的腹后外侧核，发出纤维形成丘脑中央辐射，经内囊后肢投射到中央后回上 2/3 和中央旁小叶的后部。

②头面部浅感觉传导路。第一级神经元的胞体在三叉神经节等神经节内，其周围突经相应的脑神经分支分布于头面部皮肤及口鼻黏膜的相关感受器，中枢突经三叉神

经根和舌咽、迷走和面神经入脑干。第二级神经元的胞体在三叉神经脊束核和脑桥核内，发出纤维交叉至对侧，组成三叉丘脑束（三叉丘系），止于背侧丘脑的腹后内侧核。第三级神经元的胞体在背侧丘脑的腹后内侧核，发出纤维参与丘脑中央辐射，经内囊后肢，投射到中央后回下部。

2. 运动传导路

运动传导路是指大脑皮质至躯体运动和内脏活动效应器的神经联系，由上运动神经元和下运动神经元两级神经元组成，包括锥体系和锥体外系两部分。

（1）锥体系。锥体系由上、下两级神经元组成，管理骨骼肌随意运动。上运动神经元由位于中央前回和中央旁小叶前部的锥体细胞组成，它们发出的轴突集聚成下行纤维束称为锥体束，经内囊下行。其中，下行至脊髓的纤维束称皮质脊髓束；止于脑神经运动核的纤维束称皮质束。下运动神经元为脊髓前角运动神经元和脑神经躯体运动核。前者发出的轴突参与构成脊神经躯体运动纤维，支配躯干和四肢的骨骼肌。后者发出的轴突构成脑神经躯体运动纤维，支配头面部骨骼肌。

①皮质脊髓束。皮质脊髓束由中央前回中、上部和中央旁小叶前部的锥体细胞的纤维组成，经内囊后脚、大脑脚、脑桥至延髓锥体，大部分纤维形成锥体交叉，交叉后的纤维走行于外侧索内，称皮质脊髓侧束，逐节终止于脊髓前角运动神经元，主要支配四肢肌。小部分未交叉的纤维形成皮质脊髓前束，仅达上胸髓节段，逐节交叉至对侧止于前角运动细胞，支配躯干和四肢肌。皮质脊髓前束中小部分始终未交叉，支配躯干肌。

②皮质脑干束。皮质脑干束也称皮质核束，主要起于中央前回下部的锥体细胞，纤维经内囊膝下降至脑干，大部分终止于双侧脑神经躯体运动核，支配双侧头面部骨骼肌。小部分纤维完全交叉到对侧，终止于面神经核支配面下部肌的神经元细胞群和舌下神经核，二者发出的纤维分别支配对侧面下部的面肌和舌肌。

（2）椎体外系。锥体外系是指锥体系以外的控制骨骼肌活动的所有传导路，为多级神经元链，涉及脑内许多结构，主要包括大脑皮质、纹状体、背侧丘脑、底丘脑、红核、黑质、脑干网状结构以及小脑等。它们之间有复杂的纤维联系，形成许多环路。锥体外系的纤维最后主要通过红核脊髓束和网状脊髓束等中继，下行终止于脑神经运动核和脊髓前角细胞。锥体外系功能是协调锥体系活动，调节肌张力，协调肌肉活动，维持体态姿势和习惯性动作（如走路时双臂自然协调地摆动）等。只有在锥体外系保持肌张力稳定协调的前提下，锥体系才得以进行精细的随意运动。

四、自主神经系统

自主神经系统是神经系统的一个组成部分，主要分布于内脏、心血管、平滑肌和腺体。自主神经系统的中枢部也在脑和脊髓内，周围部包括内脏运动神经和内脏感觉神经。

（一）内脏运动神经

内脏运动神经与躯体运动神经在形态结构和生理功能上有较大差异：①支配器官不同。躯体运动神经支配骨骼肌，受意识支配；内脏运动神经支配平滑肌、心血管、腺体，一定程度上不受意识支配。②神经元数目不同。躯体运动神经自低级运动中枢至骨骼肌只有一个神经元；内脏运动神经从低级中枢到效应器要经一个植物神经节换元（节前神经元的轴突称节前纤维，节后神经元的轴突称节后纤维）。③纤维成分不同。躯体运动神经只有一种成分；内脏运动神经有交感、副交感两种成分，且多数内脏受双重支配。④纤维粗细不同。躯体运动神经为较粗的有髓神经纤维；内脏运动神经为较细的薄髓或无髓神经纤维。⑤节后纤维分布形式不同。躯体运动神经为神经干的形式分布；内脏运动神经节后纤维以神经丛的方式攀附脏器或血管，由丛再分支至效应器。内脏神经系统的组成见图 3.64。

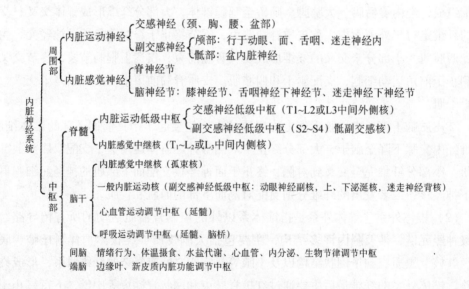

图 3.64　内脏神经系统的组成

1. 交感部

交感神经的低级中枢位于脊髓胸 1～腰 3 节段的灰质侧角内。周围部包括交感干、交感神经节，以及进出节的节前、节后纤维分支和交感神经丛等。交感神经节为交感神经节后神经元细胞体所在处，按其位置可分为椎旁节和椎前节（见图 3.65）。

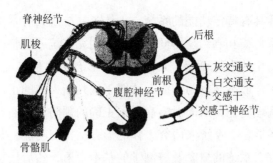

图 3.65　交感神经节

（1）椎旁节。椎旁节又称交感干神经节，位于脊柱两旁。每侧椎旁节借节间支连成链状，称为交感干，每个交感干神经节与相应的脊神经之间都有交通支相连，分白交通支和灰交通支两种。

（2）椎前节。呈不规则的节块状团块，位于脊柱的前方、腹主动脉分支的根部，与血管同名，主要有腹腔神经节、肠系膜上神经节和肠系膜下神经节等。

2. 副交感部

副交感神经的低级中枢在脑干副交感神经核和脊髓骶 2～3 节段中间带的副交感核，发出的纤维为节前纤维，周围部的副交感神经节位于效应器官的近旁或器官壁内，因而有器官旁节和器官内节之称。副交感神经可分为脑部副交感神经和骶部副交感神经。

（二）内脏感觉神经

内脏感觉神经元为假单极神经元，其胞体位于脑神经节和脊神经节内，周围突随交感神经和副交感神经分布，中枢突进入脊髓和脑干，分别止于脊髓灰质后角和脑干孤束核。在中枢内，内脏感觉纤维一方面直接或间接经中间神经元与内脏运动神经元相联系，形成内脏—内脏反射，或与躯体运动神经元相联系，形成内脏—躯体反射；另一方面经过较复杂的传导路传至大脑皮质产生各种内脏感觉。内脏感觉神经与躯体感觉神经形态结构大致相同，但仍有不同之处，如内脏痛阈较高，往往是弥散的、定位不清的。

本章小结

细胞是人体结构和功能的基本单位。形态功能相同的细胞构成组织。由不同的组织组成的具有一定形态，能完成一定生理功能的结构称为器官。功能相关的器官有机地联系在一起，形成具有特定功能的系统。人体各系统既具有本身独特的形态、结构和功能，又相互联系、相互制约、协同配合，共同完成统一的整体活动和高级的意识活动，以适应不断变化的内外环境。人体正常的形态结构是实现其生理功能的基础，因此只有掌握人体正常形态结构与功能，才能正确判断人体的正常和异常，正确理解人体的生理现象和病理变化，从而对疾病做出正确的预防、诊断和治疗。

　　本章按照人体各器官、系统来研究人体的形态结构与功能，共分十节。首先介绍了细胞、组织、器官、系统的概念及解剖学的基本术语，然后按功能不同，分节介绍九大系统：运动系统执行躯体的运动功能，包括人体的骨骼、关节和骨骼肌；消化系统主要进行消化食物、吸收营养物质和排出代谢产物的功能；呼吸系统执行气体交换功能，吸进 O_2 排出 CO_2，并具有内分泌功能；泌尿系统排出机体内溶于水的代谢产物如尿素、尿酸等；生殖系统主要执行生殖繁衍后代的功能；循环系统包括心血管系统和淋巴系统，输送血液和淋巴液在体内循环流动；感觉器感受机体内、外环境刺激并产生兴奋的装置；神经系统保持人体全身各器官系统活动的协调；内分泌系统配合神经系统调控全身各器官系统活动。

　　人体的基本结构和功能的研究与基础医学其他学科一样，也是不断进步、与时俱进发展的，形态与功能相结合，局部与整体相统一，理论密切联系实际，对于正确理解和掌握人体各器官、系统的形态结构与功能极为重要。

专业术语及释义

　　1. 细胞。细胞是构成人体的基本单位，主要由细胞膜、细胞质、细胞核以及许多细胞器组成。

　　2. 组织。组织是由发挥特定功能的、以支持基质结合起来的相同细胞的集合。

　　3. 器官。器官是由几种类型的组织构成而发挥特定功能的集合体。

　　4. 系统。系统由执行相关生理功能的器官组成，具有特定功能。

　　5. 中枢神经系统。中枢神经系统包括脑和脊髓。

　　6. 周围神经系统。周围神经系统包括与脑相连的 12 对脑神经和与脊髓相连的 31 对脊神经。

　　7. 自主神经系统。自主神经系统是神经系统的一个组成部分，主要分布于内脏、心血管、平滑肌和腺体。自主神经系统的中枢部也在脑和脊髓内，周围部包括内脏运动神经和内脏感觉神经。

　　8. 腹股沟管。腹股沟管位于腹股沟韧带内侧1/2的上方由外向内下斜行的肌肉筋膜间裂隙，长 4~5cm，有精索或子宫圆韧带通过。

9. 肝胰壶腹。胆总管最后斜穿十二指肠降部后内侧壁，在此与胰管汇合，形成略膨大的肝胰壶腹，开口于十二指肠大乳头。

10. 膀胱三角。在膀胱底内面，左、右两个输尿管口和尿道内口之间的连线围成的三角区域，称膀胱三角。

11. 大脑动脉环。大脑动脉环又称 Wills 环，由两侧大脑后动脉起始段、两侧后交通动脉、两侧颈内动脉末端、两侧大脑前动脉起始段、两侧前交通动脉共同形成，位于脑底下方、蝶鞍上方，视交叉灰结节及乳头体周围。

12. 神经节。在周围部，神经元胞体聚集成团称为神经节，如脑、脊神经节。

13. 纤维束。在白质内，起止、行程和功能相同的神经纤维集聚成束，称为纤维束或传导束。

14. 静脉角。由颈内静脉和锁骨下静脉在同侧的胸锁节后方汇合处形成的夹角称静脉角，有淋巴导管注入。

15. 肋弓。第 8~10 对肋软骨依次连于上一个肋软骨形成一对肋弓。

16. 牙周组织。牙齿周围的组织叫牙周组织，又叫牙齿的支持组织，包括牙槽骨、牙龈、牙周膜和牙骨质。

17. 纵隔。纵隔是左右纵隔胸膜及其间所夹的器官和组织的总称，其间有心脏及出入心脏的大血管、食管、气管、胸腺、神经及淋巴组织等。

18. 肾窦。由肾门向肾内的凹陷形成的腔称肾窦。

19. 动脉韧带。动脉韧带在左肺动脉起始部和主动脉弓下缘之间。

20. 感受器。感受器广泛分布于人体各部，结构和功能各不相同，是机体接受内、外环境各种刺激的结构。

21. 胸骨角。胸骨体、胸骨柄相接处微向前突，称为胸骨角，其两侧平对第 2 肋，为计数肋的标志。

22. 椎间盘。椎间盘连结上下两个椎体之间，由纤维环和髓核构成。

23. 肾门。肾内侧缘中部凹陷，是肾血管、淋巴管、神经和肾盂出入部位，称为肾门。

24. 硬膜外隙。硬脊膜与椎管内面的骨膜及黄韧带之间的狭窄腔隙称硬膜外隙，其内有疏松结缔组织、脂肪组织、淋巴管、椎内静脉丛，有脊神经根通过。

25. 胆囊三角。胆囊管、肝总管及肝脏脏面三者构成的三角形区域称为胆囊三角。

26. 神经核。在白质内，形态和功能相同的神经元胞体聚集成团，称为神经核。

思考题

1. 骨盆界线是怎样围成的？何谓大、小骨盆？

2. 食管的各狭窄分别位于何处，其中第 3 狭窄距中切牙的距离是多少？

3. 喉软骨有哪些？

4. 肾的被膜由内向外有哪几层？

5. 固定子宫的韧带有哪些？各有何作用？

6. 右心房有哪些入口和出口？

7. 上肢浅静脉较为恒定的主干有哪些？

8. 为什么幼儿咽部感染易引起中耳炎？

9. 胸神经的节段性分布规律是怎样的？

10. 脊髓上端半横断，感觉和运动各有何障碍？各因损伤何结构所致？

11. 简述固定子宫的韧带的名称及各自作用。

12. 简述鼻旁窦的名称、开口部位。

13. 简述心脏各瓣膜的位置和各自作用。

14. 简述眼的折光系统组成。

15. 简述脑脊液的产生及回流。

16. 简述上肢的运动性神经传导通路。

17. 简述肝门静脉的组成及特点，并解释肝门静脉高压时出现呕血、便血和腹壁静脉曲张的解剖学基础。

18. 简述胃的形态分部及动脉来源。

19. 简述内囊的组成及各部通行的主要纤维。

20. 简述从拇收肌到大脑皮质的深感觉神经传导路径。

21. 简述输尿管的狭窄部位。

第四章

疾病常见的症状与体征

本章为医学基础知识部分，主要按系统介绍了人体各系统常见症状和主要体征，并说明了常见的临床症状与体征的临床意义，以及各系统疾病的诊断要点，对疾病的风险认识具有专业性的价值。

症状（Symptom）是指患者主观感受到的不适或痛苦的异常感觉或某些客观病态改变，它是医生问诊的主要内容，是诊断、鉴别诊断疾病的依据，也是反映疾病严重程度的重要指标之一。同一疾病可以出现不同的症状，不同的疾病可以表现相同或相似的症状。

体征（Sign）是医生能够检查到的客观改变，有些症状本身也可以是体征。广义的症状包括体征。临床症状很多，本章主要介绍各系统疾病的不同症状和体征，有些体征可能存在于几个系统疾病中，但具有不同的临床意义。

第一节　呼吸系统常见症状与体征

呼吸系统（respiratory system）由呼吸道和肺组成。呼吸道包括鼻、咽、喉、气管和各级支气管；肺由肺内各级支气管、肺泡和肺间质构成。临床上把鼻、咽、喉称为上呼吸道，气管及各级支气管称为下呼吸道。

呼吸系统的主要功能是从外界吸入氧气，呼出二氧化碳，进行气体交换。此外，还有嗅觉功能、发音功能、肺的内分泌功能。肺的内分泌功能属于弥散性神经内分泌系统，其内分泌细胞存在于支气管和肺上皮内，具有合成和分泌 5 - 羟色胺、铃蟾肽、降钙素基因相关肽等胺类和多肽类激素。

呼吸系统疾病的局部症状和体征与呼吸气体交换异常有关，主要有咳嗽、咳痰、咯血、呼吸困难、胸痛、紫绀等症状。在不同的肺部疾病中有不同的特点。

一、咳嗽、咳痰

咳嗽（Cough）是人体反射性防御动作，咳嗽是由延髓咳嗽中枢受刺激所致，通过咳嗽可以清出呼吸道内的分泌物或气道异物。

痰是气管、支气管的分泌物或肺泡内的渗出物，咳痰（Expectoration）是借助咳嗽动作排除痰液的活动，它本身是一种病理现象。

（一）常见病因

1. 呼吸道疾病

呼吸道黏膜受到刺激均可导致咳嗽，常见的刺激因素包括物理因素、化学因素、过敏因素、肿瘤以及各种感染，感染是引起咳嗽、咳痰的最常见原因。

2. 胸膜疾病

胸膜疾病，如胸膜炎、胸膜肿瘤、气胸等。

3. 心血管疾病

心血管疾病，如左心衰竭时，可以出现肺淤血或肺水肿，肺泡内渗出增多，可引起咳嗽及咳出粉红色痰。

4. 中枢神经因素

中枢神经因素，如人可以有意识地控制咳嗽反射。

（二）诊断要点

咳嗽时无痰或痰量甚少为干咳，咳嗽伴有痰为湿性咳嗽。在对咳嗽的认识中，应注意以下问题：

1. 咳嗽的性质

干性咳嗽，常见于咽喉炎、喉癌、支气管肿瘤等。咳嗽伴有较多痰液时常见于慢性支气管炎、支气管扩张症、肺炎、肺脓肿、空洞型肺结核等。

2. 咳嗽的时间与规律

突发性咳嗽常见于刺激性气体的刺激，异物、肿瘤或肿大的淋巴结压迫气管；发作性咳嗽常见于百日咳、支气管结核、变异型哮喘；慢性咳嗽见于慢性支气管炎、支气管扩张症及肺结核等；体位改变时咳嗽、咳痰加剧，常见于支气管扩张或肺脓肿。咳嗽伴胸痛，可能是肺炎；发作性咳嗽（尤其在夜间规律发作），可能是咳嗽变异型哮喘；持续而逐渐加重的刺激性咳嗽伴有气促，则考虑特发性肺纤维化或支气管肺泡癌。

3. 咳嗽的音色

咳嗽声音嘶哑主要见于声带炎症、肿瘤压迫喉返神经；鸡鸣样咳嗽多见于百日咳、喉部或气管受压；金属音调咳嗽常见于纵隔肿瘤、主动脉瘤或支气管癌直接压迫气管。

4. 痰的性质与痰量

（1）白色泡沫黏液痰多见于支气管炎和支气管哮喘。

（2）黄色脓样痰为化脓性感染所致。痰有特殊的臭味者，多表示有厌氧菌的感染，如肺脓肿等。

（3）粉红色泡沫痰的性质为粉红色小泡沫状，见于急性左心室衰竭引起的肺水肿，如高血压性心脏病、冠状动脉心脏病、风湿性二尖瓣或主动脉病等，以及由于大量静脉输液所造成的急性血容量增多引起的急性肺水肿时。

（4）铁锈色痰是肺炎链球菌引起的大叶性肺炎的特点。阿米巴肺脓肿（多由肝脓肿经膈侵入肺部）时，痰的性质呈巧克力色脓性。

（5）果酱样痰为肺吸虫病的典型表现之一。

（6）清水样痰伴有"粉皮"样囊壁是肺包囊虫病临床诊断的重要依据。

（7）大量脓性泡沫痰静置于玻璃瓶后，可分出三层，上层为泡沫，中层为浆液，底层为脓液。这是肺脓肿和支气管扩张的痰的特点。当患者改变某种合适体位时，可以咳出大量痰，多见于肺脓肿、空洞性肺结核和单侧支气管扩张症。

（8）黑色或灰白色痰为煤尘肺和各种矽肺的特点。此外亦见于正常人晨起时的咳痰（由于空气中有煤灰或尘土吸入后所致）。

5. 伴随症状

（1）咳嗽伴发热见于急性呼吸道感染、肺结核、胸膜炎等。

（2）咳嗽伴胸痛见于肺炎、胸膜炎、支气管肺癌、肺梗死和自发性气胸等。

（3）咳嗽伴呼吸困难见于喉水肿、喉肿瘤、支气管哮喘、慢性阻塞性肺病、重症肺炎、肺结核、大量胸腔积液、气胸、肺瘀血、肺水肿及气管或支气管异物。

（4）咳嗽伴咯血常见于支气管扩张症、肺结核、肺脓肿、支气管肺癌、二尖瓣狭窄等。

（5）咳嗽伴有杵状指（趾）常见于支气管扩张、慢性肺脓肿、支气管肺癌和脓胸等。

二、咯血

咯血是指喉及喉部以下的呼吸道及肺任何部位的出血，经口腔咯出，称为咯血

（Hemoptysis）。

（一）常见病因

1. 支气管疾病

常见的支气管疾病有支气管扩张症、支气管肺癌、支气管内膜结核、慢性支气管炎等，主要机制是各种病因导致支气管黏膜或毛细血管通透性增加，或黏膜下血管破裂。

2. 肺部疾病

常见的肺部疾病有肺结核、肺炎、肺脓肿、肺淤血、肺梗死等，肺结核是咯血最常见的原因。

3. 心血管疾病

心血管疾病如二尖瓣狭窄、先天性心脏病所致的肺动脉高压等。

4. 其他疾病

其他疾病如某些血液病、急性流行性传染病、风湿性疾病等。

（二）诊断要点

1. 年龄

青壮年咯血常见于肺结核、支气管扩张症、二尖瓣狭窄；40岁以上有长期吸烟史者要注意支气管肺癌的可能。

2. 咯血量

每日100ml内为小量，100～500ml为中等量，500ml或者一次咯血100～500ml为大量。大量咯血主要见于空洞型肺结核、支气管扩张症、慢性肺脓肿。

3. 颜色和性状

肺结核、支气管扩张症、肺脓肿以及出血性疾病所致咯血颜色鲜红；铁锈色血痰见于肺炎球菌肺炎，也可见于肺吸虫病和肺泡出血；砖红色胶冻样血痰见于克雷伯杆菌肺炎；二尖瓣狭窄所致咯血为暗红色；左心衰竭咯血为浆液性粉红色泡沫样痰；肺梗死时呈黏稠暗红色血痰。

4. 伴随症状

（1）伴发热多见于肺结核、肺炎、肺脓肿、支气管肺癌等。

（2）伴胸痛见于肺炎、肺结核、肺梗死、支气管肺癌等。

（3）伴呛咳见于支气管肺癌等。

（4）伴脓痰见于支气管扩张症、肺脓肿、空洞型肺结核等。

（5）伴皮肤黏膜出血可见于血液病、风湿病、肺出血型钩端螺旋体病和流行性出血热等。

（6）伴杵状指见于支气管扩张症、慢性肺脓肿、支气管肺癌等。

（7）伴黄疸见于钩端螺旋体病、肺炎球菌肺炎、肺梗死等。

三、呼吸困难

呼吸困难（dyspnea）是病人自觉空气不够用和呼吸费力，可伴有呼吸频率、深度和节律的异常。按其发作快慢分为急性、慢性和反复发作性。引起呼吸困难的原因复杂繁多，主要为呼吸系统和心血管系统疾病。

（一）常见病因

1. 肺源性呼吸困难的病因

（1）呼吸道阻塞常见于支气管哮喘、慢性阻塞性肺气肿及喉、气管、支气管炎症、水肿、异物、肿瘤等。

（2）肺部疾病常见于肺炎、肺不张、肺淤血、肺水肿、肺梗死等。

（3）胸廓与胸膜疾病常见于严重胸廓畸形、胸部外伤、大量胸腔积液及严重胸膜肥厚、粘连等。

2. 其他系统疾病的常见病因

（1）循环系统疾病常见于急慢性心脏衰竭、心脏压塞、原发性肺动脉高压等。

（2）中毒，如有机磷中毒、氰化物中毒、糖尿病酮症酸中毒、尿毒症等。

（3）神经精神性疾病，如脑出血、脑肿瘤、脑炎或脑膜炎、脑外伤等。

（4）血液病，如重度贫血、异常血红蛋白血症等。

本节主要介绍肺源性呼吸困难。

（二）诊断要点

1. 肺源性呼吸困难的分类

（1）吸气性呼吸困难主要见于喉、气管、主支气管的狭窄或阻塞，主要特点是吸气费力，吸气时可以出现胸骨上窝、锁骨上窝、肋间隙的明显凹陷（三凹征）。

（2）呼气性呼吸困难常见于慢性支气管炎、阻塞性肺气肿、支气管哮喘等，表现为呼气费力、呼气缓慢。

（3）混合性呼吸困难常见于肺炎、胸腔积液、气胸、胸膜肥厚、严重肺结核，特点是呼气期及吸气期均感费力，呼吸频率增快、呼吸表浅。

2. 呼吸频率、节律的改变

呼吸频率、节律的改变是由于缺氧和 CO_2 潴留所致的头痛、头晕、烦躁不安、言语不清、精神错乱、嗜睡、昏迷、抽搐和呼吸抑制等神经精神障碍症候群，称为中枢性呼吸困难（或称肺性脑病）。早期呼吸加快，重者呈现深浅不等。患者至垂危时期，呼吸可发生周期性暂停及点头状呼吸。

（1）潮式呼吸（Cheyne-Stokes）为反复出现呼吸逐步加快和变慢，以至暂停的呼吸。发生此类呼吸的原因是由于血中缺氧和二氧化碳增多，刺激化学感受器和呼吸中枢，呼吸逐渐加快加深，此时经大量的二氧化碳被呼出后，使呼吸中枢又受抑制，呼吸变慢，继而呼吸暂停，以交替形式出现，周而复始。此种呼吸困难常见于脑炎、脑膜炎、脑血管病、脑瘤、糖尿病酸中毒、尿毒症以及各种原因所致的重症休克等。出现此种呼吸时，多为预后严重的指征。

（2）不规则间歇呼吸（Biot）是不规则呼吸与呼吸突然暂停呈交替现象，不似潮式呼吸那样由浅至深、再由深至浅。此种呼吸主要见于脑炎、脑膜炎、较重的脑循环功能障碍及某些中毒和休克晚期等。潮式呼吸及间断性呼吸停止多为预后不良的指征。

3. 伴随症状

（1）伴哮鸣音多见于支气管哮喘、心源性哮喘；突发性重度呼吸困难见于急性喉水肿、气管异物、大面积肺栓塞、自发性气胸等。

（2）伴发热多见于肺炎、肺脓肿、肺结核、胸膜炎、急性心包炎等。

（3）伴胸痛见于大叶性肺炎、急性渗出性胸膜炎、肺栓塞、自发性气胸、急性心肌梗死、支气管肺癌等。

（4）伴咳嗽、咳痰见于慢性支气管炎、阻塞性肺气肿、肺部感染、支气管扩张症、肺脓肿等；伴粉红色泡沫痰见于急性左心衰竭。

（5）伴意识障碍见于脑出血、脑膜炎、糖尿病酮症酸中毒、尿毒症、肺性脑病、休克型肺炎等。

四、发绀

发绀是指皮肤和黏膜出现广泛的紫蓝色，在皮肤较薄、色素较少和毛细血管丰富的部位，如口唇、鼻尖、耳廓和甲床比较明显。凡是引起血液中还原血红蛋白的量增多（＞50g/L），或使氧合血红蛋白减少的原因，均可引起发绀。

（一）常见病因

呼吸系统疾病的常见病因有：

（1）呼吸道阻塞，如喉头、气管、支气管发生阻塞，肺泡内氧分压降低，肺氧合作用不足所致。

（2）肺部疾病，如肺炎、肺气肿、肺充血、肺水肿、肺纤维化等。

（3）胸膜疾病，如大量胸腔积液或积气，呼吸运动受限，致使肺氧合作用不足。

（4）心性混合性紫绀。由于异常通道分流，使部分静脉血未通过肺的氧合作用而进入体循环动脉，当分流量超过心排出量1/3时出现紫绀。心性混合性常见于先天性发绀型心脏病。

（二）诊断要点

（1）起病年龄、缓急、诱发、加重或缓解因素。

（2）发绀的特征、部位、程度。

（3）有无心、肺疾病史；发病现场情况。

（4）伴随症状：

①伴有突然发作高度呼吸困难：见于呼吸道梗阻、肺梗死、气胸。

②伴有明显呼吸困难：见于各种原因引起的支气管哮喘。

③伴杵状指（趾）：常见于发绀型先天性心脏病及慢性肺部疾患。

④面部、上胸部及两上肢发绀：见于纵隔肿瘤或主动脉瘤压迫上腔静脉。

⑤伴有衰竭状态和意识障碍：见于急性肺部感染性休克、肺性脑病。

五、胸痛

胸痛是临床上常见的一个症状。其有时疼痛的部位和程度，并不一定与病变的部位和轻重相一致。

（一）常见病因

（1）胸壁疾病。凡胸壁皮肤、肌肉、骨骼、神经有病变，均可引起疼痛，如外伤、感染、带状疱疹、肋间神经炎、非化脓性肋软骨炎、颈椎和胸椎疾病等。

（2）肺及胸膜疾病。肺及胸膜疾病包括干性胸膜炎、自发性气胸及肺炎、肺癌、肺梗死等病变累及胸膜时。

（3）心血管疾病。心血管疾病包括心绞痛、心肌梗死、心肌炎、心肌病、心包炎、夹层动脉瘤、心脏神经官能症等。

（4）纵隔及食管疾病。纵隔及食管疾病包括纵隔炎、纵隔气肿、纵隔肿瘤、食管炎、食管癌等。

（5）膈和腹部疾病。膈和腹部疾病包括膈疝、膈下脓肿、肝脓肿、肝癌、胆囊炎、胆石症、胰腺炎、胃穿孔等。

（二）诊断要点

（1）胸痛的部位。胸壁肌肉、肋骨或肋间神经病变引起的胸痛，常固定于病变部位，局部多有明显压痛；肺及胸膜病变引起的胸痛，一般为单侧（病变侧），胸壁局部无压痛；心绞痛与心肌梗死引起的疼痛，常位于胸骨后或心前区，可向左肩、左上肢尺侧放射；纵隔、食管疾病引起的疼痛，位于胸骨后；膈或膈下病变引起的疼痛，多在右下胸部或上腹部，并可向右肩放射。

（2）疼痛的性质。自发性气胸、肺梗死、干性胸膜炎常为患侧剧烈胸痛；肋间神经痛呈发作性灼痛或刺痛；心绞痛或心肌梗死的疼痛，常呈压榨样、刀割样剧痛，伴有窒息感、濒危感；干性心包炎为刺痛或钝痛；纵隔病变常为胸骨后的闷痛或钻痛；食管炎、膈疝等，常呈灼痛或灼热感，可放射至背部；心脏神经官能症常表现跳痛或频频刺痛，部位和性质多样易变。

（3）影响胸痛的因素。胸壁疾病引起的胸痛，在深呼吸、咳嗽、举臂等动作时常可加剧；心绞痛常在活动或情绪激动时诱发，静止不动或含化硝酸甘油片常可迅速缓解；纵隔及食管疾病常在吞咽时胸痛加剧；干性胸膜炎、肺炎链球菌肺炎、肺梗死在咳嗽、深呼吸时使胸痛加重，即所谓胸膜痛；心脏神经官能症的胸痛与情绪波动密切相关，活动后或转移注意力时可缓解。

（4）起病急慢、病程长短。

（5）胸痛起因和诱因、增剧或减轻因素、是否向其他部位放射。

（6）伴随症状：

①发热并有相应胸部体征，可见于肺炎链球菌肺炎、胸膜炎、脓胸、肺脓肿等。

②咳嗽、咳痰、咯血，见于肺结核、支气管扩张、肺癌等。

③胸闷、呼吸困难，见于气胸、支气管哮喘、肺梗死等。

④吞咽困难，常见于食管疾病。

⑤胸痛并向左肩、左臂及左手指放射者，见于心绞痛、心肌梗死。

六、常见体征

由于病因、病变的性质、范围不同，胸部疾病可出现不同的异常体征。

（一）桶状胸

胸廓前后径增大与左右径几乎相等，呈圆桶状，两侧肋骨平举，肋间隙变宽，饱满，见于肺气肿，亦见于部分老年人和矮胖体型人。

（二）啰音

1. 湿啰音

湿啰音系由于吸气时气体通过呼吸道内的分泌物，如渗出液、痰液、血液、黏液和脓液等，形成的水泡破裂所产生的声音，故又称水泡音，多见于肺部感染、肺水肿。

（1）湿啰音的特点。湿啰音为呼吸音外的附加音，断续而短暂，一次常连续多个出现，于吸气时或吸气终末较为明显，有时也出现于呼气早期，部位较恒定，性质不易变，中、小水泡音可同时存在，咳嗽后可减轻或消失。

（2）湿啰音的分类。

①按啰音的音响强度可分为响亮性和非响亮性两种。

②按呼吸道腔径大小和腔内渗出物的多寡分粗、中、细湿啰音和捻发音。粗湿啰音，又称大水泡音，发生于气管、主支气管或空洞部位，多出现在吸气早期。中湿啰音，又称中水泡音，发生于中等大小的支气管，多出现于吸气的中期。细湿啰音，又称小水泡音，发生于小支气管，多在吸气后期出现。捻发音是一种极细而均匀一致的湿啰音，多在吸气的终末期出现。

2. 干啰音

干啰音亦称哮鸣音，系由于气管、支气管或细支气管狭窄或部分阻塞，空气吸入或呼出时发生湍流所产生的声音。干啰音常发生于双侧肺部，见于慢性支气管炎、支气管哮喘、支气管肺炎、气管异物、肺气肿等。

（1）干啰音的特点。干啰音为一种持续时间较长、带乐性的呼吸附加音，音调较高，持续时间较长，吸气及呼气时均可听及，但以呼气时为明显，干啰音的强度和性质易改变，部位易变换，在瞬间内数量可明显增减。

（2）干啰音的分类。根据音调的高低可分为高调和低调两种。高调干啰音又称哨笛音，音调高，呈短促的"zhi - zhi"声或带音乐性，用力呼气时其音质常呈上升性，多起源于较小的支气管或细支气管。低调干啰音又称鼾音，音调低，呈呻吟声或鼾声的性质，多发生于气管或主支气管。

（三）胸膜摩擦音

这是胸膜炎的主要体征之一。正常胸膜表面光滑，胸膜腔内有微量液体存在，因此，呼吸时胸膜脏层和壁层之间相互滑动并无音响发生。当胸膜面由于炎症、纤维素渗出而变得粗糙时，则随着呼吸便可出现胸膜摩擦音。

（四）气管偏移

正常人气管位于颈前正中部，当大量胸腔积液、积气、纵隔肿瘤时，可将气管推向健侧，而肺纤维化、肺不张、胸膜粘连肥厚时可将气管拉向患侧。

第二节　心血管系统常见症状与体征

心血管系统（Cardiovascular System）包括心、动脉、毛细血管和静脉。心血管系统的主要功能是为全身组织细胞提供血液和氧气，并将代谢产物和 CO_2 运送到相应器官排出体外。心血管系统疾病常见的症状与体征主要有呼吸困难、胸痛、心悸、晕厥、水肿、发绀、心前区隆起、心脏震颤、心脏杂音、周围血管征、颈静脉怒张、心包摩擦音、脉搏异常等。

一、呼吸困难

产生心源性呼吸困难的主要原因是左心和（或）右心衰竭。左心衰竭发生的病理基础是肺淤血，右心衰竭的病理基础是体循环淤血。

（一）主要病因

（1）弥漫性心肌损害引起急性心肌收缩力减退，如急性广泛性心肌梗死、急性心肌炎等。

（2）机械性阻塞致使心脏压力负荷过重，心排血受阻，如严重的二尖瓣或主动脉瓣狭窄、左室流出道梗阻等。

（3）容量负荷过重，如由急性心肌梗死所致乳头肌或腱索断裂，输液过多、过快等。

（4）心室舒张受限，常由快速异位心律及急性大量心包积液或积血所致的急性心脏压塞所致。

（5）严重心律失常，主要是快速性心律失常。

（二）临床特点

（1）左心功能衰竭引起呼吸困难的主要原因是肺淤血和肺泡弹性降低，特点为：
①有基础病因，可出现发绀。
②呈混合性呼吸困难，活动时加重，休息时减轻。
③两肺底部或全肺出现湿啰音和哮鸣音，口、鼻可有白色或粉红色泡沫。
④应用强心剂、利尿剂、血管扩张剂改善左心功能后症状减轻。

（2）右心功能衰竭引起呼吸困难的主要原因是体循环淤血，呼吸困难的程度较轻，可出现发绀、下肢水肿。临床上主要见于慢性肺源性心脏病、心包积液、心包炎等。

二、胸痛

许多疾病均可引起胸痛，内脏病变引起的疼痛定位不精确，除产生局部疼痛外，尚因患病内脏与放射体表的传入神经进入脊髓同一节段，在后角发生联系，来自内脏的痛觉冲动直接激发脊髓体表感觉区神经元，使大脑皮质把来自患病内脏的痛觉，误感受为相应体表的痛感，可产生感应痛或放射痛。

（一）常见病因

心血管疾病主要有心绞痛、心肌梗死、心肌炎、心肌病、心包炎、夹层动脉瘤、心脏神经官能症等。

（二）心绞痛发作的诊断要点

1. 发作的诱因

最常见者是体力劳动或活动过量，其次是情绪激动，如愤怒、过度兴奋、焦虑等。吸烟、饱餐、受寒或心律失常等皆可诱发。

2. 疼痛的部位

典型的部位是在胸骨上、中段后方，可波及心前区，范围约手掌大小，界线不甚清楚。疼痛可放射到左肩、左上肢尺侧达小指与无名指，或至颈、咽、下颌部。

3. 疼痛的性质

疼痛的性质为压榨性、紧缩性，可伴有窒息感或濒死的恐惧感，常不自觉地被迫停止活动。

4. 持续时间

一般心绞痛发作的时间持续 3~5 分钟，很少超过 30 分钟，可数天或数周发作一次，亦可一天发作数次。发作之间无任何症状。

5. 缓解方式

停止活动或休息后，以及舌下含服硝酸甘油，疼痛在 1~3 分钟内完全缓解。

三、心悸

在安静状态下和日常生活中，身心健康者不会感觉到自己的心脏跳动。心悸（Palpitadon）是指自觉心脏跳动的不适感和心慌感。体格检查可发现心率增快、减慢或心律失常，亦可正常。

（一）常见病因

1. 心脏搏动增强

心肌收缩力增强和心搏量增加时可引起心悸，包括生理性或病理性两种情况。

（1）生理性。

①见于健康人在剧烈体力活动、精神过度紧张或情绪激动时。

②见于大量饮酒、浓茶或咖啡后，或服用某些药物，如肾上腺素、麻黄碱、咖啡因、氨茶碱、阿托品、甲状腺素片后。

（2）病理性。

①见于各种器质性心脏病，如高血压性心脏病、主动脉瓣或二尖瓣关闭不全、某些先天性心脏病（动脉导管未闭、室间隔缺损）、原发性心肌病、克山病、脚气病等存在不同程度的心室肥大，在心功能处于代偿期时，心肌收缩力增强，心搏增强，出现心悸。

②见于其他引起心脏搏出量增加的病变，如高热、甲状腺功能亢进症、贫血等。高热及甲状腺功能亢进症时，基础代谢率增高，心率加快引起心悸；贫血时血液携氧量减少，器官和组织缺氧，机体通过增加心率来代偿，引起心悸。低血糖症、嗜铬细胞瘤引起肾上腺素分泌增多，心率增快也可出现心悸。

2. 心律失常

任何原因所致心率与节律的改变均可引起心悸。

（1）心动过速，如窦性心动过速、阵发性心动过速、心房扑动及快室率心房颤动等均可引起心悸。

（2）心动过缓，第二、三度房室传导阻滞、病态窦房结综合征、房室交界性心律、室性自搏性节律及迷走神经兴奋性过高等，由于心率缓慢，舒张期延长，心室充盈度增加，引起心脏搏动强而有力出现心悸，心率突然减慢时明显。

（3）心律失常，如期前收缩、心房颤动等。

3. 心脏神经官能症

心脏神经官能症由自主神经功能紊乱所致。青壮年女性多发，除心悸外，尚有心前区或心尖部刺痛或隐痛、叹息样呼吸、疲乏、头痛、头昏、耳鸣、失眠等表现。心悸发作常与精神因素有关，焦虑及情绪激动时易发。β - 肾上腺素能受体反应亢进综合征除有上述表现外，尚可有心电图的改变，如窦性心动过速、轻度 S - T 段下移及 T 波低平或倒置，普萘洛尔试验可使其恢复正常，提示其改变为功能性。

（二）诊断要点

诊断要点主要为心悸时的伴随症状和听诊特点。

（1）心悸伴心前区疼痛见于冠状动脉硬化性心脏病、心包炎、心肌炎、心脏神经官能症、主动脉瓣狭窄或关闭不全、肥厚型心肌病等。

（2）心悸伴发热见于风湿热、心肌炎、心包炎、感染性心内膜炎及其他发热性疾病。

（3）心悸伴晕厥抽搐见于高度、完全性房室传导阻滞、阵发性室性心动过速、病态窦房结综合征、心室纤颤等所引起的心源性脑缺血综合征（Adams Stokes）。

（4）心悸伴心律不齐见于心肌炎、房室传导阻滞、心房颤动、心房扑动等。

四、晕厥

晕厥是由于突然而严重的大脑血流量灌注减少所引起的短暂性意识丧失。急性心源性脑缺血综合征，即阿斯综合征，除眩晕外，还有意识丧失、抽搐、呼吸停止等。

（一）心源性晕厥常见的原因

（1）严重心律失常，如频发期前收缩、病态窦房结综合征、阵发性心动过速、高度房室传导阻滞等。

（2）心排血量突然降低，如急性心肌梗死、急性左心功能不全等。

（二）诊断特点

（1）晕厥发生年龄、性别。

（2）晕厥发作的诱因、与体位的关系与咳嗽及排尿的关系。

（3）晕厥发生速度、持续时间、发作时的面色。

（4）有无原发疾病。

（5）脉搏、心率、心律及呼吸、血压的变化情况。

（6）其他伴随症状。

（7）既往有无相同发作史及家族史。

五、水肿

水肿是指人体组织间隙有过多的液体积聚使组织肿胀，不包括内脏器官局部水肿，如脑水肿、肺水肿等。

（一）常见病因

心源性水肿主要见于右心衰。

（二）临床特征

（1）早期局限于身体的低垂部位，活动者的水肿以足背、踝部最明显，而仰卧位的水肿则出现在背部和骶部。

（2）常在活动后加重，休息后可减轻或消失。

（3）有右心衰竭的表现，如颈静脉充盈怒张、肝肿大、肝—颈回流征（＋）等。

（4）严重病例可伴有胸水、腹水。

六、发绀

发绀是缺氧的一种表现。循环系统疾病引起的发钳，属于周围性发绀，即早期发绀发生在末梢部位，也可蔓延到全身。

（一）常见病因

（1）体循环淤血，包括右心功能不全、心包炎。

（2）动脉缺血。左心衰竭、严重休克时，心输出量锐减，引起周围循环障碍，微循环血液淤滞、缺氧，病人皮肤和黏膜呈青紫色。肢体小动脉阻塞或小动脉痉挛，也可引起局限性发绀。

（二）诊断要点

（1）发绀的特征、部位、程度。

（2）有无心脏病的病史或其他病史，发病现场情况。

（3）有无呼吸困难，何种性质。

（4）有无其他伴随症状。

七、常见体征

（一）心前区隆起

正常人心前区与右侧相对应部位基本对称。儿童期患先天性心脏病或风湿性瓣膜病引起心脏外形增大时，发育中胸壁受挤压而向外隆起；大量心包积液时，心前区饱满。

（二）震颤

它是指用于触诊时感到的一种细微振动，又称为猫喘，系器质性心脏病的特征性体征之一。常见于风湿性心瓣膜病及先天性心脏病。胸骨右缘第 2 肋间触到的震颤为主动脉瓣狭窄；在心尖部的震颤为二尖瓣狭窄；胸骨左缘第 2 肋间触到的震颤为肺动脉瓣狭窄；胸骨左缘第 3、4 肋间触到的震颤为室间隔缺损。

（三）杂音

杂音是指除心音和额外心音之外出现的具有不同频率、不同强度、持续时间较长的异常声音，是由于血流因流速或方向异常产生湍流，使心壁、瓣膜或血管壁产生振动所致。常见于风湿性心瓣膜病、先天性心脏病。正常人剧烈运动后，或发热、贫血、甲亢病人血流速度加快时可出现杂音或使原有杂音增强。心脏杂音按其发生的时限分为收缩期、舒张期、双期杂音，按其强度分为 6 级。按其变化特点分为一贯型、递减型、递增型、递增递减型、连续型。杂音多沿血流的方向传导。在心脏杂音的听诊中，应注意杂音出现的最响部位，出现的时期、性质、传导方向、强度及形态，以及杂音与体位、呼吸、运动的关系。

（四）周围血管征

当脉压增大时，除可触及水冲脉外，周围血管也可出现下列一些征象。

1. 毛细血管搏动征

用手指轻压病人指甲床末端，或以清洁玻片轻压其口唇黏膜，如见到红、白交替的节律性微血管搏动现象，称为毛细血管搏动征阳性。

2. Duroziez 双重杂音

如果将听诊器体件放于肱动脉或股动脉处，并再稍加压力，则可听到收缩期与舒张期双重杂音。这是由于脉压增大，血流往返于听诊器下所造成的人工动脉狭窄所引起的。

3. 枪击音

正常时在颈动脉与锁骨下动脉部位可听到相当于第一心音与第二心音的两个声音，称为正常动脉音。此音在其他动脉处听不到。如将听诊器体件放于肱动脉或股动脉处，若听到"嗒，嗒……"音，称为枪击音，这是由于脉压增大使脉波冲击动脉壁所致。

周围血管征可见于主动脉瓣关闭不全、动脉导管未闭、甲状腺功能亢进、重度贫血等。

（五）颈静脉怒张

正常人立位或坐位时，颈外静脉常不显露，平卧时可稍见充盈，充盈的水平仅限于锁骨上缘至下颌角距离的下 1/3 处。卧位时如充盈度超过正常水平，或立位与坐位时可见明显静脉充盈，称为颈静脉怒张，提示静脉压升高，见于右心功能不全、心包炎或上腔静脉综合征。

用手按压无心功能不全的心脏病病人的右上腹时，并不引起颈静脉充盈，而右心功能不全的病人，逐渐用力向上向后按压（用力切不可过猛、过大）其右上腹部肿大的肝时，则可见颈静脉怒张更为明显，同时脉率亦增加，称肝—颈静脉反流征阳性，是右心功能不全的重要体征之一，亦可见于心包炎。其发生机制，在右心功能不全时致使肝脏淤血性肿大，当其受压时，可使回流至下腔静脉与右心房的血量增加，但因右心房淤血与右心室终末压增高，不能完全接受回流的血量，因而颈静脉充盈更为明显。

（六）心包摩擦音

心包炎时，当其病理变化处于纤维蛋白渗出阶段或渗液被吸收阶段，心包壁层与脏层变为粗糙，在心脏舒缩过程中两层发炎的心包膜互相摩擦而产生声音，称为心包摩擦音。心包摩擦音，一般音质粗糙，如同搔抓声，有时较柔和，近在耳边；其发生与心脏活动一致，而与呼吸运动无关；收缩期与舒张期均可听到，但有时只在收缩期听到；通常在胸骨左缘第 3、4 肋间处较易听到；心包摩擦音不太响时，采取坐位，上身略向前倾，屏住呼吸时易于听到；施压于听诊器体件时，可使摩擦音增强。

心包摩擦音与胸膜摩擦音的区别，主要为屏住呼吸时，胸膜摩擦音消失，而心包摩擦音仍可听到。

心包摩擦音在心脏左下界处或心尖部听得最清楚，虽屏住呼吸或呼吸时均可听到，但深吸气时更明显。

心包摩擦音可发生于风湿性、结核性或化脓性心包炎时，亦可见心肌梗死、重症尿毒症和结缔组织病等。

（七）脉搏异常

正常人的脉搏，每分钟 60～100 次，节律整齐，强度相等，若出现频率、节律、强度发生变化时，称为脉搏异常。常见的异常脉搏有：

1. 脉搏增快

脉率每分钟超过 100 次即称脉搏增快。生理情况下，见于情绪紧张，剧烈体力活动时；病理情况下，见于甲状腺功能亢进，各种原因所致的发热状态、贫血、心力衰竭、休克等。一般体温较正常者每升高 $1.0℃$，脉搏即增加 10～20 次/分钟。

2. 脉搏减慢

脉搏每分钟少于 60 次即称脉搏减慢（或称脉搏徐缓），可见于颅内压增高、阻塞性黄疸、甲状腺功能减退等，也可见于体质十分健壮的人。若慢至每分钟 40 次甚或以下时，必须注意是否为病态窦房结综合征或房室传导阻滞等原因所致。应尽快查明原因。

3. 水冲脉（陷落脉）

水冲脉脉搏急促而有力，骤起骤落。医生用右手紧握病人的腕部，病人的手臂逐渐抬高过头，则更易感到急促而有力的冲击。可见于心肌收缩亢强、心排血量增多、脉压增大使血管壁的搏动幅度增大等情况。临床上最多见于主动脉瓣重度关闭不全、动脉导管未闭、贫血等疾患。

4. 交替脉

脉搏节律正常，而脉搏出现一强一弱的交替改变，乃由于心室收缩力强弱交替所致，是心肌损害的表现，可见于心肌炎、高血压性心脏病和冠状动脉粥样硬化性心脏病。

5. 奇脉

奇脉又称吸停脉。吸气时脉搏强度较呼气时显著减弱，甚至难以触及称为奇脉，是心包填塞的重要体征之一。

6. 无脉

无脉即脉搏消失，可见于严重休克及多发性大动脉炎。

7. 脉律

正常人脉律规则，心房纤颤者脉律绝对不齐，且脉率少于心率，称为脉搏短绌，有期前收缩二联律或三联律者可形成二连脉、三联脉。

第三节　消化系统疾病症状与体征

消化系统由消化管（口腔、食管、胃、肠等）和消化腺（涎腺、肝、胰及消化管的黏膜腺体）组成。司消化、吸收、排泄与解毒（如肝脏）和内分泌等功能。

消化系统包括的器官最多，因此消化系统症状也最多，常见的有吞咽困难、反酸、嗳气、呃逆、食欲不振、恶心与呕吐、呕血、便血、腹泻、便秘、腹胀、腹痛和黄疸等症状。下面介绍一下消化系统疾病常见的几个症状。

一、食欲不振

食欲不振（Anorexia）是指对食物缺乏需求的欲望，严重食欲不振称厌食。与畏食（Sitophobia）不同，后者食欲正常，只是由于摄食时口咽疼痛、吞咽困难或因进食后上腹胀满、不适、疼痛而不敢进食，与食欲不振有本质的不同。

（一）常见病因

1. 器质性疾病

全身性及内脏多系统疾病均可引起食欲不振。感染性疾病或毒血症；癌症特别是晚期癌症；消化系统疾病如肝炎、肝硬化、肝淤血、胃肠道炎症、胰腺疾病等；各种内分泌低功能性疾病，如腺垂体、甲状腺、肾上腺皮质等功能减退；代谢紊乱如严重的低钠血症、低钾血症、氮质血症、代谢性酸中毒等；各种药物的副作用均可导致食欲不振等。

2. 精神、神经因素

忧郁、发怒、沮丧甚至疲劳、失眠等常导致食欲不振，不属病理范畴。神经性厌食是由精神异常所致摄食量显著减少的一种病理状态。

（二）诊断要点

1. 病程

在急性病程中出现的食欲不振，可在病情恢复后症状消失，临床意义不大。如果厌食2周而无缓解，则需考虑食欲不振是某种疾病的临床表现。

2. 诱因

年轻女性，有心理障碍者，要考虑精神性厌食；服用某些药物后出现症状，常由于药物副作用引起，停药后食欲可恢复正常。无明显诱因而以厌食为首发症状的要引起临床重视，有必要随访观察，进行有关检查。

3. 伴随症状

（1）恶心厌油。常见于肝炎、肝硬化。

（2）腹泻。除胃肠道疾病外，还应考虑由腹泻引起的电解质紊乱，如低钠血症。

（3）明显乏力。常提示肝炎、肝硬化、内分泌因素如甲状腺功能低下、肾上腺皮质功能低下等疾病。

（4）厌食伴体重下降。除神经性厌食外，多考虑恶性肿瘤。

二、恶心与呕吐

恶心（Nausea）是指上腹不适，紧迫欲吐的感觉，可伴有皮肤苍白、流涎、出汗、心动过缓及血压下降等迷走神经兴奋的症状。恶心同时伴有呕吐，常为呕吐的前奏。未将胃内容物吐出称为干呕（Retching）。呕吐（Vomiting）是通过胃的强烈收缩将胃或部分小肠的内容物通过食管反流，经口腔而排出体外的现象。

（一）常见病因

1. 反射性呕吐

反射性呕吐由内脏末梢神经传来的冲动刺激呕吐中枢引起的。

（1）胃、十二指肠疾病，如急、慢性胃肠炎、消化性溃疡、急性胃扩张或幽门梗阻等。

（2）肠道疾病，如急性阑尾炎、肠梗阻、急性出血坏死性小肠炎、腹型过敏性紫癜等。

（3）肝胆胰疾病，如急性肝炎、肝硬化、急慢性胆囊炎或胰腺炎等。

（4）其他疾病，如肾输尿管结石、急性腹膜炎、急性盆腔炎、内耳迷路病变、机械性或化学性刺激如用压舌板刺激咽部或是雍垂、某些药物（如氨茶碱），刺激胃部膜等。

2. 中枢性呕吐

由中枢神经系统、化学感受器触发区的刺激，引起呕吐中枢兴奋而发生呕吐。

（1）神经系统疾病，如颅内感染（脑炎、脑膜炎）、脑血管病变（脑出血、脑血栓形成、脑栓塞等）、颅脑损伤等。

（2）全身性疾病，如尿毒症、肝昏迷、糖尿病酮症酸中毒、甲状腺功能亢进、低血糖等。

（3）药物或毒物通过化学感受器触发区传入呕吐中枢，如抗生素、抗癌药、吗啡、有机磷农药、鼠药等中毒均可引起呕吐。

（4）精神因素，如胃肠神经症、癔症、神经性厌食等。

（二）诊断要点

1. 呕吐的时间

清晨呕吐常见于妊娠，也可见于尿毒症、慢性酒精中毒或功能性消化不良；晚间呕吐，见于幽门梗阻。

2. 呕吐的特点

精神性或颅内压增高性呕吐，后者以喷射性呕吐为其特点。

3. 呕吐物的性质

呕吐物为酸酵宿食，提示幽门梗阻胃潴留；呕吐物有粪臭味，多为低位小肠梗阻；呕吐物量不含胆汁说明梗阻平面多在十二指肠乳头以上，含多量胆汁则梗阻平面在十二指肠乳头以下。

4. 诱因

进餐后集体发病，见于食物中毒；头疼后即呕吐，常无恶心，多考虑中枢神经系统疾病；眩晕后即吐，应想到梅尼埃综合征或迷路炎；精神紧张、不快后出现呕吐，常为神经性呕吐。

5. 伴随症状

（1）伴腹泻，多见于急性胃肠炎、细菌性食物中毒、霍乱和各种原因的急性中毒。

（2）伴腹痛，见于腹腔脏器炎症、梗阻或破裂。

（3）伴发热、黄疸者应考虑胆囊炎或胆石症。

（4）伴头痛及喷射性呕吐，常见于颅内高压症或青光眼。

（5）伴眩晕、眼球震颤者，多为前庭器官疾病。

（6）已婚育龄妇女停经，且呕吐在晨起者，多提示早孕。

三、呕血

Treitz 韧带以上的胃肠道（包括食管、胃、十二指肠、胃空肠吻合术后之空肠、胆道及胰腺），通常称为上消化道，这些部位出血表现为呕血与黑粪，凡病变在幽门以上，特别当出血量较大者常兼有呕血；如病变在幽门以下，短时间内出血量大，血液可反流入胃，也可引起呕血；如病变在幽门以下，出血量小而缓慢，可无呕血仅有黑粪。

（一）常见病因

1. 消化系统疾病

（1）食管疾病。食管静脉曲张破裂、反流性食道炎与食道溃疡、食管癌、食道贲门黏膜撕裂（Mallory – Weiss 综合征）、食管裂孔疝、食管异物等。

（2）胃与十二指肠疾病。最常见的为消化性溃疡，其次为慢性胃炎及急性胃黏膜病变、胃癌、胃黏膜脱垂等。

（3）肝、胆道疾病。肝硬化门静脉高压可引起食管与胃底静脉曲张破裂出血，肝癌、肝脓肿或肝动脉瘤破裂出血；胆囊与胆道结石、胆道蛔虫症、胆囊癌、胆管癌及壶腹癌均可引起出血。大量血液流入十二指肠，造成呕血或便血。

（4）胰腺疾病。胰腺炎、胰腺癌并发脓肿破入十二指肠。

2. 其他疾病

（1）血液病，如血小板减少性紫癜、血友病、白血病、再生障碍性贫血、播散性血管内凝血。

（2）感染，如败血症、流行性出血热、钩端螺旋体病、重症肝炎。

（3）结缔组织疾病，如结节性多动脉炎、系统性红斑狼疮、皮肌炎、其他血管炎。

（4）其他，如尿毒症，肝功能衰竭等。

临床上呕血的原因很多，但以消化性溃疡引起者多见，其次为食管—胃底静脉曲张破裂，最后为急性胃黏膜病变。因此，在考虑呕血的病因时，应首先考虑上述三种疾病。

（二）诊断要点

1. 年龄与性别

年龄大的初次出血应注意消化道肿瘤（如食管癌、胃癌），中青年则多注意消化性溃疡、胃炎及食管静脉曲张破裂出血。上述疾病以男性多见，胆道出血则以女性多见。

2. 诱因

如出血前曾服用水杨酸制剂、非甾体类抗炎药、肾上腺皮质激素等，应考虑急性胃黏膜病变，如酗酒后大呕血，应注意食管—贲门撕裂综合征。

3. 方式

突然呕血，量大，呈喷射状，颜色鲜红，常为肝硬化门脉高压食管—胃底静脉曲张破裂出血；呕血前胃痛，呕吐物呈咖啡渣样棕褐色，呕血后胃痛减轻或消失，常提示消化性溃疡。

4. 颜色

一般胃内储留血液超过 250～300ml，则出现呕血，若出血量大、血液在胃内停留时间短，则呕吐物呈鲜红或混有凝血块或为暗红色；如果出血量较少或血液在胃内停留时间长，因血红蛋白与胃酸作用形成正铁血红蛋白（Hematin），呕吐物则呈咖啡渣样棕褐色。呕血后出现急性失血的周身表现，如头昏、眼花、心悸、多汗及皮肤苍白等症状，估计出血量介于 400～1 000ml 之间。当出现周围循环衰竭即休克表现时，除上述症状加重外，呼吸加快，脉搏细微弱，血压下降，估计出血量大于 1 000ml（超过循环血量的 20%）。

5. 伴随症状

上腹部慢性、周期性发作及有节律性疼痛，多为消化性溃疡。如中老年人，慢性上腹痛，疼痛无明显规律性并伴有厌食、消瘦或贫血者，应警惕胃癌；如伴有肝脾肿大，皮肤有蜘蛛痣、肝掌、腹壁静脉怒张或有腹水，提示肝硬化门静脉高压；如伴反复呕吐、剑突后烧灼感、间歇性梗阻感应考虑反流性食管炎、食管裂孔疝；如呕血前有进行性吞咽困难应注意食管癌；如突然发生的上腹持续性剧痛同时出现恶心、呕吐、呕血，改变体位后症状突然消失，则应想到胃黏膜脱垂症；如出血前有明显右上腹疼痛、发热、黄疸，则应注意胆道出血；如有全身其他部位（如皮肤、黏膜）出血，则应注意全身性疾病引起的上消化道出血。

四、便血

便血（Hematochezia）是指排便混有血液，或便前、便后带血，甚至排出全为血液者均称便血。便血颜色可呈鲜红色、暗红色，少量出血不造成粪便颜色改变，须经隐血试验才能确定者，称为隐血便。

（一）常见病因

1. 上消化道出血

上消化道出血常见呕血。大量出血表现为大便呈鲜红色、暗红色或柏油样粪便。小量出血仅见于大便潜血阳性。

2. 下消化道疾病

下消化道疾病是引起便血的主要原因。

（1）炎症性肠病，包括肠结核、细菌性痢疾、阿米巴痢疾、急性血吸虫病、急性出血坏死性小肠炎、伤寒与副伤寒。

（2）肿瘤，包括肠息肉、直肠癌、结肠癌、小肠肿瘤、类癌。

（3）血管病变，包括痔、小肠血管瘤、急性肠系膜动脉栓塞。

（4）损伤，包括肛裂、器械检查损伤、放射性肠炎。

（5）畸形，包括肠憩室病（Meckel 憩室等）。

3. 全身性疾病

（1）感染，包括流行性出血热、钩端螺旋体病、败血症、重症肝炎。

（2）血液病，包括白血病、再生障碍性贫血、血小板减少性紫癜。

（3）风湿性疾病，包括系统性红斑狼疮、结节性多动脉炎、皮肌炎。

（二）诊断要点

1. 大便的颜色

便血的颜色取决于出血部位的高低、出血量多少及血液在肠道内停留时间的长短。肛管、直肠下端出血常排出鲜血或血液附着在成形粪便的表面；结肠上端出血时，血液常与粪便均匀混合显暗红色；小肠或以上肠段出血由于血液在肠道内停留时间较长，血红蛋白中的铁经肠道菌群作用转化为硫化铁，粪便黑色发亮称柏油样便。若一次大量出血，较高的出血也可排出暗红或鲜红色便。便血也可由全身性疾病引起，因此在考虑诊断时应全面考虑，避免漏诊或误诊。

2. 年龄

年幼患者便血应注意有无先天性畸形（如 Meckel 憩室、肠息肉等）及细菌性痢疾等；中年应注意痔、肛裂、炎症性肠病、结肠癌等；老年应注意直肠癌、急性肠系膜动脉栓塞等。

3. 便血性状

粪便完全为血性或与血混合，常见于直肠以上部位的病变，如溃疡性结肠炎、结肠癌；鲜红色血便不与粪便混合，或仅附于粪便表面，或于排便后有鲜血滴出者，常提示肛门或肛管疾病，如痔、肛裂、直肠肿瘤等；暗红色果酱样便多见于阿米巴痢疾；细菌性痢疾多为黏液脓血便；洗肉水样血便并有特殊的腥臭味，常提示急性出血坏死性肠炎。

4. 伴随症状

（1）里急后重排便频繁，提示肛门、直肠疾病，如痢疾、直肠炎、直肠癌。

（2）上腹痛：慢性节律性上腹痛，出血后疼痛减轻者，常提示消化性溃疡；上腹绞痛或出现黄疸，多为肝、胆疾病；腹痛时排脓血便，便后腹痛减轻者，见于细菌性痢疾、阿米巴痢疾或溃疡性结肠炎；便血后腹痛不减轻者，常为小肠疾病；便血伴急性腹痛还见于急性出血坏死性肠炎、肠套叠、肠系膜血管栓塞等。

（3）发热，多见于急性传染病及恶性肿瘤，如流行性出血热、钩端螺旋体病、胃癌、结肠癌等。

（4）皮肤、黏膜出血，多见于血液病及急性传染病等。

五、腹痛

腹痛（Abdominal Pain）是指腹部出现难以形容的不适感，是临床最常见的症状。腹痛不仅是腹腔内脏器质性病变或功能紊乱的主要症状，亦可为腹腔外或全身性疾病的常见表现。

（一）常见病因

根据腹痛的起病缓急及病程长短可将腹痛分为急性腹痛和慢性腹痛。

1. 急性腹痛

（1）腹腔内脏器病变。

①急性炎症包括急性胃、肠炎，急性阑尾炎，急性出血坏死性肠炎，急性憩室炎，急性胆囊炎，急性胰腺炎，急性肝脓肿，急性肾盂肾炎，急性腹膜炎，急性肠系膜淋巴结炎，急性盆腔炎。

②空腔脏器穿孔、梗阻或扭转包括消化性溃疡急性穿孔、胃癌急性穿孔、急性肠

穿孔、急性胆囊穿孔、急性肠梗阻、绞窄性疝、胆石症、尿路结石、急性胃扭转、急性大网膜扭转、急性肠扭转、卵巢囊肿蒂扭转、肠套叠。

③实质脏器破裂包括肝破裂、脾破裂、异位妊娠破裂、卵巢滤泡破裂与黄体破裂。

④腹腔脏器血管病变包括急性肠系膜动脉栓死、急性肠系膜血栓形成、脾梗死、肾梗死。

⑤其他包括急性胃扩张、痛经。

（2）腹腔外脏器及全身病变。

①胸腔脏器病变，如膈胸膜炎、肋间神经痛、急性心肌梗死、急性心包炎。

②代谢性疾病，如糖尿病酮症酸中毒、血卟啉病。

③过敏性疾病，如过敏性紫癜。

④风湿性疾病，如系统性红斑狼疮、风湿热。

⑤中毒性疾病，如急性铅中毒。

⑥神经原性疾病，如腹型癫痫。

2. 慢性腹痛

（1）腹腔内脏器慢性炎症，如慢性胃炎、十二指肠炎、消化性溃疡、慢性阑尾炎、克罗恩病、慢性结肠炎、憩室炎、肠结核、慢性胰腺炎、慢性胆囊炎、慢性肝炎、结核性腹膜炎、肠系膜淋巴结结核、慢性肾盂肾炎、慢性膀胱炎、慢性盆腔炎。

（2）腹腔脏器肿瘤，如胃癌、结肠癌、肝癌、胆囊癌、胆管癌、胰腺癌、肾癌、膀胱癌、宫颈癌、卵巢癌。

（3）肠道寄生虫病，如肠蛔虫症、钩虫病、绦虫病、姜片虫病。

（4）肠腔慢性梗阻，如肠粘连、食管裂孔疝。

（5）其他，如便秘。

（二）腹痛的特点

腹痛发生可分为三种基本机制，即内脏性腹痛、躯体性腹痛和牵涉痛。

1. 内脏性腹痛

内脏性腹痛是腹内某一器官的痛觉信号由交感神经传入，冲动经脊髓的后根神经节细胞，并沿脊髓丘脑侧束进入内囊传至大脑感觉中枢，引起与进入脊髓节段的神经分布大体上相应的腹痛感觉。其特点：①疼痛部位不确切，接近腹中部。②疼痛感觉模糊，定位性差。③常伴恶心、呕吐、出汗等自主神经兴奋症状。

2. 躯体性腹痛

躯体性腹痛是来自腹膜壁层及腹壁的痛觉信号，经体神经传至脊神经根，反映到相应脊髓节段所支配的皮肤，可在相应脊髓神经所分布的皮区产生疼痛感觉，称为躯体性腹痛。其特点：①定位准确，可出现在腹部的一侧。②疼痛剧烈而持续。③可伴有局部腹肌的强直、压痛和反跳痛。④疼痛可因咳嗽或变换体位而加重或减轻。

3. 牵涉痛

牵涉痛又称放射性腹痛，是指内脏痛觉信号传至相应脊髓节段，引起该节段支配的体表部位疼痛。这是由于体神经的传导和腹部某一器官内脏神经的传导，进入了脊髓同一节段所支配的皮区而引起的。其特点：①定位明确。②疼痛程度剧烈。③局部可有压痛、轻度肌紧张或皮肤感觉过敏。

临床上不少疾病的腹痛涉及多种机制，如在内脏病变早期，主要是功能紊乱，先表现为内脏性腹痛，随着病情发展脏器损害加重，可出现躯体性腹痛或牵涉痛。

（三）诊断要点

1. 年龄、性别

儿童的腹痛要注意到肠套叠、肠寄生虫病、嵌顿疝及肠道的先天性异常；青壮年则应注意消化性溃疡、急性阑尾炎等，空腔脏器的穿孔、梗阻也多见于此类人群；中、老年人腹痛除腹腔脏器的炎症外，尚要注意到腹腔脏器的血管病变及恶性肿瘤；女性应注意盆腔脏器病变，如卵巢囊肿蒂扭转、异位妊娠；胆石症也以女性多见，消化性溃疡穿孔和心肌梗死，绝大多数见于男性。

2. 既往史

注意既往有无腹腔脏器慢性炎症、心脏病史、糖尿病史、腹部手术史。

3. 个人史

饮食有无规律、有无暴饮暴食，是否长期接触有毒物质（如铅、汞等）。女性应询问月经情况，近期停经 4~8 周而突然出现剧烈腹痛、阴道流血应考虑异位妊娠破裂。

4. 起病情况

起病缓急对诊断有重要价值。急性突然发生的剧烈腹痛多为腹腔脏器的炎症、穿孔、梗死及破裂；亚急性起病的腹痛多考虑脏器的深在炎症、梗阻、腹腔外脏器病变；慢性腹痛则多为脏器的慢性炎症、肿瘤及肠寄生虫病等。

5. 诱因

因受凉、饱餐而诱发者多为消化性溃疡或胃炎；进油腻食物或酗酒而诱发者多为胆道炎症、胆道结、急性胰腺炎；因进食不洁饮食发生的腹痛多为急性胃肠炎；原有心房纤颤的患者，急性腹痛可由肠系膜血管栓塞、血栓形成引起。

6. 腹痛性质

腹痛性质对诊断有参考价值。突发性绞痛多为胆结石、肾结石等；持续性腹痛阵发性加剧多为腹腔脏器炎症；持续性隐痛多为肝脓肿、腹腔脏器肿瘤；刀割样腹痛应注意脏器穿孔或破裂。

7. 腹痛部位

腹痛部位见表4.1。

表4.1   腹痛部位与疾病关系

部位	腹内疾病	腹外疾病
上腹部	胃部、十二指肠炎，胃癌，消化性溃疡，穿孔，急性胰腺炎，肠道蛔虫症	急性心肌梗死，急性心包炎
左季肋部（左上腹部）	脾梗死，脾破裂，脾蒂扭转，急性胰腺炎，左肾结石，左肾栓塞	左膈胸膜炎，左肋间神经痛
左、右腰部	两侧肾结石，肾梗死，急性肾盂肾炎，输尿管结石	
左、右髂部（左下腹部）	结肠炎，结肠癌，左侧卵巢囊肿带扭转，左侧输卵管炎，卵巢炎，左侧精索炎，左腹股沟斜疝	
下腹部	急性膀胱炎，膀胱结石，急性盆腔炎，异位妊娠破裂，痛经	
右髂部（右下腹部）	急性阑尾炎，急性局限性肠炎，回盲部结核，右卵巢囊肿蒂扭转，右侧输卵管炎，卵巢炎，右侧精索炎，右腹股沟斜疝	
右季肋部（右上腹部）	急、慢性胆囊炎，胆石症，肝脓肿，肝炎，肝癌，肝破裂	膈下脓肿，右膈胸膜炎
脐部	肠炎，肠憩室炎，肠寄生虫症，肠梗阻，肠系膜栓塞	
弥漫不定部位	腹膜炎，肠穿孔等	全身性疾病

8. 伴随症状

（1）伴发热，多为腹腔脏器炎症，如胆囊炎、阑尾炎、腹膜炎等，尚要注意腹外脏器病变，如胸膜炎、心肌梗死等。

（2）伴恶心、呕吐，除要注意腹腔脏器的炎症外，尚要考虑到有无脏器的穿孔、梗阻或扭转。

（3）伴腹泻，多为肠道炎症、肿瘤或寄生虫感染，也要注意中毒等全身性疾病。

（4）伴血尿，多为泌尿系结石或感染、肿瘤等。

（5）伴月经异常，要注意腹痛在行经期发生者多为痛经，伴白带、月经带血者多为盆腔炎，停经4~8周后突然剧烈腹痛有休克的已婚女性应注意异位妊娠破裂。

六、腹泻

腹泻（Diarrhea）是指排便次数增多，粪质稀薄或带黏液、脓血或未消化的食物。腹泻可分为急性与慢性两种，超过2个月者属慢性腹泻。

（一）常见病因

1. 消化系统疾病

（1）胃源性。胃酸缺乏或胃内未消化食物进入肠内致肠蠕动增强，见于萎缩性胃炎、胃癌及胃大部切除术后。

（2）肠源性。由感染性和非感染性致病因素引起。

①感染性腹泻。病原微生物感染肠道，使肠黏膜渗出分泌增加。a. 细菌性：痢疾、霍乱与副霍乱、沙门菌属肠炎、金黄色葡萄球菌肠炎、致病性大肠杆菌肠炎、空肠弯曲菌病、伪膜性肠炎。b. 病毒性：轮状病毒肠炎、腺病毒肠炎等。c. 真菌性：白色念珠菌肠炎、曲菌性肠炎。d. 寄生虫性：阿米巴痢疾、兰氏贾第鞭毛虫病、血吸虫病。

②非感染性腹泻。各种病因致肠黏膜渗出增加、小肠吸收障碍及各种中毒致肠蠕动加快。a. 肠道病变：急性出血坏死性肠炎。b. 肿瘤，如大肠癌、大肠腺癌、结肠多发性息肉病及小肠淋巴瘤。c. 小肠吸收不良综合征。d. 急性中毒：动、植物类急性中毒；药物刺激及毒性反应，化学毒剂中毒。e. 功能紊乱：肠道易激综合征。

（3）胰源性。胰腺外分泌功能减退致脂肪吸收障碍，见于慢性胰腺炎、胰腺癌及胰腺广泛切除术后。

（4）肝、胆源性。由于肝功能减退、胃肠道淤血及胆汁生成减少、排出障碍而致胃肠道消化、吸收障碍，见于肝炎、肝硬化、胆汁淤积性黄疸、胆囊炎等。

2. 其他疾病

全身性感染疾病（如伤寒、副伤寒、败血症、流感等）、甲状腺功能亢进、尿毒症、过敏性紫癜。

（二）诊断要点

1. 流行病学史

急性腹泻一般以感染性占大多数，应注意询问流行病学，注意年龄、性别、发病季节、散发或集体暴发。如菌痢多在夏秋发生，而病毒性腹泻多在秋冬流行，且多见于儿童；阿米巴痢疾则多见于青壮年男性；肠结核、Crohn 病、肠道易激综合征等也多见于青壮年；结肠癌则多见于中老年。暴发性流行的腹泻特别要注意霍乱、副霍乱及沙门菌食物中毒。在霍乱或血吸虫病流行疫区发生的腹泻，则应注意这两种病。

2. 起病和病程

起病急、病程短（不超过 2 个月），称急性腹泻，常为肠道感染或食物中毒；病程长，超过 2 个月者，称慢性腹泻，多见于慢性感染、炎症、吸收不良或肠道肿瘤。

3. 发病情况

起病前有不洁饮食史应注意感染性的疾病（如菌痢、伤寒、霍乱等）；进食含麸质的麦类饮食后腹泻者，应考虑乳糜泻；长期应用广谱抗生素和（或）激素者，需注意真菌性肠炎或假膜性肠炎（菌群失调）；进食虾、螃蟹、奶类、菠萝后发生腹泻者，常提示变态反应性肠病。

4. 腹泻与腹痛的关系

小肠疾病的腹泻疼痛常在脐周，便后腹痛多不缓解。结肠疾病疼痛多在下腹，且便后疼痛常可减轻。急性腹泻常有腹痛，以感染性腹泻为明显，分泌性腹泻常无明显腹痛。

5. 腹泻次数及粪便性质

急性腹泻每天排便次数可达 10 次以上，粪便量多而且稀薄，如细菌感染初为水样便，后为黏液血便或脓血便。慢性腹泻每天排便数次，可为稀薄便，也可带黏液、脓血，见于慢性痢疾、溃疡性结肠炎、大肠癌。黏液脓血便以结肠疾病为多见。大便外带血液或排便后滴鲜血，常提示痔、肛裂、直肠肿瘤。阿米巴痢疾粪便呈暗红色或果酱样。糊状或水样便多考虑小肠病变。粪便呈油腻状、多泡沫、含食物残渣且有恶臭味，多见于吸收不良综合征、脂肪泻。腥臭血水样大便，多见于急性出血坏死性肠炎。有应用抗生素、激素或大手术史，粪便呈蛋清样，多为真菌性肠炎。粪便如呈蛋花样，则假膜性肠炎可能性大。霍乱、副霍乱的大便特点为洗米水样。粪便中带大量黏液而无病理成分者，见于肠易激综合征。

6. 伴随症状

（1）里急后重病变多位于直肠、乙状结肠，应注意菌痢及结肠癌。

（2）伴有发热者多见于急性感染性疾病如菌痢、沙门菌属肠炎、病毒性肠炎及寄生虫病所致（急性血吸虫病等）。

（3）明显消瘦见于胃肠道恶性肿瘤、吸收不良综合征、甲状腺功能亢进等。

（4）腹泻与便秘交替常见于肠结核、非特异性溃疡性结肠炎及肠易激综合征。

（5）伴皮疹、关节肿痛要考虑过敏性紫癜、系统性红斑狼疮。

（6）重度失水常见于分泌性腹泻，如霍乱、细菌性食物中毒，也可见于尿毒症。

（7）对慢性腹泻应考虑到肠道肿瘤及全身疾病及全身疾病所致腹泻。

七、黄疸

因血清胆红素浓度增高而致皮肤、黏膜及巩膜黄染，称为黄疸（Jaundice）。正常血清总胆红素为 1.7~17.1umol/L，当总胆红素超过 34umol/L 即可出现黄疸，当在 17.1~34umol/L 巩膜等黄染不易察觉，称为隐性黄疸。当总胆红素超过 34umol/L 时，称为显性黄疸。

（一）常见病因

1. 溶血性黄疸

溶血性黄疸是由于红细胞大量破裂所致。

（1）先天性溶血所致黄疸，包括遗传性球形红细胞增多症、血红蛋白病、阵发性睡眠性血红蛋白尿等。

（2）后天性获得性溶血所致黄疸，包括自体免疫性贫血、异型输血后溶血、新生儿溶血、蚕豆病、恶性疟疾、某些药物及蛇毒引起的溶血。

2. 肝细胞性黄疸

这种肝病是肝细胞摄取、结合及排泄胆红素能力障碍所致，如急慢性病毒性肝炎、肝硬化、肝癌、钩端螺旋体病、败血症、化学品及药物中毒等。

3. 梗阻性黄疸

梗阻性黄疸是由于肝内、肝外阻塞及肝内胆汁淤积所致。

（1）肝内梗阻，包括肝内泥沙样结石、原发性肝癌、华支睾吸虫病。

（2）肝内胆汁淤积，包括毛细胆管炎性肝炎、妊娠期复发性黄疸、某些药物性黄疸。

（3）肝外梗阻，包括胆结石、胰头癌、胆总管癌、壶腹癌、手术后胆管狭窄、胆道蛔虫。

4. 先天性非溶血性黄疸

先天性非溶血性黄疸包括 Gilbert 综合征、Debin—Johnson 综合征、Roter 综合征、Crigler—Najjar 综合征。

（二）诊断要点

1. 年龄、性别

不同年龄的黄疸常各有不同的主要原因。新生儿出现黄疸，多为新生儿生理性黄疸，若长时期持续不退则应多从先天性胆道闭塞、先天性非溶血性黄疸考虑；青少年黄疸则多为病毒性肝炎及由于肝脏疾病所致黄疸；中年黄疸应着重考虑胆石症、胆囊炎、肝硬化、肝癌等；老年黄疸则多为胆道癌、胰头癌、肝癌等。胰腺癌、肝癌多见于男性，胆石症、胆囊炎所致黄疸则多见于女性。

2. 流行病学

对黄疸病人须问询流行病学史，如有无肝炎接触史，近期有否输血史，近期是否到过疟疾流行区，夏秋季节是否在钩端螺旋体病流行区有疫水接触史。

3. 发病情况

急性发病多为急性肝炎、胆囊炎、胆石症、传染性单核细胞增多症、钩端螺旋体病、急性溶血、药物引起的黄疸等。缓慢起病的黄疸则多为肝硬化、肝胆癌症。起病急、消退快的黄疸多为急性肝炎、急性传染病所致的黄疸；慢性持续性黄疸则多为慢性肝炎、肿瘤及慢性溶血；终生存在具有波动性黄疸则多为先天性非溶血性黄疸。

4. 家族史

家族性黄疸应注意到先天性溶血和非溶血性黄疸。

5. 伴发症状

（1）伴发热。多见于急性传染病（如急性肝炎、钩端螺旋体病等）及急性溶血所致黄疸，肝癌、胰腺癌、胆道感染也有发热。

（2）伴腹痛。右上腹阵发性绞痛多见于胆石症、胆囊炎及胆道蛔虫症；肝区隐胀痛应注意肝炎、肝癌；上腹及腰背痛应考虑到胰头癌。

（3）伴肝脾肿大。肝脏轻至中度肿大、质软或偏中者，见于多种原因引起的肝细胞炎变或胆道梗阻。质中而表面有小结节感要考虑肝硬化。近期肝脏明显肿大而质地中等，表面光滑，多见于肝脓疡或肝淤血，前者触痛更为明显。肝脏明显肿大而质地坚硬，表面有大小不等结节者，主要见于原发性肝癌。黄疸伴脾肿大者，有以下可能：①感染性脾肿大。如病毒性肝炎、疟疾、钩端螺旋体病、败血症、传染性单核细胞增多症等。②充血性脾肿大。如门脉性肝硬化、胆汁性肝硬化以及转移性肿瘤对脾静脉的阻塞或压迫等。③增生性脾肿大。如各种原因引起的溶血性贫血、淋巴瘤、恶性组织细胞病等。

（4）伴腹水。黄疸伴腹水者见于急性、亚急性肝坏死或晚期肝硬化。如为出血性或渗出性腹水，除肝硬化合并感染外，往往为癌性腹膜转移。

（5）伴皮肤瘙痒。梗阻性黄疸常伴明显皮肤瘙痒；肝细胞性黄疸仅有轻度瘙痒；溶血性黄疸可无瘙痒。伴体重减轻主要应注意到肿瘤所致黄疸。

（6）伴粪、尿色改变。粪呈白陶土色应考虑到梗阻性黄疸，且尿多深黄如浓茶状；粪色浅黄、尿色深黄多为肝细胞性黄疸；粪色稍深、尿如酱油色多为溶血性黄疸。

第四节　泌尿系统疾病症状与体征

泌尿系统由肾脏、输尿管、膀胱、尿道组成。肾脏具有重要的生理功能，包括：①排泄体内代谢产物。②调节机体水电解质含量。③维持酸碱平衡。④内分泌作用，包括红细胞生成素、肾素和前列腺素等激素。肾盂、输尿管、膀胱、尿道是尿液的输送、储存和排出器官。尿液的生成和排泄共同完成维持机体内环境稳定的作用。任一过程异常，均可导致泌尿系统疾病。其常见的临床症状有：少尿与无尿、多尿、尿频、尿急、尿痛、血尿、水肿、贫血、肾绞痛等。下面介绍一下泌尿系统疾病常见的几个症状。

一、少尿与无尿

正常成年人每日尿量约 1 000 ~ 2 000ml。异常时可导致尿量减少或增多。24小时尿量少于 400ml 时，称为少尿（Oliquria）；尿量少于 100ml，则称为无尿（Anuria）。

（一）常见病因

1. 肾前性少尿（功能性肾衰竭）
肾前性少尿见于休克、严重脱水、失血、心力衰竭、肾动脉栓塞等。
2. 肾性少尿（器质性肾衰竭）
肾性少尿见于急性肾炎、急进性肾炎、各种慢性肾脏病引起的肾功能衰竭、肝肾综合征、急性肾功能衰竭、溶血性尿毒综合征。
3. 肾后性少尿
肾后性少尿见于双侧或独肾上尿路梗阻（尿路先天性畸形、损伤、结石、肿瘤）。

（二）诊断要点

1. 病史
必须询问少尿前是否使用了某些有肾毒性的物质（如汞、砷、新霉素、卡那霉素、多黏菌素、生鱼胆等）；有无严重创伤、严重感染、大出血、严重脱水；有无心力衰竭；有无严重的肝、肾疾病。少尿是进行性的还是突然发生的，既往有无双肾结石、畸形或独肾，有无肾脏损伤史等。
2. 起病与病程
少尿与无尿是否是突然发生的（急性肾衰竭），还是逐步发生的（如失水、心力衰竭）；少尿持续时间的长短；是否少尿后又出现了多尿等。
3. 伴随症状
例如：伴有皮肤干燥、脱水可见于严重失水；伴有重度贫血可考虑失血；伴有心力衰竭、肝硬化，可考虑有效血容量不足；伴有高血压、血尿应考虑急性肾小球肾炎；伴有重症感染、败血症考虑中毒性休克。

二、多尿

尿量在 24 小时内超过 2 500ml 以上者，称为多尿（Polyuria）。在生理情况下，健康人每天尿量在 1 000～2 000ml，随饮食、季节而异，有时当饮水过多或进食含水较多食物时，可能尿量会超 2 500ml/日，但仅是暂时多尿。所谓多尿指病理性的尿量增多。

（一）常见病因

根据发生多尿的病因、发生机制，多尿应从以下方面考虑。

（1）内分泌—代谢障碍疾病，包括糖尿病、尿崩症、原发性醛固酮增多症、甲状旁腺功能亢进症。

（2）肾脏疾病，包括慢性肾盂肾炎、慢性肾炎、高血压肾病；急性肾功能衰竭多尿期；慢性肾小管功能不全，如近曲小管功能不全——范可尼（Fanconi）综合征、肾性糖尿病、巴特（Bartter）综合征，远曲小管功能不全——肾性尿崩症、肾小管酸中毒、间质性肾炎。

（3）其他，包括药物性多尿，精神性多饮、多尿。

（二）诊断要点

1. 年龄、性别

遗传性疾病致多尿大多在幼年发病，如 1 型糖尿病、肾性尿崩症、范可尼综合征。肾性尿崩症全为男性患者，而精神性多尿多为女性。

2. 起病情况

糖尿病、尿崩症起病缓慢；病前有无使用利尿药物如氯噻嗪类、麻黄碱、甘露醇等；有无头颅外伤及精神创伤。

3. 伴随症状

多尿常引起烦渴和多饮，如同时伴有食欲亢进、体重减轻应考虑糖尿病；如伴有视力障碍、偏盲、颅内高压等神经系统症状，应考虑继发性尿崩症；如伴有高血压、低血钾应考虑原发性醛固酮增多症；伴有肌肉软弱或周期性瘫痪及代谢性酸中毒应考虑为肾小管酸中毒。此外，多尿常伴有食欲不振、疲倦乏力、皮肤干燥、口干、便秘、头痛、失眠、精神焦虑等非特异性症状。

三、血尿

血尿是指尿内红细胞量增多，重者肉眼可见，轻者须经显微镜检查方能确定，通常离心沉淀后的尿液镜每高倍视野有红细胞 3 个以上。

(一) 常见病因

按血尿发生部位及原因考虑以下四个方面。

1. 泌尿系统病变

(1) 泌尿系统结石：肾、输尿管、膀胱、尿道结石等。

(2) 泌尿系统感染：肾盂肾炎、膀胱尿道炎、前列腺炎、肾结核、膀胱结核等。

(3) 肾炎：急慢性肾炎、IgA 肾炎、遗传性肾炎等。

(4) 泌尿系统肿瘤：肾肿瘤、输尿管肿瘤、膀胱肿瘤、前列腺肿瘤等。

(5) 畸形：多囊肾、海绵肾、肾下垂等。

(6) 损伤：外伤、手术或器械检查等。

(7) 药物损害：磺胺、水杨酸类、汞、砷中毒等。

2. 全身性疾病

(1) 血液病：血小板减少性紫癜、过敏性紫癜、再生障碍性贫血、白血病、血友病等。

(2) 感染性疾病：败血症、钩端螺旋体病、流行性出血热、猩红热等。

(3) 风湿性疾病：系统性红斑狼疮、结节性多动脉炎、皮肌炎等。

(4) 血管疾病：充血性心力衰竭、恶性高血压、感染性心内膜炎等。

(5) 内分泌代谢疾病：痛风、糖尿病、甲状旁腺功能亢进等。

3. 尿路邻近器官疾病

尿路邻近器官疾病包括急性阑尾炎，急性输卵管炎，结肠、直肠炎症或肿瘤等。

4. 功能性血尿

平时运动量小的人，突然加大运动量可出现运动性血尿。

(二) 诊断要点

1. 年龄、性别

儿童血尿多见于急性肾炎、膀胱结石；青少年血尿多考虑尿路感染、尿路结石、肾结核；老年人无痛性血尿多应考虑泌尿系肿瘤（尤为肾恶性肿瘤多）。女性血尿多见于尿路感染、肾炎。

2. 血尿与排尿的先后关系

先做尿三杯试验，以确定其血尿来源。初血尿多为尿道病变；终末血尿多为膀胱炎症、结石或肿瘤；全程血尿多为肾、输尿管病变以及全身病变所引起的。

3. 伴随症状

若血尿伴膀胱刺激症状多见于尿路感染；伴腰、下腹突发性绞痛多见于肾、输尿管结石；伴腰部持续性钝痛应注意肾肿瘤、肾下垂、多囊肾；伴水肿、高血压应考虑肾炎、高血压肾病；伴全身其他部位出血者，应考虑血液病、感染性疾病；乳糜血尿多为丝虫病。

四、蛋白尿

临床上用常规检测方法，尿蛋白定性试验或尿蛋白定量大于 100mg/L 或大于 150mg/24h 时，称为蛋白尿。有蛋白尿的患者往往无任何主观感觉，也无任何体征。一旦发现蛋白尿，必须进行认真的检查、分析，寻找发生原因，防止误诊、漏诊。

问诊要点包括：

（一）起病情况

患者出现蛋白尿前有无发热、参加过剧烈运动，有无感染史，有无头痛、腰痛，有无伴血尿、高血压、皮肤红斑、关节痛；蛋白尿出现与体位改变有无关系。

（二）既往史

患者在此前是否患有肾炎、肾盂肾炎；患糖尿病否；是否近期用过链霉素、庆大霉素、卡那霉素等抗生素或长期服用解热镇痛药等。

五、尿频、尿急、尿痛

尿频（Frequency of Urine）指单位时间内排尿次数明显超过正常范围；尿急（Urgency of Micturition）指一有尿意即需立刻排尿；尿痛（Disuria）是指排尿时会阴部、耻骨上区挛缩样疼痛或尿道烧灼感。尿频、尿急、尿痛合称为膀胱刺激征。

（一）常见病因

引起尿路刺激症状的原因常见于：

1. 膀胱病变

（1）膀胱容积变小：膀胱结核、膀胱肿瘤、膀胱结石、膀胱异物。

（2）膀胱炎症：感染性、间质性、化学性及放射性膀胱炎。

（3）膀胱神经功能失调：紧张、恐惧、寒冷、癌症等均可引起尿频、尿急，但多无排尿痛。

2. 尿道疾患

尿道疾患包括尿道炎、前列腺疾患（炎症、增生、肿瘤）、尿道内异物；膀胱颈肥厚、尿道瓣膜、肿瘤、尿道及尿道口狭窄、包茎等。

3. 继发于泌尿系统邻近器官的疾患

继发于泌尿系统邻近器官的疾患包括盆腔及会阴部的炎症、肿块、阴道炎、精囊炎、盆腔内肿瘤及增大的子宫等。

(二)诊断要点

1. 排尿频数和尿量

了解尿频程度，单位时间排尿频率，如每小时或每天排尿次数，每次排尿间隔时间和每次排尿量，以区别尿频和多尿；尿频的程度往往和病变的程度密切相关，如膀胱结核所致的膀胱挛缩、膀胱容积变小，膀胱占位性病变所致的膀胱有效容量变小均导致进行性加重的尿频、尿急，甚至出现尿淋漓不尽。

2. 原因和诱因

注意发病年龄、性别和既往有无泌尿系统疾患如感染、结石、畸形等；询问出现尿频尿急尿痛前是否有明显原因，如劳累、受凉或月经期，是否接受导尿、尿路器械检查等；男性应询问有无前列腺疾患等，并应了解有无中枢神经系统及盆腔神经损伤史等。

3. 伴随症状

尿频、尿急、尿痛并存常提示泌尿系感染。如伴有尿道口红肿和脓性分泌物应考虑淋球菌感染；伴有血尿及肾绞痛者应考虑结石；尿频、尿急伴无痛性血尿见于膀胱癌；尿频、尿急伴血尿，午后低热，乏力盗汗见于肾或膀胱结核；老年男性，尿频伴尿线细，进行性排尿困难见于前列腺增生症；尿频不伴尿急、尿痛，但多伴有多饮多尿和口渴见于精神性多饮、糖尿病和尿崩症。

第五节　血液和造血系统疾病症状学

血液系统包括造血器官和血液。血液可分为血细胞和血浆两部分，其中血细胞包括红细胞、白细胞和血小板。血液与骨髓、脾、淋巴结以及分布于全身各处的单核—吞噬细胞系统共同构成造血系统。造血系统疾病种类繁多，大多是由于造血系统的造血功能障碍及造血组织发生恶性转变而引起的，但其临床表现有许多相似之处，而最终很多都是以构成血液的红细胞、白细胞、血小板等的量和质的异常而表达出来，引起相应的症状与体征。

一、贫血

贫血是一综合症状群，不是独立的疾病。我国成年男性血红蛋白 $<120g/L$，红细胞计数 $<4 \times 10^{12}/L$，红细胞比积 <0.4；成年女性血红蛋白 $<105g/L$，红细胞计数 $<3.5 \times 10^{12}/L$，红细胞比积 <0.35，即为贫血。但是，以上数字并非判断贫血的绝对标准，长期居住高原地区的居民以上数字可能要略高，而血液稀释时，如有充血性心力衰竭、低蛋白血症等情况时，血红蛋白本属正常，此时可被误认为贫血。

贫血的主要表现为面色、黏膜苍白；毛发色泽枯黄无光泽；指甲变薄，易出现裂纹，同时还可能出现低氧血症（头晕、乏力、呼吸困难）和高动力循环（心悸）的表现。

（一）常见病因

1. 造血不良性贫血

（1）造血原料缺乏或利用障碍：缺铁性贫血、营养性贫血（如维生素 B12 缺乏、叶酸缺乏），使用某些药物阻止铁、维生素 B12、叶酸的吸收利用等。

（2）骨髓造血障碍：急、慢性再生障碍性贫血，中毒性贫血（铅、苯中毒等），多发性骨髓瘤、骨髓纤维化、恶性肿瘤或白血病致贫血、感染性贫血、肾性贫血。

2. 溶血性贫血

（1）遗传性溶血性贫血：遗传性球形红细胞增多症、阵发性睡眠性血红蛋白尿、蚕豆病、地中海贫血。

（2）获得性溶血性贫血：自体免疫溶血性贫血、异型输血性溶血性贫血、药物溶血性贫血、免疫及理化因素所致溶血性贫血、感染性溶血性贫血、脾功能亢进所致溶血性贫血。

3. 失血性贫血

急性失血性贫血、慢性失血性贫血。

（二）诊断要点

1. 年龄、性别及家族史

儿童的贫血多考虑为营养性贫血及先天遗传的溶血性贫血，老年人贫血除须考虑营养性贫血，尚需注意到有无恶性肿瘤引起的贫血。女性患者贫血则需询问有无月经过多及哺乳妊娠导致的营养性贫血。值得注意的是儿童期的溶血性贫血，常有家族遗传病史，在问询病史时不要遗漏。

2. 起病情况

急性发病的贫血多为急性溶血性贫血、出血性贫血及白血病等恶性肿瘤引起的；缓慢发病的贫血则多为营养性贫血、慢性再生障碍性贫血及慢性溶血性贫血。

3. 饮食营养情况

营养差，特别是含有铁、维生素 B12、叶酸类食物进食少的病史，应注意到营养性贫血；儿童、妇女妊娠哺乳期对铁剂类需要量相对较多，常可出现缺铁性贫血等情况。

4. 工作生活环境

经常与化学品（如苯、苯胺、酚等）、农药、放射性物质接触，需注意再生障碍性贫血；进食蚕豆后不久发生的贫血，应考虑到蚕豆病。

5. 原有疾病情况

原患慢性肾脏病则须注意肾性贫血；原有溃疡病、痔、月经过多应想到慢性失血性贫血；原有肝病、恶性肿瘤等须注意营养性贫血。

6. 伴随症状

伴发热应考虑感染、溶血及肿瘤所致；伴出血应注意白血病、再障及严重感染；伴黄疸应想到溶血性贫血；伴腰痛、酱油色尿应考虑急性溶血；伴浮肿尿少应注意到肾性贫血及营养性贫血。

二、止血与凝血障碍

当皮肤、黏膜和（或）脏器发生自发性或外伤，出现广泛性出血而不易自行停止的一种症状，称为止血、凝血障碍。

（一）常见病因

1. 血管壁异常

（1）先天性（遗传性）：遗传性毛细血管扩张症、血管性假血友病、遗传性家族性单纯性紫癜。

（2）后天性（获得性）：过敏性紫癜、症状性非血小板减少性紫癜（包括感染、中毒、药物、维生素 C 缺乏症等）、单纯性紫癜、老年性紫癜。

2. 血小板异常病变

（1）血小板减少性紫癜：特发性血小板减少性紫癜、症状性血小板减少性紫癜（药物、感染）、血液病、自体免疫性疾病等。

（2）血小板功能异常性紫癜：血小板无力症、血小板病。

3. 凝血异常病变

（1）凝血因子缺乏：血友病、维生素 K 缺乏、肝病、DIC 等。

（2）抗凝物质增多：肝病、尿毒症、急性白血病等。

（3）纤维蛋白溶解：原发性纤维蛋白溶解症、弥散性血管内凝血。

（二）诊断要点

1. 年龄、性别

出生后或儿童即有出血倾向者，应首先考虑到先天性出血性疾病。青少年则多考虑到获得性毛细血管病、血小板异常病变（如特发性血小板减少性紫癜、过敏性紫癜等）。老年人出现紫癜应注意老年性紫癜，青年女性反复出现于月经期间的紫癜，多为单纯性紫癜，而青年男性反复的关节腔出血肿胀，应想到血友病。

2. 发病情况

出血部位为深部的局限性血肿，多为凝血障碍；浅在广泛的皮肤、黏膜紫癜则多为血管或血小板异常。若在外伤后出血不止，但时间不是太长且通过止血后伤口不再出血，常提示毛细血管病变及血小板病变；若外伤后出血持续时间长（如超过两天），止血后又再出血，则提示凝血障碍。发病前如大量使用抗凝药（如肝素、华法林、阿司匹林等）应注意药物作用，如合并感染性疾病（如流行性出血热、钩端螺旋体病、败血症等）出现的出血倾向，应注意是继发性出血。要询问有无严重的肝脏病、肾脏病、血液系统疾病（如再生障碍性贫血）及有无恶性肿瘤等情况，尚要注意有无维生素 C、K 缺乏。

3. 家族史

有家族史者应注意到遗传性出血性疾病，如血友病、假性血友病、遗传性毛细血管扩张症等。

三、淋巴结肿大

正常人体约有 500~600 个淋巴结，其直径多在 0.2~0.5cm 之间。正常淋巴结质软、光滑、无压痛、能活动。颌下、腋下、腹股沟等处偶能扪及。

（一）常见病因

1. 急性淋巴结肿大

（1）急性单纯性淋巴结炎。

（2）病毒性感染，如风疹、麻疹、水痘、传染性单核细胞增多症、病毒性肝炎、性病性肉芽肿、艾滋病等。

（3）立克次体感染，如恙虫病。

（4）特殊细菌感染，如波状热、腺鼠疫、软下疳。

（5）螺旋体感染，如钩端螺旋体病、鼠咬热等。

（6）过敏反应及变态反应性疾病，如药物热、血清病等。

（7）毒蛇咬伤。

2. 慢性淋巴结肿大

（1）慢性感染性淋巴结肿大，如非特异性慢性淋巴结炎、淋巴结结核、丝虫病、黑热病、梅毒等。

（2）结缔组织病，如系统性红斑狼疮、类风湿关节炎等。

（3）肿瘤性淋巴结肿大，如淋巴瘤、恶性网状细胞病、白血病、恶性肿瘤淋巴转移等。

（4）代谢性病，如神经磷脂网状内皮细胞病（尼曼—皮克病）和葡糖脑苷脂沉积病（Glucocerbroside Lipidcsis）、高雪氏病（Gaucher's Disease）皮细胞病（高雪病）。

（5）原因不明的淋巴结肿大，如结节病、嗜酸粒细胞增生性淋巴结炎、肉芽肿、低丙种球蛋白血症等。

（二）诊断要点

触诊是检查淋巴结的主要方法。发现淋巴结肿大时，应注意淋巴结所处部位、大小、数目、硬度、压痛、活动度、有无粘连、融合，皮肤有无红肿、瘢痕、瘘管等。同时，应注意寻找引起淋巴结肿大的原发病灶及注意以下情况。

1. 年龄

儿童及青年人多为急慢性感染、白血病、淋巴瘤等；老年人应注意恶性肿瘤淋巴结转移。

2. 流行病史

急性传染病所致者多有流行病学史（如钩端螺旋体病等）；过敏性所致者多有药物或注射血清史；毒蛇咬伤或鼠咬伤，可有蛇咬或鼠咬史。

3. 起病缓急与伴随症状

（1）急性起病：伴有发热，多为全身或局部感染、过敏性疾病、淋巴瘤、急性白血病等。

（2）缓慢起病：伴有低烧、盗汗、消瘦，可能为淋巴结结核，如淋巴结明显肿大伴有肝脾肿大、低热、衰弱，可能为慢性白血病、淋巴瘤。如伴有鼻衄、鼻塞、头痛、听力减退等，应注意鼻咽癌。

4. 不同性质肿大的淋巴结的特点

（1）非特异性炎症：局部皮肤发红，淋巴结肿大、柔软、压痛、表面光滑、无粘连、增长速度快、消失快。

（2）淋巴结核：多发性、质地稍硬、大小不等，无压痛、易融合、易粘连、易皮肤破溃形成瘘管，愈合后形成瘢痕。

（3）肿瘤转移性：质地坚硬、增长快速，无压痛，易粘连固定，不易推动。

第六节　内分泌系统及代谢疾病常见症状与体征

内分泌系统由内分泌腺及分散于机体各处的内分泌细胞组成。内分泌细胞分泌的生物活性物质，称为激素。内分泌系统对机体的调节是通过激素的作用来实现的。

当机体神经功能紊乱，或某些病因导致内分泌腺体分泌激素增加（减少）时，或某些原因使靶器官对激素高敏或不敏感时，均可引起各种生理功能紊乱，导致疾病的发生。

一、侏儒症

（一）垂体功能低下性侏儒

此病是由于幼年期患有垂体功能低下而引起，患者的体形比例大致正常，但头部及躯干较小且全身明显短缩，长骨部的生长亦较正常时间为晚，所以四肢较身体的其他部分不成比例的延长。此病患者的智力发育正常，但由于垂体促性腺激素减少，使患者的性腺和第二性征的发育明显迟缓。

（二）软骨发育不全性侏儒

此病为一种遗传性常染色体异常所造成的侏儒症，主要病变发生于软骨，引起间质细胞的增生和生长迟延甚至停止。因此，导致骨发育的障碍，其中以长骨及颅底骨受影响最显著，而对脊柱骨的影响较少，其特征为头部大小与躯干和四肢的大小极不相称。

（三）先天性卵巢发育不全（Turner 综合征）

这是一种先天性性染色体组合异常疾病，患者体格矮小，呈侏儒状，其面部呈幼童样，颈部两侧出现蹼样畸形（颈蹼），并有卵巢发育不全及子宫过小。患者有时可合并其他先天异常，如主动脉缩窄心脏病和马蹄形肾等。

（四）糖原累积病（yon Gierke）

此病为一种少见的先天性糖原分解障碍性疾病，其基本障碍为肝内葡萄糖-6-磷酸酯酶（G-6-Pase）的活力降低，使肝糖原不能分解而造成肝糖原在肝、肾等处累积。患者除发生侏儒和肝脾明显肿大外，同时伴有低血糖、血乳酸增多、酸中毒，血脂增高、血尿酸增多、出血趋势及贫血等。这是第Ⅰ型糖原累积病。另有第Ⅱ型（Polnpe 病）是由于缺乏 α-1,4-葡萄糖苷酶（α-1,4-glucosidase）引起；第Ⅲ型是由于缺乏脱枝酶（Debra Ⅱ Ohing Enzyme）引起；第Ⅳ型由于枝化酶（Eranching Enzyme）缺乏引起；第Ⅴ型是由于肌肉缺乏磷酸化酶（Phosphorylase）引起，又称为 MoArdle 综合征。

（五）Hurler 综合征

这是一种先天性黏多糖代谢异常疾患。患者主要的临床表现为侏儒及智力发育明显减退。由于骨骼发育障碍，可造成舟状颅骨、鞍鼻、脊柱后弯和脊柱凸角形成，以及奇特的面形。患者由于胸廓畸形和支气管软骨发育异常，可引起呼吸困难。精神发育延缓多在出生后一年内出现。神经系统的病态尚包括脑积水，合并运动性麻痹、肌张力增加，以及划跖试验（Babinski 征）阳性。心脏病变表现为室间隔缺损。此外，患者尚有肝脾肿大和腹股沟疝。目前所知，此病患儿的寿命多不超过 10 岁。

（六）肥胖性侏儒

此病又称为肾上腺性征异常症，在青春期前患此病，主要由于肾上腺皮质男性激素分泌过多，其病理基础或为增生（多为家族性），或由腺瘤引起。

二、呆小病

本病亦称克汀病（Cretin），是由于幼年期的甲状腺功能不全所致。患者全身各部发育迟缓，各部的比例有如婴儿一般，其特征是：头颅较大，唇及眼睑肥厚、舌部外伸；躯干短粗，腹部呈壶形，往往并发脐疝；手和脚呈锄形畸形；皮肤干燥，而且增厚，下腿有时亦呈变形。患儿哭声很低，智力发育明显减退，个别患者可发生聋哑。在我国发生地方性甲状腺肿的地区，如发现侏儒，应首先想到此病。

三、巨人症及肢端肥大症

巨人症及肢端肥大症多为下丘脑生长激素释放因子（GRF）过多和垂体前叶嗜酸

细胞功能亢进引起生长激素分泌过盛的结果。后者其病变多为良性腺瘤。在骨骺愈合前发生此病，可引起巨人症，如在愈合后发生，则可造成软组织及骨末端组织的增生，从而引起肢端肥大症。

巨人症患者身高超长，以及肢端肥大症的特殊面容，对临床诊断很有帮助。肢端肥大症患者头部增大，其眶上嵴及两额突起，下颏前突。口唇、舌及鼻部均增大肥厚。重者由于下颌骨增生而致牙齿的齿缝变宽。患者手指及足趾均变粗短。

由于垂体前叶嗜酸细胞发生腺瘤的结果，往往出现促性腺激素减退的现象，如闭经及性欲减退等。患者的音调往往变低、变粗（尤以女性为著），体毛增多，在女性可有异常的体毛增生。有的患者尚可并发黑色棘皮症（Acanthosis Nigricans）。瘤体较大者，可压迫附近组织而引起相应的症状，如双颞侧偏盲、头痛、复视及嗜睡等。后期患者，出现继发性内分泌改变，如糖尿病或甲状腺肿大等。有人报告多汗现象亦为本病活动的一个征象。

蝶鞍X线检查如出现扩大或床样突骨质破坏，有助于诊断，但无此等变化者亦不能排除此病的可能性。视野检查如发现双颞侧偏盲，对本病的诊断很重要。糖尿病型糖耐量曲线，以及尿中促性腺激素的减少，均可帮助诊断。近年来，尚可用免疫测定法直接测定血中生长激素是否增多，以了解此病是否处于活动期。

四、肥胖

通常认为体重超过其相应年龄和性别的正常值的20%或BMI值$\geq 28kg/m^2$，即可称为肥胖。造成肥胖的原因很多。临床上在区分正常与病态性肥胖以前，首先应考虑到患者的年龄、饮食习惯和营养条件、家族遗传因素、内分泌的正常变动（如青春期和更年期）、工作性质（体力劳动或脑力劳动）以及社会因素等。

（一）单纯性肥胖

单纯性肥胖指非特殊疾病引起的肥胖，其过多的存储脂肪匀称地分布于身体各部，或主要分布于腹壁、臀部及乳部。

（二）糖尿病肥胖

多数糖尿病患者，在未发生明显症状（如多食、多饮、多尿）及合并症（如酮症酸中毒及感染等）以前，往往有肥胖趋势而呈肥胖体型。此种肥胖无特殊异常的脂肪分布（继发于肾上腺皮质功能亢进症的肥胖者例外）。检查空腹血糖、尿糖和糖耐量试验，可以帮助糖尿病的诊断。

（三）肾上腺皮质功能亢进症

肾上腺皮质功能亢进症可分内因性及外因性两大类。外因性者是由于长期使用糖类固醇激素（如泼尼松、可的松、氟米松等）而引起，故可称为医源性或药源性皮质醇症。内因性皮质醇症可分为下丘脑分泌的促肾上腺皮质激素（ACTH）释放因子（CRF）过多，垂体前叶嗜碱性细胞瘤引起的肾上腺皮质增生引起的促肾上腺皮质激素（ACTH）分泌增多，从而使肾上腺分泌皮质醇类激素（即糖类固醇激素）过多所致者。

（四）胰岛细胞腺瘤或腺癌

此为由于胰岛 B 细胞发生腺瘤或腺癌，引起内源性胰岛素分泌过多，造成频发性低血糖，迫使患者进食过多，从而形成肥胖症。

（五）痛性肥胖症

此病又称 DerGum 病，患者常有对称性多发性皮下脂肪瘤，且有痛感。临床表现为巨块脂肪瘤样肥胖，伴有乏力、皮肤知觉减退、运动力减退以及末梢神经病变的其他症状。有些患者尚伴发垂体、肾上腺或甲状腺的腺瘤。

五、黏液性水肿

黏液性水肿又称非凹陷性水肿，本病为成人的原发性甲状腺功能低下，或继发于垂体前叶功能低下所引起一组症状。

患者由于基础代谢率的降低，常可呈现中度肥胖现象，其脂肪分布多无特殊异常，但面容枯萎，头发及眉毛干枯稀疏，精神迟钝，面色萎黄，并呈现甲状腺功能低下的一系列临床表现。其特殊面容表现为面色苍白、颜面浮肿、睑厚面宽、目光呆滞、反应迟钝、眉发稀疏、舌色淡胖大。此病较多见于女性。

六、消瘦

消瘦的基本原因为热量的消耗明显的大于热量的摄入和吸收。当体重指数（BMI）＜18.5kg/m^{2}时为消瘦。因此，大多数消瘦患者，经过病史的分析、体检以及有关的实验室检验等，可以明确原因。

（一）感染

较重的急慢性传染病，由于食欲减退、消化功能障碍、致病病原毒素的影响，以及发热时消耗热量的增多，均可引起消瘦。例如，各种急慢性传染病、结核病、败血症、原虫或寄生虫疾病等。

（二）恶性肿瘤

恶性肿瘤包括各种癌瘤（包括血液系统肿瘤如白血病等）及肉瘤。其中，胃及食管癌，由于进食障碍，可使消瘦发展更快。肝细胞癌患者，往往由于伴发明显的食欲不振而发生明显迅速的消瘦。

（三）糖尿病

在本病的早期，如前所述，患者往往出现肥胖，但随着"三多"症状的出现，即迅速发生消瘦。儿童及青年糖尿病患者（脆性糖尿病）可在发病早期即出现消瘦。各种年龄的糖尿病患者在发生酮中毒及脱水时，其消瘦更趋明显，此可能由于并发酸中毒脱水所致。儿童或青年如很快地发生近视，应想到糖尿病的诊断。

（四）垂体前叶功能减退（Simmond 病）

本病由垂体前叶功能低下（不包括产后垂体前叶功能减退）所致，其临床表现为明显消瘦，并出现垂体前叶原发性病变症状，晚期患者可发展为恶病质。

垂体前叶功能减退性消瘦在临床上易与神经性厌食症相混淆，但前者有内分泌紊乱，包括闭经等，后者则其内分泌功能基本正常，月经多正常，但部分患者亦可发生闭经。产后垂体前叶功能减退（Sheehan 综合征）患者，由于基础代谢的降低，多出现中等程度的肥胖，而发生恶病质消瘦者很少见。

（五）慢性肾上腺皮质功能不全

本病又称 Addison 病，可由肾上腺结核引起，亦可由自身免疫或其他病变引起。患者除表现有消瘦外，尚有肾上腺皮质功能不全的其他内分泌紊乱表现，如皮肤色素增深、颊黏膜和舌部有黑色素斑块、嗜盐、低血压，空腹血糖降低和糖耐量曲线低平，以及血清钠含量减少、钾含量增多，尿中 17 - 羟类固醇减少等。部分患者肾上腺 X 线检查可发现结核性钙化点。

（六）甲状腺功能亢进

此为引起消瘦较常见的内分泌多发病，其特点为进行性消瘦和多食及乏力。患者常有甲状腺增大、局部有杂音和震颤、突眼、低热、心动过速和双手震颤等。排便次数常增多。基础代谢率增高，血浆蛋白结合碘、甲状腺素（T_4）、三碘甲腺原氨酸（T_3）含量增多及甲状腺吸收率的增高，可帮助确诊。

七、腺垂体功能减退症

腺垂体功能减退症是由各种原因致腺垂体激素分泌不足，继发性腺、甲状腺、肾上腺皮质功能低下所引起的症状群，又称 Simmond – Sheehan 综合征，其中以产后大出血为最常见原因。产后腺垂体功能减退症又称 Sheehan 综合征，其症状与体征、病因、病变部位及损伤程度有关。大多系多种垂体激素缺乏的复合症状群，但各种激素的减少程度不尽一致，也可呈现单一激素缺乏的表现。

起病多缓慢，有产后大出血、休克或晕厥史。其表现可有：

1. 促性腺激素（FSH、LH）及催乳素（PRL）分泌不足症状群

产后乳房不胀，无乳汁分泌或分泌极少，可为最早表现。患者长期闭经不育，毛发常脱落，尤腋毛、阴毛为显，眉毛稀疏，性欲减退以致消失，乳房和生殖器日渐萎缩。本组症状具特征性，其出现也往往较其他症状群早而明显。

2. 促甲状腺激素（TSH）分泌不足症状群

甲状腺继发性功能减退，或者精神不振、表情淡漠、反应迟钝、音调低沉、嗜睡、怕冷、皮肤干燥、智力减退、忧郁甚至精神失常。心率缓慢，心电图显示心肌损害和低电压。

3. 促肾上腺皮质激素（ACTH）分泌不足症状群

肾上腺皮质继发性功能减退，患者虚弱乏力、食欲不振、恶心呕吐、体重下降、易患感染、血压偏低，严重者可有低血糖发作。由于 ACTH 及黑色素细胞刺激素（MSH）的减少，肤色浅淡。

根据上述症状群临床可分为：①性腺功能减退型，常见。②继发性甲状腺功能减退型（严重时为黏液性水肿），较少见。③阵发性血糖过低型，最少见。④混合型，最常见。

4. 腺垂体功能减退危象

各种应急，如感染、腹泻、呕吐、失水、饥饿、受寒、过劳、手术、创伤、麻醉及各种镇静安眠药、降血糖药反应等均可诱发垂体危象，导致昏迷，可表现为高热型（体温 >40℃）、低温型（<30℃）、低血糖型、循环衰竭型、水中毒型及混合型等。

第七节　神经系统疾病的症状与体征

神经系统主要由神经组织构成，神经组织包括神经元及神经胶质。在神经系统的

调节作用下，各器官、系统的功能高度协调统一，成为一个整体，同时也使机体对不断变化的内、外环境做出适应性调节，从而维持体内各器官、系统功能的正常进行。在生物进化的漫长历史中，由于劳动和社会实践，使人的神经系统高度发展，产生了思维、语言功能。

神经系统依据所在的部位，可分为中枢神经系统和周围神经系统。前者包括位于颅腔的脑和位于椎管的脊髓，后者包括与脑相连的脑神经和与脊髓相连的脊神经。周围神经系统依据功能和分布范围的不同，可分为躯体神经和内脏神经，前者指分布于皮肤、骨、关节、骨骼肌的神经，后者分布于内脏、心肌、平滑肌和腺体。躯体神经和内脏神经均含有感觉纤维和运动纤维。内脏运动神经又称植物神经系统或自主神经系统，又可据功能的不同分为交感神经和副交感神经两类。

各种致病因素损害了神经系统，使其功能发生障碍，即表现为神经系统的症状。由于病因不同，发生病变的部位不同，出现不同的临床症状与体征。

一、感觉障碍

感觉障碍是指身体的感受器所得到的信息不能在脑部得到正确地反映，是由于感受器，或传导束，或神经核的病变所引起。一般分为浅感觉（来自皮肤和黏膜的痛觉、温觉和一般触觉）感觉障碍和深感觉（包括肌腱、关节的位置觉、运动觉和振动觉）感觉障碍。其主要表现有感觉的减退与消失、感觉过敏（轻微刺激引起明显的感觉）、感觉过度（各种刺激均引起强烈难受的感觉）、感觉异常（无外界刺激而出现麻木感、触电感、针刺感、蚁爬感等异常感觉）等。

二、运动障碍

运动可分随意运动和不随意运动两种。随意运动主要是锥体束的功能；不随意运动是指不受意识控制的不自主运动，主要是锥体外系统和小脑系统的功能。当神经元或传导束发生病变时，可出现肢体、肌群的运动障碍，不同部位的不同程度的损伤可引起临床不同的症状与体征。

（一）肌力的分级

肌力分为六级：0级，全瘫痪；一级，可见肌肉收缩，但无肢体运动；二级，有肢体运动，但不能克服地心引力，即肢体能在床上轻微水平活动，但不能抬离床面；三级，能克服地心引力而做主动运动，即肢体能抬离床面，但不能对抗阻力；四级，能对抗较弱的阻力，但不能对抗较大阻力；五级，正常肌力。

（二）肌张力异常

肌张力是指对肌肉放松的肢体，做被动运动时，检查者所感到的阻力，叫肌张力，或在静息状态下，肌肉的紧张度。

1. 肌张力降低

触摸肌肉松软，被动运动时，阻力减小或消失。常见于下运动神经元病变，小脑病变，后束病变，某些肌病、脑部或脊髓急性病损休克期。

2. 肌张力增高

肌肉紧张变硬，被动运动时阻力增高，可分为：①痉挛性：锥体束病变时，上肢屈肌与下肢伸肌群肌张力增高，当被动伸屈患肢时，初觉其张力很高，继之肌张力很快减弱，呈折刀状运动。②强直性：锥体外系病变时，伸肌、屈肌的肌张力均增高，如同弯曲铅管，故称铅管样强直。如在强直性肌张力增强的基础上又伴有震颤，当作被动运动时可出现齿轮顿挫样感觉，故称齿轮强直，见于震颤麻痹（帕金森病）、肝豆状核变性等。

（三）运动系统损伤的表现

1. 上、下运动神经元损伤的表现

二者受损后，均表现为机体的随意运动功能障碍，称之为瘫痪。按程度不同分为完全性和不完全性瘫痪；按部位不同分为单瘫、偏瘫、四肢瘫、交叉瘫等。上运动神经元损害时出现的瘫痪称为中枢性瘫痪或硬瘫；下运动神经元损害时出现的瘫痪为周围性瘫痪或软瘫。

2. 锥体外系损害的表现

广义的锥体外系包括锥体系以外的纹状体系统和前庭小脑系统；狭义的则指纹状体、红核、黑质、丘脑底核等。其受损后表现为有肌张力改变和不自主运动两大类。肌张力增高和静止性震颤见于帕金森病（Parkinson Disease）；肌张力减低和不自主运动增多多见于舞蹈症等。

3. 小脑损害的表现

小脑受损后主要表现是共济运动失调，如醉汉步态、眼球震颤。指鼻试验和跟膝胫试验不能准确完成，闭目难立征（Romberg）阳性，睁、闭眼时均站立不稳等。急性小脑病变还可有肌张力减低和腱反射减弱。

（四）不自主运动

此为不能自行控制的无目的的异常运动，是病理性体征。

1. 痉挛或惊厥

痉挛或惊厥表现为突然发生的成群肌肉的不随意收缩，可呈强直性，也可呈阵挛性，可由于大脑皮质或皮质下异常兴奋所致，如癫痫，中枢神经器质性疾病（肿瘤或脑囊虫病）或功能性疾病（如癔病）。

2. 震颤

震颤是由两个对抗肌组的交替收缩所产生的快速而有节律的运动，常见的有静止性震颤。静止时表现明显，在做意向性动作时，可减轻或暂时消失，伴有肌张力增高，见于震颤麻痹。

（1）动作性震颤：震颤在动作时出现，做精细动作或愈接近目的物时愈明显，见于小脑疾患。

（2）老年性震颤：与震颤麻痹相似，一般不伴有肌张力改变，常表现为点头或摇头动作，多见于老年动脉硬化患者。

（3）细震颤：多局限在手指的微细震颤，双臂平伸时易查出，可见于甲状腺功能亢进、中毒性疾病（酒精或汞中毒）、神经官能症等。

3. 舞蹈样症

舞蹈样症为肢体的一种快速、不规则、无目的、不对称、不能自我控制的动作，持续时间不长，在静止时发生，也可因外界刺激，精神紧张而引起发作，睡眠时发作较轻或消失，动作也可表现在面部，如做鬼脸，多见于儿童脑风湿病变。

4. 手足徐动

手足徐动是手指或足趾的一种缓慢持续的伸展扭曲动作，可重复出现且较规则，见于脑性瘫痪、肝豆状核变性、脑基底节变性。

5. 摸空症

摸空症表现为上肢以肘、腕、手关节为主的一种无意识摸索动作，寻衣摸床，见于脑膜炎、伤寒及败血症的高热期伴意识障碍时和肝昏迷患者。

6. 肌纤维震颤

肌纤维震颤表现为个别肌肉或肌束纤维的蠕动样收缩或抽动，不引起关节和肢体活动，见于脊髓前角细胞或脑干运动神经核病变，如脊髓前角炎、肌肉萎缩性侧索硬化症及有机磷农药中毒的早期。

（五）共济运动失调

正常运动，除需有正常肌力外，尚需前庭器官、小脑、深感觉和视觉参与，才能使动作准确协调。当动作协调发生障碍时，称为共济运动失调，可通过患者的日常活动来观察，如穿衣、扣纽扣、取物、走路、写字等各种动作是否稳当、准确、协调，以及说话是否流利清楚等。

常用检查方法有指鼻试验、指指试验、跟膝胫试验、轮替动作试验、闭目难立征等。

三、意识障碍

意识障碍是指人对周围环境及自身状态的识别和觉察能力出现障碍，多由高级神经中枢功能活动受损所引起，可表现为嗜睡、意识模糊和昏睡，严重的意识障碍为昏迷。

意识障碍的常见病因有重症急性感染、颅脑非感染性疾病，内分泌与代谢障碍，心血管疾病，水、电解质平衡紊乱，外源性中毒，物理性及缺氧性损害等。

意识障碍可有下列不同程度的表现。

（一）意识模糊

意识模糊是一种非睡眼状态时的意识障碍。患者能保持简单的精神活动，但定向力判断能力（对时间、地点、人物、事件）及计算能力发生障碍。

（二）嗜睡

嗜睡是最轻的意识障碍，患者陷入持续的睡眠状态，可被唤醒，并能正确回答问题和做出各种反应，但当刺激去除后很快入睡。

（三）昏睡

昏睡是一种接近于人事不省的意识状态。患者处于熟睡状态，不易唤醒。虽在强烈刺激下可被唤醒，但很快入睡，醒时答话含糊或答非所问。

（四）谵妄

谵妄是一种以兴奋性增高为主的高级神经中枢急性活动失调状态，称为谵妄。临床表现为意识模糊、定向力丧失、感觉错乱、躁动不安、胡言乱语。

（五）昏迷

昏迷是严重的意识障碍，表现为意识持续地中断或完全丧失。按其程度可分为以下三个阶段：

1. 轻度昏迷

意识大部分丧失，无自主运动，对声、光刺激无反应，对疼痛刺激尚可出现痛苦的表情或肢体退缩等防御反应。

2. 中度昏迷

对周围事物及各种刺激均无反应，对于剧烈刺激可出现防御反射，角膜反射减弱，瞳孔对光反射迟钝，眼球无转动。

3. 深度昏迷

全身肌肉松弛，对各种刺激全无反应，深、浅反射均消失。

四、认知障碍

（一）记忆障碍

临床上将疾病情况下发生的遗忘称为记忆障碍，分为顺行性遗忘症和逆行性遗忘症两类，前者表现为不能保留新近获得的信息，多见于慢性酒精中毒；后者表现为不能回忆脑功能发生障碍前一段时间内的经历，多见于脑震荡。

（二）视空间障碍

视空间障碍指不能由视觉认识物体在空间内的各种特性，如物与物之间的方位关系、物与观察者的空间关系、景物之间的方位关系等的症候，简称视空间障碍。

（三）计算力障碍

主半球枕叶发生病变时，可产生计算障碍，表现为不能正确地计算数字。

（四）失语、失写与失用

语言是人类特有的功能，管理这些功能的中枢通常位于一侧大脑皮质。具有语言中枢的半球称优势半球，90%以上的人语言中枢位于左侧半球，这与人类大多数使用右手密切有关。大脑皮质的不同部位损伤可引起不同的语言障碍。

1. 运动性失语

运动性失语由额下回的后部受损所致。病人不会说话，不能用词语来口头表达自己的思想，但能看懂文字并听懂别人讲话。

2. 感觉性失语

感觉性失语是因损伤颞上回后部所致。患者可以说话、阅读和书写，能听到声音，但听不懂别人讲话的含义。

3. 失写

失写是因损伤额中回后部所致。病人可以说话、阅读、听懂别人讲话，但不会书写，手本身的运动功能是正常的。

4. 失读

损伤角回可引起失读。患者视觉正常，但看不懂文字的含义，其他听、说、书写功能正常。以上各区域的功能密切相关，严重的失语症可同时出现以上四种语言功能活动的障碍。

5. 失用

主半球顶叶缘上回发生病变时，则产生失用症，表现为不能合理地料理日常的运算。

（五）痴呆（Dementia）

痴呆是由于脑功能障碍而产生的获得性、持续性智能损害综合征，可由脑退行性病变（如阿尔茨海默病、额颞叶变性）引起，也可由其他原因（如外伤、中毒、脑血管病）导致。患者常有两次或两次以上认知域受损，且患者的日常或社会能力明显减退。

痴呆患者除有认知障碍症状外，还可伴发精神行为的异常。有些患者还有明显的人格改变。

五、记忆障碍

临床上将疾病情况下发生的遗忘称为记忆障碍，分为顺行性遗忘症和逆行性遗忘症两类，前者表现为不能保留新近获得的信息，多见于慢性酒精中毒；后者表现为不能回忆脑功能发生障碍前一段时间内的经历，多见于脑震荡。

六、反射异常

反射为神经活动的基本形式，是通过反射弧来完成的。在反射弧上任何部位发生病变时，均可引起反射异常。

（一）深、浅反射减弱、消失

深、浅反射减弱、消失主要见于外周神经病变，如感染性多发性神经根炎、末梢神经炎、糖尿病患者。

（二）深、浅反射亢进

深、浅反射亢进主要见于中枢神经病变后失去了对外周神经的抑制，外周神经兴奋所致，常见于脑卒中、脊髓病变。

（三）病理反射阳性

病理反射阳性是中枢神经系统损害时出现的异常反射，常用的检查有 Babinski 征、Chaddoek 征、Oppenheim 征、Hoffmann 征。

七、颈项强直

患者仰卧位时，使其头部向前被动屈曲时，有抵抗感，常见于脑膜炎、脑膜脑炎、蛛网膜下腔出血、脑出血，属于脑膜刺激征中的检查项目之一。

本章小结

症状（Symptom）是指患者前来就诊时诉说主观感受到的不适或痛苦的异常感觉或某些客观病态改变，它是医生问诊的主要内容，是诊断、鉴别疾病的依据，也是反映疾病严重程度的重要指标之一。同一疾病可以出现不同的症状，不同的疾病可以表现相同或相似的症状，同一症状也可以出现于不同性质的疾病。体征（sign）是医生能够检查到的客观改变，有些症状本身也可以是体征。广义的症状包括体征。临床症状很多，本章主要介绍各系统疾病的不同症状和体征，有些体征可能存在于几个系统疾病中，但具有不同的临床意义。认识和了解疾病常见的症状和体征，可为健康风险的识别、测量等风险管理奠定良好的专业基础。

专业术语及释义

1. 症状。症状是指患者主观感受到的不适或痛苦的异常感觉或某些客观病态改变，是诊断、鉴别疾病的依据，也是反映疾病严重程度的重要指标之一。

2. 体征。体征是医生能够检查到的客观改变，有些症状本身也可以是体征。广义的症状包括体征。

思考题

1. 简述不同的痰液与病原菌的关系。
2. 对于原因不明的胸痛如何进行鉴别?
3. 简述干、湿啰音的不同听诊特点。
4. 简述心悸的常见病因及表现。
5. 简述有哪些脉搏异常,分别由哪些原因引起。
6. 心房颤动的听诊特点有哪些?
7. 简述消化道出血的常见病因。
8. 对于急性腹痛,应如何进行鉴别?
9. 简述引起黄疸的病因及各种黄疸的特点。
10. 何谓少尿、多尿、无尿?
11. 蛋白尿常见于哪些疾病?
12. 何谓膀胱刺激征?
13. 简述贫血的定义及诊断要点。
14. 如何区别不同性质的肿大淋巴结?
15. 何谓侏儒症?如何区别不同病因引起的侏儒症?
16. 简述引起肥胖的病因。
17. 简述腺垂体功能减退症的临床表现。
18. 简述感觉障碍临床类型及各自的特点。
19. 如何区别上、下运动神经元引起的损失?
20. 意识障碍具有哪些表现形式?
21. 何谓心理障碍?其内容包括哪些方面?
22. 如何判断一个人是否存在心理障碍?

第五章 ..

病史采集、体格检查及常用辅助诊断技术

病史采集、体格检查及常用辅助诊断技术是临床医学实践的基础，是疾病诊疗的必要环节，也是健康保险医学风险防范与管理需要掌握的核心内容。本章比较系统、完整地介绍了包括病史采集的内容、方法与技巧；体格检查的基本方法及注意事项；体格检查的内容和基本要求；X线、CT 和 MRI 成像的基本原理和检查技术；心电图产生的基本原理；心电图的临床应用范围；超声诊断的种类及临床应用；肺功能检查的基本概念和临床应用；内镜检查的基本知识；上消化道内镜检查、纤维支气管镜检查的适应证、禁忌证和并发症等相关内容，目的在于在健康保险经营管理中，掌握专业的疾病诊疗技术和健康风险防范应具备的专业知识。

第一节　病史采集

病史采集是疾病诊断的第一步，即通过问诊的方式，向病人或知情人了解疾病的发生、发展、诊治经过和既往健康状况等。详尽和准确的病史对疾病的诊断起十分重要的作用，有些疾病通过翔实的病史便可做出初步诊断。因此，采集病史是每个临床医生必须掌握的基本功。

一、病史的重要性

获得病史对疾病的诊断有十分重要的价值，有些疾病根据病史特点就能做出初步

诊断。如：病人有慢性反复发作的、节律性上腹痛伴反酸之对于消化性溃疡的诊断；心前区压榨样伴有窒息感的疼痛，休息后可缓减等典型病史之对于心绞痛的诊断。病史还为医生对病人随后要进行的体格检查和辅助检查提供重要的资料和线索，如病人咳嗽、胸痛、咳铁锈色痰，伴高热、寒战，则提示医生要把体格检查的重点放在肺部，而辅助检查要以胸部 X 线检查为主。全面、详尽、有重点、有条理的病史采集，是诊断疾病最重要的一步。相反，采集病史不全面、不真实，常常造成临床工作中的漏诊或误诊。

采集病史是医生接触病人的第一步，也是医患沟通，建立良好医患关系的重要时机。医生在采集病史时要态度和蔼、礼貌热情，并富有同情心，使病人感到医生亲切可信，从而得到病人的配合，获得真实可靠的病史，这对疾病的诊断也十分重要。

二、病史采集的内容

病史采集的内容即住院病历所要求的内容。

（一）一般项目

一般项目包括姓名、性别、年龄、籍贯、出生地、民族、婚姻、职业、工作单位、现住址、联系方式、入院日期、记录日期、病史陈述者及可靠程度等。若病史陈述者不是病人本人，应询问其与病人的关系。记录年龄时要填写实足年龄，不能用"儿童"或"成人"代替。

（二）主诉

主诉为导致病人就诊的主要痛苦或最明显的症状或体征，即本次就诊最主要的原因及其持续时间，有明确部位的症状和体征也应在主诉中说明。主诉的语言要高度概括，如"转移性右下腹部疼痛 7 小时"；"劳累后心悸气短 3 年，加重伴下肢浮肿 2 周"。对病程较长、病情复杂，而症状、体征较多的病人，绝不能简单地把病人所述的主要不适作主诉，医生要分析归纳后写出能反映病人病情特征的主诉。主诉要有较强的提示作用，通常根据主诉就可初步判断出病人哪个系统患病，并据此做出进一步的诊治计划。

（三）现病史

现病史是病史中的主体部分，它记述病人从患病开始到就医的全过程，即疾病的发生、发展、演变和诊治经过等。采集现病史时可按以下内容和程序进行。

1. 起病情况与患病的时间

详细询问起病的情况，对疾病的诊断和鉴别诊断起很重要的作用，如起病的急缓、休息还是运动状态下发病等。患病时间是指从起病到就诊或入院的时间。如先后出现多个症状，应按时间顺序询问后记录。病程的长短可以年、月、天、小时、分钟计。

2. 主要症状的特点

主要症状的特点包括主要症状出现的部位、性质、持续的时间和强度，加剧或缓减的因素，询问这些特点有助于判断疾病所在的系统、器官及病变的部位、性质和范围。

3. 病因与诱因

采集病史时应询问病人认为本次发病的可能病因（如中毒、外伤、过敏等）和诱因（如气候变化、饮食不当、情绪改变等），这些有助于明确诊断和拟定治疗方案。并不是每个病人都能觉察出发病的原因和诱因，当病程长或病因复杂，病人常常记不清起病时的情况，有的可能谈出某些似是而非的因素，这种情况下医生要进行科学的分析和判断。

4. 病情的发展与演变

要详细询问在患病过程中主要症状的变化或新症状出现的情况。如有消化性溃疡病史的病人突然出现上腹部剧烈疼痛，并弥漫至全腹，应考虑消化性溃疡并发急性穿孔；有心绞痛史的病人，本次发作疼痛加剧，且持续时间较长时，应考虑急性心肌梗死的可能。

5. 伴随症状

伴随症状是在主要症状的基础上又出现的其他症状。伴随症状常是鉴别诊断的依据，如腹泻可见于多种疾病，单凭这一症状不能诊断某个具体疾病，只有问清楚所伴随的症状，诊断思路才会比较明确。若腹泻伴呕吐，则应考虑饮食不洁或服食毒物引起的急性胃肠炎；腹泻伴里急后重、脓血便，结合发病季节要考虑痢疾的可能性。反之，按一般规律在某病应出现的症状而没有出现时，也应在病史中记录无某症状，这种阴性症状对诊断和鉴别诊断起很重要的作用。

6. 诊治经过

病人于本次就诊前曾接受过其他医疗单位的诊治时，则应询问已做过哪些检查及其结果，诊断是什么。若已进行治疗，则要问清楚所使用的药物名称、剂量、用法和疗效等，供本次诊治时参考。

7. 一般情况

主要询问病人患病后的精神状态、食欲及食量、睡眠及大小便等情况。这些内容对进一步的检查、估计病人的预后和辅助治疗措施的选择都很有价值。

（四）既往史

既往史应详细询问病人既往健康状况和所患过的疾病、预防接种、外伤、手术、过敏史等，特别是与目前所患疾病有密切关系的病史。如大咯血的病人要询问过去是否患过肺结核、支气管扩张等；对脑血管意外的病人要询问过去是否患有高血压病。对某些重要的既往史，有必要问清当时的临床表现、辅助检查项目及结果、治疗方法及疗效等；对过去患过的传染病、外伤及手术、预防接种、过敏史（包括食物、药物及其他接触物）也应明确记录于既往史中。

为避免问诊过程中忽略或遗漏某些内容，医生还要扼要地、按系统进行询问，以了解病人某个系统是否患过疾病，特别要注意询问曾患疾病与现病之间的关系。在现病史中已叙述过的疾病，没有必要在既往史中重复。

（1）呼吸系统有无咳嗽、咳痰、胸痛、咯血和呼吸困难等症状。咳嗽的性质、频率、程度，及气候变化、体位改变对咳嗽的影响；咳痰的颜色、黏稠度、气味及有无痰中带血等；胸痛的部位、性质及与呼吸、咳嗽、体位的关系；咯血的量、颜色；呼吸困难的性质、程度和发生的时间；有无发冷、发热和盗汗等。

（2）循环系统有无胸痛、心悸、呼吸困难和水肿等。要注意胸痛的部位、性质、程度、持续的时间、放射的部位、发作诱因和缓解的方法；心悸发作的时间与诱因；呼吸困难的诱因和程度，与体力活动和体位的关系，有无咳嗽、咯血等；水肿发生的部位和时间；有无肝区疼痛、腹水和晕厥等；有无高血压病、风湿热、动脉硬化及心脏病等病史。

（3）消化系统有无咽下困难、食欲改变、反酸、恶心、呕吐、呕血、腹痛、腹泻、腹胀及黑粪等。咽下困难为间歇性或持续性、进展情况与食物状态的关系；呕吐发生的诱因、次数；呕吐物的内容、量、颜色及气味；呕血的诱因、量和颜色；腹痛的部位、程度、性质，有无规律性及放射部位，与饮食、精神因素的关系；排便次数、粪便性状、颜色、量和气味，排便时有无腹痛和里急后重。

（4）泌尿系统有无尿痛、尿急、尿频和排尿困难；尿量、颜色及有无尿潴留、尿失禁等。

（5）造血系统有无乏力、头晕、眼花、心悸、耳鸣；皮肤黏膜有无苍白、出血点、瘀斑；有无淋巴结、肝、脾肿大及骨骼痛。

（6）内分泌和代谢有无怕热、多汗、乏力、畏寒、心悸、食欲异常、烦渴、多尿、水肿等；有无肌肉震颤及痉挛；体格、智力、性器官的发育情况；体重、皮肤、毛发、甲状腺和骨骼的改变；有无手术、外伤及产后大出血史。

（7）神经精神系统有无头疼、失眠、意识障碍、晕厥、痉挛、瘫痪、性格改变；有无感觉、运动异常及定向障碍；有无幻觉、妄想、思维和智能异常。

（8）肌肉骨骼系统有无肢体肌肉麻木、疼痛、痉挛、萎缩和瘫痪等；有无关节肿痛、运动障碍、外伤、骨折、脱位和先天畸形等。

（五）个人史

（1）社会经历，包括出生地、居住地及居留时间（尤其是疫源地和地方病流行地区）、受教育程度、经济条件和业余爱好等。

（2）职业及工作条件，包括工种、工作环境，接触工业毒物、放射性物质、化学药品的情况及时间。

（3）习惯与嗜好，包括卫生习惯、饮食起居、烟酒摄入量及时间等。

（4）冶游史，包括有无不洁性交史，是否患过尖锐湿疣、下疳、淋病等。

（六）婚姻史

婚姻史婚否、结婚年龄、性生活情况、配偶健康状况及夫妻关系等。

（七）月经史

记录月经初潮年龄、月经周期和经期天数、经血量和颜色、有无痛经与白带，末次月经日期、闭经日期、绝经年龄，并以如下格式记录。

$$初潮年龄\frac{经期（行经天数）}{月经周期(天)}$$

末次月经时间（LMP）或绝经年龄。

$$13\frac{3\sim5\ 天}{27\sim30\ 天}1997\ 年\ 2\ 月\ 8\ 日（或\ 48\ 岁）$$

（八）生育史

初孕年龄、妊娠与生育次数、流产（人工或自然）次数，有无早产、难产、手术产、围生期感染及计划生育状况等。对男性病人要询问其是否患过影响生育的疾病。

（九）家族史

询问父母与同胞兄弟、姐妹及其子女的健康状况，特别要询问是否患有与病人同样的疾病，有无与遗传相关的疾病，如血友病、糖尿病、白化病及精神病等。对已死亡的直系亲属，要问清楚死因与年龄。某些遗传性疾病还涉及非直系亲属，也应询问。

三、病史采集的方法和技巧

采集病史的技巧与获取有关疾病信息的数量和质量有密切关系，涉及医生的一般交流技能、收集资料、医患关系、专业知识、仪表礼节及教育病人等多方面的知识和能力。为获取系统、真实的病史，医生除了要有扎实的专业理论知识外，还要注意采集病史的方法和技巧。

（一）创造宽松和谐的环境，建立良好的医患关系

采集病史是医生接触病人的第一步，由于对就医环境的生疏，对疾病的恐惧等原因，病人常有紧张情绪。医生应关心、体贴病人，主动创造和谐、宽松的环境，以消除病人的紧张情绪。采集病史时，一般应从礼节性的交谈开始，也可先作自我介绍，讲明自己的职责，取得病人的信任。

（二）按时间顺序口述或写出主诉和现病史

询问首发症状开始的确切时间，按时间顺序追溯演变过程，避免遗漏重要的资料。若同时有几个症状，必须问清楚其先后顺序，这样收集到的资料能准确反映疾病随时间的发展过程，有助于对病人进行诊断。

（三）根据具体情况采用不同的问诊方式

在病人陈述病史时，为了诊断的需要，医生可适时、巧妙地提出一些需要进一步弄清楚的问题。要根据具体情况采用不同的提问方式。

（1）一般性提问常用于问诊开始，这种方式可获得某方面的大量资料，应该在询问现病史、既往史和个人史的每一部分开始时使用，如"您今天来，哪儿不舒服？"，待获得一些信息后，再针对某些重点问题进行询问。

（2）直接提问用于搜集某些特定的详细资料，如"阑尾炎手术时您多少岁了？"，"您何时开始头疼的呢？"。直接选择提问是要求病人回答"是"或"不是"或对所提问题做出选择性回答，如"您曾有过严重的胸痛吗？"，"您的胸是锐痛还是压榨样痛？"等。

为获得准确的资料，采集病史应遵循从一般提问到直接提问的原则。

（四）使用过渡性语言

在结束一个内容的问诊后，要转入一个新的话题时，应向病人说明将要讨论的新话题及理由，使病人不会因你为什么要改变话题及为什么要询问这些情况而感到困

惑。如由个人史过渡到家族史之前，可向病人说明有些疾病有遗传倾向或者说在一个家族中更容易患病，因此我们需要了解这些情况，以利于疾病的诊断。

（五）及时进行归纳小结

询问病史过程中，当各部分结束时应及时进行归纳小结，其目的主要有：强化医生自己的记忆和理顺思路，以免忘记要问的问题；让病人知道医生是如何理解他的病史的；提供机会核实病人所述病情。对现病史的小结特别重要。小结家族史时，只需要简短的概括，特别是家族史阴性或不复杂时，更要简明扼要；对系统回顾进行小结时，最好只谈阳性发现。

（六）要引证核实病人提供的信息

为了收集到尽可能准确的病史，有时医生要引证核实病人所提供的信息。若病人提供了特定的诊断和用药，医生应详细询问当时的症状和检查结果，以核实资料的可靠性，如病人述说6年前曾患肺结核，医生要问明当时是否做过胸部X线检查、用的什么抗痨药、治疗了多长时间等。

（七）询问病人的经济情况及精神支持

注意询问病人在经济上有无困难，家庭及工作单位在经济和精神方面的支持，医生应针对不同情况给以解释或建议，帮助病人寻找经济资助的单位或个人，这样能增加病人对医生的信任，积极配合医生进行治疗。

（八）了解病人就诊的确切目的和要求

询问病史时，有时病人始终处于被动局面，实际上病人可能还有其他目的，如咨询某些医学问题、是否需要长期用药、欲与医生建立长期关系等。医生应判断病人对什么问题最感兴趣，尽量为其提供所需的信息或进行指导。

（九）应感谢病人的合作

采集病史结束时，应对病人的密切配合表示感谢，并说明随后还要做什么、需要病人如何配合，下次就诊的时间和随访安排等。

四、病史采集应注意的问题

（一）仪表端庄、态度和蔼、举止大方

在采集病史时，医生的言谈举止会影响病人的情绪和病人对医生的信任感，因

此，在与病人接触时，医生一定要衣冠整洁，文明礼貌，使病人感到可亲可信，愿意把真实病情，甚至是原想隐瞒的敏感事情讲出来。这有助于发展与病人的和谐关系。问诊时要尽量简捷、快速，避免只顾埋头记录，不注意与病人进行必要的眼神或情感交流。其他还包括医生的语音、语调、言辞及面部表情，这些都会影响医患之间的关系。

（二）注意保护病人的隐私

最好不要当着陌生人采集病史，若病人希望家属在场，医生应满足病人的要求。

（三）危重病人应重点问诊

对危重病人，在简要询问病史和重点体检后应全力以赴、积极抢救，待病情稳定后再对病史做详尽的补充。

（四）要注意系统性和目的性

杂乱无章、目的性不强的提问会降低病人对医生的信任度。如果在采集病史时就已获知病人的一个姐姐和一个弟弟都有类似的头疼，若在以后的问诊过程中又问病人有无兄弟姐妹，这样使病人感到医生未注意倾听病人的陈述，影响采集病史的效果。当然，有时为了核实某些重要资料，同样的问题要反复问几次，但应向病人说明，如"你已告诉我，你的大便中有血，请你再详细讲一下大便的情况"。

（五）避免不正确的提问

不正确的提问可能得到错误的信息或遗漏有关资料，在询问病史时应避免以下提问：

（1）诱导或暗示性提问。医生的措辞已暗示了期望的答案，使病人易于默认或附和医生的提问，如"你的胸痛放射至左肩臂内侧，对吗？"。

（2）责难性提问。责难性提问常使病人产生防御心理，如"你为什么吃那么脏的东西呢？"。若医生确实要求病人回答此问题，则应先说明提出该问题的目的，否则在病人看来很可能是一种责难。

（3）连续提问。连续提出一系列问题，可能会造成病人对要回答的问题混淆不清，如"饭后痛得怎么样？与饭前相同吗？是锐痛还是钝痛？"

（六）不使用病人听不懂的医学术语

与病人交谈时，必须用常人易懂的词语，不要用专业性很强的医学术语，如当医生问病人"你感到心悸吗？"，病人会感觉十分茫然，若改问"你感觉心慌吗？"，病人很容易理解你的提问，并向你讲述确切感受。

（七）耐心倾听病人的陈述

病人陈述病史时，医生要集中注意力，耐心倾听，一般情况下不要轻易打断病人的诉说，只有当病人所谈内容离病情太远或反复诉说同一情况时，医生才应巧妙地将话题引入与病情相关的内容上。绝不要用医生的主观想象去取代病人的亲身感受，只有病人亲身感受到的病情变化才能为诊断提供客观依据。

第二节　体格检查

体格检查是医生运用自己的感官或借助简单的检查工具（听诊器、血压计、叩诊锤等）对病人进行系统的检查，从而揭示机体正常和异常征象的临床诊断方法。许多疾病通过体格检查再结合病史就可做出临床诊断。医生对被检查者进行全面、系统、规范的体格检查后，对其健康状况或疾病提出的临床判断称为体检诊断。体格检查的方法包括视诊、触诊、叩诊、听诊和嗅诊。体格检查是临床医生必须掌握的基本功，只有反复实践，才能熟练掌握。

一、体格检查的基本方法

（一）视诊

视诊是医生用眼睛观察病人全身或局部表现的一种诊断方法。视诊可观察病人全身的一般状况，如性别、年龄、发育、营养、意识状态、面容、表情、体位、步态和姿势等。局部视诊可了解病人各部分的改变，如口唇发绀、蜘蛛痣、颈静脉怒张、心前区隆起等。某些部位的视诊需借助耳镜、喉镜、鼻镜、检眼镜、内镜等仪器进行检查。

视诊方法简便易行，适用范围广，多能提供重要的资料和线索，但视诊又是一种常被忽略的检查方法。医生要养成全面系统的体检习惯，反复实践，勤于观察，认真总结临床经验，只有这样才能减少和避免视而不见的现象。视诊最好在自然光线下进行，并要充分暴露被检查的部位。

（二）触诊

触诊是医生通过手的触觉来感知被检查者身体某部位有无异常的一种诊断方法。

触诊可发现视诊不能查出的体征，如波动感、压痛、摩擦感及被检查病变的具体位置、大小、质地、轮廓、有无压痛及移动等。触诊适用于身体各部位的检查，对腹部体征的认知和疾病的诊断尤为重要。由于手指指腹对触觉较为敏感，掌指关节掌面皮肤对震动较为敏感，手背皮肤对温度较为敏感，所以，触诊时可根据不同的目的选择手指的不同部位来触诊。

1. 触诊方法分类

根据触诊时施加的压力大小不同，可分为浅部触诊法和深部触诊法。

（1）浅部触诊法。浅部触诊法是将手轻放于被检查的部位，以掌指关节和腕关节的协同动作，轻柔地进行旋转或滑动式触摸。该触诊法适用于体表浅在部位（如关节、软组织、浅部动、静脉、神经、阴囊、精索等）病变的检查。

（2）深部触诊法。深部触诊法是用单手或双手重叠，由浅入深，逐渐加压达深部。腹部深触诊主要用于腹腔病变和脏器的检查。按检查目的不同，可分为以下几种：

①深部滑行触诊法。这种触诊法多用于腹腔深部肿块和胃肠道病变的检查。嘱被检查者张口平静呼吸，或医生与病人交谈，以转移其注意力，使腹肌松弛。医生以右手并拢的二、三、四指平放于腹壁上，手指末端逐渐触向腹腔脏器或肿块，在被触及的肿块上下作上下左右滑动触摸，若肿块为肠管或呈索条状，则应作与其长轴呈垂直方向的滑动触诊。

②双手触诊法。此法用于肝、脾、肾和腹腔肿块的检查。医生将右手置于被检查部位，左手掌置于被检查脏器或肿块的后部，并向右手方向托起，使被检查的脏器或肿块位于双手之间，且更接近体表，便于右手触及。

③深压触诊法。此法多用于腹腔深部病变检查或确定腹腔压痛点。医生用一个或两个手指指端逐渐深压腹壁被检查部位，如胆囊压痛点、阑尾压痛点等部位的确定。反跳痛的检查方法是，当触诊腹部并出现压痛后，触诊的手指压于原处且停留片刻（3 秒钟左右），使痛感趋于稳定后迅速抬手，若病人感觉腹痛加剧或出现痛苦表情，伴有呻吟或身体的不自主颤动，称反跳痛。

④冲击触诊法。冲击触诊法又称浮沉触诊法。医生以三或四个并拢的手指指端与腹壁呈 70°～90°角，置于腹壁上相应部位，做快而有力的连续冲击，冲击时医生会感到腹腔脏器在指端沉浮的感觉，此法常用于大量腹水时肝脾难以触及者。

2. 触诊注意事项

（1）触诊前医生要向病人讲清其目的，消除病人的紧张心理，取得病人的密切配合。

（2）医生的手要温暖，动作应轻柔，以免引起肌肉紧张，影响检查效果。在触诊过程中，应随时观察病人的表情。由于病人的局部敏感性不同，有的病人可能会把触诊时的不适感误认为是疼痛，此时，观察病人的面部表情尤为重要，医生触诊时，病人有痛苦的表情，该局部压痛的体征更可靠。

（3）为获得满意检查效果，病人应采取适当体位，通常取仰卧位，双手自然置于身体两侧，双腿屈起并稍分开，以便腹肌松弛。检查脾、肾时也可让病人取侧卧位。

（4）触诊下腹部时应让病人排尿，以免将充盈的膀胱误认为腹部肿块。有时也需排出大便后触诊。

（5）触诊时医生应边触边思考，联系病变的解剖部位和毗邻关系，用所学的医学知识分析思维，以判断病变的性质和源于何种脏器。若遇精神过于紧张的病人，医生应边触边与病人交谈，以便转移病人的注意力，使腹肌松弛，便于触诊。

（三）叩诊

叩诊是医生用手指去叩被检查者身体表面某一部位，使之震动产生音响，根据震动和音响的特点来判断被检查部位的脏器有无异常的一种方法。

1. 叩诊方法分类

由于叩诊的目的和手法不同，将叩诊方法分为直接叩诊法和间接叩诊法。

（1）直接叩诊法。医生右手二、三、四、五手指并拢，用其掌面直接拍击被检查部位，根据拍击的反响和指下的震动感来判断病变情况。此法适用于胸部和腹部范围较大的病变，如大量腹水、胸水和气胸等。

（2）间接叩诊法。医生将左手中指第二指节紧贴于被叩部位，其余手指稍微抬起，离开体表，用右手中指指端适度叩击左手中指第二指骨。叩诊时要以腕关节和掌指关节的活动为主，避免肩关节和肘关节参与运动，叩击方向应与被叩部位的体表垂直，叩击动作要灵活、短促、均匀适中，叩击后右手中指要立即抬起。同一部位可连续叩击 2~3 次，避免连续不间断地快速叩击。

2. 叩诊音

叩诊时被叩击部位产生的反响称叩诊音。被叩击部位组织或器官的密度、弹性、含气量和与体表的间距不同，产生的音响也不同。根据音响的高低、强弱和长短，临床上将叩诊音分为清音、过清音、浊音、鼓音和实音五种。

（1）清音。清音为一种音调较低、音响较强、持续时间较长的声音，是正常肺部的叩诊音。

（2）过清音。过清音是一种音调较清音低，音响较清音强，介于鼓音与清音之间的声音。临床上见于肺组织弹性减弱、含气量增多时，如肺气肿。

（3）浊音。浊音为一种音调较高，音响较弱，持续时间较短的声音。当叩击实质脏器被少量含气组织遮盖的部位时产生，如心或肝脏被肺组织遮盖的部分，当肺组织含气量减少（如肺炎）时也可出现浊音。

（4）鼓音。鼓音为一种和谐的乐音，类似击鼓声。音响比清音更强，震动持续时间也较长，当叩击含有大量气体的空腔脏器时出现，正常情况下见于胃泡区和腹部，病理情况见于气胸、气腹等。

（5）实音。实音为一种音调较浊音更高，音响更弱，震动时间更短的声音。叩击心、肝等实质脏器及肌肉所产生的音响，病理情况下可见于大量胸腔积液和肺实变等。

（四）听诊

听诊是医生直接用耳或借助于听诊器在被检查者体表听取身体各部发出的声音，根据所听到的声音判断正常与否的一种诊断方法。用听诊器进行听诊是诊断心肺疾病的重要体检方法之一，是临床医生应掌握的基本功，学习时必须掌握系统的理论知识，在正确理论的指导下，勤学苦练、反复实践、善于比较才能切实掌握。

1. 听诊方法分类

听诊方法可分为直接听诊法和间接听诊法。

（1）直接听诊法是医生将耳直接贴在被检查者体表进行听诊的检查方法。此法能听到的体内声音较微弱，且不方便，故临床上很少使用。广义的直接听诊也包括听被检查者言谈、气喘、咳嗽、呻吟、嗳气、呃逆、啼哭和呼叫等发出的声音，这些声音有时可对诊断提供可靠的线索。

（2）间接听诊法是医生借助于听诊器在被检查者体表进行听诊的检查方法。听诊器对听诊音有放大作用，故临床实用范围广，除常用于心、肺和腹部听诊外，还可听取身体其他部位的血管音、皮下捻发音和骨折面摩擦音等。

2. 听诊注意事项

（1）听诊环境要安静，避免任何干扰；室温应适宜，避免寒冷刺激引起肌束颤动，影响听诊效果。

（2）根据听诊部位和病情，选择适当的体位，通常取坐位或卧位，对衰弱病人应减少改变其体位的次数。

（3）选择合适的听诊器体件。通常，听诊低音调声音，用钟型体件较好；听诊高音调声音，则选用膜型体件更合适。体检要直接接触皮肤，切忌隔着衣服听诊。

（4）听诊时医生要集中注意力，专心听取所要听的声音，避免听而不闻，并要注意排除其他外来声音的干扰。

（5）听诊肺部呼吸音时，要左右两侧对称部位对比进行听诊。

（五）嗅诊

嗅诊是医生用嗅觉判断发自病人的异常气味及其与疾病之间关系的一种方法。来自病人汗腺、呼吸道、胃肠道、排泄物、呕吐物和分泌物等的气味，因疾病不同，其特点和性质也各异。正常汗液无特殊刺激气味，酸性汗味见于风湿热和长期服用水杨酸类药物者。特殊的狐臭见于腋臭者。正常痰液无异味，若痰液呈恶臭味提示支气管扩张并发感染或肺脓肿。呕吐物呈强烈酸酵味见于胃潴留、幽门梗阻。粪便具有腐臭味见于消化不良或胰腺病变；腥臭味见于细菌性痢疾；肝臭味提示阿米巴痢疾。尿液有浓烈的氨味见于膀胱炎。呼吸气有大蒜味见于有机磷农药中毒；烂苹果味见于糖尿病酮症酸中毒；氨味见于尿毒症等。临床上，嗅诊常能迅速提供具有重要诊断意义的线索，在实际工作中不要忽视此项检查。

二、体格检查的内容

（一）一般检查

一般检查是对病人全身状况的概括性观察，其检查方法以视诊为主，必要时辅以触诊、听诊和嗅诊进行检查。

一般检查的内容包括性别、年龄、体温、脉搏、呼吸、血压、发育与体型、营养、意识状态、面容与表情、体位、姿势、步态、皮肤和淋巴结等。

1. 全身状态检查

（1）性别。性别一般根据性征特点鉴别，正常人的性征特点是明显的，不难鉴别。

（2）年龄。医生一般通过问诊了解病人的年龄，但在某些特殊情况下，如意识障碍、濒死或故意隐瞒真实年龄者，则需通过观察来判断病人的年龄。

（3）生命征。生命征包括体温（T）、脉搏（P）、呼吸（R）、血压（BP），是评价生命活动质量的重要征象，也是体格检查必检的项目之一。

（4）发育与体型。发育通常以年龄，智力、体格成长状态（如身高、体重及第二性征）之间的关系来判断。体型是身体各部发育的外部表现，包括骨骼、肌肉的生长与脂肪的分布状态等。临床上将成人的体型分为正力型（均称型）、无力型（瘦长型）和超力型（矮胖型）三种。

（5）营养。营养状态根据皮肤、皮下脂肪、肌肉发育、毛发等情况综合进行判断。营养状态好坏常可作为评价健康状况或疾病程度的标准之一。临床上一般用良好、中等和不良三个等级来表示营养状况。

（6）意识状态。意识是大脑活动的综合表现，即对环境的知觉状态。按照程度将意识障碍分为嗜睡、意识模糊、昏睡和昏迷。

（7）面容与表情。健康人表情自然，神态安怡。疾病可使病人的面部表情或面容发生变化。患病后，常可出现痛苦、忧伤或疲惫的面容与表情。某些疾病可表现为特殊的面容与表情，熟悉这些对诊断颇有帮助。临床上常见的典型面容有急性病容、慢性病容和特殊面容。

（8）体位。体位是指被检查者身体所处的状态，体位对某些疾病的诊断具有一定意义。常见体位有自主体位、被动体位和强迫体位。

（9）姿势。姿势是指举止的状态。健康人躯干端正，肢体活动灵活适度。正常姿势主要靠骨骼结构和身体各部分肌肉的紧张度来保持。

（10）步态。步态即行走时所表现的姿态。当患某些疾病时，可使步态发生明显改变，并有一定的特征性。常见典型异常步态有蹒跚步态、醉酒步态、偏瘫步态、共济失调步态、慌张步态、跨阈步态、剪刀式步态和间歇性跛行。

2. 皮肤

（1）颜色。皮肤颜色与种族、毛细血管的分布、血管充盈度、色素量多少及皮下脂肪厚薄等因素有关。临床常见的皮肤颜色改变有苍白、发红、发绀、黄染、色素沉着等。

（2）湿度与出汗。皮肤的湿度与汗腺的分泌功能有关，出汗多者皮肤较湿润，出汗少者较干燥，正常人在气温高、湿度大的环境里出汗增多，这是生理性调节反应。在病理情况下，出汗可增多、减少或无汗，这些对疾病诊断有一定的意义。

（3）弹性。皮肤弹性与年龄、营养状况、皮下脂肪及组织间隙所含液体量有关。儿童与青年皮肤紧张而有弹性；老年皮肤组织萎缩，皮下脂肪减少，弹性降低。

（4）皮疹。皮疹种类很多，病因各异，是皮肤疾病和全身某些疾病的重要体征之一。皮疹的形态特点和出现规律有一定特异性，对诊断有意义。

（5）脱屑。正常皮肤表层不断角化和更新，故常有少量脱屑，但一般不易察觉。大量皮肤脱屑见于病理状态。

（6）出血。皮肤与黏膜下出血可呈各种表现，出血点直径小于 2mm，紫癜直径在 2~5mm 之间，瘀斑直径大于 5mm。皮肤及黏膜下出血多见于血液系统疾病、重症感染、某些血管损害性疾病及毒物或药物中毒。

（7）蜘蛛痣与肝掌。蜘蛛痣是由一支中央小动脉及其许多向外辐射的细小血管扩张而形成，形似蜘蛛，故称为蜘蛛痣。慢性肝病病人手掌大、小鱼际处发红，加压后褪色，称为肝掌，临床意义与蜘蛛痣相同，常见于慢性肝炎或肝硬化。

（8）水肿。水肿是由皮下组织的细胞内及组织间隙液体潴留过多所致。临床上根据水肿的程度和范围，将其分为轻、中、重三度。

（9）溃疡与瘢痕。检查时应注意其部位、大小、数量、形状、深浅和表面分泌物等，溃疡常由局部血液循环障碍、炎症、外伤和恶性肿瘤等原因引起；瘢痕为皮肤创面愈合后新生结缔组织增生的痕迹，是曾患某些疾病的依据。

（10）皮下结节。正常人皮肤无结节。出现结节时应注意部位、大小、硬度、活动度及有无压痛等。

（11）毛发。毛发的颜色因种族而不同，正常人毛发的多少也因种族、年龄、性别不同存在差异，检查毛发时要多注意其分布、疏密和色泽。

3. 淋巴结

淋巴结遍布于全身，体格检查时只能检查身体各部的表浅淋巴结。正常淋巴结体积很小，其直径多在 0.2～0.5cm 之间，质地柔软，表面光滑，无压痛，单个散在，与周围组织无粘连，一般不易触及。

（二）头部及头部器官

头部及其器官是人体重要的外形特征之一，除头部器官本身的疾病外，许多全身性疾病在头部及其器官上也有特征性改变，因此，检查头部及其器官对全身某些疾病的诊断具有重要的意义。一般以视诊检查为主，需要时辅以触诊。

1. 头部包括头发、头皮和头颅的检查

（1）头发和头皮。检查头发应注意其颜色、疏密度、脱发的类型及特点。检查头皮需拨开头发观察头皮的颜色，有无头皮屑、头癣、炎症、外伤及瘢痕等。

（2）头颅。头颅的检查应注意大小、外形和活动情况。某些疾病可出现头颅的大小异常或畸形，临床常见的有小颅、巨颅、尖颅、方颅和变形颅。

2. 头部器官

（1）眼。眼的检查包括视功能、外眼、眼前节和内眼四部分。视功能包括视力、视野、色觉和立体视的检查；外眼包括眼睑、泪器、结膜、眼球位置和眼压检查；眼前节包括巩膜、角膜、虹膜、瞳孔、前房和晶状体的检查；内眼（眼球后部）包括玻璃体和眼底，这部分需用检眼镜在暗室内进行检查。

（2）耳。外耳检查注意耳郭有无畸形、耳前瘘管、耳屏压痛、耳周围淋巴结肿大等，注意鼓膜有无内陷、外凸、颜色的改变，是否有穿孔及穿孔的部位等。乳突检查注意耳郭后方有无皮肤红肿、乳突有无压痛等。听力可先用粗检法，即在一定距离内用手表测试其听力，并与正常人做比较，若被检查者存在耳聋，应作音叉试验或用电测听仪检查。

（3）鼻。检查鼻外观时应注意形态、皮肤颜色。检查鼻腔时应注意是否通畅，鼻前庭有无分泌物、出血，黏膜有无红肿、糜烂、溃疡和结痂等。鼻中隔有无明显弯曲。鼻腔深部检查需用额镜和鼻镜才能进行。鼻窦共四对，皆有窦口与鼻腔相通，当引流不畅时易发生炎症。鼻窦检查顺序为额窦、筛窦、上颌窦。检查各鼻窦区压痛时，医生用双手拇指分别按压两侧鼻窦，其余四指置于两侧耳后固定头部。蝶窦位置较深，不能在体表进行检查。

（4）口。口的检查包括口唇、口腔内器官和组织及口腔气味等，注意口唇颜色、有无疱疹、畸形、口角糜烂及歪斜。口腔黏膜的检查应在充足的自然光线下进行，也可用手电筒照明，正常口腔黏膜光洁呈粉红色。检查牙齿应注意有无龋齿、残根、缺牙和义齿等，若发现牙齿疾患应按下列格式标明所在部位（见图5.1）。

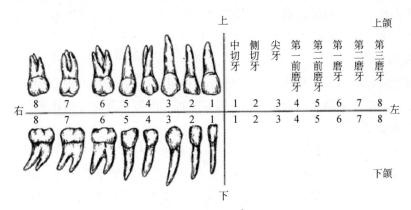

图5.1　牙的标明格式

注：1. 中切牙；2. 侧切牙；3. 尖牙；4. 第一前磨牙；5. 第二前磨牙；6. 第一磨牙；7. 第二磨牙；8. 第三磨牙

牙齿的色泽与形态改变也具有临床意义，要注意观察。正常牙龈呈粉红色，质坚韧且与牙颈部紧密贴合，检查时压迫无出血和溢脓。检查舌时应注意舌质、舌苔和舌的活动状态。

（5）咽。咽部分为鼻咽、口咽和喉咽三部分。鼻咽和喉咽检查多由专科医生借助鼻镜、额镜和喉镜来检查。此处主要介绍口咽部的检查方法：被检者取坐位，头略后仰，张口并发"啊…"音，医生将压舌板前端放于舌的前2/3与后1/3交界处迅速下压，此时软腭上抬，在灯光的配合下，即可见软腭、腭垂、软腭弓、扁桃体、咽后壁等。健康人口腔无特殊气味，若口腔有特殊气味称为口臭，可由口腔或非口腔疾病所引起。

（6）腮腺。腮腺位于耳屏、下颌角及颧弓所组成的三角区内，肿大时，可见以耳垂为中心的隆起，并可触到边缘不明显的包块。检查时，注意上颌第二磨牙对侧的颊黏膜上的腮腺导管口有无分泌物。

（三）颈部检查

检查颈部时，被检查者取坐位，充分暴露颈部和肩部。检查手法应轻柔，当疑有颈椎疾患时更应注意。

1. 颈部外形与分区

正常人颈部直立、两侧对称，瘦长者较细长，矮胖者较短粗。男性甲状软骨较突出，形成喉头结节，女性则平坦不显著。转头时可见胸锁乳突肌突起。静坐时正常人颈部血管不显露。为准确记录和描述颈部病变的部位，按照解剖结构，颈部每侧又可分为两个大三角区域，即颈前三角和颈后三角。

2. 颈部姿势与运动

正常人坐、立位时颈部直立，伸屈、活动自如，检查时应注意颈部静止与活动时的改变。

3. 颈部包块

颈部包块原因很多，可来源于多种脏器和组织，检查时应注意包块的部位、形状、大小、质地、活动度、有无压痛、发生和增长的特点及全身的状况。

4. 颈部血管

颈静脉充盈的高度反映静脉压水平，其充盈水平与体位有关，平卧时可见颈外静脉充盈，30°半卧位时充盈水平在锁骨上缘至下颌角距离的下 2/3 内。静脉充盈度超过正常水平称为颈静脉怒张，提示静脉压升高。正常人在安静状态下颈动脉搏动不易看到，只有在剧烈活动后心搏出量增加时才可观察到，且较微弱。

5. 甲状腺

视诊可观察甲状腺的大小和对称性，甲状腺的基本检查方法是触诊，触诊时应注意甲状腺的大小、质地、是否对称、有无结节、压痛及震颤等。当甲状腺肿大时，将钟型听诊器直接放在肿大的甲状腺上，若能听到低调的连续性血管杂音，对诊断甲状腺功能亢进症很有帮助。

6. 气管

正常人气管位于颈前正中部。检查时病人取坐位或仰卧位，使颈部处于自然伸直状态，医生将右手食指及环指分别放于左右胸锁关节上，中指放于气管之上，观察中指是否位于示指与环指的中间。若两侧距离不等则表示气管有移位，根据气管偏移方向，可大致判断病变的位置和性质。

（四）胸部检查

胸部是指颈部以下、腹部以上的区域。胸部检查是体格检查中的重要部分，主要检查胸壁、胸廓、乳房、纵隔、支气管、肺、胸膜、心脏、血管和淋巴管。

胸部的体表标志为准确描述胸壁和胸腔内脏器的轮廓和位置及病变所在的部位和范围，熟识胸廓上的骨骼标志、自然陷窝和解剖区域以及垂直标志等自然标志和人为画线有着十分重要的意义。

1. 胸壁、胸廓和乳房

（1）胸壁。正常胸壁的静脉不易见到，若有明显的胸壁静脉充盈或曲张则为病态，多见于腔静脉梗阻。气体积存于皮下叫皮下气肿。医生用手按压皮肤，可有握雪感或捻发感，或将听诊器加压，可听到类似捻发的声音，用手轻压胸部，一般无压痛。胸部压痛可见于肋间压痛、肋软骨压痛、胸壁局部压痛、胸骨压痛及叩击痛、肌肉压痛。

（2）胸廓。正常胸廓左右两侧对称，成人胸廓前后径略短于左右径，二者之比约为1:1.5。常见的胸廓外形改变有桶状胸、扁平胸、佝偻病胸、脊柱疾病引起的胸廓畸形、胸廓一侧或局部变形。

（3）乳房。检查乳房，以坐位为宜，也可取仰卧位，或两种体位结合进行。检查时应充分暴露双侧乳房，按视诊、触诊的顺序检查双侧乳房及其引流淋巴结，不能仅检查病变一侧，以免漏诊。视诊时应注意两侧乳房大小、形状、乳头位置、对称情况等；乳房皮肤有无红肿、溃疡、皮疹、瘢痕和色素沉着等。触诊乳房时，先让被检查者取坐位，两臂下垂，进行检查，然后两臂高举或两手叉腰再进一步检查，先检查健侧，后检查患侧，注意触诊乳房的质地、弹性、压痛及肿块等。

2. 胸廓与肺

被检查者应取坐位或仰卧位，充分暴露胸部。室内环境和温度应适宜，避免因寒冷诱发的肌颤干扰听诊音，并要有良好的自然光线。检查顺序为先上后下，先前胸后侧胸及背部，并应注意左右两侧胸部对称部位的对比检查。

（1）视诊。正常男性和儿童呼吸时，以膈肌运动为主，故胸廓下部和上腹部起伏动度较大，称为腹式呼吸；女性呼吸时则以肋间肌运动为主，胸廓起伏动度较大，称为胸式呼吸。当患肺和胸膜疾病时，如肺结核、肺炎、胸膜炎等，胸式呼吸减弱，腹式呼吸增强；而当患腹膜炎、大量腹水、腹腔巨大肿物等时，腹式呼吸减弱，胸式呼吸增强。胸部视诊还包括呼吸运动、呼吸频率变化、呼吸深度变化和呼吸节律变化。

（2）触诊。检查内容包括胸廓扩张度、语音震颤和胸膜摩擦感。正常人两侧胸廓扩张度一致，检查时两手拇指移动距离相等，当胸腔积液、气胸、肺不张及大叶肺炎时，病侧胸廓扩张度减弱。语音震颤的强度与发音的强弱、音调的高低、胸壁的厚薄、邻近组织及器官等情况有关，故正常人胸部的语音震颤与年龄、性别、体型和部位有关。在病理情况下，影响语音震颤强度的主要因素有气道是否通畅、肺组织的致密度、胸膜腔有无病变、胸壁传导是否良好清楚。急性胸膜炎时，因纤维蛋白沉积于两层胸膜，使其表面变得粗糙，呼吸时脏、壁两层胸膜发生摩擦，由检查者的手感觉到为胸膜摩擦感。胸膜摩擦感见于纤维素性胸膜炎、渗出性胸膜炎早期或胸水被吸收尚未形成粘连时。

（3）叩诊。正常胸部叩诊呈清音，其音响的强弱和高低与肺组织含气量多少、胸壁的厚薄及邻近器官的影响有关。在正常肺部的清音区，若出现其他叩诊音，即为病理性叩诊音，提示肺、胸膜、胸壁有病理改变。病理性叩诊音的性质和范围与病变的大小、性质及病变部位的深浅有关。

（4）听诊。听诊是肺部检查中最主要和最基本的方法。听诊出现异常呼吸音、啰音及胸膜摩擦音的部位，常提示该区域有病理性改变。正常人呼吸时，气流进出气道及肺泡，发生湍流引起振动，产生音响，在体表可以听到，即为呼吸音。根据呼吸音的强度、性质、音调、时相长短和听诊部位的不同，将呼吸音分为支气管呼吸音、肺泡呼吸音和支气管肺泡呼吸音三种。

病理情况下出现的异常呼吸音包括异常肺泡呼吸音、异常支气管呼吸音和异常支气管肺泡呼吸音。

异常肺泡呼吸音包括肺泡呼吸音减弱或消失、肺泡呼吸音增强、呼气延长、断续性呼吸音和粗糙性呼吸音。异常支气管呼吸音是凡在肺泡呼吸音听诊范围内听到支气管呼吸音，即为异常支气管呼吸音，常见于肺组织实变、肺内大空腔、压迫性肺不张。异常支气管肺泡呼吸音（病理性混合型呼吸音）是指在正常肺泡呼吸音的听诊部位，听到支气管肺泡呼吸音。

啰音是指呼吸音以外的附加音，根据其性质的不同，分为干啰音和湿啰音。干啰音是一种持续时间较长，音调较高，带乐性的呼吸附加音，吸气、呼气均可听到，主要在呼气时听到，其强度、性质、部位和数量均易改变。湿啰音的听诊特点是：断续而短暂，一次连续出现多个水泡，两种或三种水泡音可同时存在；吸气期、呼气早期均可听到，但以吸气时或吸气末明显；其性质和部位易变性小，但咳嗽后可出现或消失。

胸膜摩擦音在胸膜由于炎症、纤维素渗出而变得粗糙时出现，当呼吸时，两层胸膜相互摩擦发出的声音，其声音性质类似在耳边两手背互相摩擦时产生的声音；吸气和呼气均可听到，以吸气末呼气初最清楚，深吸气或听诊器体件在胸壁上加压时更明显，屏气时消失；持续时间可长可短，可随体位改变，亦可随积液出现而消失，当积液吸收过程中可再现，最易在呼吸动度大的部位（如前下侧胸壁）听到。

3. 心脏

心脏的视、触、叩和听诊检查是诊断心血管疾病的基本手段，对于初步判定有无心脏疾病及心脏病的病因、性质、部位和程度等均具有重要意义。许多心血管疾病依据上述检查，结合详细病史，常可得出正确的诊断，或由此获得初步的诊断方向再选择进一步的特殊检查。尽管现代心血管疾病的检查方法不断更新，但心脏的视、触、叩、听检查，依然是每个医生必须熟练掌握的基本检查方法。

（1）视诊。视诊的主要内容是心前区隆起和心尖搏动。正常人心前区（相当于心脏在前胸壁上的投影）与右侧相应部位大致对称。儿童时期患心脏疾病（如先天性心脏病、风湿性瓣膜病等）并心脏增大（特别是右心室增大）时，发育中的胸壁受推挤而向外隆起。大量心包积液时，心前区外观饱满。正常人心尖搏动位于左侧第

5 肋间锁骨中线内侧 0.5 ~ 1.0cm 处，搏动范围的直径约 2.0 ~ 2.5cm。视诊心尖搏动时，应注意其位置、范围、强度、节律及频率。

（2）触诊。触诊的主要内容为心尖搏动、震颤和心包摩擦感。触诊法检查心尖搏动的位置、强弱和范围较视诊更准确，在视诊看不清心尖搏动的情况下，触诊常能发现。

震颤是触诊时医生的手感觉到的一种细微振动，因其与猫呼吸时所产生振动相似，故又称猫喘。猫喘是器质性心血管疾病的特征性体征之一。临床上有震颤一定可听到杂音，且在一定条件下，杂音越响，震颤越强；由于听觉与触觉对声波振动的敏感性不同，听到杂音不一定能触到震颤。震颤具有重要临床意义，若触到震颤，则可肯定心脏或大血管有器质性病变，如某些先天性心血管疾病和心脏瓣膜狭窄。

心包摩擦感是心包发炎时，在心前区可触到的一种摩擦振动感，其发生机制是炎症时渗出的纤维蛋白使心包膜表面变得粗糙，心脏跳动时，脏、壁两层心包相互摩擦产生振动，在锁骨中、下段左缘处较易触及。心脏收缩期和舒张期均能触及，收缩期更易触及，坐位前倾或呼气末更明显。若心包腔内渗液增多，使脏壁两层胸膜分离，则摩擦感消失。

（3）叩诊。心脏叩诊可确定心界，判定心脏和大血管的形状及其在胸廓内的位置。心脏为不含气的运动器官，叩诊为绝对浊音；心脏两侧被肺遮盖的部分呈相对浊音，不被肺遮盖的部分叩诊为绝对浊音；心界指心脏的相对浊音界，相对浊音界反映心脏的实际大小。

（4）听诊。听诊是心脏物理检查中最重要而又难掌握的方法，通过听诊常可获得重要的阳性体征，对心脏的状态或疾病做出判断或诊断。某些心脏病，如二尖瓣狭窄仅凭听诊即可确立诊断。心脏瓣膜产生的声音在前胸壁听诊最响的部位称瓣膜听诊区。听诊内容包括心率、心律、心音、额外心音、杂音和心包摩擦音等。

①心率是指每分钟心脏跳动的次数，正常成人心率为 60 ~ 100 次/分钟，多为 70 ~ 80 次/分钟。

②心律是指心脏跳动的节律。正常成人心律规整，青年和儿童的心律可受呼吸影响而变得不规整，表现为吸气时心率增快，呼气时心率减慢，称为窦性心律不齐，一般无临床意义。

③心音是指正常心脏可听到两个性质不同的声音交替出现，分别称之为第一心音（S_1）和第二心音（S_2），部分青少年在 S_2 之后可闻及一个较微弱的 S_3。S_4 一般听不到，若能听到即为病理性。听诊心音时要注意强度、性质的改变及有无心音分裂。

④额外心音是指在原有第一和第二心音之外，额外出现的病理性附加音。大多数额外心音为一个，与第一和第二心音共同构成三音律。

⑤心脏杂音是指除心音和额外心音之外在收缩期和舒张期出现的持续时间较长的

异常声音。当听到杂音时，应根据其最响部位、出现时期、杂音性质、传导、强度及杂音与体位、呼吸、运动的关系等来判断其临床意义。一般来说，杂音在某个瓣膜听诊区最响，提示病变在该区域相应的瓣膜。出现在第一心音与第二心音之间的杂音，称为收缩期杂音。第二心音与下一个心动周期的第一心音之间的杂音，称为舒张期杂音。在收缩期和舒张期连续出现的杂音，称为连续性杂音。杂音的性质是指不同振动频率杂音的音调和音色。病变不同产生的杂音性质亦不同，可将其描述为吹风样、隆隆样、喷射样、叹气样、机器声样和乐音样等。杂音常沿产生杂音的血流方向传导，亦可经周围组织扩散。依据杂音最响部位及其传导方向，可判断杂音的来源及其病理性质。强度即杂音的响度，收缩期杂音的强度通常分为 6 级。因舒张期杂音绝大多数为器质性，故一般不分级，通常用轻、中、重三级来表示。体位、呼吸和运动可使某些杂音增强或减弱，有助于病变部位和性质的判定和鉴别。

⑥心包摩擦音是指壁层和脏层心包由于生物或物理因素而变得粗糙，当心脏搏动时，两层心包互相摩擦而产生的声音，最常见于心包炎（结核性、非特异性、风湿性、化脓性），亦可见于系统性红斑狼疮、尿毒症、心肌梗死等。

4. 血管

检查全身血管包括动脉、静脉和毛细血管。许多疾病（特别是心血管疾病）可使血管发生改变或经血管反映出来。血管检查可为疾病的诊断提供很有价值的资料，是体格检查中不可忽视的部分。

（1）脉搏。脉搏主要用触诊检查，一般选用桡动脉，特殊情况下可检查肱动脉、股动脉和足背动脉，通常用三个手指（食指、中指、环指）的指腹进行触诊。检查时应两侧脉搏对比，有时还需做上下肢脉搏对比，并同时测量上下肢血压。正常人两侧差异很小，某些疾病时，两侧脉搏明显不同。检查脉搏应注意其频率、节律、紧张度、强弱、波形及动脉壁的状况。

（2）血压。血压是重要的生命体征，是体格检查中必须检查的项目。测量方法：被检者在安静环境下休息 5~10 分钟，取仰卧位或坐位，全身放松，裸露被测的上肢，自然伸直并轻度外展45°，上臂与心脏置于同一水平，将袖带的气囊中部对准肱动脉，紧贴皮肤缚与上臂，袖带下缘应在肘横纹上方 2~3cm 处，将听诊器体件置于肘窝处肱二头肌肌腱内侧的肱动脉上，然后向袖带的气囊充气，充气时应同时听肱动脉搏动音，并注视血压计的汞柱高度，待肱动脉搏动音消失，继续充气使汞柱升高 20~30mmHg（1mmHg＝0.133kPa），随后以恒定速度缓慢放气，持续地注视汞柱的下降。按 Korotkoff 分期法，听到的第一次声响（第 I 期）时的汞柱数值为收缩压，随着汞柱下降，声音逐渐增强（第 II 期），继而出现吹风样杂音（第 III 期），然后声音突然变小而低沉（第 IV 期），最终声音消失（第 V 期）。声音消失时汞柱所显示的数值是舒张压。收缩压与舒张压之差为脉压。记录方法：目前临床上同时使用两种计量单位，毫米汞柱（mmHg）、千帕（kPa）（1kPa≈7.5mmHg）。记录血压以"收缩/舒张压 mmHg"表示，如 140/90mmHg（或 18.67/12kPa）。

按照 1999 年 WHO/ISH 确定的标准和中国高血压防治指南（1999 年 10 月）的规定，18 岁以上的成年人高血压的定义为：在未服抗高血压药物情况下，收缩压≥140mmHg 和（或）舒张压≥90mmHg。

（五）腹部检查

腹部主要由腹壁、腹腔和腹腔脏器组成。检查腹部仍用视、触、叩和听诊四种基本检查法，这些检查方法中，触诊检查最为重要。

1. 腹部体表标志与分区

常用的体表标志有：胸骨剑突、肋弓下缘、耻骨联合、髂前上棘、脐、腹中线、腹直肌外缘、腹股沟韧带、髂嵴、竖脊肌外缘、腰椎棘突、第 12 肋骨及肋脊角等。

临床上常用上述体表标志和人为画线将腹部划分为若干区，常用的分区有四区法和九区法。分区的目的是为准确描述腹部症状和体征的部位和范围。

2. 视诊

腹部视诊时，被检查者取仰卧位，并充分暴露全腹，医生站在被检查者右侧，在充足的光线下，按一定的顺序观察腹部外形、呼吸运动、腹壁静脉、胃肠型和蠕动波等。

（1）腹部外形。正常人腹部外形对称。通常将腹部外形描述为平坦、凹陷或膨隆。腹壁平坦系指仰卧位前腹壁大致位于肋缘至耻骨同一个水平面上，常见于发育营养良好的青壮年；腹部凹陷系指前腹壁明显低于肋缘至耻骨的水平面，见于各种年龄的消瘦者；腹部膨隆系指前腹壁明显高出肋缘至耻骨的水平面，是肥胖者的特征。腹部平坦于正常人多见，腹部膨隆或凹陷亦非完全异常，只有腹部明显膨隆或凹陷才可能具有病理意义。

（2）呼吸运动。正常成人男性和儿童以腹式呼吸为主，女性则以胸式呼吸为主。病理情况下腹式呼吸可减弱、消失或增强。胃肠穿孔所致急性腹膜炎或膈肌麻痹时，腹式呼吸消失；腹水、剧烈腹痛、腹腔内巨大肿物，腹式呼吸运动减弱。

（3）腹壁静脉。正常人的腹壁静脉一般不显露，但腹壁皮肤薄而松弛的老年人可隐约看到。腹壁静脉明显可见或曲张，是门静脉循环或上、下腔静脉回流受阻的征象。

（4）蠕动波。正常人腹部一般看不到蠕动波。幽门梗阻时，上腹部可见自左向右缓慢蠕动的较大的胃蠕动波，到达右腹直肌下消失，随蠕动波观察可大致看出胃轮廓，叫做胃型；机械性肠梗阻时，在腹壁上可观察到肠蠕动波和肠型。

3. 触诊

触诊是腹部检查的主要方法，对腹部某些疾病的诊断，如急性阑尾炎、弥漫性腹膜炎，触诊有重要价值。触诊时被检者通常取仰卧位，两下肢屈曲并稍分开，两上肢自然放于躯干两侧，并作缓慢、较深的腹式呼吸，使腹肌松弛。医生站在病人右侧，手掌应与病人腹部表面在同一水平。检查时，应动作轻柔，由浅入深，根据问诊的提示，先从"正常"部位开始，逐渐移向"病变"部位。触诊内容包括腹壁紧张度、压痛和反跳痛、波动感、肿块及肝、胆囊、脾、胰、肾重要脏器等。

（1）腹壁紧张度。正常人腹壁有一定张力，但触之柔软，较易压陷。某些病理情况可使全腹或局部腹肌紧张度发生改变。当腹腔容量增大，如腹水、肠胀气、气腹时，可使腹壁紧张度增加；腹腔内炎症刺激腹膜时，亦可因反射性腹肌痉挛而使腹壁紧张。腹壁紧张可为局限性或弥漫性。局限性腹壁紧张常见于腹部脏器炎症波及局部腹膜时；弥漫性腹壁紧张多见于胃肠道穿孔所引起的急性弥漫型腹膜炎。

腹壁紧张度减低或消失，多由腹肌张力降低或消失所致。全腹紧张度减低，见于慢性消耗性疾病或大量放腹水后。脊髓损伤所致腹肌瘫痪或重症肌无力可使全腹紧张度消失。

（2）压痛与反跳痛。触压正常腹部时不引起疼痛，重按时也仅有一种压迫感。如逐渐加压深按即发生疼痛称为压痛。压痛出现的部位常为病变所在，多由炎症、结核、结石和肿瘤等病变所引起。压痛局限于一点，称为压痛点，临床意义较大的有阑尾点（McBurney 点）和胆囊点。医生用手指按压被检查者腹部，出现压痛后稍停片刻，然后突然将手抬起病人腹痛加剧称为反跳痛。反跳痛的出现提示炎症已波及壁层腹膜。

（3）肿块。腹部肿块常由肿大的实质性脏器、扩大的空腔性脏器、囊肿、肿瘤、炎症组织或增大的淋巴结等引起。触及腹部肿块时，应鉴别其来自何种脏器或组织、炎症性或非炎症性、良性或恶性、实质性或囊性、在腹壁上还是腹腔内等。为此，触到肿块时应注意其部位、大小、形态、质地、压痛、活动度和搏动等。触到肿块时还应特别注意与正常腹部可触到的包块相鉴别。正常情况下腹部可触到的包块有腹直肌肌腹及腱划、腰椎椎体及骶骨岬、乙状结肠内粪块、横结肠、盲肠、右肾下极。切勿把正常可触到的包块误认为是病理性肿块。

（4）肝脏触诊。被检者取仰卧位，两腿屈曲，使腹壁放松。用单手或双手触诊法。单手触诊法较为常用，其方法是医生右手平放于被检查者右侧腹壁上（估计在肝下缘的下方），腕关节自然伸直，四指并拢，指端指向肋缘或示指的桡侧对着肋缘。此时，嘱被检查者行缓慢、自然的深呼吸，医生触诊的手与被检查者的呼吸运动密切配合，即呼气时腹壁松弛，触诊的手指主动下按，吸气时腹壁膨隆，触诊的手指被动上抬，但仍需紧贴腹壁。如此反复进行，手指逐渐向肋缘移动，直到触及肝缘或肋缘为止。触及肝脏时，应详细描述其大小、质地、表面状态和边缘、压痛、搏动及肝区摩擦感等。根据这些特征，综合判断其临床意义。

（5）胆囊触诊。触诊胆囊可用单手法，其基本方法与肝脏触诊相同。正常胆囊不能触及。胆囊肿大时，在右肋弓与右侧腹直肌外缘交角处可触到，检查胆囊触痛时医生将左手掌放在被检查者的右肋缘部，拇指放在腹直肌外缘与肋弓交界处（胆囊点），并用力向腹壁后按压，再嘱其深呼吸。在深吸气时，因肿大的胆囊碰触到医生触诊的拇指而产生疼痛，被检者因疼痛而突然屏气，称胆囊触痛征，又称 Murphy 征阳性，常见于急性胆囊炎。

（6）脾脏触诊。脾脏明显增大且位置较浅表时，用浅部触诊法即可查出。若脾脏轻度肿大，则要用双手触诊法进行检查。病人仰卧，两腿稍屈曲，医生左手绕过病人腹前方，手掌置于其左胸下部第 9～11 肋处，试将其脾从后向前托起，并限制了胸廓运动。右手平放于脐部，与左肋弓大致成垂直方向，随着病人呼吸，如同触诊肝脏一样，迎触脾尖，直至触到脾缘或左肋缘为止。在脾轻度肿大而仰卧位不易触到时，可嘱病人取右侧卧位，右下肢伸直，左下肢屈曲，此时用双手触诊则容易触到脾脏。触及脾脏时，要注意其大小、质地、形态、表面情况、压痛、切迹和摩擦感等。临床上，将增大的脾脏分为轻度、中度和高度三种。

（7）肾脏触诊。肾脏触诊常用双手触诊法。正常人肾脏一般不易触及，身材瘦长者有时可触及到右肾下极。肾下垂、游走肾或肾脏代偿性增大时，肾脏较易触到。当肾脏和尿路有疾病（特别是炎症性疾病）时，可在相应部位出现压痛点，这些压痛点是：季肋点、上输尿管点、中输尿管点、肋脊点、肋腰点。

（8）膀胱触诊。正常膀胱空虚时隐存于盆腔内，不易触到。只有当膀胱积尿，充盈胀大时，才可在耻骨上缘下腹中部触到。一般采用单手滑行触诊法。膀胱胀大多见于尿道梗阻和脊髓病所致的尿潴留，亦可见于昏迷、腰椎或骶椎麻醉后病人。

4. 叩诊

（1）正常腹部叩诊大部分区域为鼓音，肝脾所在部位，增大膀胱和子宫占据的部位及两侧腹部近腰肌处为浊音或实音，其程度与胃肠充气多少有关。明显的鼓音可见于胃肠高度充气、麻痹性肠梗阻和胃肠穿孔所致的气腹等。当肝脾高度增大、腹腔内肿瘤、大量积液时，鼓音范围缩小。

（2）当腹腔内有中等量以上积液，病人取仰卧位时，有液体积聚于腹部两侧，叩诊呈浊音；由于肠管内有气体而在液面上浮起，腹中部叩诊呈鼓音。卵巢囊肿时肠管被挤压在腹部两侧，故两侧腹部呈鼓音。当腹腔内游离液体超过 1000ml，病人变换体位时，液体因重力而向下移动，浊音也随之改变。侧卧位时，腹水积聚于下部，肠管浮起，叩诊下部呈浊音，上侧腹部转为鼓音。这种因体位变换而出现浊音区变动的现象称移动性浊音。

（3）肝脏与胆囊叩诊。用叩诊法确定肝脏上、下界。肝脏为实质性脏器，故叩诊不被肺所遮盖的部分呈实音，为肝绝对浊音；肝脏上界一部分被肺所遮盖，叩诊呈浊音，称为肝相对浊音，此为肝脏的真正上界。正常时肝上下界之间的距离为9~11cm。因胆囊被肝脏遮盖，临床上不能用叩诊法检查其大小，胆囊叩诊仅能检查是否有叩击痛。

（4）脾脏叩诊。病人取仰卧位或右侧卧位，沿左腋中线由上向下进行叩诊。正常脾脏，在左腋中线第9~11肋之间可叩到脾浊音，其宽度约为4~7cm，前方不超过腋前线。脾浊音区缩小或消失见于左侧气胸及鼓肠等；脾浊音区扩大见于各种原因所致的脾肿大。

（5）胃泡鼓音区。胃泡鼓音区（Traube区）在左前胸下部，胁缘以上，为胃内含气所形成的半月形区，上为肺下缘及膈，右为肝左叶，左为脾，下为肋弓。正常情况下，此鼓音区大小取决于胃内含气量多少，亦与邻近器官和组织有关。胃扩张时，此鼓音区增大；肝脾肿大、心包积液或左侧胸腔积液者，该鼓音区缩小。

（6）肾脏叩诊。被检者取坐位或侧卧位，医生以左手掌平放在被检查者肾区，右手握空拳用轻至中等强度的力量向左手背叩击。正常时肾区无叩击痛，在肾盂肾炎和肾周围炎时，肾区可有叩击痛。

（7）膀胱叩诊。膀胱空虚时，因耻骨联合上方有肠管存在，叩不出膀胱的轮廓。当膀胱充盈时，在耻骨联合上方可叩得球形或椭圆形浊音区，尿液排出后变为鼓音。妊娠子宫、子宫肌瘤或卵巢囊肿等，在该区叩诊亦可呈浊音，鉴别方法是排尿后复查，如为尿潴留所致膀胱充盈，则浊音变为鼓音。

5. 听诊

腹部听诊是将听诊器鼓形体件置于腹壁上，全面听诊各区的方法。听诊内容主要有肠鸣音、血管杂音、摩擦音和搔弹音。

（1）肠鸣音。肠蠕动时，肠管内气体和液体随之流动，产生一种断断续续的咕噜声称为肠鸣音。正常情况下，肠鸣音约每分钟4~5次，其频率、声响和音调变异较大。肠蠕动增强时，肠鸣音每分钟达10次以上，但音调不高亢，称肠鸣音活跃，见于急性胃肠炎、胃肠道大出血和服泻药后；如次数多且肠鸣音高亢，甚至呈金属音，称肠鸣音亢进，见于机械性肠梗阻；肠鸣音明显少于正常或数分钟仅听到一次，称肠鸣音减弱，见于腹膜炎、低血钾、胃动力低下及老年性便秘；如持续听诊3~5分钟未听到肠鸣音，用手指轻叩或搔弹腹部仍未听到肠鸣音，称为肠鸣音消失，见于急性腹膜炎或麻痹性肠梗阻。

（2）血管杂音。腹部血管杂音对诊断某些疾病有一定作用，听诊时不应忽视。血管杂音有动脉性和静脉性杂音。动脉性杂音常在腹中部或腹部一侧听得。腹主动脉瘤或腹主动脉狭窄，常在腹中部听到收缩期杂音；左右上腹部听到收缩期杂音常提示肾动脉狭窄。静脉性杂音为连续的嗡鸣声，无收缩期与舒张期性质，常出现于脐周或上腹部。

（六）生殖器、肛门和直肠检查

外生殖器、肛门和直肠检查是全身体格检查的一部分，检查时应向被检者说明检查目的、方法和重要性，以取得配合。男性医生检查女病人时必须有女医护人员或家属陪同。

1. 男性生殖器

（1）阴茎。阴茎前端膨大部分为阴茎头，俗称龟头。阴茎皮肤在冠状沟前向内翻转覆盖于阴茎头上称为包皮。海绵体充血可使阴茎勃起。检查内容包括：包皮、阴茎头与冠状沟、尿道口和阴茎大小。

（2）阴囊。阴囊为腹壁的延续部分，阴囊由多层组织构成。检查时病人取立位或仰卧位，两腿分开，医生将两手拇指于病人阴囊前面，其余四指置于后面，双手同时触摸，左右两侧对比。检查内容包括：阴囊皮肤及外形、精索、睾丸和附睾。

（3）前列腺。前列腺位于膀胱下方，耻骨联合后约 2cm 处，被检查者取肘膝位，医生右手示指戴指套，涂适量润滑剂，缓慢伸入肛门内，大约在一个半指节的深处，向腹侧可触到前列腺。若要取前列腺液化验检查，可作前列腺按摩。

2. 女性生殖器

女性生殖器不作常规检查，若疑有妇产科疾病时，应由妇产科医生根据病情需要进行检查。

3. 肛门与直肠

肛门与直肠的检查方法简便，可发现许多有重要临床价值的体征。检查方法包括视诊和触诊。

（1）视诊。观察肛门及其周围皮肤颜色及皱褶，并应注意观察肛门周围有无脓血、黏液、肛裂、外痔、瘘管口或脓肿等。

（2）触诊。肛门和直肠触诊称为肛诊或直肠指诊。触诊时医生右手食指戴指套或手套，并涂适量润滑剂，徐徐插入肛门、直肠内。触诊时注意有无疼痛、肿块及波动感等。

（七）脊柱与四肢检查

1. 脊柱

脊柱是维持正常姿势的主要支柱。检查内容包括脊柱弯曲度、脊柱活动度、脊柱压痛与叩击痛。

（1）脊柱弯曲度。正常人脊柱有四个弯曲部位，即颈、腰段向前凸，胸、骶段向后凸，近似"S"形，称为生理性弯曲。检查时注意是否有后凸、前凸或侧凸。

（2）脊柱活动度。正常人脊柱有一定的活动度，检查时注意脊柱活动是否受限。

（3）脊柱压痛与叩击痛。正常人脊柱无压痛及叩击痛，检查时，被检查者取坐位，医生用右手拇指自上而下逐个按压脊椎棘突，观察有无压痛。

2. 四肢

四肢检查以视诊与触诊为主，两者相互配合，检查时应注意观察软组织的形态，肢体位置、形态和活动度等有无异常。

（八）神经系统检查

神经系统检查包括脑神经、感觉神经、运动神经、神经反射及自主神经等方面。检查时，只有被检者充分合作，医生耐心细致，用规范方法进行检查，才能获得对疾病的定位和定性诊断信息。检查前要准备好必要的工具，如叩诊锤、棉签、眼底镜、圆头针、视力表、音叉、电筒和压舌板等。

1. 脑神经检查

脑神经共12对，按其功能分为三种：①感觉神经：包括嗅神经、视神经、听神经。②运动神经：包括动眼神经、滑车神经、展神经、副神经、舌下神经。③混合神经：包括三叉神经、面神经、舌咽神经和迷走神经。脑神经检查对颅脑病变的定位诊断很有意义，检查时应按先后顺序进行，以免重复或漏检。

（1）嗅神经。嗅神经司嗅觉，其感受器在鼻黏膜，嗅觉中枢位于大脑的颞叶。

（2）视神经。视神经司视觉，感受器在视网膜，视觉中枢位于大脑枕叶，检查包括视力、视野和眼底。

（3）动眼、滑车及展神经。此三对脑神经共同支配眼外肌的运动。

（4）三叉神经。三叉神经分三支，主要传导头面部的痛、温、触觉，同时也传导面部肌肉的本体感觉。

（5）面神经。面神经主要支配面部表情肌和分管舌前2/3味觉。

（6）位听神经。位听神经是由传导听觉的蜗神经和传导空间定向冲动、司平衡的前庭神经组成。

（7）舌咽神经、迷走神经。此两对神经的运动纤维共同支配腭、咽、喉部的肌肉运动，其感觉纤维分布于咽、喉部并司舌后1/3味觉，因此，常合并一起检查。

（8）副神经。副神经支配胸锁乳突肌和斜方肌的运动。

（9）舌下神经。舌下神经支配舌肌运动。

2. 运动功能检查

运动是指骨骼肌的运动，可分为随意和不随意运动两种。随意运动由锥体束支配，不随意运动由锥体外系和小脑系支配。

（1）随意运动与肌力。随意运动是指受意识支配的动作。肌力是指随意运动时肌肉的最大收缩力。检查肌力时嘱被检查者肢体作屈伸动作，医生从反方向给以阻力，观察被检查者克服阻力的力量。肌力分为6级：0级为完全瘫痪；1级可见肌肉收缩而无肢体活动；2级肢体可作水平移动，但不能抬离床面；3级肢体能抬起，但不能对抗阻力；4级能对抗小的阻力，但差于正常人；5级为正常肌力。

（2）肌张力。肌张力是指肌肉在静止状态时的紧张度。检查者持被检查者完全放松的肢体做被动运动，注意所感受到的阻力，并两侧对比，以发现肌张力的强弱，亦可握被检肌群，注意其硬度，以测其肌张力。

（3）不随意运动。不随意运动亦称不自主运动，是随意肌不自主地收缩所产生的一些无目的的异常动作，包括震颤、舞蹈样运动、手足徐动和手足搐搦。

（4）共济运动。任何一个动作的完成都必须有一定的肌群，如主动肌、拮抗肌、协同肌及固定肌等参与。这些肌群的协调一致主要是靠小脑的功能。

此外，前庭神经、视神经、深感觉、锥体外系均参与此运动，使得动作协调准确，当上述结构发生病变，协调动作就会出现障碍，称为共济失调。

3. 感觉功能检查

感觉功能检查必须在被检查者意识清醒和精神状态正常的情况下进行。检查前应向被检者说明检查目的和方法，以取得配合。

（1）浅感觉。浅感觉包括皮肤和黏膜的痛觉、温度觉及触觉。

（2）深感觉。深感觉是肌肉、肌腱和关节等深部组织的感觉，包括运动觉、位置觉和震动觉。

（3）复合感觉。复合感觉又称皮质感觉，只有在深、浅感觉正常的情况下，为了解大脑皮质病变时才作此检查。复合感觉包括皮肤定位觉、两点辨别觉、实体觉和体表图形觉。

4. 神经反射检查

反射是神经系统活动的基本形式，反射是通过反射弧形成的。反射弧由感受器、传入神经、中枢、传出神经及效应器五部分组成。反射弧的任何部分及高一级中枢的病变，均可导致反射异常，表现为反射亢进、减弱或消失。检查时，被检者应放松肢体，并进行左右两侧对比。

（1）浅反射。刺激皮肤或黏膜引起的反射称为浅反射，包括角膜反射、腹壁反射、提睾反射、趾反射和肛门反射。

（2）深反射。刺激骨膜、肌腱引起的反射称为深反射，包括肱二头肌反射、肱三头肌反射、桡骨骨膜反射、膝反射、跟腱反射等。

（3）病理反射。病理反射是指锥体束受损时，失去了对脑干和脊髓的抑制作用而呈现出踝和趾背伸的现象。1岁半以内的婴幼儿由于锥体束尚未发育完善，可出现此类反射，属正常反应。常见病理反射为：巴宾斯基（Babinski）征、奥本海姆（Oppen–heim）征、戈登（Gordon）征、查多克（Chaddock）征等。

（4）阵挛。当牵伸某肌腱后产生一连串有节律的肌肉舒缩运动称为阵挛，属于牵张反射亢进现象。当它与病理反射同时存在，或仅出现于单侧时，才有病理意义。

（5）脑膜刺激征。为脑膜受激惹的表现，当脑膜或其附近病变波及脑膜时，可刺激脊神经根，使相应的肌群发生痉挛，当牵扯这些肌肉时，被检查者可出现防御反应，这种现象称为脑膜刺激征，见于各种脑膜炎、蛛网膜下腔出血和颅压增高等，包括颈强直、凯尔尼格（Kernig）征和布鲁津斯基（Brudzinski）征。

（6）拉赛格征。拉赛格（Lasegue）征为神经根受刺激的表现，见于坐骨神经痛、腰椎间盘突出和腰骶神经根炎等。

5. 自主神经功能检查

自主神经分交感神经与副交感神经两种，在大脑皮质及下丘脑的调节下，主要功能是调节内脏、血管与腺体等活动，从而达到维持机体内、外环境的平衡，包括一般检查和自主神经反射。

三、体格检查的基本要求

体格检查是医学生和临床医生必须掌握的基本功，也是评价和考核临床医生基本技能的重要组成部分，其基本要求概括如下：

（1）体检的内容务求全面系统。这是为了搜集尽可能完整的客观资料，便于综合分析，也为了完成住院病历规定的各项要求。此外，由于体格检查是在问诊之后进行，检查者对应重点深入检查的内容已心中有数，因此，重点检查的器官必然应更为深入细致，不是机械地重复筛查，而是在全面系统的基础上有所侧重，使体检内容既能涵盖病历所要求的项目，又能重点深入患病的器官系统。

（2）检查的顺序应从头到脚有序进行。体检时强调有序、规范的检查，不仅可保证体格检查的效率和速度，而且也可减少病人的不适和不必要的体位更动。为了检查的方便，某些器官系统，如皮肤、淋巴结、神经系统可分段检查，统一记录。

（3）遵循检查内容和顺序的基本原则的同时，允许形成自己的体检习惯。体检时，可酌情对个别检查顺序作适当调整。如甲状腺触诊，常需从病人背后进行，因此，卧位的病人在坐位检查后胸时可再触诊甲状腺，予以补充。如检查前胸时，为了对发现的肺部体征有及时而全面的了解，也可立即检查后胸部。腹部检查采取视、听、叩、触顺序更好。四肢检查中，上肢检查习惯是由手至肩，而下肢应由近及远进行。

（4）体格检查应特别注意原则的灵活性。体检时既要坚持原则性，又要注意灵活性。面对具体病例，如急诊、重症病例，可能需要体检后立即着手抢救或治疗，未检查的内容待病情稳定后补充；不能坐起的病人，只能在侧卧位进行背部检查。肛门直肠、外生殖器的检查应根据病情确定是否需要检查，如确需检查应特别注意保护病人的隐私。

（5）全身体格检查的顺序。以卧位病人为例：一般情况和生命征→头颈部→前、侧胸部（心、肺）→（病人取坐位）后背部（包括肺、脊柱、肾区、骶部）→（卧位）腹部→上肢、下肢→肛门直肠→外生殖器→神经系统（最后站立位）。

以坐位病人为例：一般情况和生命征→上肢→头颈部→后背部（包括肺、脊柱、肾区、骶部）→（病人取卧位）前胸部、侧胸部（心、肺）→腹部→下肢→肛门直肠→外生殖器→神经系统（最后站立位）。

这样，既可保证分段而集中的体格检查顺序完成，又能减少病人变换体位的次数，而在此过程中病人仅有二三次体位更动。

（6）检查过程中应与病人进行必要交流。体检过程中与病人交流，不仅可以融洽医患关系，而且还可补充病史材料，如欲补充系统回顾的内容，查到哪里问到哪里，这样可很自然地获得各系统相关的资料。

（7）掌握检查的进度和时间。熟悉检查项目之后，可以使体检从容不迫、井然有序地进行。为避免检查给病人带来的不适或负担，一般应尽量在 30~40 分钟内完成所有检查项目。初学者可以适当延长。

（8）检查结束时应与病人简短交谈，说明重要发现、病人应注意的事项或下一步的检查计划，但若对体征的意义把握不准，切勿随便解释，以免增加病人思想负担或给医疗工作造成不良影响。

四、特殊情况的体格检查

临床工作中有时会遇到某些特殊情况，如病人病情与体位的限制，心理或生理的缺陷等，不能配合医生按常规方法和顺序进行全身体检。这种情况下，医生需考虑改变检查顺序或使用变通方法进行。有时，检查不得不在缺乏必要设备条件的病人家中进行，诸如这些情况均应用灵活的策略和方法进行检查。

（一）智力障碍病人的检查

智力障碍的病人可能由于不能理解体检意图、有过不悦的经历、恐惧或对检查方法不适应，故不能配合检查。此时，检查者应特别耐心，创造舒适的检查环境，保护病人隐私，让家属或保健人员在场，常可使病人减少顾虑，配合检查。体检时应动作轻柔，减慢速度，不得已时可分次完成。对可能给病人造成损伤或带来恐惧感的检查应留待最后完成，以免影响关键部位的检查。

（二）情绪障碍或有精神病病人的检查

这类病人可能由于不合作或敌意而妨碍检查。有经验的工作人员或家人在场可抚慰病人使其与医生合作，借机尽快完成体格检查。对于确有必要进行全身或重点体格检查的精神病病人，可为其服用镇静药或对其进行适当约束后进行。

（三）病重或有生理缺陷病人的检查

检查这类病人需要的时间较长，手法应更轻柔，采用变通的方法和顺序来完成。起坐、翻身和变换体位都可能需要别人帮助。要特别注意重点检查与主诉和现病史有关的器官系统。检查顺序需酌情改变。

1. 卧床病人的体格检查

这类病人有时只能在卧位状态下进行，检查者有时需要变更自己的位置来完成全部项目，如对不能坐起或站立的病人，眼底检查不得不在卧位情况下进行；听诊心脏时有时需要病人变动体位来配合，而病人又不能下蹲或作 Valsalva 动作，此时让病人握拳、被动抬腿或用血压计袖带压迫双臂等方法增加回心血量，这些方法对心音和杂音的确定同样有效；肺部检查时常需助手帮助翻身，以完成侧面及背部的检查等。

2. 坐轮椅病人的体格检查

这类病人头颈、心肺、上下肢的检查同通常坐位的病人；腹部、直肠、外生殖器、下背部、臀部的检查则可能不满意，若有必要检查应转移至检查床上进行。

（四）在病人家中进行体格检查

由于家中条件所限，体检时需带必要的检查器械，光线应充足，若病人不能活动而又不能合作，则需助手协助翻身或固定体位。检查结束后应将所有用过的一次性消耗物品装袋处理，其余器械应充分清洁和消毒后才可再用。

（五）意外紧急情况的体格检查

临床医生会在社交场合、旅行途中或度假期遇到某些意外的救援要求或生命垂危的急诊病人，这些场合由于缺乏必要的器械，抢救时不求全面系统，但求与生命相关（如神志、瞳孔大小、对光反射及心肺听诊）或创伤部位有关的体征能及时发现、准确评估，为进一步抢救或治疗提供决策依据。

第三节　辅助检查

一、实验室检查

实验室检查是通过物理、化学、生物学和免疫学等实验技术和方法对被检查者的血液、体液、分泌物、排泄物和组织标本等进行检查，从而获得病原学、病理形态学和器官功能状态等相关资料，并结合病史、临床特征进行综合分析的诊断方法。

（一）基本概念

基本概念包括实验室前、实验室和实验室后三部分。

1. 实验室前

医生根据病人的病史和临床表现对病情分析、化验项目的选择和组合、上级医生的讨论、医嘱的制定、检验申请单的填写、病人的准备、原始标本采集后运送到实验室并在实验室内传输。

2. 实验室

实验室检查以预防、诊断、治疗人体疾病或评估人体健康为目的，对取自人体的材料进行生物学、微生物学、免疫学、化学、血液学、生理学、细胞学、病理学或其他检验学的分析，并对检查结果进行解释和为进一步检查提供查询性服务。

3. 实验室后

实验室后检查包括系统性的审核、规范格式和解释、授权发布、结果的报告和传递、检验样品的存储。通过上述过程得到的实验数据和信息与临床资料结合进行综合分析。

（二）主要内容

实验室检查的主要内容包括血液学检查、体液和排泄物检查、生物化学检查、免疫学检查和病原体检查。

1. 血液学检查

血液学检查是实验室检查的重要内容，其内容涉及细胞形态学、细胞化学、血液免疫学、临床生化及细胞免疫学等学科。血液是较易获得的检验材料，血液中可溶性成分的改变及异常成分的出现，既反映血液系统本身的生理、病理变化，又反映全身有关脏器的病理改变。血液检查主要包括一般检查、血细胞形态、出血和凝血试验、溶血试验、血型、血液流变学、血液免疫学及细胞遗传学等。

2. 免疫学检查

免疫学检查是近年来发展较快的一种检验方法，是医学实验诊断的主要组成部分，它不仅用于检测体内、外的致病原（抗原），研究机体的病理生理变化，更重要的是作为一种高度灵敏和特异的检测技术，可测出体内的极微量物质，如各种激素、神经递质、淋巴因子、细胞表面的受体，以及某些活性肽等。免疫学检查包括免疫球蛋白（IgG，IgA、IgM 等）、细胞免疫功能、补体、自身抗体、肿瘤的免疫学检查等。

3. 生物化学检查

生物化学检查是实验室检查领域的一门较年轻学科。患病时可引起体液或组织的生物化学成分发生改变。生物化学检查的主要目的是分析体液中各种成分的组成和浓度，为临床诊断、鉴别诊断、病情观察、预后估计和指导治疗提供依据。生物化学检验的项目包括肝功能试验、血浆蛋白质测定、非蛋白氮类测定、肾功能试验、无机元素（如钾、钠、氯等）测定、酶及激素的测定、糖及其代谢物的测定、血气分析及酸碱平衡失调的诊断等。

4. 体液及排泄物检验

（1）尿液检验。尿液是人体的大量排泄物之一，检查尿中排出的代谢产物，如蛋白质、无机盐、解毒产物及某些异常物质和糖、胆红素、细胞、管型等，不仅可作为判断泌尿系统本身是否存在疾患的指标，而且还可间接测知肝、内分泌器官及其他脏器的功能状态。

（2）粪便检验。粪便检验包括粪便的颜色、性状、黏液、是否含血液（肉眼或镜下）、脓液以及寄生虫等。

（3）痰液检查。痰是肺泡、支气管和气管的分泌物，检查项目包括一般性状和显微镜检查。痰的检验对肺结核、肺部感染性疾病、肺部肿瘤和肺吸虫病等疾病的诊断有一定意义。

（4）胃液及十二指肠液检验。胃液分析主要包括一般性状检查、化学检查和显微镜检查，其中化学检查（特别是酸度检查）最为重要。十二指肠引流液是十二指肠液（D 液）、胆总管液（A 胆汁）、胆囊液（B 胆汁）和肝胆管液（C 胆汁）的总称。检查十二指肠液可了解肝胆系统有无梗阻、炎症、结石、肿瘤等，也能了解胰腺外分泌功能。

（5）脑脊液检查。当脑组织和脑膜有病变，如感染、外伤或肿瘤时，都可使脑脊液发生变化，主要表现在颜色、透明度、细胞及各种化学成分的改变。这些改变，再结合临床其他资料，就可以对神经系统疾病的诊断和鉴别诊断、病情的观察和指导用药提供依据。

此外，检查精液和前列腺液可了解男性生殖功能和生殖系统感染情况；检查胸腔、腹腔和心包腔的浆膜腔液，关节腔内的滑膜腔液，对相关疾病的诊断也有重要价值。

5. 病原体检查

临床病原体检查是对造成感染的微生物，如细菌、病毒、支原体、衣原体等进行检查，以确定感染的发生和性质，从而达到及早明确诊断、选择恰当的治疗方案、采取有效的预防措施、防止感染传播的目的。临床病原体检查对标本的采集时间、方法和运送均有严格的要求。常用的检查方法有直接显微镜检查、病原体特异性抗原检测、病原体的分离培养和鉴定、血清学检测、病原体核酸检测。临床病原体检查的重点是细菌，病毒和其他微生物对培养条件的要求相对较高，尚难在一般的微生物实验室进行培养，目前主要用免疫学和分子生物学的方法进行检查。临床病原体检查时，必须依据各种病原体所致感染性疾病的病程确定标本采集时间、部位和种类。标本需置于无菌或清洁容器中，切勿接触消毒剂和抗菌药物。标本采集后应及时送往病原学实验室。

6. 基因检查

基因是 DNA 分子上的一个功能片断，是遗传信息的基本单位，是决定一切生物物种最基本的因子。基因决定人的生老病死，是健康、靓丽、长寿之因，是生命的操纵者和调控者。基因检测是通过血液、其他体液或细胞对 DNA 进行检测的技术，是取被检测者脱落的口腔黏膜细胞或其他组织细胞，扩增其基因信息后，通过特定设备对被检测者细胞中的 DNA 分子信息作检测，预知身体患疾病的风险，分析它所含有的各种基因情况，使人们能了解自己的基因信息，从而通过改善自己的生活环境和生活习惯，避免或延缓疾病的发生。目前应用最广泛的基因检测是新生儿遗传性疾病的检测、遗传疾病的诊断和某些常见病的辅助诊断。目前有 1 000 多种遗传性疾病可以通过基因检测技术做出诊断。此外，预测性基因检测，就是利用基因检测技术在疾病发生前就发现疾病发生的风险，提早预防或采取有效的干预措施。目前已经有 20 多种疾病可以用基因检测的方法进行预测。基因检测常用的方法有：荧光定量 PCR、基因芯片、液态生物芯片与微流控技术等。

（三）应用范围

实验室检查以往主要是为临床诊断提供依据，随着医学模式的转变，实验室检查的范围和应用价值也有所扩展。主要有：

1. 为临床工作服务

为疾病的诊断、治疗方案的制定、疗效的观察和预后的判断提供科学依据。

2. 为开展预防保健工作提供依据

通过实验室检查，能早期发现传染性疾病的传染源及损害人体的各种致病因素，为制订预防措施、控制疾病传播提供重要资料。

3. 了解社会群体的卫生状况和健康水平

通过普查，可及时发现潜在性、遗传性疾病等，为制定卫生条例、提高防治疾病的主动性、保护环境、规划医疗保健机构设置等提供依据。

4. 开展健康咨询与健康管理

通过临床基础检验，为个人或群体提供健康咨询，健康管理，培养健康的生活习惯，减少疾病，延长寿命。另外，也可以为计划生育、优生优育提供实验依据。

（四）现状及发展趋势

近年来，随着分子生物学、细胞生物学、分子遗传学、免疫学、基因技术和计算机技术的快速发展，现代实验室检验的技术和应用范围也在不断地提高和扩大，如酶联免疫吸附测定、酶学检查技术、高效液相层析，血液和细胞中的病毒、细菌的DNA和RNA的测定，放射受体检测、发光免疫测定、分子遗传学分析、单克隆抗体的制备和聚合酶链反应等，均已在临床实验室中应用，大大提高了检验水平。临床生化分析已向自动化、快速、高效和超微量发展，不少医院已使用多道生化分析仪。这些有力地推动了医学事业的发展。总之，随着医学基础学科和边缘学科基础理论和技术的飞速发展，实验室诊断也在日新月异地发展，高、难、新、尖实验项目的研究和推广使检验内容更加完善，诊断价值不断提高。实验室诊断将会更好地为临床医学、基础医学和群体医学服务。

二、X线、CT、MRI、CR、DR、PET 检查

自1895年伦琴发现X线后不久，在医学上，X线就被用于对人体检查，进行疾病诊断，形成了放射诊断学（Diagnosti Cradiology）的新学科，并奠定了医学影像学（Medical Imageology）的基础，至今放射诊断学仍是医学影像学中的主要内容，并被普遍应用。20世纪70年代和80年代又相继出现了X线计算机体层成像（X-Ray Computed Tomography，X-Ray CT 或 CT）、磁共振成像和正电子发射体层成像术（PCT）等新的成像技术。虽然各种成像技术的成像原理和方法不同，诊断价值和限度亦各异，但这些检查方法都是使人体内部结构和器官形成影像，从而了解人体解剖与生理功能状况以及病理变化，以达到诊断的目的。

（一）X线成像

1. X线成像的基本原理

X线具有穿透性、荧光效应和感光效应，人体内组织之间又存在着密度和厚度的

差别。当 X 线透过人体不同组织结构时，被吸收的程度不同，因此在荧光屏上产生的荧光效应亦强弱不等，形成明暗不同的影像。在胶片上产生的感光效应强弱不等，形成由灰到白不同灰度的影像。

人体组织是由不同元素所组成，因各种组织单位体积内各元素量总和的大小不同而其密度也不同。按密度的不同，人体组织可分为三类：高密度的骨组织；中等密度的软组织包括皮肤、肌肉、实质器官、体液及软骨等；低密度的气体主要是存在于呼吸道和胃肠道内。脂肪组织的密度略低于软组织，也属低密度。人体组织本身存在的这种差别称自然对比。

X 线照射不同的组织结构时，由于吸收程度不同，在荧光屏或胶片上出现的影像亦不同。密度高的组织吸收的 X 线量多，透过组织后剩余的 X 线量少，在荧光屏上产生的荧光效应小呈暗影，在 X 线胶片上产生的感光效应弱呈白影；密度低的组织吸收 X 线量少，透过组织后剩余的 X 线量多，在荧光屏上产生的荧光效应强呈亮影，由于感光效应强，在胶片上呈黑影。

人体组织发生病变时，如肺内出现炎症实变，病变密度增高，在透亮的肺组织内可见密度高的病变。病变的组织密度不同，产生的 X 线影像亦不同。

人体组织结构和器官的形态不同，厚度也各异。同样密度的组织，厚的部分吸收 X 线多，透过的 X 线少，薄的部分则相反，于是在 X 线胶片和荧光屏上显示出黑白对比和明暗有别的影像。

2. 图像特点

X 线图像是由黑到白不同灰度的影像，反映人体组织结构的解剖和病理状态。图像上的黑白影像，主要反映物质密度的高低及人体被检查部位的厚度。当人体组织密度发生改变时，则用密度增高或密度降低来表示影像的白影与黑影。物质密度高，在图像上呈白影；物质密度低，在图像上呈黑影。

X 线图像是 X 线束穿透身体某一部位的不同密度和厚度组织结构后的投影，是该穿透经路上前后各个结构相互叠加在一起的影像，反映的是立体影像。由于前后重叠，有些结构可能被掩盖。X 线束从 X 线管窗口射出，呈锥形束向人体投射，因此，X 线影像有一定程度的放大，可使被照体原来的形状失真，并产生伴影。伴影使 X 线影像的清晰度减低。

3. 检查技术

（1）荧光透视。荧光透视简称透视，主要用于具有良好自然对比度的胸部、四肢骨骼等。透视下可转动病人体位，从不同方位进行观察，可了解器官的动态变化，如心脏、大血管的搏动，呼吸运动时膈的运动及胃肠道蠕动等，操作方便，费用低，并可立即得出结论。透视也可用于导管插入、经皮穿刺活检的导向等。透视的影像对比度及清晰度较差，难于观察密度差别小的器官及厚度大的部位，应用的范围较局限，透视不能留下客观记录也是其缺点。采用影像增强电视系统，透视的影像亮度明显增强，清晰度提高。

（2）X线摄影。X线摄影又称摄片，其影像对比度及清晰度均较好，应用范围广。摄片是一瞬间的静止影像，因此不能观察器官的运动状况。软线摄影使用的X线管阳极靶面为钼，产生波长较长的软X线，用以检查软组织，多用于乳腺的检查。特殊摄影技术还有体层摄影（Tomography）、放大摄影及荧光缩影等，现已很少应用。

（3）造影检查。人体很多器官和部位缺乏自然对比，为扩大X线检查的应用范围，可将明显高于或低于该组织或结构密度的物质引入器官内或其周围间隙，人为地造成器官和组织的密度差别，使之产生对比而显影，即造影检查。引入体内的物质称为对比剂（Contras Tmedium），也称造影剂。①对比剂。对比剂分为高密度对比剂和低密度对比剂。高密度对比剂常用的有钡剂和碘剂。钡剂为医用硫酸钡，主要用于食管和胃肠造影。钡剂在胃肠道内不吸收，对人体无毒副作用，是安全有效的对比剂。碘剂种类很多，分为有机碘和无机碘制剂。有机碘分为离子型和非离子型。离子型对比剂由于其具有高渗等特性，可发生毒副反应，常用的有泛影葡胺（Urografin）。非离子型对比剂具有相对低渗性、低黏度、低毒性等优点，常用的有碘海醇（Iohexol）、碘普罗胺（Iopromide）和碘帕醇（Iopamidol）等。无机碘制剂有碘化油（Lipoidol）和碘苯脂（Pantopaque）等。低密度对比剂主要有二氧化碳、氧气和过滤的空气。②造影方法。根据对比剂引入体内的方式不同，造影方法分为直接引入法和间接引入法两类。③检查前准备及造影反应的处理。造影检查前应认真做好相应的准备，了解各种检查的注意事项。不同的造影检查，检查前的要求和准备亦不同。对某些操作技术复杂，使用碘对比剂的检查，要了解病人有无使用对比剂的禁忌证，如严重心、肾疾病和过敏体质等。造影前要先作对比剂过敏试验。复杂的造影检查，要准备必需的抢救药品和设备。

（二）CT检查

CT检查是X线检查的一种特殊形式，它不是X线摄影，而是用X线对检查部位进行扫描，检测到的信号经电子计算机处理，形成检查部位的横断切面图像。它具有高分辨率，能发现细微病变的优点，使传统的X线检查的诊断水平提高了一大步，使普通X线检查难以显示的器官，尤其是实质性器官及其病变得以成像。CT图像清晰，解剖关系明确，安全、无痛苦，且检出率、准确率高，但缺点是设备昂贵，检查费用高，因此要注意适应症的选择。

1. 成像的基本原理

CT是用X线束对人体某部位一定厚度的层面进行扫描，由对侧的探测器接收透过该层面的X线，将其转变为可见光后，由光电转换器转变为电信号，再经模拟/数字转换器转为数字，输入计算机处理。计算机系统按照设计好的图像重建方法，对数字信号加以一系列的设计和处理，得出人体断层层面上组织密度数值的分布。图像形成的处理有如对选定层面分成若干个体积相同的长方体，称之为体素。扫描所得信息经过计算而获得每个体素的X线的衰减系数或吸收系数，再排列成数字矩阵。经数字模拟转换器把数字矩阵中的每个数字转为由黑到白不等灰度的小方块，即像素，并按矩阵排列，构成CT图像。

2. 图像特点

CT图像是断面图像，常用横断面，是经计算机处理后的再建图像。每一幅断面图像。由一定数目由黑到白不同灰度的像素按矩阵排列所构成，这些像素反映的是相应体素的X线吸收系数。在一定的视野范围内，像素越小，数目越多，构成的图像越细致。CT图像以不同灰度来表示，反映器官和组织对X线的吸收程度。与X线图像相同，密度高的组织为白影，密度低的组织为黑影。CT有高的密度分辨力，因此人体软组织之间的密度差别虽小，但也能形成对比，显示出良好的解剖结构图像及软组织内病变图像，这是CT突出的优点。

3. 检查技术

CT多用横断面扫描，扫描前要根据检查部位的不同，选择扫描范围和层面厚度，层厚用10mm或5mm，某些特殊部位或特殊需要可选用1mm或2mm薄层。

CT检查有3种方式：一是平扫（Plain CT scan），为普通扫描，是常规检查；二是增强扫描（Contras Tenhancement，CE），从静脉注入水溶性有机碘进行扫描，目的在于提高对比度和诊断率，可使病变显示更清楚；三是造影扫描，向器官或组织注入造影剂或空气再进行扫描。

（1）平扫是一般的CT扫描，指不用造影增强或造影的普通扫描。CT检查时，一般都是先做平扫。

（2）造影增强扫描是经静脉注入水溶性有机碘剂后再行扫描的方法。血液内碘浓度增高后，器官与病变内碘的浓度可形成密度差，使病变显影更清楚。

（3）造影扫描是先作器官和结构的造影，然后再进行扫描的方法，例如，向脊髓的蛛网膜下腔注入对比剂后再行扫描，称为脊髓造影CT扫描。此外还有动态扫描，是通过设置感兴趣区，观察不同时间、相同层面病灶的CT值与时间的关系，观察病变动态循环的方法。

4. CT检查的适应证

（1）对中枢神经系统疾病的诊断价值最高，应用最普遍。常用于诊断颅内肿瘤、脑梗死、脑出血、外伤性血肿、椎管内肿瘤、椎间盘突出等疾病。

（2）对五官科疾病如眶内占位性病变、鼻窦炎、鼻咽癌、中耳内胆脂瘤、听骨破坏等的诊断都有帮助。

（3）在胸部 CT 中可用于诊断胸片不易显示的肺内隐蔽部位（如心脏后方、心隔角、脊柱旁、肺尖、下叶背段等）的较小的病变，肺门及纵隔淋巴结转移，较小的结核空洞、支气管扩张、胸膜及纵隔病变等。

（4）在腹部用于肝、胆、胰、脾、肾、输尿管，在盆腔用于膀胱、前列腺、子宫、附件、直肠的实质性和囊性占位病变的诊断，并用于腹膜后肿瘤、腹腔淋巴结肿大等疾病的诊断。

5. 临床价值和对健康保险的意义

（1）头颅 CT 能发现脑出血、脑梗死、脑肿瘤、脑萎缩、颅、脑外伤引起的骨折、血肿、鼻窦炎、鼻咽癌等。

（2）胸部 CT 能发现肺癌、肺结核、胸主动脉瘤等。

（3）腹部 CT 能分辨肝内占位病变的性质，诊断肝硬化、胆道疾病、胰腺癌、胰腺炎、肾脏肿瘤、膀胱肿瘤、妇科肿瘤、前列腺肿瘤等。

（4）脊柱和骨关节 CT 对椎间盘膨出、脱出及椎管狭窄的诊断率明显高于普通的 X 线照片，对骨肿瘤的诊断率也明显增高。

随着医疗高科技的迅速发展，CT 机的档次也越来越高，为疾病的深层诊断，提供了十分有利的条件。

（三）磁共振（MRI）检查

MRI（磁共振成像）是利用原子核自旋运动的特点成像，临床上正是根据磁共振信号强度不同所成的灰阶成像而诊断。MRI 不仅可以像 CT 检查那样进行断层摄影，而且还能够从纵向、斜面等所有的角度反映出体内的情况，且影像比 CT 检查更清楚。MRI 检查方法有两种：一为 MRI 平扫，不用造影剂增强；二是 MRI 增强扫描，应用 MRI 造影剂注入体内，可增强组织之间 MRI 信号的差别，特别对肿瘤组织，可提高图像的对比度。MRI 具有成像清晰、敏感性强、检出率高等特点，对梗死、炎症早期、软组织病变的诊断能力明显优于 CT 等其他成像检查方法。MRI 能反映出颅脑疾病和全身脏器及其他所有部位的癌变和其他病变。

MRI 检查时不使用射线，没有被 X 线照射的危险，因此能够多次地进行 MRI 检查，是一种无损伤性检查，但其检查费用昂贵。

1. 成像的基本原理

人体和其他动物一样，也是由分子、原子组成。原子核由中子和质子组成。含单数质子的原子核，如人体中广泛存在的氢原子核，氢核只有一个质子，没有中子，其质子有自旋运动，带正电，产生磁矩，犹如一个小磁体。小磁体自旋轴的排列无一定规律，每个磁矩的方向都是随意的，磁矩间的磁性相互抵消，对外不表现磁性。将人体放入均匀的外强磁场后，小磁体的自旋轴按磁场磁力线的方向呈平行和反平行的方向排列，平行于外磁场磁力线的质子处于低能级状态，数目略多。反平行于外磁场磁力线的质子处于高能级状态，与外磁场磁力线平行的质子磁矩略多于反平行的磁矩，平行与反平行的磁力相互抵消，剩余一些平行于外磁场质子磁矩，这些与外磁场平行的质子的磁矢量叠加起来，就成为顺外磁场磁力线方向的净磁矢量。这时，人体本身成为一个磁体，有自己的磁场，即产生了磁化，这种磁化沿着外磁场的方向即纵轴（Z轴）方向，为纵向磁化。此时，向人体发射短促的无线电波，称之为射频脉冲。脉冲与质子运动频率相同，就能将其能量传给质子，出现共振，即磁共振现象。质子吸收射频脉冲的能量，由低能级跃迁至高能级，使纵向磁化减小，同时导致质子同步、同速运动，即同相位，其磁力叠加起来而出现横向的磁矢量，即横向磁化。停止发射射频脉冲，则被激发的氢原子核将吸收的能量逐步释放出来，其相位和能级恢复到激发前的状态，这一恢复过程称为弛豫，而恢复到原来平衡状态所需要的时间称为弛豫时间（Relaxa Tiontime）。有两种弛豫：纵向磁化恢复，其过程称为纵向弛豫；横向磁化消失的过程则称为横向弛豫。纵向弛豫反映自旋核把吸收的能传给周围晶格WI所需的时间，即90°射频脉冲使质子由纵向磁化转到横向磁化后，再恢复到纵向磁化激发前状态所需的时间，称T_1；横向弛豫时间反映横向磁化衰减、丧失的过程，即横向磁化所维持的时间，称T_2。

人体不同器官的正常组织与病理组织的T_1是相对恒定的，而且它们之间有一定差别，T_2亦如此。这种组织间弛豫时间上的差别是MRI成像的基础。MRI的成像有T_1、T_2和自旋质子密度等几个参数，获得选定层面中各种组织的T_1、T_2和质子密度的差别，就可获得该层面中包括各种组织影像的图像。

2. 图像特点

MRI图像是模拟灰度的黑白影像，反映的是MR信号强度的不同或弛豫时间T_1与T_2的长短。MRI是多参数成像，主要反映组织间T_1的差别，为T_1加权像（T_1 Weighted imaging，T_1WI）。若主要反映组织间T_2特征参数时，则为T_2加权像（T_2 Weighted Imaging，T_2WI）。若主要反映组织间质子密度的差别，则为质子密度加权像（Proton density Weighted Imaging，PdWI）。一个层面可有T_1WI、T_2WI和PdWI三种图像，显示正常组织和病变组织。

在描述MRI图像的黑影和白影时，不论在哪种加权像上，都用信号的高低来表达。高信号表达白影，中等信号表达灰影，低信号表达黑影。不同病理组织的信号强度不同，在MRI图像上也以白影（高信号）和黑影（低信号）显示。MRI可获得人体横断面、冠状面、矢状面及任何方向的断面图像，解剖结构显示清楚，使病变与正常解剖结构关系明确，有利于病变的三维定位。心血管内的血液流动速度快，当对心血管的一个层面施加射频脉冲时，该层面的质子均受到脉冲的激发，终止脉冲，接受该层面的信号时，血管内血液被激发的质子已流动离开受检层面，接收不到信号，这一现象称为流空现象。血液的流空现象使心血管腔不使用对比剂即可显影，是 MRI 成像的一个特点。流空的血管腔呈无信号的黑影。

3. 检查技术

MRI 检查技术较为复杂，不仅要横断面图像，通常还要矢状面图像或（和）冠状面图像，还需要获得 T_1WI、T_2WI 和 PdWI 等图像。因此，需要选择适当的脉冲序列和扫描参数。常用的脉冲序列为自旋回波脉冲序列，以及梯度回波脉冲序列等快速成像脉冲序列。扫描时间参数有回波时间（Echo Time，TR）和脉冲重复间隔时间（RepetitionTime，TR）。使用短 TR 和短 TE 可得 T_1WI，用长 TR 和长 TE 可得 T_2WI，而用长 TR 和短 TE 所得为 PdWI。

在 MRI 检查中，可用脂肪抑制技术，使图像上脂肪成分产生的高信号被抑制，其信号强度减低，而非脂肪成分的高信号不被抑制，保持不变，用以验证高信号区是否为脂肪组织，可用于出血、肿瘤和炎症等疾病的鉴别。采用长 TE 技术，可获得重 T_2WI，突出水的信号，称为水成像技术，使含水的器官清晰显影。该法主要用于胆胰管和尿路成像，即 MR 胆胰管造影（MR cholangiopancreatography，MRCP）和 MR 尿路造影（MR Urography，MRU）。

MR 血管造影（MR Angiography，MRA）是不需或仅向血管内注射少量对比剂即可使血管成像的 MRI 技术，可用于血管性疾病的诊断。

在静脉内注入能使质子弛豫时间缩短的顺磁性物质作为对比剂，可进行 MRI 对比增强。对比剂为轧 - 二乙三胺五醋酸（Gadolinium - DTPA，Gd - DTPA）。

为对疾病做出早期诊断，可利用弥散成像和灌注成像，在病变尚未出现形态改变之前，利用功能变化来形成图像，称为功能性 MRI 成像。MRI 机的磁场强度很强，带有心脏起搏器的病人需远离 MRI 设备，体内有金属植入物，如金属夹，不仅影响 MRI 成像，还可对病人造成严重后果，不能进行 MRI 检查。

4. MRI 的优缺点

MRI 具有以下优点：

（1）组织化学成像，敏感性、检出率高，对梗死、炎症早期、软组织病变的诊断能力明显优于其他成像手段。

（2）成像原理与超声、CT 不同，尤适于上述检查诊断不明确者。

（3）没有 X 线辐射损伤。

（4）能直接进行横断面、冠状面、矢状面等多轴面成像，定位价值高。

（5）无骨路伪影，尤其适用于观察颅底、后颅窝、脊柱、关节等结构。

（6）利用"流空效应"，不用造影剂也能清晰显示大、中血管。

（7）造影剂不含碘，没有碘过敏危险，安全系数高。

（8）磁共振血管造影（MRA）、磁共振尿路水成像（MRU）、磁共振胰胆管造影

（MRCP）、黑水序列、MRI 透视、MRI 功能成像等新技术的研制、开发，使其用途更加广泛。

（9）数字化影像，便于图像修饰、存储、传输。

MRI 的缺点如下：

（1）对钙化、结石敏感性不高，不适于观察小的钙化、结石。

（2）心脏起搏器在磁场内可磁化，失去正常功能，给患者带来生命危险，凡装有心脏起搏器者应严禁 MRI 检查。

（3）血管夹、弹片、节育环等铁磁性物质，可明显干扰人体磁场均匀度，形成大面积伪影，降低图像质量，若金属物体固定不牢，在强磁场环境下发生位置改变，还可对机体造成二次损伤。

（4）目前的抢救设备多由铁磁性金属材料制成，不适合在磁场中工作，凡需抢救或心电监护者不宜做 MRI 检查。

（5）对病人配合能力要求较高，小儿、急诊或烦躁不合作者，图像质量不高。

（6）MRI 主磁场体腔较小，检查过程中噪音较大，病人易产生恐惧感，有幽闭恐惧症者不宜。

（7）设备昂贵，检查费用高，设备普及率相对较低。

（8）虽然没有确切证据表明磁场对胎儿发育有影响，但从安全角度出发，妊娠早期最好不做 MRI。

（四）计算机 X 线摄影（CR）

计算机 X 线摄影（Computed Radiology，CR），其关键技术是成像板（Imaging Plate，IP），X 线可在 IP 上形成潜影，经激光激发，上述潜影可转换成数字信号，经计算机处理，还原出其原始影像，这种技术就是 CR。IP 经强光照射，潜影消失后，可再次使用。只需一次曝光能看到多层次的影像信息，可满足不同目的的诊断要求，一次成像的成功率远远高于传统 X 线的拍摄，可以适用于人体任何部位的常规拍片检查。

（五）直接数字成像（DR）

DR 即直接数字成像，又叫"双能减影"。传统的 X 线摄影利用 X 线的荧光和感光作用，将影像直接记录在胶片或呈现在荧光屏上，这种影像既不便于传输、保存，也不便于计算机处理。

DR 是数字 X 线摄影（Digital Radiography）的英文缩写。通过"影像增强—电视链"，将采集的信息数字化，经计算机处理，在监视器上重建出原始图像，也可以以胶片或记录纸的方式将图像记录下来，作为 20 世纪 90 年代末开始推广的新技术，我国多数医院均有配备此设备。

DR 的优点在于：X 线检查全部信息数字化，便于储存、传输，便于计算机进行各种处理，数字信息可压缩，X 线曝光量减少，图像的密度分辨率高。其缺点在于：空间分辨率略低于普通平片，专用设备价格昂贵，功能发挥受计算机档次和存储空间限制。

（六）正电子发射计算机断层显像（PET）

PET 是正电子发射计算机断层显像（Positron Emission Computed Tomogtaphy）的英文缩写。先将极微量的正电子核素示踪剂注入体内，再用专用测量装置探测其体内分布状况，经计算机处理，以断面图像方式显示脑、心脏等人体主要器官的结构、代谢、功能情况。

与 SPECT（单光子发射计算机断层显像）比较，PET 有以下特点：（1）比 SPECT 灵敏度高，并能较精确定量。（2）用氧、氮、碳等人体组织天然元素的同位素做示踪剂，普通的 γ 照相机不能检测到这些同位素。（3）能实时追踪参与新陈代谢重要分子的体内过程，可定量分析机体的代谢情况。（4）设备昂贵，检查费用相对较高。

与 X 线、CT、MRI 相比，PET 的特点是：X 线、CT 通过计算透过人体的残余 X 线成像，MRI 通过分析磁场内体内质子分布特征成像，两者主要用于了解形态学信息，属结构显像。PET 可动态了解特定物质（或药物）的代谢变化，在分子水平显示人体组织功能、代谢变化，属"代谢、功能显像"。在许多情况下，三者联合应用可大幅度提高诊断的准确性。

三、心电图

心脏机械收缩之前，先产生电激动，心房和心室的电激动可经人体组织传到体表。心电图（Electro – cardiogram，ECG）是利用心电图机从体表记录心脏每一心动周期所产生电活动变化的曲线图形。

（一）临床心电图的基本知识

1. 心电图产生的原理

静息状态时，心肌细胞膜外排列阳离子带正电荷，膜内排列等比例阴离子带负电荷，保持平衡的极化状态，不产生电位变化。当细胞一端的细胞膜受到刺激（阈刺激），其通透性即发生改变，使细胞内外正、负离子的分布发生逆转，受刺激部位的细胞膜出现除极化，使该处细胞膜外正电荷消失而其前面尚未除极的细胞膜外仍带正电荷，从而形成一对电偶（Dipole）。电源（正电荷）在前，电穴（负电荷）在后，电流自电源流入电穴，并沿着一定的方向迅速扩展，直至整个心肌细胞除极完毕。此时心肌细胞膜内带正电荷，膜外带负电荷，称为除极（Depolarization）状态。除极完成后，由于细胞的代谢作用，使细胞膜又逐渐复原到极化状态，这种恢复过程称为复极（Repolarization）过程，复极与除极先后程序一致，但复极化过程是电穴在前，电源在后，缓慢地向前推进，直至整个细胞全部复极为止。

就单个细胞而言，在除极时，探测电极对向电源（即面对除极方向）产生向上的波形，背向电源（即背离除极方向）产生向下的波形，在细胞中部则记录出双向波形。复极过程与除极过程方向相同，但因复极化过程是电穴在前，电源在后，因此记录的复极波方向与除极波相反。在正常人的心电图中，记录到的复极波方向常与除极波主波方向一致，这是因为正常人心室的除极从心内膜向心外膜，而复极则从心外膜开始。

心脏电位强度与下列因素有关：①与心肌细胞数量（心肌厚度）呈正比关系。②与探测电极位置和心肌细胞之间的距离呈反比关系。③与探测电极的方位和心肌除极的方向所构成的角度有关，夹角愈大，心电位在导联上的投影愈小，电位愈弱。这种既具有强度，又具有方向性的电位幅度称为心电"向量"，通常用箭头表其方向，其长度表示电位强度。心脏电激动过程中产生许多心电向量，由于心脏的解剖结构及其电活动错综复杂，致使诸心电向量间的关系也较复杂，通常均按下列原理合成为"综合心电向量"，即同一轴的两个心电向量的方向相同者，其幅度相加；方向相反者则相减。两个心电向量的方向构成一定角度者，则可应用"合力"原理将二者按其角度及幅度构成一个平行四边形，其对角线为综合向量。可以认为，由体表记录到的心电变化，仍是全部参与电活动心肌细胞的电位变化按上述原理所综合的结果。

2. 心电图各波段的组成和命名

心脏的特殊传导系统由窦房结、结间束、房间束、房室结、希氏束、束支以及浦肯野纤维构成。心脏的传导系统与每一心动周期顺序出现的心电变化密切相关。正常心脏的电活动始于窦房结，其发出的激动兴奋心房的同时经结间束传导至房室结，然后循希氏束→左右束支→浦肯野纤维顺序传导，最后兴奋心室（见图5.2）。

这种先后有序的电激动的传播，引起一系列电位变化，形成了心电图上的相应的波段。临床心电学对这些波段规定了统一的名称：①最早出现的幅度较小的P波，代表窦性心律和心房（波）除极过程。②P–R段（实为P–Q段，传统称为P–R段）反映心房复极过程及房室结、希氏束、束支的电活动；P段与P–R段合计为P–R间期，反映自心房开始除极至心室开始除极的时间，代表房室传导。③幅度较大的QRS波群，反映心室（波）除极的全过程。④除极完毕后，心室的缓慢和快速复极过程分别形成了S–T段和T波，ST段与心肌损伤和供血有关，T波代表心室复极。

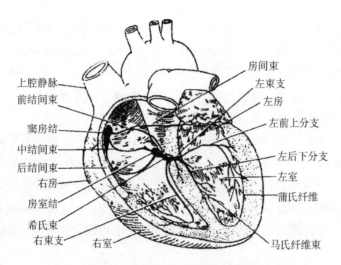

图5.2　心脏特殊传导系统示意图

⑤Q－T间期为心室开始除极到心室复极完毕全过程的时间。QRS波群可因探测电极的位置不同而呈多种形态，已统一命名如下：首先出现的位于参考水平线以上的正向波称为R波；R波之前的负向波称为Q波；S波是R波之后的第一个负向波；R′波是继S波之后的正向波；R′波后再出现负向波称为S′波；如果QRS波只有负向波，则称为QS波。至于采用Q或q、R或r、S或s表示，应根据其幅度大小而定。

正常心室除极始于室间隔中部，自左向右方向除极；随后左右心室游离壁从心内膜朝心外膜方向除极；左室基底部与右室肺动脉圆锥部是心室最后除极部位。心室肌这种规律的除极顺序，对于理解不同电极部位QRS波形态的形成颇为重要（见图5.3）。

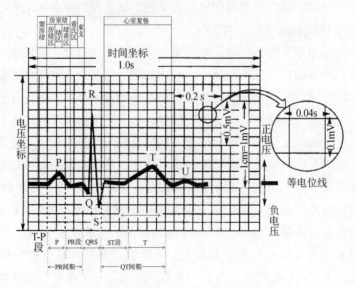

图5.3　心电图波形、波段和正常数值

3. 心电图导联体系

在人体不同部位放置电极，并通过导联线与心电图机电流计的正负极相连，这种记录心电图的电路连接方式称心电图导联。电极位置和连接方法不同，组成的导联亦不同。在长期临床心电图实践中，已形成了由 Einthoven 创设，目前被广泛采纳的国际通用导联体系（Lead System），称常规 12 导联体系（见图 5.4）。

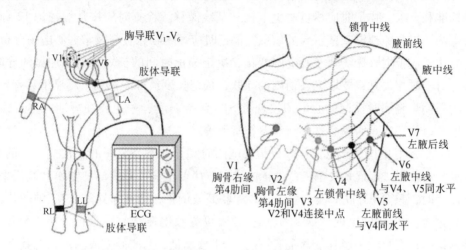

图 5.4　心电图的导联体系（肢体导联与胸导联）

（1）肢体导联（Limb Leads）包括标准导联 I、II、III 及加压单极肢体导联 aVR、aVL、aVF。

（2）胸导联（Chest Leads）属单极导联，包括 $V_1 - V_6$ 导联。检测之正电极应安放于胸壁规定的部位，另将肢体导联三个电极分别通过 5KΩ 电阻与负极连接构成中心电端。临床上诊断后壁心肌梗死还常选用 $V_7 - V_9$ 导联。

（二）心电图的分析方法和临床应用

1. 心电图分析方法

分析心电图时，要充分发挥心电图检查在临床上的诊断作用，单纯地死记硬背某些心电图诊断标准或指标数值是远远不行的，甚至会发生误导。只有熟悉心电图的基本知识，熟练掌握心电图分析的方法和技巧，并善于把心电图的各种变化与具体病例的临床情况密切结合起来，才能对心电图做出正确的诊断和解释。

（1）结合临床资料的重要性。心电图记录的只是心肌激动的电学活动，心电图检测技术自身还存在一定的局限性，并受个体差异等因素的影响。许多心脏疾病（特别是早期），心电图可以正常。不同种疾病可引起同一种图形改变，例如，心肌病、脑血管意外等都会出现异常 Q 波，不可轻易诊断为心肌梗死；又如 V_5 导联电压增高，在正常青年人仅提示为左室高电压，而长期高血压或瓣膜性心脏病病人就是诊断左心室肥大的主要依据。因此，在检查心电图之前应仔细阅读申请单，必要时应详细询问病史并做必要的体格检查。对每一种心电图变化都应密切结合临床资料，只有如此才能得出正确的诊断。

（2）对心电图描记技术的要求。心电图机必须保证经放大后的电信号不失真，采样率、频率响应、阻尼、时间常数、走纸速度和灵敏度等各项性能指标都应符合规定的标准和要求。描记时应尽量避免干扰和基线漂移。检查时应按常规描记12导联的心电图，以避免遗漏某些重要的信息。描记时应了解临床资料及掌握心电图分析的基本方法，应根据临床需要及心电图变化，决定描记时间的长短和需要加做的导联。例如，对于心律失常，要取P波清晰的导联，描记长度最好能达到重复显示具有异常改变的周期。胸痛时描记的心电图发现有ST-T异常者，一定要在短期内重复描记心电图，以便证实是否为急性心绞痛发作所致等。

（3）熟悉心电图的正常变异。分析心电图时必须熟悉心电图的正常变异。例如：P波偏小无意义；儿童P波偏尖；由于体位和节律点位置关系，aVF导联P波低平或轻度倒置时，只要I导联P波直立，aVR导联P波倒置，则并非异常；"顺钟向转位"时，V_1甚至V_2导联可出现"QS"波形；呼吸可导致电压交替现象；青年人易见ST段斜形抬高；有自主神经功能紊乱者可出现ST段压低，T波低平或倒置，尤其女性；体位、情绪、饮食等也常导致T波振幅减低；儿童和妇女V_1-V_3导联的T波倒置机会较多等。

（4）心电图的定性和定量分析。定性分析是基础，先将各导联大致浏览一遍，注意P、QRS-T各波的有无及其相互关系、平均心电轴的大致方位、波形的大小和有无增宽变形，以及ST-T的形态等。通过上述分析，对大部分较单纯的心电图改变即能做出正确判断。定量分析常用的参数有P-P间期、P-R间期、P波时限、QRS时限、Q-T间期以及P波和QRS波群的振幅等。为了避免遗漏，分析心电图时，下列14项应逐项分析：①标准电压；②心率；③心律；④P-R间期；⑤P波电压；⑥QRS宽度；⑦Q-T间期；⑧QRS电压；⑨QRS平均电轴；⑩胸前导联R波的梯级变化；⑪异常Q波；⑫S-T段；⑬T波；⑭U波。分析心律问题首先应抓住基础心律是什么，有无规律P波，从窦房结开始，逐层下推。对较复杂的心律失常，先在一个P波比较清楚的导联上找出P-P之间的规律，然后观察QRS波群形态以及R-R之间的规律，最后分析P波与QRS之间的关系和规律，必要时需借助梯形图。另外，对最后诊断，还要反过来看与临床是否有明显不符合的地方，并提出适当的解释。原则上能用一种道理解释的不要设想太多的可能性，应首先考虑多见的诊断，从临床角度出发，诊断要顾及治疗和病人安全。

（5）梯形图。梯形图是分析复杂心律失常的常用方法。可在心电图的下方画上数条横线分别代表窦房结（S）、心房（A）、房室交界区（A-V）和心室（V），另配以适当的符号,例如,加黑圆点表示激动的起源,直线表示激动传导,"⊥"表示传导受阻等。梯形图常用来分析各波群之间的关系和相互影响。

2. 心电图的临床应用

(1) 对各种心律失常的诊断具有肯定价值,到目前为止尚无其他方法能替代心电图在这方面的作用。

(2) 特征性的心电图改变和演变规律是诊断心肌梗死可靠而实用的方法。

(3) 有助于诊断房室肥大、心肌缺血、药物和电解质紊乱。

(4) 心脏电生理检查时,常需要与体表心电图进行同步描记,帮助判断电生理现象和辅助诊断。

(5) 除循环系统疾病之外,心电图已广泛应用于各种危重病人的抢救、手术麻醉、观察药物疗效、航天、登山运动的心电监测等。

(三) 其他常用心电学检查

1. 动态心电图

动态心电图是指连续记录 24 小时或更长时间的心电图。该项检查首先由美国学者 Holter 于 20 世纪 60 年代初期应用于临床,故又称之为 Holter 监测。动态心电图可提供受检测者 24 小时的动态心电活动信息,已成为临床上广泛使用的无创性心血管病诊断手段之一。

(1) 临床应用范围。动态心电图可以获得受检者日常生活状态下连续 24 小时甚至更长时间的心电图资料,因此常可检测到常规心电图检查不易发现的一过性异常心电图改变,还可以结合受检者的生活日志,了解病人的症状、活动状态及服用药物等与心电图变化之间的关系。其临床应用范围如下:①心悸、气促、头昏、晕厥、胸痛等症状性质的判断。②心律失常的定性和定量诊断。③心肌缺血的诊断和评价,是发现无症状心肌缺血的重要手段。④治疗心肌缺血及抗心律失常药物的疗效评价。⑤心脏病病人的预后评价,通过观察复杂心律失常等指标,判断心肌梗死病人及其他心脏病病人的预后。⑥选择安装起搏器的适应证,评价起搏器的功能,检测与起搏器有关的心律失常。⑦医学科学研究和流行病学调查,如正常人心率的生理变动范围,宇航员、潜水员、驾驶员心脏功能的研究等。

(2) 分析注意事项。在佩戴记录器检测过程中,应要求病人作好日志,按时间记录其活动内容和有关症状,病人不能填写者,应由医务人员代写。不论有无症状都应填写记录。一份完整的生活日志对于正确分析动态心电图资料具有重要参考价值。动态心电图常受监测过程中病人体位、活动、情绪、睡眠等因素的影响,有时在生理和病理之间难以划出明确的分界线。因此,对动态心电图监测到的某些结果,尤其是 ST - T 改变,还应结合病史、症状及其他临床资料综合分析以做出正确的诊断。需要指出的是，动态心电图属回顾性分析，并不能了解病人即刻的心电变化。由于导联的限制，尚不能反映某些异常心电改变的全貌。对于心脏房室大小的判断，束支传导阻滞、预激综合征的识别以及心肌梗死的诊断和定位等，仍需做常规 12 导联心电图。

2. 心电图运动负荷试验

心电图运动负荷试验是发现早期冠心病的一种检测方法，虽然与冠状动脉造影结果对比有一定比例的假阳性和假阴性，但由于其方法简便实用、无创伤、安全，被公认为是一项重要的临床心血管疾病检查手段。

（1）运动试验的生理和病理基础。生理情况下，运动时为满足肌肉组织需氧量的增加，心率加快，心排出量增加，而必然伴随心肌耗氧量增加，冠状动脉血流量增加。当冠状动脉发生病变而狭窄到一定程度时，病人在静息状态下可不发生心肌缺血，但当运动负荷增加伴随心肌耗氧量的增加时，冠状动脉血流量不能相应增加，即引起心肌缺氧，心电图上可出现异常改变。

（2）运动负荷量的确定。运动负荷量分为极量和亚极量两档。极量是指受检者心率达到本人生理极限的负荷量。这种极限运动量一般多采用统计所得的各年龄组的预计最大心率为指标。最大心率在粗略计算法为：220 − 年龄；亚极量是指心率达到 85% ~ 90% 最大心率的负荷量，在临床上大多采用亚极量运动试验。例如，55 岁的受检者最大心率为：220 − 55 = 165 次/分钟，亚极量运动试验要求其心率应为 140 次/分钟。

（3）心电图运动试验方法。①Master 二级梯运动试验。该方法虽简单、易行、经济、安全，但由于负荷量小，敏感性较差，因而假阴性率较高。目前已被平板试验取代。②踏车运动试验。让被检查者在装有功率计的踏车上作踏车运动，以速度和阻力调节负荷大小、负荷量分级依次递增，直至病人的心率达到亚极量水平。运动前、运动中及运动后多次进行心电图记录，逐次分析做出判断。这种方法的主要优点是根据受试者个人情况，达到各自的亚极量负荷，符合运动试验的原理和要求，结果较可靠。③平板运动试验。这是目前应用最广泛的运动负荷试验方法。让被检查者在活动的平板上走动，根据所选择的运动方案，仪器自动分级依次递增平板速度和坡度以调节负荷量，直到病人心率达到亚极量水平，分析运动前、中、后的心电图变化以判断结果。

运动试验前应描记受检者卧位和立位 12 导联心电图并测量血压作为对照。运动中通过监测器对心率、心律、ST − T 改变进行监测，并按规定的方案每 3 分钟记录心电图和测量血压一次。在达到预期亚极量负荷后，使预期最大心率保持 1 ~ 2 分钟再终止运动。运动终止后，每 2 分钟记录一次心电图，一般至少观察 6 分钟。如果 6 分钟后 ST 段缺血型改变仍未恢复到运动前图形，应继续观察到恢复。

（4）运动试验的适应证和禁忌证。①适应证：对不典型胸痛或可疑冠心病病人进行鉴别诊断；评估冠心病病人心脏的负荷能力；评价冠心病的药物或介入手术治疗效果；进行冠心病易患人群流行病学调查筛选试验。②禁忌证：急性心肌梗死或心肌梗死合并室壁瘤；不稳定型心绞痛；心力衰竭；中、重度瓣膜病或先天性心脏病；急性或严重慢性疾病；严重高血压病人；急性心包炎或心肌炎；肺栓塞；严重主动脉瓣狭窄；严重残疾不能运动者。病人如无禁忌证，在进行运动试验时应鼓励病人坚持运动达到适宜的试验终点，即病人心率达到亚极量水平。但在运动过程中，虽尚未达到适宜的试验终点，而出现下列情况之一者应终止试验：运动进行性增加而心率反而减慢或血压反而下降者；出现室性心动过速或进行性传导阻滞者；出现眩晕、视物模糊、面色苍白或发绀者；出现典型的心绞痛或心电图出现缺血型 ST 段下降≥0.2mV 者。

（5）运动试验结果的判断。目前国内外较公认的判断踏车或平板运动试验的阳性标准主要为：①运动中出现典型的心绞痛。②运动中心电图出现 ST – T 段下斜形或水平型下移≥0.1mV。持续时间至少 >1 分钟。少数病人运动试验中出现 ST 段抬高≥0.1mV。若运动前病人心电图有病理性 Q 波，此 ST 段抬高多为室壁运动异常所致。若运动前病人心电图正常，运动中出现 ST 段抬高提示有透壁性心肌缺血，多为某一冠状动脉主干或近端存在严重狭窄，或冠状动脉痉挛所致。

在评价运动试验结果时，应特别注意不能将心电图运动试验阳性作为诊断冠心病的依据，心电图运动试验假阳性者为数不少。同时，运动心电图阴性者不能肯定排除冠心病，应结合临床其他资料进行综合判断。

四、超声检查

超声是超过正常人耳能听到的声波，频率在 20 000 赫兹（Hertz，Hz）以上。超声检查是利用超声的物理特性和人体器官组织声学性质上的差异，以波形、曲线或图像的形式显示和记录，借以进行疾病的诊断的检查方法。超声诊断由于设备不像 CT 或 MRI 设备那样昂贵，可获得器官的任意断面图像，还可观察运动器官的活动情况，具有成像快、诊断及时、无痛苦与危险等特征，属于非损伤性检查，因此，在临床上应用已普及，是医学影像学中的重要组成部分。

（一）超声成像的基本原理

对超声而言人体结构是一个复杂的介质，各种器官与组织有其特定的声阻抗和衰减特性，因而构成声阻抗上的差别和衰减上的差异。超声射入体内，由表面到深部，经过不同声阻抗和不同衰减特性的器官与组织，从而产生不同的反射与衰减，这种不同的反射与衰减是构成超声图像的基础。将接收到的回声，根据回声的强弱，以明暗不同的光点依次显示在影屏上，则可显出人体的断面超声图像，称之为声像图（Sonogram，Echogram）。

人体器官表面覆盖有被膜，被膜同其下方组织的声阻抗差别大，形成良好的界面反射，故声像图上出现完整而清晰的周边回声，从而显出器官的轮廓。根据周边回声能判断器官的形状与大小。

超声经过正常器官或病变的内部，各种组织具有不同的声学特征，其内部回声可以是无回声、低回声或不同程度的强回声。

（1）无回声型（无反射型）包括各种均质的液性物质，如血液、尿液、胆汁、胸腔积液、腹水、鞘膜积液、心包积液、羊水等，其内部不存在声阻抗差，不构成反射界面，不产生回波，称无反射型。无反射型在 B 型声像图上表现为液性暗区。

（2）低回声型（少反射型）系指人体组织结构均匀的实质性脏器，如肝脏、脾脏、肾实质、胰腺、子宫、卵巢、肌肉、淋巴结等，这些脏器的组织结构均匀，界面之间声阻抗差较小，超声波在这类组织中传播时反射较弱，在 B 超图像上表现为均匀细小的弱回声光点。

（3）强回声型（多反射型）系指那些非均匀性、实质性结构，如乳腺和某些肿瘤或结构较致密的实质性结构与液性物质的交界面上，如心内膜、心包、心外膜、大血管壁等。构成界面的两种介质的声阻抗差较大，反射界面增多，形成多反射型。多反射型在 B 超图像上表现为粗大不均匀的强回声光点或光斑、小光团、光带等。

（4）含气型（全反射型）。当超声遇到软组织与气体构成的界面时，如肺和含气的肠道，因声阻抗很大，可达 3 000 多倍，声能几乎全部从界面上反射回来，而进入第二种组织的声能很少，所以表现在屏幕上为很强的反射，而强反射的后方为无回声或很弱的回声区域。含气组织的这种声学特性，使得超声对肺和含气肠道的诊断受到很大限制。

超声波具有上述物理特性，人体组织的声学性质不同构成了不同的反射类型，因此当我们用超声波探查某个脏器和病变时，就有反射强的、反射弱的和无反射型液性暗区交错出现，从而形成诊断所需要的回声图和声像图。

（二）超声诊断的种类

超声诊断的原理虽基本相同，但由于成像的方法不同，表现的形式也各异，根据成像的方法，将超声检查法分为以下类型。

（1）A 型超声诊断法以波幅的高低代表回声的强度，波幅的高低显示在图像的纵坐标上，横坐标则代表探测界面的深度。A 型超声检查法依据回波的高低、多少及变化规律来判断病变。此法主要用来检测脏器的大小，探测各种积液和定位，判定病变的物理性质，观察脑中线波的移位。现已基本被 B 型超声诊断法取代。

（2）B型超声诊断法又称辉度调制型或灰阶成像（Gray Scale Display），其特点是以光点的亮度反映回声变化，回声强光点亮，回声弱光点暗，无回声则形成暗区。

B型超声诊断法是采用连续扫描的方式显示出脏器的断层切面图像，形成的是脏器平面图，所以称为二维超声或切面超声诊断法。当成像速度达每秒24～30幅时，可实际而即时地显示脏器的解剖结构和活动状态，故又称为实时（Real Time）显像。因为B型超声诊断法图像具有直观、形象、重复性强、可供前后对比等优点，所以已广泛应用于妇产科、消化内科和心血管内科、泌尿科疾病的诊断，是临床上常用的超声诊断方法之一。

（3）M型超声诊断法即超声光点扫描法，其原理为：①用单声束垂直取样获得界面回声并以灰度调节的方式显示回声的强弱（与B型超声相似）。②纵坐标（Y轴）代表反射界面的空间位置关系和深度。③横坐标（X轴）代表扫描时间。

用锯齿波扫描的方法使各回声光点从左到右连续移动，获得声束上各反射点运动的轨迹图，以观察心脏不同时相运动的规律。此法主要用于诊断心血管疾病，因此，M型超声诊断法又称M型超声心动图（M–modeultrasoniccardiogram）。

（4）D型超声诊断法即超声多普勒诊断法或多普勒超声心动图，是利用多普勒效应的原理，把发射的超声和遇到与之发生相对运动的界面返回的超声产生的频率差（频移），以频谱的形式或用扬声器将其以一定声调的信号显示出来的诊断方法。该诊断法，近年来发展很快，临床上常用的有连续波多普勒、脉冲式多普勒和彩色多普勒血流显像三种方法。后者是一种二维多普勒诊断技术，通常是用自相关技术，迅速地把获得的心脏内或血管内的全部频移回声信号，用伪彩色编码的方式显示出来，对向探头流动的血流显示为红色，背离探头流动的血流显示为蓝色，从而达到形象地显示心血管内血液流动的方向、速度和状态的目的。D型超声诊断法主要用于了解心脏内血流动力学的变化，判断血管是否畅通，了解颅脑和内脏（如肝、肾）血流的情况等，对各种先天性心脏病、心脏瓣膜病、血管是否狭窄或闭锁等均有重要的诊断价值。

（三）临床应用

超声检查能够显示脏器的解剖结构和某些功能状态，现已广泛地应用于颅脑、眼球、甲状腺、心血管、肝脏、胆囊、脾脏、胰腺、肾脏、膀胱、前列腺、肾上腺、子宫、卵巢、纵隔、肺和某些胃肠道疾病的诊断，成为临床上不可缺少的且其他诊断方法不能代替的重要的诊断手段之一。

超声检查临床应用范围很广，特别是B型超声、D型超声检查法的应用，能形象地显示脏器和病变的解剖结构、功能状态及血流情况。因此，已经成为临床上不可缺少的且其他检查方法不能代替的诊断方法，其主要临床应用范围为：

（1）检查实质性脏器的大小、形态和物理特性。

（2）检查某些囊性器官（如胆囊）及其病变的形态、大小、位置和功能状态。

（3）检测心脏、大血管和外周血管内径的大小、形态、解剖结构、血流情况和功能状态，用于诊断各种心血管疾病。

（4）检测各种脏器内的占位性病变的大小、形态、物理性状及有无转移，对判断病变的病理性质有一定的价值。

（5）诊断各种积液并大致估计其量的多少。

（6）观察药物或手术治疗各种病变的效果，为下一步选择治疗方案提供依据。

（7）引导穿刺抽液、活检插管引流和注入药物。

五、肺功能检查

肺功能检查的内容包括通气功能、换气功能和血气分析。通过检查这些内容可以了解被检查者肺功能的基本情况，确定肺功能障碍的类型和程度；探索某些疾病的病理生理、发生机制、明确诊断、指导治疗；评估胸、腹部大手术时病人的耐受性；判断疾病的预后和劳动力鉴定。

以下就临床常用的肺功能检查进行简述。

（一）通气功能检查

1. 肺容积

肺容积（Lung Volume，LV）是指静息状态下，一次呼吸出现的容积变化，不受时间限制，是最基本的肺功能检查项目，分为：①基础肺容积：由潮气容积、补吸气容积、补呼气容积和残气容积组成。②基础肺容量：由两个或两个以上基础肺容积组成，包括深吸气量、肺活量、功能残气量和肺总量。

（1）潮气容积（Tide Volume，TV）指一次平静呼吸进出肺内的气量。正常人约为500ml。

（2）补呼气容积（Expiratory Reserve Volume，ERV）指平静呼气末再用力呼气时，所能呼出的最大气量。正常男性为（1 603±397）ml，女性为（1 126±338）ml。

（3）补吸气容积（Inspiratory Reserve Volume，IRV）为平静吸气末再用力吸气时，所能吸入的最大气量。正常男性约2 160ml，女性约1 400ml。

（4）深吸气量（Inspiratory Capacity，IC）为平静呼气后所能吸入的最大气量，IC = VT + IRV。正常男性为（2 617±548）ml，女性为（1 970±381）ml。

（5）肺活量（Vital Capacity，VC）为最大吸气后所能呼出的最大气量，VC = IC

+ ERV。正常男性为（4 217±690）ml，女性为（3 105±452）ml。

（6）残气容积（Residua Lvolume，RV）为补呼气后残留在肺内的气量。正常男性为（1615±397）ml，女性为（1 245±336）ml。

（7）功能残气量（Function Residual Capacity，FRC）为平静呼气后残留在肺内的气量，FRC = RV + ERV。正常男性为（3 112±611）ml，女性为（2 348±479）ml。

（8）肺总量（Total Lung Capacity，TLC）为最大吸气后肺内所含的气量，TLC = VC + RV。正常男性为（5 766±782）ml，女性为（4 353±644）ml。

2. 通气功能

通气功能又称动态肺容积是指单位时间内，随呼吸运动进出肺的气量和流速。

（1）每分钟静息通气量（Minute Ventilation，VE）指静息状态下，每分钟进出肺的气量，等于潮气容积与呼吸频率的乘积。正常男性约（6 663±200）ml，女性约（4 217±160）ml。>10L 提示通气过度；<3L 提示通气不足。

（2）最大通气量（Maximal Voluntary Ventilation，MVV）指以最快频率和最深幅度，呼吸 1 分钟所得的通气量。正常男性约（104±2.71）L，女性约（82.5±2.17）L。通常根据实测值占预计值百分比进行判定，<80% 为异常。

（3）用力肺活量（Forced Vital Capacity，FVC），旧称时间肺活量，为深吸气至 TLC 位后，以最大力量、最快速度所能呼出的最大气量。正常人 FVC = VC，有气道阻塞时 FVC < VC。

3. 临床应用

通气功能障碍分阻塞性和限制性两种基本类型，兼有二者特点者，属于混合性。阻塞性常见于水肿，咽喉部肿瘤，气管、支气管和气道周围疾患以及肺气肿等；限制性指肺扩张受限制引起的通气障碍，常见于肺间质疾患、肺占位性病变、胸膜疾病、胸壁及脊柱疾患等。通气功能障碍类型的鉴别见表 5.1。

表 5.1　　　　　　　　　　　　通气功能障碍类型的鉴别

	MVV	VC	$FEV_1\%$	RV	RV/TLC
阻塞性通气功能障碍	↓↓	正常或↓	↓↓	↑↑	↑↑
限制性通气功能障碍	↓或正常	↓↓	正常或↑	↓	N 或↑
混合性通气功能障碍	↓	↓	↓	不等	不等

（二）换气功能检查

1. 弥散功能

气体分子通过肺泡膜（肺泡 - 毛细血管膜）进行交换的过程称为弥散（Diffusion，D_L）。肺泡弥散以弥散量作为衡量指标，是指在肺泡膜两侧某气体分压差为

1mmHg 时，每分钟所透过的该气体量（ml）。CO_2 的弥散能力为 O_2 的 21 倍，一般不会发生弥散功能障碍，临床上弥散障碍主要是指 O_2。弥散量大小主要与肺泡与毛细血管血液的 O_2 分压差、弥散面积和弥散膜的厚度（距离）有关。凡能影响上述因素的疾病，均可导致 O_2 的弥散障碍，造成缺 O_2，如肺淤血、肺气肿、肺水肿和肺纤维化等。

2. 通气/血流比值

进入肺泡的气体与流经肺泡周围的毛细血管血液进行气体交换，不但要求有足够的肺泡通气量和充分的血流量，而且要求通气与血流在数量上匹配适当。静息状态下，健康成人肺泡通气量约4L/min，肺血流量约5L/min，通气/血流比值（V/Q）为 0.8，此时换气效率最佳。在病理情况下：①局部血流障碍时，进入肺泡的气体由于没有充分的血流与之交换（比值＞0.8），故使无效腔增加。②局部气道阻塞，肺泡通气量减少，部分血流因无通气与之交换（比值＜0.8），成为无效灌注，导致静—动脉分流效应。无论上述哪种异常，若引起总的 V/Q 比值失调，均会影响换气功能，最终导致缺 O_2。V/Q 比值失调是肺部疾病产生严重缺 O_2 的主要原因，见于肺间质、肺实质、肺血管及气道疾病。

（三）血气分析

血气分析系指应用微量血气分析仪，检测动脉血中的氧分压、二氧化碳分压、血氧饱和度、酸碱度、实际碳酸氢、标准碳酸氢、缓冲碱、剩余碱及血浆二氧化碳含量等。

血气分析不但对判断机体的酸碱失衡有重要价值，而且能用来对重症呼吸系统病人进行监护、判定预后、呼吸衰竭及低氧血症分型、指导氧疗和机械通气，亦可根据血气分析结果，了解肺的通气与换气功能、计算肺泡氧分压、测定肺泡—动脉血氧分压差等。主要测定指标如下：

1. 动脉血氧分压（PaO_2）

动脉血氧分压指物理溶解于动脉血中的氧分子所产生的压力，正常值为 95～100mmHg，随年龄增长而降低。PaO_2 是判断有无缺氧及其程度的重要指标。

2. 动脉血氧饱和度（SaO_2）

动脉血氧饱和度指动脉血 O_2 与血红蛋白（Hb）结合的程度，是单位 Hb 含 O_2 的百分数，正常为 0.95～0.98。

3. 动脉血二氧化碳分压（$PaCO_2$）

动脉血二氧化碳分压指动脉血中物理溶解的 CO_2 分子所产生的压力，正常值为 35～45mmHg，是衡量肺泡通气功能的指标。肺泡通气不足，$PaCO_2$ 增高，当 $PaCO_2$＞50mmHg 时，提示呼吸性酸中毒，亦是 Ⅱ 型呼吸衰竭的诊断标准。肺泡通气过度，

$PaCO_2$ 则下降。在代谢性酸碱平衡失调时，如代谢性酸中毒 $PaCO_2$ 代偿性降低，代谢性碱中毒 $PaCO_2$ 代偿性升高，最大代偿时 $PaCO_2$ 可升到 55mmHg。

4. pH 值

pH 值是血液中氢离子浓度 ［H^+］ 的负对数值，反映血液的酸碱度，正常值为 7.35 ～ 7.45，平均为 7.40。pH < 7.35 为失代偿性酸中毒；pH > 7.45 为失代偿性碱中毒；pH 在正常范围有三种可能：无酸碱失衡、代偿性酸碱失衡或混合性酸碱失衡。

5. 碳酸氢 （Bicarbonate，HCO_3^-）

碳酸氢是反映机体酸碱代谢状况的指标，包括标准碳酸氢 （Standard Bicarbonate，SB） 和实际碳酸氢 （Actual Bicarbonate，AB）。正常人 AB = SB。AB 与 SB 的差数，反映呼吸因素对动脉血 HCO_3^- 影响的程度。临床意义：①AB > SB 提示呼吸性酸中毒。②AB < SB 提示呼吸性碱中毒。③AB = SB = 正常值，提示无酸喊失衡。④AB = SB，如 < 正常值，提示代谢性酸中毒。⑤AB = SB，如 > 正常值，提示代谢性碱中毒。

6. 缓冲碱 （Buffer Bases，BB）

缓冲碱是血液中所有具有缓冲作用的碱 （负离子） 的总和，主要包括 HCO_3^-、血红蛋白、血浆蛋白和 HPO_4^{2-}。正常值为 45 ～ 55mmol/L，平均值为 50mmol/L。BB 反映机体对酸碱失衡的总缓冲能力，不受呼吸因素和 CO_2 改变的影响，在血浆蛋白和血红蛋白稳定情况下，其增减取决于 SB。BB 增加提示代谢性碱中毒；BB 减少提示代谢性酸中毒。

7. 剩余碱 （Bases Excess，BE）

剩余碱指在 38℃、$PaCO_2$40mmHg、$SaO_2$100% 的标准条件下，将血浆标本滴定至 pH7.40 时所需酸或碱的量，反映缓冲碱的增加或减少。正常值 ±2.3mmol/Lo。BE 不受呼吸影响，为判断代谢性酸碱失衡的重要指标之一。

8. 血浆总 CO_2 含量 （Total Plasma CO_2 Content，$T-CO_2$）

血浆总 CO_2 含量指血浆中以各种形式存在的 CO_2 总量，主要包括结合形式的 HCO_3^- 和物理溶解的 CO_2，动脉血浆 CO_2 总量 = HCO_3^- + $PaCO_2$ ×0.03 = 25.2mmol/L （48.5voL%），其中 HCO_3^- 占 95% 以上，故 $T-CO_2$ 基本反映 AB 含量。由于 $T-CO_2$ 受代谢和呼吸双重因素影响，故在判断混合性酸碱失衡时，其应用价值受限。

六、内镜检查

内镜检查是 20 世纪消化病学的重大进展，现已成为诊断消化系统疾病的重要手段。根据同样原理制成的内镜，不仅可对小肠、大肠、胆道、胰管等部位进行检查和采取治疗措施，还可延伸到对呼吸系统、生殖系统和胸腹腔病变的诊断和治疗。

（一）内镜的基本知识

自 1869 年德国医生 Kussmaul 研制成硬式胃镜以来，胃镜检查已历经四代，即硬式、可曲式、纤维和电子内镜的发展历程。目前，第三代纤维内镜已在临床广泛应用，使近 30 年来纤维内镜不仅在消化道疾病的诊断上发挥了极其重要的作用，而且开辟了治疗的新领域，形成新兴的治疗内镜领域。随着电子技术的推广与普及，近 10 年来电子内镜得以广泛使用，电子内镜靠电子摄像系统导像，成像于电视屏幕上，可供多人同时观看，图像清晰、形象逼真，便于教学和会诊。电子内镜与计算机及图文处理系统的有机结合，更有利于资料的储存、图像的采集、分析和交流。

内镜广泛应用于疾病的诊断与治疗。通过内镜可直接观察病变，并可使病变放大，也可经内镜取活组织进行活检、摄影和黏膜染色等协助诊断疾病；通过内镜可行电灼、电凝止血或切除息肉、异物取出、病灶喷洒或注射止血药、结扎曲张的食管静脉或硬化治疗、扩张狭窄的食管及切开 Oddis 括约肌取石、胃腔缝合、内镜下置管、腹腔镜下切开胆囊取石或切除胆囊等。

（二）上消化道内镜检查

上消化道内镜检查包括食管、胃和十二指肠的检查，是应用最早、进展最快的内镜检查，通常称胃镜检查。

1. 适应证

适应证广泛，原则上食管、胃及十二指肠的疾病，诊断不明确时均可做此项检查，其适应证主要有：

（1）上腹不适、吞咽困难、食欲下降等上消化道症状病因不明者。

（2）上消化道出血原因不明，特别是急性上消化道出血者，尚可通过行胃镜急诊治疗。

（3）动态观察消化性溃疡病灶的变化。

（4）需要随诊的癌前疾病和病变如慢性萎缩性胃炎、胃息肉、残胃炎、胃溃疡肠型化生、异型增生等。

（5）X 线钡餐检查不能确诊的病变。

（6）需要经内镜进行治疗者，如取异物、切除息肉、止血、食管静脉曲张结扎或硬化治疗等。

2. 禁忌证

对某些拒绝内镜检查者，或精神紧张不能自控者，应在术前充分向其解释检查的必要性和检查时的情况，使病人消除顾虑、积极配合此项检查。

内镜检查可能并发心律失常，因此，对已有心律失常而又必须进行内镜检查者，医生应在充分了解心律失常程度及危险性后做出判断，并在术前给以受检者必要的药物治疗，使其能顺利耐受内镜检查，必要时全程施行心电监护。

内镜检查可在一定程度上减少呼吸量而引起轻度低氧血症，因此，对肺部疾患有呼吸困难者，应根据病情权衡利弊，若病人尚能平卧，则应尽可能在较短时间内完成检查。精神病病人在病情缓解能合作时亦可进行检查。

在多数情况下禁忌证是相对的，不是绝对的，而以下情况则是内镜检查的绝对禁忌证：急性重症咽喉部疾患内镜不能插入者；腐蚀性食管损伤的急性期；食管、胃、十二指肠穿孔的急性期；严重心肺疾病，如严重心律失常、急性心肌梗死、重度心力衰竭；严重肺部疾病，如哮喘发作期、呼吸衰竭不能平卧者；病人有意识障碍或精神失常不能合作者。

3. 并发症

若上消化道内镜检查指征掌握不严、操作不慎或个别病人体质异常，可发生各类并发症，主要有器械损伤（擦伤、出血、穿孔）、麻醉意外、心血管意外和术后感染。

（三）结肠镜检查

结肠镜检查对诊断下消化道的病变，尤其是对原因不明的下消化道出血、下腹痛和腹泻等的诊断有很大意义，其诊断的正确性常较 X 线钡剂灌肠造影检查为高，但结肠镜检查比上消化道内镜检查操作复杂，技术要求高，病人亦有一定痛苦，故宜恰当选择适应证，并与 X 线钡剂灌肠造影检查配合应用，相辅相成，方可提高其诊断正确率。

1. 适应证

（1）下腹痛、腹泻或便秘、便血（或便隐血持续阳性）原因不明。

（2）临床疑诊结肠或回肠末段病变。

（3）原因未明的低位肠梗阻或腹部包块而需要进一步明确诊断。

（4）结肠癌普查或术后病人需定期随访。

（5）结肠息肉或息肉摘除术后病人需定期随访观察和治疗。

（6）下消化道急性出血需紧急止血或电凝切除病灶。

（7）肠道疾病手术中需内镜检查或治疗。

（8）钡剂灌肠造影发现肠内有可疑病变，不能确定诊断者或钡剂灌肠造影正常者，但又有不能解释的结肠症状。

2. 禁忌证

严格地讲，绝对禁忌证已少见，而相对禁忌证则较多。以下情况不能或不宜进行结肠镜检查或需推迟检查时间：

（1）结肠急性炎症性病变，如急性暴发型溃疡性结肠炎、急性菌痢、急性胃肠炎等。

（2）严重心、肺功能不全，体质衰弱，不能接受术前清洁肠道准备和检查。

（3）腹腔、盆腔手术后或放射治疗后，有广泛肠粘连或疑有肠穿孔、肠瘘。

（4）精神或心理因素不能配合。

（5）肠道准备不够，内容物过多影响进镜和观察。

（6）妊娠及月经期。

3. 并发症

结肠镜检查术一般较安全，但若未能严格把握适应证，未按操作规程检查或操作技术不熟练，就有可能发生并发症，主要有肠穿孔、出血、肠系膜撕裂、浆膜撕裂、结肠黏膜下气肿等，其中最严重的并发症是肠穿孔及大出血。

（四）超声内镜检查

超声内镜是头端具有微型超声探头的一种内镜，在内镜观察消化道各种异常改变的同时，可于距病灶最近的位置对病灶进行超声扫描，这种检查称为内镜超声检查。该检查能清晰显示消化道壁及周围脏器的良恶性病变，可用于对食管、胃和胰胆系统的良恶性病变定位、定性诊断和介入治疗。

1. 适应证

超声内镜的适应证很广，几乎对上消化道及上消化道周围的各种病变，都有一定的诊断价值，特别是以早期发现、早期诊断为目的的普查，这种方法可以应用于所有无禁忌证的人群。

（1）判断上消化道恶性肿瘤的侵犯深度及淋巴结转移情况。

（2）判断黏膜下肿瘤的起源与性质。

（3）胆总管良恶性病变的诊断（尤其是远端胆总管病变）。

（4）显示纵隔病变。

（5）对溃疡性病变的鉴别诊断，判断消化性溃疡的愈合与复发。

（6）胰腺良恶性肿瘤的诊断。

（7）各种需经超声内镜介入治疗的疾病。超声内镜可以进行各种内镜介入治疗，如胰腺囊肿的穿刺内引流治疗、食管下端括约肌注射肉毒杆菌毒素、腹腔神经丛阻滞和肿瘤的局部注射等。

2. 禁忌证

上消化道超声内镜检查的禁忌证与普通胃镜检查基本相同，但是由于超声内镜的外径粗、硬性部长、斜视视野、检查所需时间长和需注水等原因，超声内镜对胃肠道的损伤比普通内镜明显，因此对其禁忌证应高度注视。

绝对禁忌证主要有：严重心肺疾患，如重度心功能不全、重症高血压，严重肺功能不全、急性肺炎等；食管化学性、腐蚀性损伤的急性期；严重的精神病病人。

相对禁忌证有：一般心肺疾病；急性上呼吸道感染；严重的食管静脉曲张、透壁性溃疡、食管畸形、脊柱及胸廓畸形，因纵轴超声内镜是接近侧视的斜视视野，所以有这些结构畸形的病例应慎重操作；有出血倾向者，若以超声内镜穿刺为目的者，出血倾向应属绝对禁忌。

3. 并发症

一般超声内镜的常见并发症有：消化道穿孔、消化道大出血、贲门黏膜撕裂；心脏意外、脑血管意外；咽喉部损伤、咽喉炎、喉痉挛、皮下气肿、梨状窝穿孔；麻醉药物过敏；胃腔内注水过多造成误吸、水中毒。

超声内镜引导下穿刺的常见并发症主要有：病灶化脓性感染、败血症；胰腺穿刺可造成胰漏、胰腺假性囊肿和胰性腹水；胆管穿刺造成胆汁外漏；肿瘤种植转移；误穿血管造成大出血；胆管造影引起造影剂过敏；腹腔神经丛阻滞造成直立性低血压、腹泻和截瘫等。

（五）纤维支气管镜检查

1. 适应证

（1）不明原因的咯血，需明确出血部位及原因者。

（2）原因不明的肺不张、阻塞性肺炎、局限性肺气肿，怀疑支气管阻塞病变者。

（3）性质不明的弥漫性病变、孤立性结节或肿块，需做活检、刷检或支气管肺泡灌洗者。

（4）吸收缓慢或反复在同一部位发生的肺炎。

（5）难以解释的持续性咳嗽和（或）局限性哮喘者。

（6）原因不明的喉返神经麻痹、膈神经麻痹者。

（7）收集下呼吸道分泌物作细菌学检查。

（8）协助作选择性支气管造影。

（9）用于治疗，如钳取异物，肺脓肿直视下吸痰及局部用药，激光、高频电刀解除气道内梗阻等。

（10）直视下气管插管困难时，可在纤维支气管镜下进行。

2. 禁忌证

（1）肺功能严重损害，不能耐受者。

（2）心功能不全、重症高血压、冠状动脉粥样硬化性心脏病、心律失常等。

（3）主动脉瘤。

（4）哮喘发作或大咯血。

（5）全身状况或其他器官衰竭者。

（6）出、凝血机制严重障碍者。

（7）对麻醉药过敏，不能用其他药物代替或不合作者。

3. 并发症

纤维支气管镜检查过程中，可能出现的并发症有低氧血症、咯血、气胸、喉、支气管痉挛以及由于麻醉药过量或对麻醉药物过敏而发生的呼吸抑制，甚至心跳骤停。出现并发症时，要及时作相应的处理。只要掌握好适应证，术前准备充分，操作熟练谨慎，一般不会出现严重并发症。

本章小结

常用诊疗技术是临床医学实践的核心内容，是疾病诊疗的必要环节。本章介绍了病史采集的内容、方法与技巧；体格检查的基本方法及注意事项；体格检查的内容和基本要求；X 线、CT 和 MRI 成像的基本原理和检查技术；心电图产生的基本原理；心电图的临床应用范围；超声诊断的种类及临床应用；肺功能检查的基本概念和临床应用；内镜检查的基本知识；上消化道内镜检查、纤维支气管镜检查的适应证、禁忌证和并发症等相关内容，其对健康保险医学风险的防范与管理具有重要应用价值。

专业术语（中英文）及释义

1. 既往史。既往史应详细询问病人既往健康状况和所患过的疾病、预防接种、外伤、手术、过敏史等，特别是与目前所患疾病有密切关系的病史。

2. 病历。病历是指医务人员在医疗活动过程中形成的文字、符号、图表、影像、切片等资料的总和，包括门（急）诊病历和住院病历。病历是关于患者疾病发生、发展、诊断、治疗情况的系统记录，是临床医务人员通过对患者的问诊、查体、辅助检查、诊断、治疗、护理等医疗活动获得的相关资料，经过归纳、分析、整理书写而成的医疗档案资料。

3. 生命体征。就是用来判断病人的病情轻重和危急程度的指征。

4. 体格检查。体格检查是医生运用自己的感官或借助简单的检查工具（听诊器、血压计、叩诊锤等）对病人进行系统的检查，从而揭示机体正常和异常征象的临床诊断方法。

5. 实验室检查。实验室检查是通过物理、化学、生物学和免疫学等实验技术和方法对被检查者的血液、体液、分泌物、排泄物和组织标本等进行检查，从而获得病原学、病理形态学和器官功能状态等相关资料，并结合病史、临床特征进行综合分析的诊断方法。

6. 基因检查。基因检测是通过血液、其他体液或细胞对 DNA 进行检测的技术，是取被检测者脱落的口腔黏膜细胞或其他组织细胞，扩增其基因信息后，通过特定设备对被检测者细胞中的 DNA 分子信息作检测，预知身体患疾病的风险，分析它所含有的各种基因情况，使人们能了解自己的基因信息，从而通过改善自己的生活环境和生活习惯，避免或延缓疾病的发生。

7. 三大常规。血常规、尿常规、便常规。

8. 心电图。心电图是利用心电图机从体表记录心脏每一心动周期所产生电活动变化的曲线图形。

9. 影像学检查：影像学检查主要包括透视、放射线片、CT、MRI、超声、数字减影、血管造影等。

10. MRI 检查。MRI（磁共振成像）是利用原子核自旋运动的特点成像，临床上正是根据磁共振信号强度不同所成的灰阶成像而诊断。

11. PET 检查。PET 是正电子发射计算机断层显像的英文缩写。先将极微量的正电子核素示踪剂注入体内，再用专用测量装置探测其体内分布状况，经计算机处理，以断面图像方式显示脑、心脏等人体主要器官的结构、代谢、功能情况。

12. 血液生化验查。血液生化验查检测存在于血液中的各种离子、糖类、脂类、蛋白质以及各种酶、激素和机体的多种代谢产物的含量，叫做血液生化检查。

13. 内镜检查。内镜检查是诊断消化系统疾病的重要手段。根据同样原理制成的内镜，不仅可对小肠、大肠、胆道、胰管等部位进行检查和采取治疗措施，还可延伸到对呼吸系统、生殖系统和胸腹腔病变的诊断和治疗。

14. 纤维支气管镜。纤维支气管镜适用于做肺叶、段及亚段支气管病变的观察，通过活检采样，细菌学、细胞学检查，配合 TV 系统可进行摄影、示教和动态记录。该支气管镜附有活检取样解构，能帮助发现早期病变，能开展息肉摘除等体内外科手术，对于支气管、肺疾病研究，术后检查等是一种良好的精密仪器。

思考题

1. 何谓主诉，写主诉应注意什么？

2. 现病史包括哪些主要内容？

3. 采集病史时要注意哪些问题？

4. 体格检查的基本方法有哪些？触诊检查的注意事项是什么？

5. 体格检查包括哪些内容？

6. 生命体征包括哪些检查内容？

7. 心脏听诊包括哪些内容？

8. 腹部膨隆常见的原因有哪些？

9. 正常情况下腹部可触到的包块有哪些？

10. 肝脏触诊的基本方法是什么？触到肝脏时要详细描述哪些内容？

11. 正常肝上下界之间距离是多少？叩诊如何确定肝上界？

12. 肠鸣音活跃、亢进、减弱、消失分别见于哪些情况？

13. 神经系统检查包括哪些内容？

14. 常见的病理反射有哪些？病理征阳性的临床意义是什么？

15. 何谓实验室检查？其主要内容有哪些？

16. 简述 X 线、CT 和 MRI 成像的基本原理。

17. 简述心电图的临床应用。

18. 动态心电图的临床应用范围有哪些？

19. 简述超声成像的基本原理。

20. 简述超声诊断的种类和临床应用。

21. 肺功能检查的临床意义是什么？

22. 内镜检查在疾病的诊断和治疗中的作用是什么？

23. 简述上消化道内镜检查的适应证、禁忌证和并发症。

24. 简述纤维支气管镜检查的适应证、禁忌证和并发症。

第六章 ••

健康体检、健康评估与健康管理

在健康保险业务中，健康体检、健康评估和健康管理都是健康保险经营的专业基础和核心内容。健康体检、健康评估与健康管理三者间具有密切的内在联系。本章结合健康保险风险管理的要求，对健康体检、健康评估与健康管理的基本概念、理论和方法进行了介绍，旨在健康保险经营管理中，对涉及健康的风险进行科学和有效的识别、选择、评估和管理。

第一节　概　　述

一、基本概念

（一）健康体检

健康体检（Physical Examination）是以健康为中心的身体检查，旨在发现初期疾病，维护人体健康。具体而言，健康体检就是医师用医学手段和方法进行的身体检查，这里包括临床各科室的基本检查，包括超声、心电、放射等医疗设备检查，还包括围绕人体的血液、尿便的化验检查等。

一般医学家认为健康体检是指在身体尚未出现明显疾病时，对身体进行的全面检查，方便了解身体情况，筛查身体疾病，即应用体检手段对健康人群的体格检查，就是"健康体检",或称之为"预防保健性体检"。

中华人民共和国卫生部2009年8月5日颁布卫医政发〔2009〕77号文件《健康体检管理暂行规定》提出"健康体检是指通过医学手段和方法对受检者进行身体检查,了解受检者健康状况、早期发现疾病线索和健康隐患的诊疗行为"。

(二) 健康评估

健康评估(Health Assessment)也指健康风险评价,一般是指对评估的个体、家庭或社区现存的或潜在的健康问题或生命过程反应的基本理论、基本知识和基本技能进行的分析和研究,是把风险分析的结果与风险准则相比较,以决定风险和/或其大小是否可接受或可容忍的过程,以便保险经营企业对健康风险采取应对的方法并进行决策。

健康评估是一个有计划地、系统而全面地收集被评估者健康相关信息资料,并对资料的价值进行判断的过程。健康保险的承保则是一个健康风险识别与选择的过程。健康风险的识别是健康保险风险管理的第一步,也是健康保险风险管理的基础。只有正确识别出所面临的风险,才能够主动选择适当有效的方法进行风险管控处理。健康评估可以实现对健康风险的识别和测量的功能。

健康评估的对象并非仅为病人,而是包括了健康个体、家庭和社区。健康评估则重点是评估对象对健康问题或生命过程的反应,涉及身体、心理及社会等诸多方面。评估内容则包括症状评估、身体评估、心理评估、社会评估、心电图检查、影像学资料、实验室结果、辅助检查、护理,医学文书、个体健康诊断和社区诊断等,尤其是在"互联网+"时代,可利用设备数据的采集和监控、云技术的应用和大数据的证据支持等,使得健康管理概念作为一种工具手段得到广泛使用,健康评估变得非常可及和精准,对个体、群体和社区健康的促进和保险经营风险的管控提供了很好的支撑。

(三) 健康管理

健康管理(Managed Care)是指一种对个人或人群的健康危险因素进行全面管理的过程。其宗旨是调动个人及集体的积极性,有效地利用有限的资源来达到最大的健康效果。

健康管理就是基于个人健康档案基础上的个体化健康事务管理服务,是从社会、心理、环境、营养、运动的角度来对每个人进行全面的健康保障服务。它帮助、指导人们成功有效地把握与维护自身的健康。一般来说,从处于低危险状态发展到高危险状态,发生早期病变,出现临床症状,形成疾病。这个过程可以很长,往往需要几年甚至十几年,乃至几十年的时间。期间的变化多数不能被轻易察觉,各阶段之间也无截然的界线。在形成疾病以前进行有针对性的预防干预，可成功地阻断、延缓，甚至逆转疾病的发生和发展进程，从而实现维护健康的目的。

二、健康体检、健康评估与健康管理对健康保险的意义

从健康保险经营角度看，健康体检、健康评估和健康管理的目的都是为了对健康风险进行识别、测量和处理，以降低风险，保持健康保险业务稳健持续经营。

健康体检以健康为中心，对个体身体进行检查，旨在发现初期疾病，维护个体健康，也为健康保险的承保提供风险识别和选择的依据。健康评估就是对个体或/和群体健康风险进行评价，是健康风险识别与选择的过程，同样为健康保险业务的经营提供风险管控的依据。

关于健康管理，不争的事实是：在世界范围内，由于生活方式所导致的疾病不断上升，所造成的医疗费用不断增加，给家庭和社会带来沉重的负担。实施健康管理就是变被动的疾病治疗为主动的管理健康，达到节约医疗费用支出、维护健康的目的。尽管健康管理是由医院等传统医疗机构之外的第三方服务机构（专业健康管理公司）所提出，健康管理公司和医疗机构是合作关系。具体做法是通过专业的健康管理公司对个人/群体的健康状况、生活方式和居住环境进行评估，为个人/群体提供有针对性的健康指导，并实施干预。从管理和控制风险，进而控制医疗费用的支出来看，健康保险公司的业务中，实施健康管理已经成为经营健康保险公司的必然选择。

从健康保险角度，无论是健康体检，还是健康评估、健康管理，都是个体或群体健康投资的明智举措，其不仅能节省医疗经济开支，而且从长远角度考虑，万一有病而未及时发现，将来花的钱要多得多，而且身体的病痛更不是金钱所能计算的。健康体检上的支出价有所值，比花在患病后的治疗费用、功效不清的保健品的消费要划算得多，健康评估则能为个体或群体的健康做出风险的选择，健康管理则可为健康风险的管控提供有力的工具，促进健康保险的健康发展。

第二节　健康体检

一、健康体检概述

健康体检是以健康为中心的身体检查。健康体检用于了解受检者的健康状况，根据

检查结果，明确有无异常体征，进一步分析这些异常体征的性质。有些异常体征本身就是生理性变异，可以定期复查，有些异常体征可能是疾病危险因素，需要通过健康促进手段去干预和纠正，而有些体征则就是疾病的诊断依据，需要进一步检查和确诊。

体格检查是医疗的诊断环节，是医疗的第一步，是针对症状或疾病及其相关因素的诊察手段。由于以往都是有病才去找大夫，一般把以疾病诊治为目的的体检，称之为"医疗性体检"。在办理入职、入学、入伍、驾照、出国、结婚、保险等手续时的体检，是以某项特定工作或行为的体检，称之为"社会性体检"。针对未病、将病或初病的健康或亚健康人群的体检，属于健康体检。

健康体检作为一种行业，是在 20 世纪 40 年代首先在美国出现的。第二次世界大战后，人们需要知道自己是否健康，需要了解自己是否能够耐受致病因素的侵袭，由此体检行业应运而生。1947 年，美国医药协会首次提出了"健康体检"的概念，并郑重建议：35 岁以上的健康人，应每年做一次全面的体格检查。

根据卫生部公布的第四次国家卫生服务调查的结果显示：1999 ~ 2008 年，平均每年新增约 1 000 万例慢性病例；2008 年，全国有医生明确诊断的慢性病病例达到 2.6 亿个。面对庞大的患病群体，专业体检机构在其健康信息收集、风险评估和预测、健康维护、健康教育和健康指导等方面均可发挥重要作用，这成为专业体检机构快速发展的重要驱动力。

近几年来，我国健康检查的市场以 20% 左右的速度跨速增长。2010 年，我国健康检查市场总量进一步扩大至 2.87 亿人次，比 2009 年增长了 24.84%，这说明我国健康检查市场总量已形成一定规模并持续增长。

二、健康体检的意义

健康是人们从事生产与社会实践活动的基础和保证，健康不仅是自己的，也是家庭的、社会的。随着经济的发展，饮食和生活条件的改善，疾病谱已经发生了改变。体力劳动强度的降低、工作节奏的加快、心理压力的增加、环境和致病因素的变化，使人们必须认识新的疾病。

疾病是在损害性因素的作用下发生内部调节机制紊乱的异常生命活动。健康体检能够早期发现疾病和影响健康危险因素。因此，定期健康体检，及时早期发现异常体征，做出正确诊断和有效处理措施，将疾病消灭于萌芽时期，为健康提供超前保障，是促进身心健康的基本选择。同时，健康体检为受检者提供检查结果的客观描述和健康隐患的提示，这对疾病的进一步检查，进行医疗体检和疾病诊治具有重要意义。

鉴于健康具有连续的动态性和健康促进的主动性特点，具体而言，健康体检的意义在于：第一，可以从视、触、叩、听的物理检查中，发现新的异常体征；第二，健康体检能从各项化验数据的量变中，看出身体质变的信息，有利于疾病的早期发现；第三，随着年龄的增长，通过补充新的项目、新的内容，实现早诊断、早治疗；第四，健康体检可以寻找影响健康的不利因素，纠正不良生活方式的影响；第五，健康体检可以指导修正自身调节机制，维持机体内外环境平衡；第六，健康体检促进"早预防、早诊断、早治疗"，将疾病消灭于萌芽状态，是自我保健、主动健康的重要方式。所以，定期的健康体检，是发现影响健康的有关因素、预防（预见）疾病、促进身心健康的有效手段和保证。

三、健康体检的内容与项目

一个科学、完整、合适的健康体检方案，最好是在专业健康保健医师的指导下制定，以期达到体检的目的。团体体检项目也需遵循上述基本原则，可根据自己的需求，选择不同的健康体检套餐。

随着健康体检业务的发展，如今健康体检项目已多达几百种，每一位走进专业体检中心的人都会碰到这样的问题，即我该查哪些项目。一般遵循以下方法较为科学。

（一）基本项目不可少

进行健康体检，基础项目不可少。这些项目一般包括：身高、体重、血压、脉搏；内科、外科、五官科、女性的妇科等查体；实验室的血常规、尿常规、粪常规、肝功能 ALT（即 GPT）、血脂、全腹血糖、肾功能、乙肝表面抗原；辅助诊断科室的心电图、胸部 X 线、B 超（肝、胆、脾、胰、肾）等。

（1）一般形态。此项目主要检查身高、体重、胸围差、腹围、臀围等，对照《中国成年人体质测定标准》，评估营养、形态发育等一般情况。

（2）内科。内科主要检查血压、心肺听诊、腹部触诊、神经反射等。

（3）外科。外科主要检查皮肤、淋巴结、脊柱四肢、肛门、疝气等。

（4）眼科。眼科检查视力、辨色、眼底、裂隙灯，判断有无眼疾。

（5）耳鼻喉科。耳鼻喉科检查听力、耳疾及鼻咽部的疾病。

（6）口腔科。口腔科包括口腔疾患和牙齿的检查。

（7）妇科。妇科是已婚女性的检查项目，根据需要行宫颈刮片、分泌物涂片、TCT（超薄细胞学刷片）等检查。

（8）放射科。放射科主要进行胸部透视，必要时加拍 X 光片。

（9）检验科。检验科包括血尿便三大常规、血生化（包括肝功能、肾功能、血糖、血脂、蛋白等）、血清免疫、血流变、肿瘤标志物、激素、微量元素等检查。

（10）辅诊科。辅诊科包括心电图、B 超（肝、胆、胰、脾、肾、前列腺、子宫、附件、心脏、甲状腺、颈动脉)、TCD (经颅多普勒超声检查,判断脑血管的血流情况)、骨密度等多项检查。

(二) 健康检查的具体项目

健康检查常用于招工、公务员考试、入学体检、健康保险承保、健康管理等。根据健康检查的目的不同,健康检查的具体项目和各类体检组合也不一样。在具体的健康体检项目选择时,还需要根据不同年龄段、不同性别,以及是否进行某些疾病的筛查,如心脑血管疾病、糖尿病、癌症、肝胆疾病等。另外,健康体检也有用于对特殊人群的特定检查,女性检查、婚前体检和孕前检查等。具体的检查内容和项目可参见表6.1、表6.2。

根据受检者个体身体状况、生活方式不同、年龄与财力情况,可在基础项目外适当扩大检查项目,如肝功能检查可扩大到最多11项;乙肝可加查所有的抗原及抗体共5项,就是通常说的乙肝两对半;血脂检查可增加高、低密度脂蛋白、载脂蛋白A (ApoA)、载脂蛋白B (ApoB),以评估心脑血管风险度。在通常采用的B型超声波检查基础上,可以选择彩色多普勒增加检查范围,如颈部和下肢大血管、甲状腺和眼等小器官;此外,妇科可增加一些项目或同样项目可选择更先进的检查技术 (检出率会大大提高)。

表6.1 体格检查项目一览表

检查类型		具体内容	检查类型		具体内容
体格检查	一般检查	1. 标准体重 2. 体重指数 3. 腰围标准 4. 腰臀围比值	器械检查	心电图	1. 常规心电图 2. 24h 动态心电图 3. 心电图运动负荷试验
	内科检查	1. 血压 (24h 动态血压) 2. 脉搏 3. 浅表淋巴结 4. 呼吸 5. 心脏 6. 肺脏 7. 腹部		脑电图检查	癫痫、脑肿瘤、脑梗死、脑外伤、痴呆等疾病的诊断
				肌电图检查	特定的疾病、疗效和预后的诊断
	外科检查	1. 脊柱 2. 四肢 3. 肌肉 4. 甲状腺 5. 肛门、直肠 6. 乳房		B 型超声波检查	(一) 乳腺、甲状腺B超,颈动脉彩超 1. 乳腺B超 2. 甲状腺B超 3. 颈动脉彩超 (二) 腹部B超 1. 肝脏B超 2. 胆囊B超 3. 胰腺B超

续表

检查类型		具体内容	检查类型		具体内容
体格检查	妇科检查	1. 外阴 2. 阴道 3. 子宫颈 4. 子宫 5. 附件	器械检查	B 型超声波检查	4. 脾脏 B 超 5. 肾脏 B 超 6. 膀胱及前列腺 B 超 （三）妇科疾病 B 超检查 1. 输卵管 2. 卵巢 3. 附件 4. 盆腔
	耳鼻喉科检查	1. 耳（听力检查） 2. 鼻 3. 咽 4. 喉		X 线检查	1. 胸部 2. 腹部 3. 脊椎
	眼科检查	1. 视力检查 2. 辨色力检查 3. 外眼检查 4. 内眼检查 5. 屈光不正		骨密度测定	主要针对骨质疏松的诊断
				CT 与 MRI 检查	1. CT 检查 2. MRI 检查
	口腔科检查	1. 口唇检查 2. 口腔黏膜检查 3. 牙齿及齿龈检查 4. 颞颌关节功能检查 5. 错颌畸形检查 6. 腮腺检查		常用内镜检查	1. 胃镜 2. 结肠镜
	皮肤科检查	1. 颜色 2. 弹性 3. 皮损 4. 痛、温、触觉		核医学检查	1. 甲状腺扫描 2. 甲状腺核素显像（同位素扫描）

表 6.2　　　　　　　　　　实验室检查项目一览表

检查类型		具体内容	检查类型		具体内容
实验室检查	三大常规	（一）血常规 1. 红细胞计数 2. 红细胞压积 3. 平均红细胞体积 4. 红细胞体积分布宽度 5. 血红蛋白 6. 平均红细胞血红蛋白含量 7. 平均红细胞血红蛋白浓度 （二）尿常规	实验室检查	甲状腺功能 5 顶（T3、T4、FT3、FT4、TTSH）检查	1. 三碘甲状腺原氨酸 2. 甲状腺素 3. 游离三碘甲状腺原氨酸与游离甲状腺素 4. 促甲状腺激素 5. 反三碘甲状腺原氨酸
				心肌酶和损伤标志物	1. 肌酸激酶 2. 乳酸脱氢酶 3. 肌酸激酶同工酶

续表

检查类型	具体内容		检查类型	具体内容
三大常规	尿常规10项检查 （三）粪便检查 1. 粪便常规 2. 大便潜血试验（大便 OB）	实验室检查	心肌酶和损伤标志物	4. 乳酸脱氢酶同工酶 5. 连丁酸脱氢酶 6. 谷草转氨酶 7. 肌红蛋白 8. 肌钙蛋白 I、肌钙蛋白 T
血型	1. ABO 血型 2. Rh 血型		免疫学检查	1. 类风湿因子 2. 抗链球菌溶血素 O 3. C 反应蛋白
糖及其代谢产物测定	1. 空腹血糖 2. 餐后2小时血糖 3. 葡萄糖耐量试验 4. 糖化血红蛋白 5. 糖化血清蛋白		性病检查	（一）梅毒病原体检测 1. 快速血浆反应素卡片试验 2. 梅毒螺旋体血细胞凝集试验 （二）人类获得性免疫缺陷病毒抗体检测 1. 化验检查 2. 相关检查
血脂质测定	1. 总胆固醇 2. 甘油三酯 3. 低密度脂蛋白胆固醇 4. 高密度脂蛋白胆固醇 5. 载脂蛋白 AI 6. 载脂蛋白 B 7. 载脂蛋白 AI/B 比值		血液流变学检查	1. 全血黏度 2. 红细胞变形能力 3. 红细胞压积 4. 血浆黏度 5. 红细胞电泳 6. 血沉 7. 纤维蛋白原 8. 血小板带附和血小板聚集功能
乙肝及乙肝"两对半"检查	（一）乙肝"两对半"检查 （二）乙肝病毒表面抗原蛋白前 S 及其抗体、病毒 DNA检测 1. 乙肝病毒表面抗原蛋白前 S1 2. 乙肝病毒表面抗原蛋白前 S2 3. 乙肝病毒表面抗原蛋白前 S2 抗体 4. 乙肝病毒 DNA （三）肝脏纤维化检查 （四）乙肝的其他相关检查 1. 免疫学检查		肿瘤标志物检测	1. 甲胎蛋白（AFP） 2. 癌胚抗原（CEA） 3. 前列腺特异性抗原（PSA） 4. α-L-岩藻糖苷酶（AFU） 5. 恶性肿瘤特异性生长因子（TSGF） 6. 癌抗原 19-9（CA19-9，糖链抗原 19-9） 7. 癌抗原 125（CA125，糖链抗原 125） 8. EB 病毒壳抗原、IgA 抗体（EBA VCA IgA） 9. 神经元特异性烯醇化酶（NSE） 10. 癌抗原 242（CA242，糖链抗原 242） 11. 铁蛋白（Ferritin）

续表

	检查类型	具体内容
实验室检查	乙肝及乙肝“两对半”检查	2. 丙型肝炎病毒抗原、抗体的检测 3. 戊型肝炎的检测
	肝功能检查	1. 血清总胆红素、直接胆红素、间接胆红素 2. 丙氨酸氨基转移酶 3. 天门冬氨酸氨基转移酶 4. 碱性磷酸酶 5. γ－谷氨酰转肽酶 6. 肝脏合成功能指标：血清总蛋白、白蛋白、球蛋白及白蛋白与球蛋白比值 7. 血清总胆汁酸 8. 血淀粉酶
	肾脏疾病相关检查	1. 尿素氮 2. 肌酐 3. 尿酸 4. β2 微球蛋白 5. 内生肌酐清除率
实验室检查	肿瘤标志物检测	12. 人绒毛膜促性腺激素 β 链（β－HCG、hCG） 13. 癌抗原 15－3（CA15－3，糖链抗原 15－3） 14. 人生长激素（HGH） 15. 组织多肽抗原（TPA） 16. 鳞状上皮细胞癌抗原（SCCA）
	女性特殊项目体检	（一）乳腺肿块的辅助检查 1. 红外线乳透 2. 乳腺血氧功能影像检查仪 3. 乳腺钼靶摄片 4. 乳腺 B 超 5. 乳腺专用 CR 系统 6. MRI 乳房检查 7. CT 乳房检查 （二）阴道分泌物检查 1. 阴道分泌物清洁度分级 2. 阴道分泌物微生物学检查 （三）阴道细胞学检查 1. 癌细胞检查（宫颈防癌涂片） 2. 阴道镜检查及活组织检查 3. HPVDNA 检测 附 TORCH 抗体检查

（三）根据年龄、性别、地域、职业特点参考选择

流行病学统计结果显示：男性 60 岁以后、女性 65 岁以后，心脑血管病的发病率居首位；北方地区高血压、糖尿病的发病率高于南方地区；由于沿海居住的人进食海产品较多，血尿酸普遍较高，有可能出现了尿酸损伤骨髓、动脉及结石的情况而自己并不知道，所以有必要结合个体做必要的现状了解；一些肿瘤的发病存在地域的差别。所以，只有在医学专业背景知识的指导下，才能做到健康体检的科学和完整。

（1）30 岁以下年轻人如无特殊情况，只需做基础项目，不必增加检查内容。对青少年来说，重点是要了解生长发育情况，因此，检查项目重点应该针对生长发育的一些指标，如身高、体重、血压、肺活量、肺功能，还有视力、色觉等方面的检查。另外，要注意腹部器官的生长发育情况，可以做腹部 B 超检查。此外，应抽血检查

肝、胆、肾功能情况和有无感染乙型肝炎病毒情况（常做两对半检查）。

（2）工作压力大的中、青年人在医师指导下，根据工作压力现状，适当增加有关检查项目，比如心理及压力测定、"鹰眼"诊断系统。

（3）40岁以上的男性要定期检查前列腺，包括肛门指检（很必要）及血清前列腺特异性抗原测定（PSA）。由于现代心脑血管疾病发病提前，脉搏波检测（PWV）、心脏负荷测定系统（AI）都是预测心血管病的良好手段。

（4）成年女性每年必须进行乳房、卵巢及子宫的检查，已婚女性要求每年做一次常规妇科检查，包括宫颈刮片检查，以便对于妇女常见病、多发病及肿瘤早发现、早治疗。红外热呈像系统可供选择。

（5）老年人机体出现衰退，应在常规项目外，增加心脑血管病、糖尿病的早期筛查，比如颈动脉超声，餐后血糖，以及包括各种早期肿瘤标记物在内的相关检查，"鹰眼"诊断系统、量子共振检测等生理功能评价和疾病预测检查是较好的检测项目。

（6）有家族史的人群应根据实际情况，有针对性地增加相关检查项目，如选择肿瘤筛查和基因检测。

（7）有慢性疾病的人群应根据疾病种类，尽可能在该病范围内，去专科全面彻底地进行检查。

（8）特殊行业人群应在医师指导下，除了常规检查项目外，应增加有针对性的亚健康检查项目，如微量元素、毒性元素测定等。可以选择量子共振检测。

需要特别注意的是，在健康体检中，有创性的医学检查要尽量少做和不做。如胃不适进行健康体检时，最好就不要做胃镜检查等，除非有医学上的诊断和治疗必要。

四、体检分类

健康体检主要分为入职体检、个人体检、团队体检、入伍体检，此外还有婚检。根据各行业的要求的不同，某些行业对人体的健康状况要求也不一样，比如，某些岗位不适合色盲等有先天性缺陷者工作，这使入职体检成了健康体检中的一个分类。个人体检一般都是处于自愿，随着生活水平的提高，很多人开始关心自己的身体健康，这类的体检叫个人体检。

根据年龄，还可分为学生体检、青年体检、中年体检、老年体检等。

五、体检流程

健康体检的业务过程分为以下几个步骤：

（1）确定体检内容。无论是团体体检或是个人体检，首先要确定体检的内容，给体检人员发放一个表格或本子，其中详细列出了各个科室的体检项目。

（2）收费。对于个体体检，根据体检的内容，按核算出的金额收费；对于团体体检，一般情况下不在收费窗口现场结算，由体检中心的商务人员协商付款的金额、进程和其他手续。

（3）逐个科室检查。体检人员根据体检表中的内容，到各个体检科室逐项检查，体检医生将检查结果填写到体检表格中。一个科室的体检完成后，填写科室体检小结。

（4）总检。所有的体检科室都进行完毕后，将体检表格交到总检医生处，由总检医生对整个体检结果进行综合评价，并给出相应的保健建议。

（5）输出报告。对于个体体检，将体检报告（内容可繁可简，视用户需要）发给个人。对于团体体检，不仅要发放个体体检报告，而且要对单位的体检结果进行汇总，写出单位的体检小结。

六、体检报告

健康体检报告是健康体检医师根据全面体格检查结果，对被检查者做出健康状况和疾病状况的临床判断，即健康体检诊断（Physical Diagnosis）报告。目前，健康体检报告都基本实现了计算机化和网络化管理，可以提供基于网络的多种健康体检前、中、后的服务，一些全自动化检查的检查结果，最快4小时推送，减少人工操作，提升了工作效率。

健康体检报告一般都是格式化的专业评估报告，往往是针对个人的一本完整的健康体检评估报告或/和个人健康档案。当然，针对团体的健康体检项目时，也是一份完整的分析和评估报告。

（1）健康体检报告格式整齐、规范、美观。体检报告可以用光盘、短信、网站、Email发送，客户查看报告快捷、高效、方便，从而提升客户的满意度，提升体检质量。

（2）个体的健康体检报告。个体的健康体检报告要做到基本信息清晰、准确，体检内容详细，分析与评价科学客观、总体检医师综述建议有较好的针对性等。如果体检过程中发现报告中某些数据存在轻微异常，要做出合理解释，必要时可拿着报告去找自己的主治医生。

（3）团体健康体检项目。除基本信息外，还需满足大型团体单位分部门统计分析和建议。健康体检报告的分析与评估需丰富、翔实，具有专业的健康评估、健康管理与保健的建议，体现出健康体检机构的专业和专注，提高客户的认可度和忠诚度。

（4）无论是个体，还是团体的健康检查报告，需要有复诊管理、健康评估、健康干预、健康教育、会员管理等健康体检后明确的服务提示功能，提示每个人都重视自己的体检及其结果，不忘医生的忠告。

七、健康体检与医疗（医学）体检的区别

健康体检与医疗体检的体检方法有很多共同之处，而在项目组合、科室构架、制度管理、体检结果处理和交流方面又与医院体检有很多不同。

（1）服务对象不同。健康体检的服务对象是主动防病查体的个体；医疗体检服务对象是因疾病或伤痛而就医的"患者"。

（2）指导思想不同。健康体检的指导思想是"预防为主""治未病"；医疗体检的指导思想是"救死扶伤"、"治病救人"。

（3）目的不同。健康体检的目的是在健康人群中，通过查体发现异常体征，提示可能威胁健康的因素；医疗体检的目的是根据病痛症状，通过查体发现其原因和部位，明确诊断，为治疗提供依据。

（4）中心不同。健康体检是以"健康"为中心的体检过程和结论；医疗体检是以"病痛"为中心的体检过程和结论，目的是根据患者或家属对病痛症状的主诉，通过查体发现其原因和部位，以明确诊断，为治疗提供基础。

（5）项目不同。健康体检的项目与医疗体检的项目有所区别。国家有关部委颁布的《学生健康标准》《中国成年人体质测定标准》是我们评定体质的标准，并根据其要求设定了体能测试、心理测查，以及微量元素、肿瘤标志物甚至基因性质的检测项目，这在一般医疗体检中是没有的。

（6）"产品"不同。健康体检的结果是最终做出健康体检的汇总报告，即在本次体检中发现的异常体征的解释、分析和处理建议。医疗体检的结果是书写病历和病程记录，通过有效的治疗，消除病痛和症状。

（7）场地不同。健康体检机构大多为平面设计，分男女不同性别的体检线；而医疗体检是以科室设置，完成全项检查多须楼上楼下反复多次，可能会与病人交叉，增加感染机会。

（8）方法相同。西医有视诊、触诊、叩诊和听诊，中医有望诊、闻诊、问诊和切脉。心电图机、B超机、X光机、血生化分析仪等设备与医院是相同的。

第三节　健康评估

　　健康评估是一个有计划的，系统而全面收集被评估者健康相关信息资料，并对资料的价值进行判断的过程，它包括简单的个体健康风险分级方法、患病危险性评估及复杂的群体健康风险评估模型。

　　在健康管理的学科发展过程中，涌现出许多健康风险的评估方法。传统的健康风险评估一般以死亡为结果，多用来估计死亡概率或死亡率。近年来随着循证医学、流行病学和生物统计学，以及云技术和大数据的发展，对海量信息的处理成为可能，使更精确的健康风险评估成为现实，健康风险评估技术的研究重点指向发病或患病可能性的预测方面，对健康保险的发展更具应用价值。传统的健康风险评估方法已逐步被以疾病为基础的患病危险性评估所取代，因为患病风险比死亡风险更能帮助个人理解风险因素的作用，有助于高效的实施控制措施。

　　健康评估包括资料收集、资料价值的判断和具体的评估。具体的评在包括评估的原则、内容、方法与程序等。

一、健康评估的原则

（一）全面评估原则

　　在健康保险业务经营中，健康评估的目标是对风险的识别、测量、防范处理，是基于个体或群体健康风险的选择和判断。对于健康风险的识别，应该全面系统地考察、了解各种影响健康和疾病的风险事件存在和可能发生的概率，以及损失的严重程度、健康风险因素及因风险的出现而导致的其他问题等。损失发生的概率及其后果的严重程度，直接影响人们对损失危害的衡量，最终决定健康风险防范措施的选择和管理效果的优劣。因此，必须全面了解各种健康相关风险的存在和发生，及其将引起的损失后果的详细情况，以便及时而清楚地为决策者提供比较完备的决策信息。

（二）精准识别原则

　　健康风险评估的前提是风险识别，这是健康风险管理的前提和基础。健康风险识别的准确与否在很大程度上决定了健康保险风险管理效果的好坏。为了保证健康风险识别的精准度，首先需要进行全面系统的调查分析，将健康风险进行综合归类，揭示其性质、类型及后果。如果没有科学系统的方法来精准识别和衡量健康风险，就难以确定哪种风险是可能发生的，也不可能较合理地选择控制和处置的方法。这种风险的识别和衡量必须是一个连续不断的、制度化的过程。

（三）综合评价原则

健康风险评估无论对个人、家庭，还是群体、特定单位和社会都是一个复杂的系统，原因在于健康的影响因素是复杂的，涉及生理、心理和社会等多个维度，是不同类型、不同性质、不同损失程度的各种风险。由于复杂风险系统的存在，使得单一的分析方法难以对全部风险进行科学评估，因此必须综合使用多种分析方法。就健康保险而言，一般需要根据风险清单，将个人、团体面临的风险损失分为三类：一是直接损失，二是间接损失，三是责任损失，并通过特殊和专业的检测方法来对其进行识别。

（四）科学计算原则

风险的科学量化是进行风险管理的基础。对健康风险进行识别与测量的过程，同时就是对个人、家庭和团体健康风险状况及其影响因素进行量化和管理的过程。风险的识别和衡量要以严格的数学理论作为分析工具，在普遍估计的基础上，进行统计和特定的计算，以得出比较科学合理的分析和控制结果。

（五）量力而行原则

健康评估的目的在于为健康保险的风险管理提供前提和决策依据，以保证企业、单位和个人以最小的支出来获得最大的安全保障，减少健康风险的损失，因此，在现有资源的约束下，健康保险经营企业必须根据实际情况、自身的管理能力和财务承受能力来选择效果最佳、经费最省的健康评估方法，从而用较少的成本支出，来换取较大的收益。

二、健康评估的内容

（一）健康史的采集

健康史是健康评估资料采集的主要内容。健康史的采集包括一般资料、主诉、现病史、既往史、用药史、生长发育史、家族史、个人健康观等，常采用会谈法进行收集，以了解评估对象的健康观念、健康维护、疾病及其康复资料，进而综合分析现存的或潜在的健康问题及其反应。

（二）常见症状评估

症状是个体患病时的主观感受，即主观健康资料，采用会谈和观察的方法进行评估。主要研究症状的发生、发展和演变，以及由此引起的病人身体、心理及社会方面的反应，在护理评估中起主导作用，即指导临床护理监测、预测临床护理问题。

（三）体检评估

体检评估是以解剖、生理和病理学等知识为基础，基本有 5 种方法，包括视诊、触诊、叩诊、听诊和嗅诊，具有很强的专业性和技术性，需通过系统专业训练并反复实践才能掌握。

身体一般状态的评估包括生命体征、意识状态、面容与表情、发育与体型、营养状态、体位、步态等。此外，身体评估还包括其系统和组织的评估，如皮肤、黏膜及浅表淋巴结评估、头面部及颈部评估、胸部评估、心脏评估、血管评估、腹部评估、脊柱与四肢评估，以及神经反射评估等。

（四）心理、社会及行为评估

心理、社会及行为评估是健康全面评估的需要。心理评估涉及病人的自我认知、病人的情绪与情感等，社会评估则主要包括角色评估、人际关系评估和社会支持状态等。从心理、社会和行为的角度阐述如何进行评估，由于主观因素较多，故在收集、分析和判断资料过程中会存在一定的困难。

（五）心电图检查

心电图检查是一种常规检查方法，不仅对心血管疾病，而且对其他疾病的病情评估，以及重症监护均有重要作用。检查结果是健康评估的客观资料，需要结合健康史、身体评估等临床资料综合分析。

（六）实验室检查

实验室检查是通过物理、化学及生物学等方法，对评估对象的血液、体液、分泌物、排泄物、组织或细胞取样等进行化验，以获取器官功能状态、疾病病原体、病理组织形态等客观资料。该检查手段与临床护理关系密切，即大部分检查标本需要采集，检查结果协助和指导评估人员判断评估对象的健康问题及其变化。

（七）影像学检查

影像学检查包括 X 线检查、超声检查和核医学检查，检查结果可协助诊断，检查前的准备与健康评估质量关系密切。

（八）护理诊断思维与评估记录

健康评估的最终结果是形成健康评估报告，即提出健康问题，这需要对疾病和健康的诊断思维进行加工、提炼，往往需通过系统训练和大量临床实践来熟练掌握。

三、健康评估的方法

（一）基本方法

（1）会谈（Interview）。会谈是评估者与被评估者之间目标明确、正式有序的交谈过程，其不同于一般的客套谈话，也不是询问一系列问题以填写评估记录的过程，而是评估人员与评估对象或其知情人之间的对话，旨在获取完整、全面、准确的健康史资料，为进一步身体评估或辅助检查提供线索，以协助确立正确的护理诊断。

（2）健康问卷调查。健康问卷调查是通过专门的问卷进行健康状况评估。

（3）体检评估。体检评估是评估人员通过自己的感官或借助辅助工具对评估对象进行细致观察和系统体检，以了解其身体状况的一组基本评估方法，即视诊、触诊、叩诊、听诊、嗅诊。辅助工具包括听诊器、血压计、体温计、手电筒、压舌板、尺子等。旨在验证会谈获得的有临床意义的症状，发现阳性体征及被评估者对治疗、护理的反应，为健康保险核保问题寻找客观依据。

（二）辅助方法

（1）心电图检查。心电图检查的详细内容见本书相关章节。

（2）实验室检查。实验室检查主要包括三大常规、血液生化等。详细见本书第五章相关内容。

（3）影像检查。针对健康评估的具体目标，选择必要的影像诊断项目。详细内容见本书相关章节。

（4）其他辅助诊断方法。

四、健康评估的程序

通过会谈、身体评估及辅助检查获得评估对象的健康资料，这只是完成健康评估的第一步，要确定正确的护理问题，还需要对所收集的资料进行整理归纳、综合分析、推理判断等临床思维过程，即健康评估的程序包括收集资料、整理资料、分析资料及提出护理诊断。

（一）收集资料

全面系统了解评估对象的身体、心理及社会适应等健康状况，通过会谈获得健康史、症状、心理、社会、行为等主观资料；通过身体评估、实验室或器械检查等获得客观资料，有些资料固定不变，如性别、家族，有些资料是可变的，如体重、血压、情绪等，对可变资料应动态评估。

收集资料的具体内容和方法是《健康评估》课程主要解决的问题。

（二）整理资料

收集的资料是否全面、准确和客观，需要评估人员进一步核实、归纳、查漏补缺，以保证资料的有效性。资料分类的常用方法：①按 Maslow 基本需要层次论分类，可分为生理、安全、爱与归属、尊敬与被尊敬及自我实现需要五个方面。该分类可提醒评估人员从多角度收集资料，但却存在与护理诊断没有对应关系的缺点。②按 Gorden 的 FHPs 分类，可分为健康感知与管理，营养与代谢、排泄，活动与运动，睡眠与休息，感知与认知，自我概念、角色与关系，性与生殖，压力与应对，价值与信念等 11 种功能性健康形态。每一形态下均有相应评估标准，当发现评估对象某形态资料出现异常，找出其对应的评估标准即可。

（三）分析资料

解释和推理整理好的资料，比较、判断具体资料与正常状况，找出异常资料，尤其是阳性体征、明显症状及阳性检查结果，并综合分析异常情况的原因和相关因素，概括出评估依据。如一中年男性病人主诉最近头痛、头晕，测量其血压为 180/110mmHg。评估人员应知道血压的正常值，判断病人的头痛、头晕是异常的，血压很高，推论出不适症状可能为高血压引起。

（四）做出评估

通过综合分析，做出健康评估报告，对临床而言，是将资料分析时发现的异常情况与诊断进行对比，即根据诊断依据确定初步诊断意见，从护理角度，主要是根据 Maslow 需要层次论、健康问题对生命和健康的影响程度进行护理问题的排序，一般按照首优、次优及其他健康问题的顺序排列；对健康保险经营而言，则提出健康风险选择、评估和处理的决定和意见。

第四节　个体与团体的健康危险因素评价

一、概述

健康危险因素评价是健康评估的重要内容与方法。世界卫生组织（WHO）2002年发布了《减少风险延长健康寿命》的年度报告，该报告收集并分析了来自全球的健康危险因素数据和资料，对当今世界上导致疾病、残疾和死亡的人类最重要的健康危险因素进行了深入的分析和探讨。报告不仅对健康危险因素的概念、种类、健康危险因素评价方法、干预策略等内容进行了较为详尽的研究和探讨，还就减少目前的健康风险对今后未来二三十年里可避免的疾病负担进行了深入的研究。

（一）健康危险因素

健康危险因素（Health Risk）是指存在于机体内、外环境中，与疾病，尤其是慢性病的发生、发展及死亡有关的因素，即能使疾病或死亡发生的可能性增加的因素，或者是能使健康不良后果发生概率增加的因素，一般包括环境、生物、社会、经济、心理、行为诸多方面的因素。健康危险因素一般具有潜伏期长、特异性弱、联合作用、广泛存在等特点。

健康危险因素的分类有多种方式，一般有直接健康危险因素和间接健康危险因素，群体健康危险因素和个体健康危险因素等。尽管引起人类疾病和死亡的危险因素包含诸如生物因素，心理因素，行为因素，文化、社会因素等很多种类，但概括起来，主要包括以下四类：

1. 环境危险因素

环境危险因素包括自然环境（原生环境、次生环境）和社会环境。

（1）自然环境危险因素主要包括：①生物性危险因素。自然环境中影响健康的生物性危险因素有细菌、病毒、寄生虫、生物毒物等，是传染病、寄生虫病和自然疫源性疾病的直接致病原。这些疾病原因大多清楚，具有明显的地方性流行特征，在局部地区仍然是危害人群健康的主要疾病，有时也会借现代交通工具和人员的流动引起全球性的播散。②物理化学危险因素。自然环境中的物理性因素有噪声、振动、电离辐射、电磁辐射等；化学性危险因素有各种生产性毒物、粉尘、农药、交通工具排放的废气等。理化污染是工业化、现代化带来的次生环境危险因素，是日益严重的健康杀手。

（2）社会环境危险因素。随着人类社会现代化、网络化、信息化步伐的不断加快，产业的调整带来失业、贫困、竞争、压力等一系列问题，社会环境因素正对人类健康毫不留情、从不间断地施加着越来越大的影响。国家间、地区间、群体间的健康差距呈现加大趋势。在贫困国家和贫困人口中，许多健康危险因素出现了聚和之势。由于贫困导致教育机会减少，从而在一定程度上又造成对其发展能力的剥夺，进一步导致社会地位的低下，引起精神上的压抑、社会隔离、就业困难及生存压力。这些健康危险因素相互叠加、互为因果，最终落入贫困影响健康，不健康又导致更贫困的恶性循环。

2. 心理、行为危险因素

行为危险因素又称自创性危险因素，是由于人类不良的生活行为方式而导致的健康危害。随着人类疾病谱的改变，与不良行为生活方式密切相关的慢性病越来越成为人类健康的主要威胁。据统计，前四位主要死亡原因，心脏病、肿瘤、脑血管病和意外伤害占总死亡数的比例达70%以上，而造成前四位死亡原因的危险与人类的生活方式密切相关。WHO 2002 年报告列举了影响全球的十大健康危险因素包括营养不良、不安全性行为、高血压、吸烟、酗酒、不安全饮用水及不良卫生设施和卫生习惯、铁缺乏、室内烟尘污染、高胆固醇、肥胖等，其中大部分危险因素均与人类的行为有关。因此，加强对心理、行为危险因素的研究与监测，制定针对健康危险因素的优先干预策略，加大健康教育和行为矫治，消灭自创性危险，是增进健康的明智选择。

3. 生物遗传危险因素

随着医学的发展及人们对疾病认识的不断深入，人们发现无论传染病还是慢性非传染性疾病的发生都与遗传因素和环境因素的共同作用密切相关。随着分子生物学和遗传基因研究的发展，遗传特征、家族发病倾向、成熟老化和复合内因学说等都已经在分子生物学的最新成就中找到客观依据。在人类进入 21 世纪之际，由于分子生物学的成就，有可能从分子水平来阐明一些疾病的物质基础，将为防治疾病提供有效的武器。

4. 医疗卫生服务中的危险因素

医疗卫生服务中影响健康的危险因素是指医疗卫生服务系统中存在各种不利于保护并增进健康的因素，如医疗行为中开大处方、诱导过度和不必要的医疗消费；医疗程序中院内感染，滥用抗生素和激素；医疗服务中质量低下、误诊漏诊等都是直接危害健康的因素。从广义上讲，医疗资源的不合理布局、初级卫生保健网络的不健全、城乡卫生人力资源配置悬殊以及重治疗轻预防的倾向和医疗保健制度不完善等都是危害人群健康的因素。所以，卫生服务体系建设和医疗保健体制改革的目的是完善服务、保障健康。

分析危险因素对健康的影响以及采取干预措施应该成为社会医学的重要课题，本章将重点介绍已广泛应用于临床干预和健康促进的健康危险因素评价方法，以及 WHO 最新倡导的健康危险因素分析方法。

（二）健康危险因素评价

健康危险因素评价（Health Risk Factors Appraisal，HRA）是研究危险因素与慢性病发病及死亡之间数量依存关系及其规律性的一种技术方法。它研究人们在生产环境、生活方式和医疗卫生服务中存在的各种危险因素对疾病发生和发展的影响程度，以及通过改变生产和生活环境，改变人们不良的行为生活方式，降低危险因素的作用，可能延长寿命的程度。健康危险因素评价的目的是促进人们改变不良的行为生活方式，降低危险因素，提高生活质量和改善人群健康水平。

世界卫生组织（WHO）认为：健康危险因素评价是系统地评价和比较不同健康危险因素导致疾病和伤害负担大小的一种评价方法（WHO）。在《减少风险延长健康寿命》的年度报告中，提出了一些重要概念。①危险因素暴露率（Prevalence of Risk）。危险因素暴露率是暴露于某一健康危险因素的人口占总人口的比例；②相对危险度（Relative Risk）。相对危险度是暴露于某一危险因素人口与非暴露人口患某种疾病的比率；③人群归因危险度（Population Attributable Risk）。人群归因危险度是暴露于某一危险因素人群中患病的比率；④归因疾病负担比（Attributable Burden）。归因疾病负担比是由于过去的暴露而导致的疾病和损伤的负担比；⑤可避免的疾病负担比（Avoidable Burden）。可避免的疾病负担比是如果将目前的危险因素暴露水平降低到某种假设的暴露水平，可以避免的疾病和损伤负担比。

健康危险因素评价是临床医师根据慢性病患者危险因素的严重程度来预测患者疾病恢复的可能性以及估计患者预后，这些临床医师将通常使用的医学回顾方法转变成对人群进行医学前瞻，即对健康人群根据存在危险因素的严重程度估计疾病发生及死亡的可能概率。这种设想在美国 Framingham 心脏病前瞻性研究中得到证实。20 世纪 70 年代，Robbin 和 J. H. Hall 出版了《怎样进行医学前瞻》（How to practice prospective medicine）一书，系统论述了根据危险因素的程度定量研究慢性非传染性疾病发病及死亡概率的原理和方法，为健康危险因素评价的发展奠定了理论基础。

20 世纪 70 年代中期，不少学者将健康危险因素按严重程度转化为危险分数，也就是将定性指标转换成定量指标进行分析。生物统计学家 H. Geller 和健康保险学家 N. Gesner 根据各种危险因素与相应慢性病之间联系的密切程度和作用强度，采用直接评分和多元回归分析等多种分析方法，将危险因素转换成危险分数用于定量分析，使健康危险因素评价方法臻于完善（见表6.3）。

表 6.3   疾病与危险因素之间的联系

冠心病	与收缩压、舒张压、糖尿病史、体力活动、吸烟、体重、家族遗传史和血清胆固醇含量有阳性联系
车祸	酒后驾车是一个重要危险因素，另外还有平均驾车里程、服用药物（兴奋剂、镇静剂等）、安全带使用程度等
乳腺癌	家族史，如母亲和姐妹中有乳腺癌史，则患病危险因素增高；有无定期乳房自我检查及医学检查也是一个重要测定指标；患者年龄和哺乳史也是测定危险因素的重要参考指标
子宫颈癌	社会地位和经济状况低下；性生活开始年龄和结婚年龄早；是否定期做阴道涂片检查
肺癌	吸烟是肺癌的重要危险因素，故应详细询问吸烟量、吸烟时间和开始吸烟年龄；被动吸烟也是肺癌的危险因素
肠癌	肠息肉、肠出血、肠壁溃疡和肠炎都是肠癌的危险因素；定期肛指检查、直肠镜检查和大便隐血试验是早期发现肠癌的重要手段；以往患有血吸虫病史是诱发肠癌的一个危险因素
肝硬化	饮酒是肝硬化的一个重要危险因素，应详细询问饮酒种类、饮酒量和饮酒时间；肝炎史和血吸虫病史亦是预测肝硬化危险因素的参考指标
糖尿病	年龄、体重、高血压和家族史等
脑血管病	主要危险因素有高血压、高胆固醇血症、糖尿病及吸烟等，高盐摄入量是诱发高血压的危险因素；年龄、紧张与缺乏体力活动也是诱发脑血管疾病的危险因素
肺气肿	吸烟、慢性支气管炎等
肺结核	是否定期作 X 线检查，有无阳性接触史；经济社会地位低下是诱发肺结核的危险因素
自杀	抑郁、应激突发事件的能力与家族史是自杀的重要危险因素

二、个体健康危险因素评价

（一）概述

个体健康危险因素评价是健康评估的重要组成部分，是对个体所处的健康环境和健康状态进行的量化分析和评估。

个体健康危险因素评价包括了确定健康危险因素、将危险因素量化、分析其对人体以及环境的危害特征等一系列活动。个体危险因素评价的过程见图 6.1。

通过这种分析，人们可以估计和比较不同健康危险因素导致疾病和损伤负担的大小，并对各种健康危险因素的暴露程度进行评价。

（二）健康危险因素评价的计算步骤

1. 资料收集

（1）收集当地年龄别、性别、疾病别死亡率资料。可以通过死因登记报告、疾

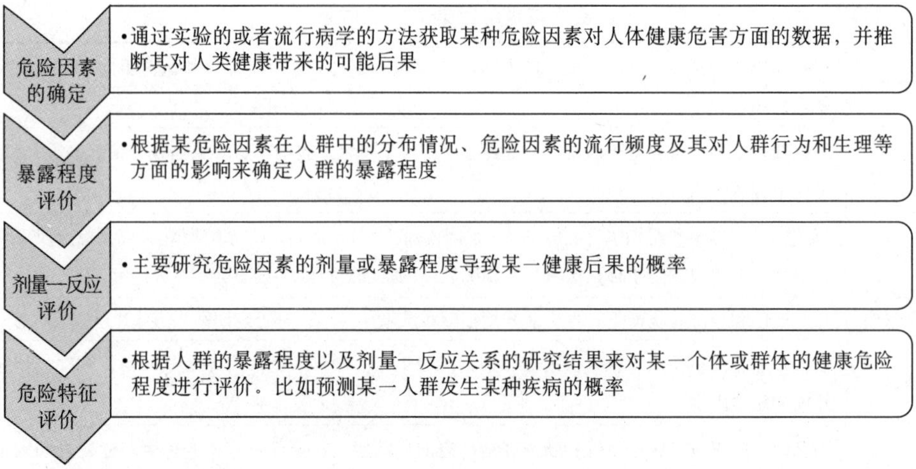

危险因素的确定	•通过实验的或者流行病学的方法获取某种危险因素对人体健康危害方面的数据，并推断其对人类健康带来的可能后果
暴露程度评价	•根据某危险因素在人群中的分布情况、危险因素的流行频度及其对人群行为和生理等方面的影响来确定人群的暴露程度
剂量—反应评价	•主要研究危险因素的剂量或暴露程度导致某一健康后果的概率
危险特征评价	•根据人群的暴露程度以及剂量—反应关系的研究结果来对某一个体或群体的健康危险程度进行评价。比如预测某一人群发生某种疾病的概率

图 6.1　健康危险因素评价步骤示意图

病监测或死亡回顾调查获得相关资料。表 6.4 是某地某 41 岁男性的健康危险因素评价表，该表第 1、2 栏列出的是该地 40~44 岁的男性前 11 位死因及每 10 万人的死亡概率，如冠心病死亡概率为 1 877/10 万，车祸为 285/10 万等。

健康危险因素评价要阐明危险因素与发病率、死亡率之间的数量关系。选择哪一些疾病及相关的危险因素作为研究对象，对于调查项目的确定非常重要。一般是选择当地危害健康最严重的疾病，即前 10~15 位死因的疾病作为研究对象。这就需要在收集到当地年龄别、性别、疾病别死亡率后才能确定。

当地年龄别、性别、疾病别死亡率资料还用来作为同性别、同年龄别死亡率的平均水平，在评价时作为比较的标准。

（2）收集危险因素资料。一般采用自填式问卷调查法，辅以一般体格检查、实验室检查等手段获得。表 6.4 第 3、4 栏为各种疾病的危险因素及指标值。

需要收集的危险因素资料可以根据影响健康和疾病四个方面的因素来考虑：

①个人行为生活方式，如吸烟、饮酒、体力活动情况等；

②环境因素，如经济收入、居住条件、家庭关系、工作环境、心理刺激等；

③生物遗传因素，如年龄、性别、种族、身高、体重等；

④医疗卫生服务，如是否定期健康检查、直肠镜检查、阴道涂片检查等。

另外，尚要考虑原有疾病史：如有无原因不明的肛门出血、慢性支气管炎、肺气肿、糖尿病等；婚姻生育史：初婚年龄、妊娠年龄、生育胎数等；家庭疾病史：家庭中是否有人死于或患有心脏病、乳腺癌、糖尿病、自杀等。

在具体的调查问卷中应该包括哪些内容与研究的疾病有关，即要包括与当地前 10~15 位死因有普遍公认的确定联系的危险因素，也就是通过慢性病病因学和流行病学研究确认与某种疾病有关的相应危险因素。例如：冠心病，目前研究已得到公认的危险因素有血压、胆固醇水平、糖尿病史、体力活动少、家族史、吸烟、超重等。要注意的是血压一般分为收缩压和舒张压两个危险因素来考虑，因为它们产生的机理及增高时对机体的影响有差异。但是，如果两者中有一个或两个危险分数等于或小于1.0，则不记低的那个危险分数，仅用高的那个危险分数作为血压的危险分数，而不必分为收缩压、舒张压两项来记。例如表6.4中，该例的血压为收缩压16.0kpa，舒张压9.3kpa，两者的危险分数都低于1.0，故作为一项危险记为血压16.0/9.3kpa，危险分数为0.4。乳腺癌目前研究比较公认的危险因素有家族史、年龄、哺乳史等，而乳房自我检查则是降低危险的因素。吸烟是肺癌比较肯定的危险因素，应详细询问吸烟量、吸烟种类、开始吸烟年龄等情况。

表6.4　　　　　　　　　　某地某41岁男性健康危险因素评价表

死亡原因	死亡概率(1/10万)	疾病诱发因素	指标值	危险分数	组合危险分数	存在死亡危险	根据医生建议改变危险因素	新危险因素	新组合危险分数	新存在死亡危险	降低量(%)	危险程度降低百分比(%)
(1)	(2)	(3)	(4)	(5)	(6)	(7)	(8)	(9)	(10)	(11)	(12)	(13)
冠心病	1 877	血压(kpa)	16.0/9.3	0.4	1.91	3 585.07	—	0.4	0.11	206.47	3 378.6	6.47
		胆固醇(mg/dl)	192	0.6			—	0.6				
		糖尿病史	无	1.0				1.0				
		体力活动	坐着工作	2.5			定期锻炼	1.0				
		家族史	无	0.9				0.9				
		吸烟	不吸	0.5				0.5				
		体重	超重30%	1.3			降到平均体重	1.0				
车祸	285	饮酒	不饮	0.5	1.9	541.5		0.5	1.9	541.5	0	0
		驾车里程	25 000公里/年	2.5			—	2.5				
		安全带使用	90%	0.8			100%	0.8				
自杀	264	抑郁	经常	2.5	2.5	660.00	治疗抑郁	1.5	1.5	369.0	264.0	4
		家族史	无	1.0				1.0				
肝硬化	222	饮酒	不饮	1.0	0.1	22.20	—	0.1	0.1	22.2	0	0

续表

死亡原因	死亡概率(1/10万)	疾病诱发因素	指标值	危险分数	组合危险分数	存在死亡危险	根据医生建议改变危险因素	新危险因素	新组合危险分数	新存在死亡危险	降低量(%)	危险程度降低百分比(%)
脑血管病	222	血压(kpa)	16.0/9.3	0.4	0.19	42.18	—	0.4	0.19	42.18	0	0
		胆固醇(mg/dl)	192	0.6			—	0.6				
		糖尿病史	无	1.0			—	1.0				
		吸烟	不吸	0.8			—	0.8				
肺癌	202	吸烟	不吸	0.2	0.2	40.40	—	0.2	0.2	40.4	0	0
慢性风湿性心脏病	167	心脏杂音	无	1.0				1.0				
		风湿热	无	1.0	0.1	16.70	—	1.0	0.1	16.7		
		症状体征	无	0.1				0.1				
肺炎	111	饮酒	不饮	1.0				1.0				
		肺气肿	无	1.0	1.0	111.00	—	1.0	0.1	111.0	0	0
		吸烟	不吸	1.0				1.0				
肠癌	111	肠息肉	无	1.0				1.0				
		肛门出血	无	1.0				1.0	0.3	33.3	77.7	1
		肠炎	无	1.0	1.0	111.00	—	1.0				
		直肠镜检查	无	1.0			每年检查一次	0.3				
高血压心脏病	56	血压(kPa)	16.6/9.3	0.4	0.7	39.20	—	0.4	0.4	22.4	16.8	0.2
		体重	超重30%	1.3			降到平均体重	1.0				
肺结核	56	X线检查	阴性	0.2			—	0.2				
		结核活动	无	1.0	0.2	11.20	—	1.0	0.2	11.2	0	0
		经济和社会地位	中等	1.0			—	1.0				
其他	1 987			1.0		1 987			1.0	1 987	0	0
合计	5 560	522				7 167.45			3 430.35	3 737.1	52.2	

注：mg/dlx0.0259 = mmol/L。

2. 处理资料

（1）将危险因素转化为危险分数（填入表6.4第5栏）。这是危险因素评价的关键步骤。一般说来，将危险因素相当于平均水平时的危险分数定为1.0，也就是说，当危险分数为1.0时，个人发生某病死亡的概率相当于当地死亡率的平均水平。危险分数大于1.0，则个人发生某病死亡的概率大于当地死亡率的平均水平。危险分数越高，则死亡概率越大。危险分数小于1.0，则个人发生某病死亡的概率小于当地死亡率的平均水平。

进行危险分数换算可采用如下方法：

①采用经验指标。邀请一批有关专业的专家，从危险因素与死亡率之间联系的程度，根据前瞻性或回顾性死因调查的结果以及他们的经验，提出由危险因素转换成危险分数的经验指标。

②多元回归分析法。这种方法的根据就是危险因素与死亡率之间存在着函数关系，可以用多元回归分析法计算出死亡率与危险因素之间的相关值，并以此建立多种计算模型：统计模型、聚类模型、Spaseff 模型、对数线性模型、Logistic 模型等。我们目前进行健康危险因素评价时作为参考的 Geller – Gesner 表（危险分数转换表）就是用统计模型计算制成。

目前，我们进行危险分数转换时多采用危险分数转换表作为参考。在此基础上结合我国具体情况稍作修改。表6.5给出了某一年龄组男性的 Geller – Gesner 表例供参考。如果某人的危险因素指标值在表上查不到，可以用相邻两个指标值的危险分数来估计，或用内插法计算。如表6.4例中胆固醇为192mg，表6.5中40～44岁男性危险分数转换表，没有192mg这一等级，根据220mg与180mg对应的危险分数1.0与0.5，用内插法计算得192mg的危险分数为0.6。

表6.5　　　　　　　　　危险分数转换表（男性40～44岁组）

死亡原因	危险指标	测量值	危险分数
冠心病	收缩压 kPa（mmHg）	26.6（200）	3.2
		23.9（180）	2.2
		21.3（160）	1.4
		18.6（140）	0.8
		16.0（120）	0.4
	舒张压 kPa（mmHg）	14.1（106）	3.7
		13.3（100）	2.0
		12.5（94）	1.3
		11.7（88）	0.8
		10.9（82）	0.4
	胆固醇（mg/dl）	280	1.5
		220	1.0
		180	0.5

续表

死亡原因	危险指标	测量值	危险分数
冠心病	糖尿病史	有	3.0
		已控制	2.5
		无	1.0
	运动情况	坐着工作和娱乐	2.5
		有些活动的工作	1.0
		中度锻炼	0.6
		较强度锻炼	0.5
		坐着工作，有定期锻炼	1.0
		其他工作，有定期锻炼	0.5
	家庭史	父母均60岁以前死于冠心病	1.4
		父母60岁以前死于冠心病	1.2
		父或母健在（<60岁）	1.0
		父母健在（≥60岁）	0.9
	吸烟	≥10支/日	1.5
		<10支/日	1.1
		吸雪茄或烟斗	1.0
		戒烟（不足10年）	0.7
		不吸或戒烟10年以上	0.5
	体重	超重75%	2.5
		超重50%	1.5
		超重15%	1.0
		超重10%以下	0.8
		降到平均体重	1.0

（2）计算组合危险分数（结果见表6.4第6栏）。许多流行病学调查证明，多种危险因素对同一疾病具有联合作用，这种联合作用对疾病的影响十分强烈。据报道，高血压与吸烟在冠心病的发病中有近似相乘的协同作用。如果将无高血压病史又不吸烟者发生冠心病的危险度定为1.0，则无高血压史但有吸烟者发生冠心病的危险度为3.3，有高血压史但不吸烟者的危险度为5.9，两种因素都存在者发生冠心病的危险度为18.4，比单纯有高血压史又不吸烟者的危险度高了2倍。所以，在计算危险分数时应考虑危险因素的联合作用，计算组合危险分数。

计算组合危险分数时分两种情况：

①与死亡原因有关的危险因素只有一项时，组合危险分数等于该死因的危险分数。如表6.4，肝硬化的危险因素只有饮酒，故危险分数和组合危险分数都是0.1。

②与死亡原因有关的危险因素是多项时，组合危险分数的计算为：

a. 将危险分数大于1.0的各项分别减去1.0后剩下的数值作为相加项分别相加，1.0作为相乘项。

b. 小于或等于1.0的各项危险分数作为相乘项分别相乘。

c. 相加项和相乘项的结果相加，就得到该死亡原因的组合危险分数。例如表6.4中冠心病的危险因素有7项，危险分数大于1.0的有体力活动情况，危险分数为2.5；体重超过30%，危险分数为1.30，其余各项的危险分数都小于或等于1.0。计算组合危险分数：2.5-1.0=1.5；1.3-1.0=0.3。1.5和0.3就是相加项。危险分数小于或等于1.0的其余各项以及体力活动情况和超体重被减去的1.0都作为相乘项。具体计算如下：

相加项：1.5+0.3=1.8

相乘项：$0.4 \times 0.6 \times 1.0 \times 1.0 \times 0.9 \times 0.5 \times 1.0 = 0.108$

组合危险分数：1.8+0.108=1.91

3. 计算存在死亡危险

它说明在某一种组合危险分数下，因某种基本能够死亡的可能危险性。

存在死亡危险=平均死亡概率×组合危险分数，即表6.4中的第2栏乘以第6栏，结果填入第7栏。例如，40~44岁组男性冠心病的平均死亡概率为1 877/10万，某41岁男性的组合危险分数为1.91，则此人冠心病存在死亡危险=1 877×1.91=3 585.07/10万。也就是说，此人今后10年发生冠心病死亡的可能危险是3 585.07/10万。

其他死因的存在死亡危险就是其他死因的平均死亡概率，也就是将其他死因的组合危险分数看作1.0。

4. 计算评价年龄

评价年龄是根据年龄与死亡数之间的函数关系，按个体所存在的危险因素计算预期死亡数求出的年龄。具体的计算方法是将各种死亡原因的存在死亡危险相加，并且要加上其他死因的存在死亡危险，其结果就是总的存在死亡危险，用总的存在死亡危险查表6.6健康评价年龄表，就可得出评价年龄。

健康评价年龄表左边一列是男性总的存在死亡危险，右边一列是女性总的存在死亡危险；中间部分，最上边的一行数目是个体实际年龄的最末一个数字，余下的主体部分就是相应的评价年龄。

如表6.4例，该41岁男子总的存在死亡危险：3 585.07+541.54+660.00+22.20+42.18+40.40+16.70+111.00+110.00+39.20+11.2+1 987=7 167.45。查表6.6，在表左边的一列寻找，没有列出7 167.45这个数，则找最接近7 167.45的数。7 167.45与6 830和7 570都较为接近，则插入在两者中间考虑，该男子41岁，最末一位数字是1，在中间部分的最上一行找到1，在其对应的那一列中去查找评价年龄。在这一列中与 6 830 对应的数是 43，与 7 570 同行的数是 44，故此人的评价年龄为 43.5 岁。

5. 计算增长年龄

增长年龄又称可达到年龄，是根据已存在的危险因素，提出可能降低危险因素的措施后预计的死亡数算出的一个相应的年龄。表 6.4 中的第 8 到第 11 栏都用于计算增长年龄，其计算方法与评价年龄的计算方法相似。将医生建议改变的危险因素指标值填入第 8 栏；根据新指标值查危险分数转换表，将所得的危险分数填入第 9 栏，重新计算组合危险分数填入第 10 栏；用第 2 栏乘以第 10 栏得新存在死亡危险填入第 11 栏，并计算出总的新存在死亡危险；查表 6.6，所得出的年龄就是增长年龄，如表 6.4，重新计算的总死亡危险为 3 430.35，查得增长年龄为 36 岁。

6. 计算危险降低程度

危险降低程度显示的是如果根据医生的建议改变了现有的危险因素，危险能够降低多少，即危险降低的情况。其中，表 6.4 的 12 栏是降低的实际数量。用存在死亡危险（第 7 栏）减新存在死亡危险（第 11 栏）获得。第 13 栏阐明的是这一危险的降低量在总的存在死亡危险中所占的百分比，它由每种死亡原因的危险降低量（第 12 栏）除以总存在死亡危险得到。例如，冠心病的危险降低量 = 3 585.07 - 206.47 = 3 378.60。危险降低百分比 = 3 378.60/7 167.45 × 100% = 47%。余类推。

表 6.6　　　　　　　　健康评价年龄表

男性存在死亡危险	实际年龄最末一位数					女性存在死亡危险	男性存在死亡危险	实际年龄最末一位数					女性存在死亡危险
	0	1	2	3	4			0	1	2	3	4	
	5	6	7	8	9			5	6	7	8	9	
530	5	6	7	8	9	350	4 510	38	39	40	41	42	2 550
570	6	7	8	9	10	350	5 010	39	40	41	42	43	2 780
630	7	8	9	10	11	350	5 560	40	41	42	43	44	3 020
710	8	9	10	11	12	360	6 160	41	42	43	44	45	3 280
790	9	10	11	12	13	380	6 830	42	43	44	45	46	3 560
880	10	11	12	13	14	410	7 570	43	44	45	46	47	3 870
990	11	12	13	14	15	430	8 380	44	45	46	47	48	4 220
1 110	12	13	14	15	16	460	9 260	45	46	47	48	49	4 600
1 230	13	14	15	16	17	490	10 190	46	47	48	49	50	5 000
1 350	14	15	16	17	18	520	11 160	47	48	49	50	51	5 420
1 440	15	16	17	18	19	550	12 170	48	49	50	51	52	5 860
1 500	16	17	18	19	20	570	13 230	49	50	51	52	53	6 330
1 540	17	18	19	20	21	600	14 340	50	51	52	53	54	6 850
1 560	18	19	20	21	22	620	15 530	51	52	53	54	55	7 440
1 570	19	20	21	22	23	640	16 830	52	53	54	55	56	8 110
1 580	20	21	22	23	24	660	18 260	53	54	55	56	57	8 870

续表

男性存在死亡危险	实际年龄最末一位数					女性存在死亡危险	男性存在死亡危险	实际年龄最末一位数					女性存在死亡危险
	0	1	2	3	4			0	1	2	3	4	
	5	6	7	8	9			5	6	7	8	9	
1 590	21	22	23	24	25	690	19 820	54	55	56	57	58	9 730
1 590	22	23	24	25	26	720	21 490	55	56	57	58	59	10 680
1 590	23	24	25	26	27	750	23 260	56	57	58	59	60	11 720
1 600	24	25	26	27	28	790	25 140	57	58	59	60	61	12 860
1 620	25	26	27	28	29	840	27 120	58	59	60	61	62	14 100
1 660	26	27	28	29	30	900	29 210	59	60	61	62	63	15 450
1 730	27	28	29	30	31	970	31 420	60	61	62	63	64	16 930
1 830	28	29	30	31	32	1 040	33 760	61	62	63	64	65	18 560
1 960	29	30	31	32	33	1 130	36 220	62	63	64	65	66	20 360
2 120	30	31	32	33	34	1 220	38 810	63	64	65	66	67	22 340
2 310	31	32	33	34	35	1 330	41 540	64	65	67	68	69	24 520
2 520	32	33	34	35	36	1 400	44 410	65	66	67	68	69	26 920
2 760	33	34	35	36	37	1 600	47 440	66	67	68	69	70	29 560
3 030	34	35	36	37	38	1 760	50 650	67	68	69	70	71	32 470
3 330	35	36	37	38	39	1 930	54 070	68	69	70	71	72	35 690
3 670	36	37	38	39	40	2 120	57 720	69	70	71	72	73	39 250
4 060	37	38	39	40	41	2 330	61 640	70	71	72	73	74	43 200

(三)进行评价

健康危险因素评价可以分为个体评价和群体评价两种。在进行个体评价时，其结果可作为健康教育的理论依据，促进个体改变不良行为与生活方式，减少危险因素，阻止疾病的发生发展。危险因素群体评价的结果，可以了解危险因素在人群中的分布情况，作为确定疾病防治工作重点、制定防治措施的依据。

健康危险因素评价的个体分析，主要通过比较实际年龄、评价年龄和增长年龄三者之间的差别，以便了解危险因素对寿命可能损害的程度和降低危险因素后寿命可能延长的程度。

一般说来，评价年龄高于实际年龄，说明被评价者所存在的危险因素高于平均水平，死亡率可能高于当地死亡率平均水平。增长年龄与评价年龄之差，说明降低危险因素后可能延长寿命的年数。

根据实际年龄、评价年龄和增长年龄三者之间的关系，一般可将其分为四种类型：

1. 健康型

属于这一类型的个体，评价年龄小于实际年龄。例如，一位 47 岁的人，评价年龄仅 43 岁。这一类型的评价年龄小于实际年龄，说明个体危险因素较平均危险低，健康状况较好，47 岁的个体可能经历如同 43 岁那样的死亡率。这一类型通过降低危险因素仍有可能延长寿命，但延长不多。

2. 存在危险型中的自创性危险因素类型

这一类型个体，评价年龄大于实际年龄，并且评价年龄与增长年龄之差大。例如表 6.4 例的个体就属于这种类型，实际年龄 41 岁，评价年龄 43.5 岁，增长年龄 36 岁，这种类型的评价年龄大于实际年龄，说明个体危险因素较平均水平高。这些危险因素多是自创的，是可去除的，降低危险因素可更多地延长寿命，评价年龄与增长年龄相差 7.5 岁，即降低危险因素后可能延长的寿命数。

3. 存在危险型中的历史危险因素类型

这一类型的个体，评价年龄大于实际年龄，但是，评价年龄与增长年龄差异小，在 1 岁或 1 岁以内。例如，某人实际年龄 41 岁，评价年龄 47 岁，增长年龄 46 岁，评价年龄与增长年龄之差仅为 1 岁，这种类型说明个体的危险因素主要来自过去病史或遗传因素，不容易降低和改变这些因素，即使稍有改变，效果也不显著，寿命增加不多。

4. 少量危险型

这类人实际年龄与评价年龄相接近，死亡过程相当于当地平均水平。他们个人存在的危险因素接近当地平均水平，降低危险因素的可能性有限，故增长年龄与评价年龄也较接近。

除了对上述改变所有危险因素后三种年龄之间的关系进行分析外，尚可针对某一种危险因素进行分析。例如，仅降低各种死因的吸烟这一项危险因素或仅降低超体重一项危险因素，用同样方法计算相应的增长年龄，从评价年龄与增长年龄之间的差值可以了解某一种危险因素对个体的影响程度。

危险因素对个体的影响程度同样可以用改变危险因素后危险降低程度来说明。如表 6.4 所示，如果根据医生建议改变危险因素，该个体总危险可以降低 52.2%，而冠心病的危险可以降低 47%。

三、团体健康危险因素评价（群体评价）

群体评价是在个体评价的基础上进行的，一般可以进行下述三方面的分析。

（一）不同人群的危险程度

在个体评价中，根据实际年龄、评价年龄和增长年龄三者之间的关系将被评价者分为四种类型，即健康型、存在危险型中的自创性危险因素类型、存在危险型中的历史危险因素类型、少量危险型。在进行不同人群的危险程度分析时，将属于健康型的人归为健康组；属于存在危险型，包括自创性危险因素类型与历史性危险因素类型的两种人归为危险组；少量危险型的人归为一般组。可以根据不同人群中各种类型的人所占比重来分析哪一种人的危险水平高，以便确定防治重点。一般而言，某人群处于危险组的人越多，这个人群的危险水平就越高。可以分析不同职业、不同文化程度、不同经济状况人群的危险水平。从表6.7可以看到，某市居民中中学及以下文化程度人群的危险水平高于大学及以上人群，属于危险组的人占57.61%，而大学及以上文化程度人群中属于危险组的人占44.45%。

（二）危险因素的属性

大多数与人群疾病有关的危险因素属于行为生活方式所致，是人为的因素，这一类危险因素也可以人为控制。可以计算处于危险型的人群中历史性危险因素类型与自创性危险因素类型的人所占比重来分析人群中的危险因素是否可避免，以便有针对性地采取相应措施来提高人群的健康状况。表6.8显示，某市居民中男性的危险因素多是一些自创性危险因素，可通过改变不良行为生活方式而去除，而女性则主要是一些过去病史及遗传因素等不易去除的危险因素。因此，对男性采用健康教育的方法去除健康危险因素较之女性更为合适。

（三）单项危险因素对健康状况的影响

为了有针对性地制定预防措施，可以分析各种危险因素对健康的危害程度，看哪一种危险因素对当地人群影响最大。其分析方法是将个体扣除某一项危险因素后所计算的增长年龄与评价年龄之差的均数作为单项危险强度，同时将这一单项危险因素在调查人群中所占的比重作为危险频度，危险强度×危险频度＝危险程度，用危险程度的大小来反映单项危险因素对健康状况的影响。如表6.4，去除饮酒这一危险因素后，个体的增长年龄与评价年龄之差的均数是1.73岁。在被调查的人群中，饮酒者所占比重为44.78%，因而饮酒的危险程度＝1.73×44.78%＝0.78岁。吸烟的危险强度是0.84岁，危险频度为60.70%，危险程度＝0.84×60.70%＝0.51岁，余类推。从表6.9可以看到，某一项危险因素对整个人群健康状况影响的大小，不但与它对具体的个体影响大小有关，还与它在人群中影响的范围有关。有些因素虽然对个体影响很大，但受这一因素影响者有限，它对整个人群来说影响并不严重。反之，有些因素对个体影响并不十分严重，但受其影响的人很多，它也就是值得注意的因素了。另外，尚可以从危险降低量等方面进行群体分析。

总之，健康危险因素评价作为一种预防疾病的技术，方法简便易行，结果直观，有利于改进健康教育，对人群可以有针对性地倡导有利于健康的行为和生活方式，为消除各种危险因素提供科学依据。

表 6.7　　　　　　　　　　　某市不同文化程度人群的危险水平

	中学及以下		大学及以上	
	人数	（%）	人数	（%）
危险组	178	57.61	44	44.45
一般组	77	24.92	22	22.22
健康组	54	17.47	33	33.33
合计	309	100.00	99	100.00

表 6.8　　　　　　　　　　　不同性别人群危险因素的属性

	中学及以下		大学及以上	
	人数	（%）	人数	（%）
不能去除危险因素	33	29.73	78	70.27
能去除危险因素	96	86.49	15	13.51
合计	111	100.00	111	100.00

表 6.9　　　　　　　　　　　单项危险因素对男性健康状况的影响

危险程度（岁）	危险频度（<%）	危险强度（岁）	危险因素
饮酒	1.73	44.78	0.77
吸烟	0.84	60.70	0.51
缺乏常检	0.33	83.08	0.27
常感压抑	0.94	17.91	0.11
常生闷气	0.89	12.44	0.11
血压高	0.34	11.44	0.04
缺乏锻炼	0.07	43.28	0.03

四、健康危险因素评价的类型和应用

　　前面重点介绍了按照对象进行分类，主要有①个体评估，个体评估是指对个体进行的健康状况、健康危害和疾病风险的评估；②群体评估，指在个体评估基础上对特定人群所做的健康风险和疾病风险进行评估。一般可从两个方面进行评估：一是不同人群的危险程度评估，确定不同人群的危险程度，将危险程度最高的人群列为重点防治对象。二是危险因素属性分析，区分人群健康危险因素哪些属于不可控因素，哪些属于可控因素，对可控因素加强干预和健康教育及健康促进，对于防治疾病更为迫切和有效。需要强调的是，健康风险评估中的个体评估和群体评估是相对的和相互依存的，群体评估来源于不同的个体评估的集成，而个体评估依据的健康危害识别和预测模型是建立在来自群体的大量数据信息、流行病学研究结果和循证医学证据基础上的。

此外，健康风险评估按照功能还可分为：一般健康风险评估（Health Risk Appraisal，HRA），主要包括行为和生活方式危险因素的评估和生理指标危险因素评估；疾病风险评估（Disease Specific Health Assessment），指针对特定疾病及疾病相关危险因素对个体的疾病风险、疾病进程和预后所做的评估。目前较成功的疾病风险评估模型有 Framingham 的冠心病风险预测模型、哈佛癌症危险指数模型等。健康功能评估（Health Outcome Assessment）包括生命质量评估、行为方式评估、膳食评估和精神压力评估等。

就风险进行管理的健康保险而言，健康风险评估可以分为：①临床评估，主要对个人疾病状态、疾病进展和预后进行评估，包括体检、门诊、入院、治疗等；②健康与疾病风险评估，主要对健康状况、健康改变和可能患某种疾病的风险进行评估；③健康过程及结果评估，评估某种疾病的并发症及其预后等；④生活方式及行为健康评估；⑤公共卫生监测与人群健康评估，指从群体角度进行的健康危害和风险评估等。这样能够更好地服务于健康风险管理的实践。

第五节　健康管理

一、健康管理概述

健康管理（Health Management，Managed Care）是以预防和控制疾病发生与发展，降低医疗费用，提高生命质量为目的，针对个体及群体进行健康管理教育，提高自我管理意识和水平，并对其生活方式相关的健康危险因素，通过健康信息采集、健康检测、健康评估、个性化监护管理方案、健康干预等手段持续加以改善的过程和方法。考虑中国传统医学在健康管理中独特而重要的作用，健康管理又可以认为是以现代健康概念和中医"治未病"思想为指导，运用医学、管理学等相关学科的理论、技术和方法，对个体或群体健康状况及影响健康的危险因素进行全面连续的检测、评估和干预，实现以促进人人健康为目标的新型医学服务过程。

健康管理源于人们对健康认识的逐步深入和追求的不断提高。20 世纪 50 年代末，健康管理是最先由美国提出的概念（Managed Care），其核心内容是医疗保险机构通过对其医疗保险客户（包括疾病患者或高危人群）开展系统的健康管理，达到有效控制疾病的发生或发展，显著降低出险概率和实际医疗支出，从而减少医疗保险赔付损失的目的。美国最初的健康管理（Managed Care）概念还包括医疗保险机构和医疗机构之间签订最经济适用处方协议，以保证医疗保险客户可以享受到较低的医疗费用，从而减轻医疗保险公司的赔付负担。

随着实际业务内容的不断充实和发展，健康管理逐步发展成为一套专门的系统方案和营运业务，并开始出现区别于医院等传统医疗机构的专业健康管理公司，作为第三方服务机构与医疗保险机构或直接面向个体需求，提供系统专业的健康管理服务。

相对狭义的健康管理（Health Management），是指基于健康体检结果，建立专属健康档案，给出健康状况评估，并有针对性地提出个性化健康管理方案（处方），据此，由专业人士提供一对一咨询指导和跟踪辅导服务，使客户从社会、心理、环境、营养、运动等多个角度得到全面的健康维护和保障服务。

二、健康管理的科学基础

疾病特别是慢性非传染性疾病的发生、发展过程及其危险因素具有可干预性，是健康管理的科学基础。每个人都会经历从健康到疾病的发展过程。一般来说，是从健康到低危险状态，到高危险状态，然后发生早期病变，出现临床症状，最后形成疾病。这个过程可以很长，往往需要几年到十几年，甚至几十年的时间，而且和人们的遗传因素、社会和自然环境因素、医疗条件以及个人的生活方式等因素都有高度的相关性，其间变化的过程大多不易察觉。但是，健康管理通过系统检测和评估可能发生疾病的危险因素，帮助人们在疾病形成之前进行有针对性的预防性干预，可以成功地阻断、延缓，甚至逆转疾病的发生和发展进程，实现维护健康的目的。

在西方，健康管理计划已经成为健康医疗体系中非常重要的一部分，并已证明能有效地降低个人的患病风险，同时降低医疗开支。美国的健康管理经验证明，通过有效的主动预防与干预，健康管理服务的参加者按照医嘱定期服药的概率提高了50%，其医生能开出更为有效的药物与治疗方法的概率提高了60%，从而使健康管理服务的参加者的综合风险降低了50%。

健康管理不仅是一套方法，更是一套完善、周密的程序。通过健康管理能达到以下目的：一学，学会一套自我管理和日常保健的方法；二改，改变不合理的饮食习惯和不良的生活方式；三减，减少用药量、住院费、医疗费；四降，降血脂、降血糖、降血压、降体重，即降低慢性病风险因素。

具体而言，健康管理可以了解您的身体年龄，判断患病倾向，由医生向您提供健康生活处方及行动计划。长期（终生）跟踪您的健康，最大限度减少重大疾病的发生，同时及时指导就医，降低个人医疗花费，提高保健效率，最终达到提高个人生命质量的目的。

三、健康管理的内容与特点

对于被管理者而言，健康管理具有前瞻性、综合性、生命的全周期性和普适性的特点。核心内容就是认识健康状况、树立健康理念和建立健康行为。健康管理是指一种对个人或人群的健康危险因素（Health Risk Factors）进行检测、分析、评估和干预的全面管理的过程，主要有以下三个特点：

（一）健康管理是以控制健康危险因素为核心

健康危险因素包括可变危险因素和不可变危险因素。前者为通过自我行为改变的可控因素，如不合理饮食、缺乏运动、吸烟酗酒等不良生活方式，高血压、高血糖、高血脂等异常指标因素。后者为不受个人控制因素，如年龄、性别、家族史等因素。

（二）健康管理体现一、二、三级预防并举

一级预防，即无病预防，又称病因预防，是在疾病（或伤害）尚未发生时针对病因或危险因素采取措施，降低有害暴露的水平，增强个体对抗有害暴露的能力预防疾病（或伤害）的发生或至少推迟疾病的发生。二级预防，即疾病早发现早治疗，又称为临床前期预防（或症候前期），即在疾病的临床前期作好早期发现、早期诊断、早期治疗的"三早"预防措施。这一级的预防是通过早期发现、早期诊断而进行适当的治疗，来防止疾病临床前期或临床初期的变化，能使疾病在早期就被发现和治疗，避免或减少并发症、后遗症和残疾的发生，或缩短致残的时间。三级预防，即治病防残，又称临床预防。三级预防可以防止伤残和促进功能恢复，提高生存质量，延长寿命，降低病死率。

（三）健康管理的服务过程为环形运转循环

健康管理的实施环节为健康监测（收集服务对象个人健康信息，是持续实施健康管理的前提和基础）、健康评估（预测各种疾病发生的危险性，是实施健康管理的根本保证）、健康干预（帮助服务对象采取行动控制危险因素，是实施健康管理的最终目标）。整个服务过程通过这三个环节不断循环运行，以减少或降低危险因素的个数和级别，保持低风险水平。

四、健康管理的基本步骤

健康管理的第一步是健康相关资料的采集，一般通过专门的问卷和健康体检获

得，目的是找出健康相关的危险因素，为健康综合评估和制订健康管理计划做好准备。健康信息包括个人一般情况、目前健康状况、疾病家族史、职业特点、生活方式、心理情况、具体体格检查和实验室检查等。第二步是进行健康风险评估，即利用生物医学、心理学、社会学、管理学和经济学等学科的理论和方法，利用统计学、数学模型、现代信息技术等手段，对评估者的健康进行综合数据分析处理和健康状况综合评估，目的是帮助个体全面综合了解自身健康状况，强化健康意识，制定个性化的健康干预措施并对其效果进行评价。同时，对疾病发生或死亡的危险性用数学模型进行量化并进行预测，提供评估、预测和指导报告，其中包括个人健康体检报告、个人总体健康评估报告等。这种对评估者未来患某疾病的风险进行评估或预测，称为患病危险性评估，也称疾病预测，同时也对健康保险产品的开发、经营风险的控制和理赔等提供风险管控的依据。另外，用特定的科学方法对个人在一定时间内的健康状况发生改变或出现疾病的可能性进行估算，是慢性病健康管理的技术核心。患病危险性评估的突出特点是其结果的规范化和量化，以及可重复性和可比较性。由此可根据评估的结果将服务对象分为高危、中危和低危人群，分别制订不同的健康改善方案和风险解决方案，并对其效果进行评估。第三步就是进行健康干预，在前两个步骤的基础上，以多种形式帮助个人采取行动，纠正不良的生活方式和习惯，控制健康危险因素，实现个人健康管理计划的目标。健康管理中的健康干预常常是根据个体健康危险因素，由健康管理师进行个体指导，设定个体目标，并动态追踪效果的个性化管理。例如，一位糖尿病高危个体，除血糖偏高外，还有超重和吸烟等危险因素。因此，除控制血糖外，健康管理师还需指导个体通过膳食与运动等方式减轻体重和戒烟等相关多种危险因素的控制。具体方式包括个人健康咨询、个人健康管理后续服务、专项健康与疾病管理服务等。

　　总体而言，健康管理应综合不同的危险因素和差异，制订个体化的健康管理方案，并积极地采用现代信息管理技术等多种管理手段以达到全过程的、细致化的健康干预。需要强调的是，健康管理是一个长期的、连续的过程，即在实施健康干预措施一定时间后，需要评估效果、调整计划和干预措施。只有周而复始、长期坚持，才能达到健康管理的预期效果。

　　健康管理的基本步骤如图 6.2 所示。

五、常见慢性病的健康管理

　　健康管理是对个人或人群的健康危险因素进行全面管理的过程，其宗旨是调动个人、集体和社会的积极性，有效地利用有限的资源来达到最大的健康效果。健康风险评估是健康管理过程中关键的专业技术部分，并且只有通过健康管理才能实现，是慢

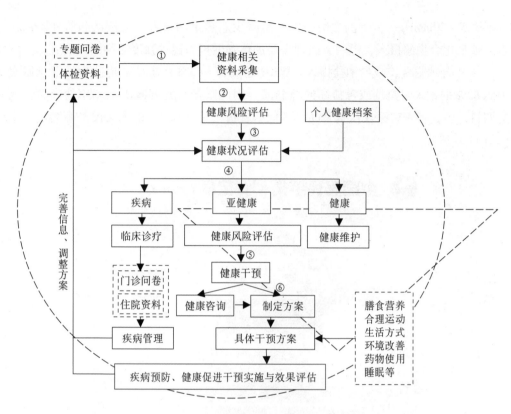

图 6.2　健康管理步骤（循环）示意图

性病预防的第一步，也称为危险预测模型。它是通过所收集的大量的个人健康信息，分析建立生活方式、环境、遗传等危险因素与健康状态之间的量化关系，预测个人在一定时间内发生某种特定疾病或因为某种特定疾病导致死亡的可能性，并据此按人群的需求提供有针对性的控制与干预，以帮助政府、企业、保险公司和个人用最少的成本达到最大的健康效果。

（一）高血压

通过三级预防进行健康管理，即对高危人群实施以健康教育为主的一级预防；二级预防和三级预防则是对高血压对象进行教育、血压监测和血压管理，以及使用药物控制。综合而言，具体的管理为：

1. 生活方式管理

国际公认的高血压发病危险因素是超重、高盐膳食及中度以上饮酒。我国流行病学研究也证实这三大因素与高血压发病显著相关，但又各自有其特点。因此，在日常生活中，高血压患者应该注意如下事项：

（1）要合理控制体重。体重下降有利于血压的下降，体重减轻 5～10kg，血压可以下降 5 ~ 20mmHg。减重的方法一方面是减少总热量的摄入，强调低脂肪并限制过多的碳水化合物的摄入，另一方面则需增加体育锻炼，运动强度必须因人而异。

（2）合理膳食，减少钠盐摄入。WHO 建议每人每日食盐量不超过 6g。我国膳食中约 80% 的钠来自烹调或含盐高的腌制品，因此限盐首先要减少烹调用盐及含盐高的调料，少食各种咸菜及盐腌食品。其他膳食可参见图 6.3，中国居民平衡膳食宝塔（2016）。

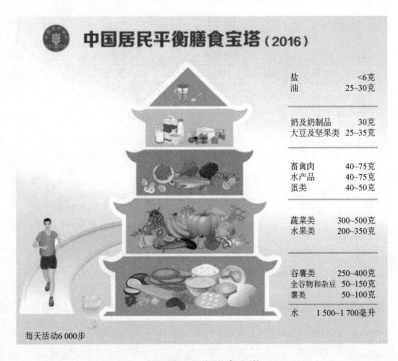

图 6.3　中国居民平衡膳食宝塔（2016）

（3）戒酒戒烟。高血压患者最好戒酒，如果戒酒确实有困难，也要限制一定的量，如葡萄酒一般是每天限制在 100 ~ 150 克，啤酒限制在 250 ~ 500ml（250 ~ 500g），白酒最好限制在 25 ~ 50g，这是针对男性，如果是女性就要减半，患有高血压的孕妇则不要喝酒。对高血压患者来说戒烟也很重要，虽然尼古丁只使血压一过性升高，但它会降低服药的依从性并增加降压药物的剂量。

（4）避免精神紧张和劳累，尽量减少自己生活、工作等各方面的压力。长期精神压力和心情抑郁是引起高血压和其他一些慢性病的重要原因之一，对于高血压患者，这种精神状态常使他们较少采用健康的生活方式，如酗酒、吸烟等，并降低对抗高血压治疗的依从性。对有精神压力和心理不平衡的人，应减轻精神压力和改变心态，要正确对待自己、他人和社会，积极参加社会和集体活动。

（5）注意心血管保健。注意"3 个 30s"和"3 个 30min"。"3 个 30s"就是夜间醒来先静卧 30s，再坐起 30s，再双下肢下垂 30s，然后下地活动，就可避免心肌缺血的危险。"3 个 30min"是每天上午步行 30min，晚餐后步行 30min，午睡 30min。

2. 用药管理

遵医嘱定时、定量服用降压药。自己不随意减量或停药，可在医师指导下调整用药，防止血压反跳。对无并发症的患者，要求使血压降至 140/90mmHg 左右，过度降压可使脑、心、肾供血不足导致进一步缺血，轻者头晕，重者导致缺血性脑卒中和心肌梗死。

目前治疗高血压药物有 5 大类，见表 6.10。

表 6.10　　　　　　　　　　　　五种降压药的比较

	血管紧张素转换酶抑制剂	血管紧张素 II 受体拮抗剂（AIIA）	β 受体阻滞剂	钙通道阻滞剂	利尿剂
代表药物	卡托普利 依那普利	氯沙坦 缬沙坦	美托洛尔 阿替洛尔	硝苯地平 维拉帕米	氢氯噻嗪 氯噻酮
主要机理	①抑制周围和组织的 ACE，使 AT II 生成减少 ②抑制激肽酶，使缓激肽降解减少	①阻滞 ATI，阻断 AT II 的水钠潴留、血管收缩与组织重建 ②激活 AT_2，拮抗 AT_1 的效应	抑制中枢和周围的 HAAS，以及血流动力学自动调节机制	①阻止细胞外 Ca^{2+} 经钙通道进入血管平滑肌内，降低阻力血管收缩反应性 ②减轻 ATII 和 α_1 受体的缩血管效应 ③肾小管钠吸收	排纳，减少细胞外容量，降低外周血管阻力
降压特点	降压缓慢 3～4 周达最大作用	降压缓慢 6～8 周达最大作用	起效迅速、强力	起效迅速、强力剂量与疗效正相关	起效缓慢平稳 2～3 周达高峰
代谢影响	改善胰岛素抵抗减少尿蛋白 对血脂无影响	减少尿蛋白 扩张出球小动脉 对血脂无影响	增加胰岛素抵抗 使血脂升高	对血脂、血糖无影响	使血脂、血糖、尿酸增高
不良反应	刺激性干咳 血管性水肿	无刺激性干咳 副作用很少	房室传导阻滞 支气管痉挛 抑制心肌收缩力	心率增快 面部潮红 头痛 下肢水肿	低钾血症 影响血脂、血糖、血尿酸

3. 定期测量血压并做好记录

测量血压做到"四定"（即定部位、定血压计、定时间、定体位）。

正常人血压呈明显的昼夜波动性，即夜间血压最低，晨起活动后迅速上升，在上午 6：00~10：00 和 14：00~20：00 点各有一高峰，继之缓慢下降。高血压患者的血压昼夜变化情况也和正常人相似，但总的水平较高，波动幅度较大。在活动、饱食、情绪激动、精神紧张或寒冷等状态下血压都会升高，日常生活中失眠、吸烟、饮酒和饮咖啡等也都会影响血压的变化。

4. 及时就医指征

（1）患者突然心悸气短，呈端坐呼吸状态，口唇发绀，肢体活动失灵，伴咳粉红泡沫样痰时，要考虑有急性左侧心力衰竭，应吩咐患者双腿下垂，采取坐位，如备有氧气袋，应及时吸入氧气，并迅速通知急救中心。

（2）血压突然升高，伴有恶心、呕吐、剧烈头痛、心慌、尿频，甚至视物模糊，即已出现高血压脑病。家人要安慰患者别紧张，卧床休息，并及时服用降压药，还可另服利尿药、镇静药等，并迅速通知急救中心。

（3）若在劳累或兴奋后，发生心绞痛，甚至心肌梗死或急性心力衰竭，心区疼痛、胸闷，并延伸至颈部、左肩背或上肢，面色苍白、出冷汗，此时应安心休息，服1片硝酸甘油，及时就医。

（二）冠状动脉粥样硬化性心脏病

1. 生活方式管理

（1）饮食指导。冠状动脉粥样硬化性心脏病患者的饮食原则。①控制总热量，目的就是使体重控制在理想范围，每餐控制在"八分饱"。②控制脂肪和胆固醇，给予低盐、低脂、低胆固醇、高纤维素且清淡易消化的饮食，避免进食肥肉、动物内脏等高胆固醇、高脂肪饮食。③蛋白质的质和量要适中，蛋白质占总热量的 12% 左右，其中优质蛋白占 40%~50%，优质蛋白中动物蛋白和豆类蛋白各占一半。④食用复合糖类，主要来源应以米面杂粮等含淀粉类食物为主。⑤多吃新鲜蔬菜水果。⑥少量多餐，避免暴饮暴食，戒烟戒酒，因吸烟可损伤血管内皮细胞，并引起血清 HDL-C 降低，胆固醇升高，前列环素（PGI2）水平降低，从而引起周围血管及冠状动脉收缩、管壁变厚、管腔狭窄和血流减慢，造成心肌缺氧。酒是一种纯热能食物，长期大量饮酒可增加体重，影响体内糖代谢过程而使甘油三酯生成增加，而肥胖和高脂血症均是冠状动脉粥样硬化性心脏病患病的危险因素，因此长期大量饮酒可使冠状动脉粥样硬化性心脏病的患病率增加，大量饮酒者的冠状动脉粥样硬化性心脏病病死率亦增加。不吃刺激、辛辣、油炸食物及引起腹胀的食物，以减少便秘的发生。

（2）运动指导。运动与休息指导，告知患者患病后身体的恢复是一个渐进的过程。长期卧床会增加血栓形成、肌肉萎缩、肺部感染的机会，过早的运动又会加重心脏病的再次发作，因此运动要循序渐进，根据患者的病情，急性期患者的一切日常生活由护士协助，无并发症后可坐起在床上运动，要注意缓慢坐起，以免发生体位性低血压，待患者感觉无不适后，可床边站立并开始室内徒步行走，自理大小便，然后要求患者根据其病情确定活动的处方进行活动，既不能操之过急，也不能因担心病情复发而拒绝运动，如果运动中出现头晕、眼花、胸闷、气促等症状应立即停止活动，并告知医护人员。病情稳定的患者锻炼时心率不要超过最大安全心率（170 - 年龄），运动后不要用太冷或者太热的水淋浴，运动时间一般为餐后 1 小时，动作简单，速度中等，不要用力屏气。

（3）家庭生活指导。①起床前应先做 5 分钟准备活动，如果突然起床有时可诱发心绞痛。②不要用冷水洗脸，最好用温水洗脸。③每天安排一定时间的户外活动，如散步、打太极拳等，户外活动时应携带保健盒。④外出购物要量力而行，不能超过运动量，中途可以停下来休息几次。出发前要考虑到路程、用不用上下楼梯等问题，在严冬、大风、下雨、下雪天气时最好不要外出。⑤洗澡水过冷或过热对心脏都是不利的，应在温水里洗澡（37℃ ~ 39℃），洗澡时间不宜过长，每次不超过 30 分钟。⑥冠状动脉粥样硬化性心脏病的患者不要吹电风扇睡觉，冬季应注意保暖，睡前不要吃东西，不要多喝水，如果睡眠不好可少量服用安眠药。

2. 用药管理

药物是预防心血管意外事件发生的最主要手段，冠状动脉粥样硬化性心脏病的药物治疗是综合性的、长期的。每一名患者，特别是那些已经接受支架植入术或冠状动脉旁路移植术的患者，都应该坚持认真用药。冠状动脉粥样硬化性心脏病的患者最常见的症状是心绞痛，大部分患者多在劳累或情绪激动时发作，而安静时并无症状。通常，硝酸甘油可减轻症状、改善缺血。因此，患者家庭应常备硝酸甘油，在心绞痛发作时，首先要休息，然后舌下含服硝酸甘油或异山梨酯，咬碎药片舌下含服，起效更快，1 ~ 3 分钟便能缓解疼痛。另外，速效救心丸等也可作为心绞痛急性发作的救急药物。预防心绞痛发作，最好选择长效制剂的药物，1 天服用 1 次，还可以减少耐药性的产生。心绞痛的服药时间很有讲究，一般应在早上起床时服药，不宜在早饭后服用，因为心绞痛的高发时间多数在早上起床和洗漱这段时间，而且应在打球、讲演、爬山等活动之前半小时服药，以预防心绞痛和心血管意外的发生。硝酸甘油或异山梨酯应放在密封避光的瓶内，但不能贴身携带，外出时可放于随身的手袋中，因为药品对光线和温度敏感。一般药物放置半年应更换新药。

（三）脑卒中

1. 脑卒中的恢复程序

脑卒中神经缺失症状的恢复分两个阶段，第一阶段是被破坏的不可逆的脑组织所致周围部分脑水肿的可逆性病变逐步改善、消失，神经组织缺失的功能重新恢复到以前的功能，这阶段的修复过程称为自然治愈；第二阶段是进行病理学的治愈过程，此时残存的神经组织的功能得到修复，神经缺失症进一步修正，这阶段称为再学习。这两个过程的修复时间 2~3 个月。发病后 3 个月，神经学的异常几乎固定不变，即使有所恢复也是缓慢的且限于小范围内的恢复。

2. 脑卒中的功能评价

在脑卒中康复之前必须对患者做一系列检查，包括全身各脏器的检查，精神、神经障碍的检查，日常生活能力的检查等。这些检查对于康复适应性的判定，康复程序的设计，目标的制定，并发症的管理，功能障碍的评估，预后的估计及康复中的安全性都是很重要的。

（1）脑卒中运动功能评定。从康复角度对肢体运动障碍进行评价，包括肌力、关节活动度、Brunnstrom 试验、肌张力、运动精巧性、躯干平衡性、坐位、立位、防跌倒功能等检查，然后运用脑卒中肢体运动功能评定法（Brunnstrom）进行综合评定。Brunnstrom 检查已被国际上公认，它能较客观地反映中枢性运动瘫痪恢复的全过程，是评价运动功能的方法。

（2）日常生活能力检查及评价。脑卒中康复的最终目标是使由于中枢神经细胞损伤引起的功能障碍得到恢复和改善，让患者能最大限度地独立生活，即提高日常生活的能力。因此，必须对患者的日常生活能力做检查、评价。其目的在于：①了解中枢神经细胞损害对日常生活能力的影响，考虑治疗、训练的方法。②根据日常生活能力来决定康复的适应性，做预后的评定，制定治疗目标。③根据日常生活能力发展情况，了解训练、治疗的效果，研究训练方案的有效性。④根据日常生活能力的评价对患者及家属进行生活指导及今后日常生活环境的改进。

3. 脑卒中后下肢功能恢复预测

（1）让患者抬高患肢，如能屈伸膝关节，90% 能恢复步行，其中 60%~70% 能独立步行。

（2）患侧仰卧，主动直腿抬高，其中独立步行为 45%~55%，辅助步行占 35%~45%，10% 不能步行。

（3）患侧仰卧，屈髋屈膝，将病膝直立于床上，能独立步行的仅有 25%~35%，55%~65% 为辅助步行，10% 不能步行。

（4）上述（1）、（2）、（3）均不能完成，33% 有可能独立步行，33% 辅助步行，不能步行的有 33%。

4. 脑卒中后手功能恢复预测

（1）患病当天就能完成屈伸运动者，几乎全部可恢复到正常。

（2）病后 1 个月内手指可进行屈伸运动者，大部分恢复为实用手，小部分为辅助手。

（3）发病后 3 个月内能屈伸运动者，多数为实用手，小部分恢复辅助手。

（4）发病后 3 个月仍未能运动或运动不完成，则全部为辅助手。

5. 脑卒中后康复治疗措施

脑卒中后的功能训练内容包括两部分，即患侧的恢复和健侧的代偿，重点在患侧的恢复。治疗开始时间为患者生命体征平稳，神经学症状不再发展后 48h。

（1）弛缓阶段的康复治疗。此阶段的康复治疗主要目的在于预防关节挛缩和畸形，抑制异常的运动模式，诱发随意运动。①在床上正确的姿势摆放：急性期卧床阶段正确姿势摆放，有利于预防压疮，预防关节变形和挛缩，同时预防异常痉挛模式。②在床上翻身：脑卒中患者患侧肢体无自主活动，翻身很困难，如果在床上固定一种姿势，容易出现压疮，也不利排痰，久之可能造成肺部感染，所以应每 2 小时翻身 1 次，以防止并发症，如向健侧翻身及向患侧翻身等。③关节的被动活动：患者肢体瘫痪，关节不活动，将导致静脉淋巴回流不畅，如果制动超过 3 周，关节内周围组织将发生粘连。加上关节囊韧带肌肉等固定不动，就会挛缩，即引起关节强直和变形。因此，应早期进行关节的被动活动，以保持关节的活动和防止关节挛缩。④上肢随意运动诱发，仰卧位，让其上抬肩，手伸向天花板，让患者手能摸自己额头、枕头等。⑤下肢随意运动诱发，保持髋关节不外展、外旋，指导患者伸直下肢，使其主动负担下肢的体重，伸腿时应防止内收、内旋等。

（2）痉挛阶段的康复治疗。随着病情的进一步好转，脊髓下段中枢支配作用增强，患者运动功能进入痉挛阶段。此阶段治疗的主要目的为控制肌痉挛和异常运动的模式，促进正常运动模式的出现，并在此基础上加强实用性动作的训练。

（3）相对正常阶段的康复治疗。此阶段的康复治疗主要目的是促进选择性主动运动和促进速度运动的恢复、发展多种模式，多个肌群协调的组合运动，增大正常的运动感觉输入。

（四）糖尿病

糖尿病是一种终身疾病，但又是一种可以预防和控制的疾病。糖尿病的防治在重视一级预防的同时，也要重视二、三级预防。

1. 一级预防

糖尿病的一级预防主要针对一般人群，以降低危险因素的流行率。一级预防的主要措施包括：

（1）健康教育。开展对公众，包括对糖尿病患者及其家属的健康教育，提高全社会对糖尿病防治的知识和技能水平，以改变不良的生活方式，从而减少糖尿病发病率。

（2）适当的体育锻炼和体力活动。经常性体力活动可以减轻体重，增强心血管系统的功能，预防糖尿病及其并发症。

（3）提倡合理的膳食，如避免能量的过多摄入，增加膳食纤维摄入量，不小于纤维14g/1 000kcal 能量；饱和脂肪酸摄入占总脂肪酸摄入的30%以下。

（4）戒烟、限酒。

2. 二级预防

二级预防的目的是早发现、早诊断、早治疗，以减少并发症和残废。二级预防的主要措施是在高危人群中筛查糖尿病和糖耐量降低者。糖尿病的筛检不仅要查出隐形糖尿病患者、未注意的显性糖尿病患者，而且要查出 IGT 者。IGT 是正常和糖尿病之间的过渡状态，其转归具有双向性，既可转为糖尿病，又可转为正常，还有一部分保持 IGT（各约占1/3）。具体措施包括：

（1）健康教育。同一般人群健康教育。

（2）加强筛查。在高危人群中定期筛查，以尽早发现糖调节受损。对于一些因大血管病变、高血脂、肥胖及其他与糖尿病有关的疾病住院者，应进行常规筛查。

（3）生活方式干预。以健康饮食和增加身体活动特别是运动为主要内容的生活方式干预，有助于高危人群预防糖尿病。在我国大型研究中，生活方式干预组推荐患者摄入脂肪能量比例 <25% 的低脂饮食，如果体重减轻未达到标准，则进行能量限制。结果显示，生活方式干预组中50%的个体体重减轻了7%，74%的个体可以坚持每周至少 150 分钟中等强度的运动；生活方式干预 3 年可使 IGT 进展为 2 型糖尿病的风险下降58%。因此，在 2 型糖尿病高危人群中，重点强调生活方式的改变，包括中等的体重减轻（体重的7%）、规律的运动（150min/周）、饮食控制如减少能量和减少膳食脂肪的摄入，能显著降低发生糖尿病的风险。

对于已存在糖调节受损者，通过饮食控制和运动，可减少发生糖尿病的风险。应定期检查血糖，同时密切关注心血管疾病危险因素（如吸烟、高血压和血脂紊乱等），并给予适当治疗。改变生活方式的干预目标是：①使 BMI 达到或接近$24kg/m^2$，或体重至少减少 5% ~ 7%；②至少减少每日总能量 400 ~ 500cal；③食用含完整谷物的食物（占谷物摄入的一半）；增加膳食纤维摄入量，不小于纤维 14g/1 000kcal 能量；饱和脂肪酸摄入占总脂肪酸摄入的30%以下；④运动增加到 250 ~ 300min/周；⑤戒烟。

3. 三级预防

对糖尿病患者进行规范化的治疗和管理，以控制病情、预防和延缓糖尿病并发症的发生和发展，防治伤残和死亡，提高患者的生活质量。三级预防强调对患者的定期随访。随访的目的在于：

（1）监测血糖和血脂、血压等代谢控制情况。

（2）评估治疗反应，及时调整治疗方案，使血糖等达到控制目标。

（3）对患者的饮食、运动等行为变化进行指导，督促患者采取综合治疗措施。

（4）对易出现并发症的眼、心脏、肾脏、足等器官进行定期检查，及时发现糖尿病并发症，以采取针对措施，阻止或延缓并发症的发生和发展，提高患者生活质量，延长寿命。要求对所有已确诊的糖尿病患者都进行有效管理和定期随访。

（五）肥胖与肥胖症

包括对健康者的一级干预，主要是监测和控制体重的变化；针对高危人群的认知、观念、态度和行为，控制和减轻体重，防治肥胖加重；三级预防则重点是减轻体重，防止和处理肥胖的并发症。具体而言，对肥胖与肥胖症的健康管理的主要措施为：

1. 加强健康教育

改善不良生活方式，进行自我监控，保持理想体重，适当运动，改变饮食结构以减少热量摄入，不吸烟和适度减少饮酒等。

2016 年《中国居民膳食指南》对我国居民的日常饮食、运动等生活方式给出了推荐意见：膳食的选择首先应选含糖低和中的食物。减少烹调油用量（<25~30g/d），少吃盐（<6g/d）。饮酒适量，指南建议饮酒量男性<25g/d，女性<15g/d。指南鼓励人们天天运动。对运动量作了具体推荐，成人每天保持 6000 步的运动量（6km/h，能量消耗增加 2 倍）。并以千步为尺度量每天的活动量，中等速度走 1000 步，大约需要 10min 的活动量为基本单位，各种活动都可以换算为 1000 步的活动量或能量消耗，不同活动完成相当 1000 步活动量的时间不同，分别相当于骑自行车 7min、拖地 8min、太极拳 8 分钟。有氧耐力运动主要包括步行、慢跑、骑自行车、游泳等。

2. 药物干预

对于单纯通过生活方式干预难以逆转的肥胖者或伴有并发症者，一般需要借助药物干预。药物干预常包括食欲抑制药和代谢亢进药。由于药物干预往往有副作用，因此必须遵医嘱选择药物干预。

（六）慢性阻塞性肺病（COPD）

根据症状评价、肺功能检测、BODE 指数（即体质指数、气流阻塞、呼吸困难、运动耐力）的综合指数进行综合判断。患病人群需要在生活和行为方式上进行全面改善，降低风险水平，延缓疾病的进程，提高生存质量。为这类群体建立疾病档案，并给予相应的健康管理措施。

COPD 患者个体预防与健康管理包括早期干预、稳定期治疗、急性加重期治疗与呼吸衰竭抢救，应加强药物、教育、康复等全面医疗。

1. 一级预防

戒烟是最有效、最重要和最经济的干预措施。临床劝诫、宣教支持、治疗外的社会支持；针对香烟依赖治疗的药物；预防和控制职业因素，改善环境卫生，处理"三废"，消除大气污染，以降低发病率。同时防止感冒、营养支持在一级预防中，作用也巨大。

2. 二级预防

利用健康教育提高患者应付疾病的能力和技巧；采取药物治疗、氧疗、呼吸康复和肺的手术治疗等措施改善症状和/或减少并发症，对于有症状的患者支气管扩张剂是主要的治疗药物。推荐使用包括长效吸入 β 受体激动剂和 M 受体阻断剂，如氟替卡松/沙美特罗复合制剂和塞托溴胺等，可以延缓患者肺功能下降。增强体质，提高抗病能力和预防复发。

3. 三级预防

对于急性加重期及呼吸衰竭的患者，应根据急性加重程度，结合患者 COPD 的严重程度、并发症情况和以往加重频度与严重程度，对病人进行针对性的治疗。应以控制感染和化痰、镇咳为主；伴发喘息时，加用解痉，平喘药物；预防和处理各种并发症。危重的患者必要时给予机械通气。包括抗生素、祛痰药、平喘药，以及其他免疫调节、流感疫苗、中医和增强体质等药物使用。

4. 康复与护理

对于 COPD 病人，重点是呼吸功能的锻炼，适当加强改善肺功能的锻炼。在护理时应注意以下问题：①发热、气促、剧咳者要适当卧床休息；②对吸烟病人要戒烟，避免烟尘和有害气体吸入，冬天外出戴口罩和围巾，预防冷空气刺激及伤风感冒；③对痰多而咳痰不畅的病人，要帮助排痰，护理时轻拍其胸部、背部，使痰液移动，鼓励病人咳嗽；④劝病人多饮开水，以使痰液稀释，可使用雾化吸入，使气管内分泌物湿化，易于咳出；⑤长期大量咳痰者蛋白质消耗较多，宜给予高蛋白、高热量、多维生素、易消化食品，要控制食盐，避免刺激性食品。如发现病人有明显气促、发绀，甚至出现嗜睡现象，应考虑病情变化，需迅速送医。

第六节　健康危险因素评价在健康保险中的应用

一、健康危险因素评价的计算方法

到目前为止，对健康危险因素的评价多集中于对归因危险度的测量方面，主要是为了回答源于以往全部暴露风险所导致的健康风险和可能的疾病负担比例有多大。就健康保险风险管理而言，更感兴趣的问题是，如何降低目前暴露水平及其对未来产生的影响和对保险风险管理的影响。因此，从健康评估和健康相关危险因素评价角度来讲，更关心的问题是对疾病可归因疾病负担比和可避免的疾病负担比变化的研究。归因疾病负担和可避免的疾病负担之间的分析可以用图 6.4 表示。

源于先前危险因素暴露水平的 T_0 点的疾病负担 $= a/(a+b)$；

在 T_0 点使危险因素下降 50% 后 Tx 点可避免的疾病负担 $= c/(c+d)$；

$a =$ 归因于先前危险因素暴露水平的 T_0 点的疾病负担；

$b =$ 不能归因于先前危险因素暴露水平的 T_0 点的疾病负担；

$c =$ 在 T_0 点危险因素下降了 50% 后 Tx 点可避免的疾病负担；

$d =$ 尽管在 T_0 点时危险因素下降了 50%，在 Tx 点仍存在的预期疾病负担。

α 箭头前区代表在 T_0 点危险因素分布因素发生了一定的变化后总的疾病负担。对于不同年龄、性别、地区的人群，可以根据评价的危险因素下降的范围进行具有成本效益的选择。

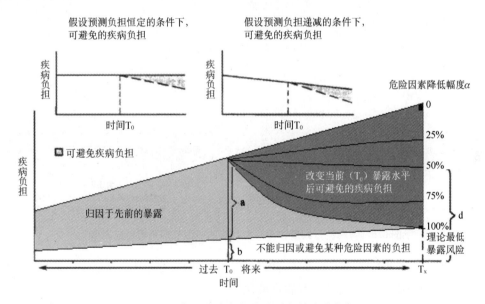

图 6.4　归因疾病负担和可避免的疾病负担

在计算可避免的疾病负担的同时，引入危险因素潜在影响分数（Potential Impact Fractions，PIF）的计算方法。如果能够得到人群不同暴露水平的数据资料，就可以开始对 PIF 的测算。它主要是用来计算当一种危险因素的分布发生特定的改变时疾病负担减少的比例。

PIF 的计算公式如下：

$$PIF = \frac{\sum\limits_{i=1}^{n} P_i (RR_i - 1)}{\sum\limits_{i=1}^{n} P_i (RR_i - 1) + 1}$$

公式中的 RR 是某一给定暴露水平的相对危险度，P 是人群暴露水平或暴露分布，n 是最大暴露水平。

计算 PIF 需要三方面的数据：一是危险因素水平，包括目前的分布水平和理论上的最小分布；二是危险因素与疾病的关系，关系危险因素的积累和危险因素的逆转；三是疾病负担，包括归因疾病负担和可避免疾病负担。

这三类数据的计算如图 6.5。

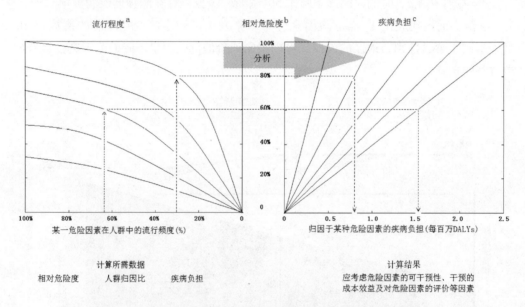

图 6.5　考虑流行频度和相对危险度的归因疾病负担影响因素

a 是暴露于某种危险因素的人群与没有发生暴露的人群相比，疾病发生的可能性；

b 是疾病归因于某种危险因素的百分比；

c 是归因于这种疾病的 DALYs。

图表显示了两个例子：

−60% 流行频率的危险因素可以使疾病风险增加 3 倍，所以这种疾病有 55% 的原因可归因于这个危险因素，如果疾病共导致 250 万 DALYs，就有 138 万 DALYs 归因于这个危险因素。

−20% 流行频率的危险因素可以使疾病风险增加 18 倍，所以一种疾病有 77% 的原因可归因于这个危险因素，如果该疾病导致 100 万 DALYs，就有 77 万 DALYs 归因于这个危险因素。

二、选择和确定健康危险因素

（一）选择参考

根据 WHO 的报告，是基于以下考虑确定健康危险因素的。

（1）具有较高的流行率或能够在很大程度增加主要疾病死亡或残疾的风险，也是导致疾病负担增加的主要因素。

（2）因素与健康结果之间存在高度因果关联性。

（3）危险因素具有潜在可干预测性。

（4）危险因素的选择范围既不能太窄也不能太宽。

（5）有比较完整的危险因素分布以及危险因素和疾病关系方面的数据资料。

（二）判断健康危险因素的标准

（1）关联的时间顺序。按照前因后果的时间顺序要求，健康危险因素必须出现在疾病发生之前，二者的出现应符合一定的时间顺序。

（2）关联的强度。一般来说，健康危险因素与疾病之间关联的强度越大，则健康危险因素与疾病之间的因果关系的可能性就越大。

（3）暴露与疾病在分布上的一致性是指对危险因素的暴露分布与疾病在不同人群之间的分布存在着共变关系。

（4）健康危险因素与疾病的发生之间存在剂量—反应关系。

（5）关联的合理性包括两个方面：一是对于关联的解释与现有理论知识不矛盾，符合疾病的自然史和生物学原理；二是研究者和评价者基于自己现有知识水平和信念所做出的关于假设把握度的主观评价。

（6）实验证据。危险因素与疾病之间的关系得到了实验研究数据的支持。

（三）计算目前的危险因素水平，并确定假设的危险因素分布水平

计算 PIF 首先要收集当前人群危险因素暴露水平方面的数据资料。外推时要考虑到不同群体的健康状况、人口特征、社会经济状况以及其他相关指标的相似性，应选择理论最低风险暴露作为假设分布基线。

（四）测量当前的和今后的疾病与损伤负担

计算 PIF 还需要收集的另一个重要数据就是人口年龄别、性别、地区别疾病与损伤负担，计算当前和今后的疾病与损伤负担是目前 WHO 全球疾病负担研究项目的一

项主要内容。

（五）测量危险因素暴露水平与疾病负担之间的关系

计算 PIF 还要收集年龄别、性别、地区别人群危险因素暴露水平与疾病负担关系方面的数据。这方面的数据通常只有发达国家才有。因此，一个重要的问题就是要对现有资料的外推性进行评价。

（六）测算可避免的疾病负担比

目前针对健康危险因素所采取的干预措施无法对过去而只能对未来施加影响。就疾病负担比的改变而言，它只能改变疾病的未来负担而不可能改变疾病的可归因负担。WHO 的分析报告中提出的可避免疾病负担比是指如果改变目前的和未来的危险因素暴露水平的话，可避免的疾病负担的比例。计算可避免疾病负担的难度一般较大，因为在计算归因疾病负担时存在很多不确定性因素，为此，还要收集以下数据资料：

（1）全球疾病负担预测资料。

（2）正常情况下危险因素的暴露水平资料。

（3）假设条件下危险因素暴露水平预测资料，例如，将目前的暴露水平向理论最低暴露水平下调25％之后有关数据的变化资料。

（4）危险因素的可消除性资料。随着时间的推移，人们会逐渐发现，经过一段时间以后，以往暴露所带来的超额风险有可能会大部分消除或部分消除，甚至出现与非暴露组的风险相等的情况。

（七）测算多重危险因素的联合作用

WHO 报告中疾病负担的计算主要是以单因素来计算的，计算时假设所有其他危险因素保持不变。这种计算方法对于比较评价研究是非常有价值的，但是我们同样也需要计算多种危险因素共同作用的净作用效果。当两个危险因素分别影响到不同的疾病时，那么它们的净作用效果将是其各自分别作用效果之和。然而，当两个危险因素作用于同一疾病或损伤时，它们所产生的净作用效果将会比其分别作用所产生的效果增加或减少。这种联合作用的大小将取决于两种危险因素流行交叉程度的大小，以及因素间的联合作用所产生的生物学后果。例如：饮酒同时又吸烟的人，酒精对其健康所带来的风险比单纯饮酒要大得多。然而，当单个危险因素能够导致很高的人群归因风险度时，则因素间的联合作用影响就不会太大。

三、其他应注意的问题

（一） 将比较对象进行标化，并统一对健康结果的测量单位

开展健康危险因素评价最好能采用统一的单位来测量健康结果，如采用伤残调整寿命年（Disability Adjusted Life Year，DALY）这一指标来测量。

（二） 应将健康保护性因素的评价纳入到健康危险因素的评价之中

能对疾病和损伤风险施加影响的因素并不总是消极的和有危害的，同样也有积极的、起保护作用的因素，如多食水果、蔬菜、体育锻炼等。最理想的健康危险因素评价应同时包括健康危险因素和健康保护性因素的评价。

（三） 应包括对直接健康危险因素和间接健康危险因素的评价

健康风险并不总是单独存在的，许多疾病的发生常常要通过一系列因果链的作用才能实现，其中包括许多直接和间接危险因素的影响。直接危险因素是指那些能够直接或近乎直接导致疾病发生的危险因素。间接危险因素则是指那些需要通过一系列中介变量的作用才能发挥影响的因素。导致某人今天发病的原因可以追溯到复杂病因链上，也许是数年前发生的某一特定的环境事件，而这一环境事件的发生又要受到更宏观的社会经济因素的影响。因此，在评价健康危险因素的过程中，应将整个因果链纳入考虑的范围。

（四） 将团体健康危险因素评价与个体健康危险因素评价相结合

健康危险因素广泛地存在于我们生存的空间里，几乎每一个人都不同程度地受到它的影响，只是人们的暴露程度各有差异而已。危险因素暴露水平的人群分布实际上是一种连续性的分布，而绝非只有暴露和非暴露两个水平。

（五） 将对危险因素间联合作用的评价纳入健康危险因素评价

许多疾病和损伤的发生是多种健康危险因素联合作用的结果。健康危险因素联合作用的存在为疾病的预防提供了重要的契机。WHO 报告中对存在于个人周围的健康危险因素的联合作用也进行了风险评价。

（六） 应用最好的实证研究来评价确定的和可能的健康风险

对任何健康危险因素评价活动来说，寻找各种已知的和可能的健康危险因素研究

方面的定量数据是十分重要的。在死亡率、人口数据、出生率等指标间存在着内在联系，如果拥有其中某些指标的准确数据时，可以利用数据间的这种关联性来对其他暴露因素不确定性的范围进行界定。

健康危险因素评价调查表

请将每一个问题中符合你情况的答案前的数字填入问题后相应的空格中，没有给出答案的问题按你的实际情况在相应空格中填入具体数字。

1. 性别
   （1）男　（2）女 □

2. 年龄（实足岁） □□

3. 职业 □
   （1）工人（2）农民（3）国家机关工作人员（4）学生
   （5）专业技术人员（6）其他

4. 吸烟情况 □
   （1）≥20 支/日（2）10～19 支/日（3）＜10 支/日（4）戒烟不足 10 年
   （5）戒烟 10 年以上（6）不吸烟

5. 饮酒情况 □
   （1）酗酒（2）几乎每天饮酒（3）每周 2～3 次
   （4）偶尔因社交需饮（每周少于一次）（5）极少饮酒
   （6）已戒酒（7）不饮酒

6. 体力活动情况 □
   （1）脑力工作（2）轻体力（3）中体力（4）重体力（5）脑力工作，有定期锻炼（6）其他工作，有定期锻炼

7. 你的双亲是在≤60 岁以前死于冠心病的吗？ □
   （1）仅有一人是（2）两人均是（3）不是（4）不详
   如果你父母健在请填出父母现在的年龄 父□□
   母□□

8. 你患有糖尿病吗？ □
   （1）有（2）已得到控制（3）无

9. 你的亲属中曾经有自杀的吗？ □
   （1）有（2）无（3）不详

10. 医生曾说你有肠息肉吗？ □
    （1）有（2）无

11. 你有溃疡性结肠炎吗？

　（1）有（2）无（3）不详　　□

12. 你曾经有不明原因的大便带血吗？

　（1）有（2）无　　□

13. 你每年是否做直肠镜检查？

　（1）有（2）无　　□

14. 你经常感到心情不好或压抑吗？

　（1）经常（2）偶尔（3）从不　　□

15. 体重（公斤）　　□□

16. 身高（厘米）　　□□

17. 血压（kpa/mmHg）　　收缩压□□□

　　　舒张压□□□

18. 胆固醇（mg/dl）　　□□□

19. 你的母亲、姐妹等亲属中有患乳腺癌的吗？　　□

　（1）有（2）无（3）不详

20. 是否定期检查乳房有否肿块？

　（1）有（2）无　　□

调查者：_____

审核者：_____

调查时间：　年　月　日

本章小结

健康体检（Physical Examination）是用医学手段和方法进行身体检查，这里包括临床各科室的基本检查，包括超声、心电、放射等医疗设备检查，还包括围绕人体的血液、尿便的化验检查。健康体检是以健康为中心的身体检查，旨在发现初期疾病，维护人体健康。

健康评估（Health Assessment），即健康风险评价。一般是对评估的个体、家庭或社区现存的或潜在的健康问题或生命过程中影响健康的医疗卫生的基本理论、基本知识和基本技能的应用和研究，目的在于估计个体、群体在特定时间发生健康问题的可能性，而不是做出明确的疾病诊断，是对个人或人群群体的健康状况及未来患病/死亡危险性的量化评估，包括健康状况、未来患病/死亡危险、量化评估三个关键问题。在健康保险经营中，核心是对健康风险的选择和评价，这是健康保险经营风险管控的专业基础，是健康保险承保直接的核心业务内容，是对投保个体及团体的健康风险状况进行识别、判断和测量，是健康状况及健康危险因素的量化分析和评价，也可认为是把风险分析的结果与风险准则相比较，以决定风险和/或其大小是否可接受或可容忍的过程。对团体而言，还包括了一般团体和特定团体的健康风险状况的总体综合评价。科学正确的健康风险评估有助于企业组织对个体和群体健康风险应对的决策。

健康管理则是指一种对个人或人群的健康危险因素进行全面管理的过程，其宗旨是调动个人及集体的积极性，有效地利用有限的资源来达到最大的健康效果。在我国，健康管理服务由具有执业资格的"健康管理师"来提供。我国"十三五"之后提出"大健康"建设，把提高全民健康管理水平放在国家战略高度，党的十九大以后，健康中国成为国家战略，成为实现"中国梦"的有机组成部分。健康将从医疗为主转向以预防为主，以不断提高民众的自我健康管理意识为核心，促进全民的健康。

健康体检、健康评估与健康管理三者间具有密切的内在联系。本章结合健康保险风险管理的要求，对健康体检、健康评估与健康管理的基本概念、理论和方法进行了介绍，旨在在健康保险经营管理中，对涉及健康的风险进行科学和有效的识别、选择、评估和管理。

专业术语及释义

1. 健康评估。健康评估也指健康风险评价，一般是指对评估的个体、家庭或社区对现存的或潜在的健康问题或生命过程反应的基本理论、基本知识和基本技能进行的分析和研究，是把风险分析的结果与风险准则相比较，以决定风险和/或其大小是否可接受或可容忍的过程，以便保险经营企业对健康风险做出应对的决策。

2. 健康危险因素评价。健康危险因素评价是研究危险因素与慢性病发病及死亡之间数量依存关系及其规律性的一种技术方法。

3. 健康体检。健康体检是以健康为中心的身体检查。健康体检用于了解受检者健康状况，根据检查结果，明确有无异常体征，进一步分析这些异常体征的性质。

思考题

1. 何谓健康体检？
2. 何谓健康评估？
3. 何谓健康管理？
4. 简述健康体检、健康评估和健康管理之间的关系。
5. 何谓健康危险因素评价？
6. 健康评估与健康危险因素评价对健康保险的意义是什么？
7. 世界卫生组织在选择确定健康危险因素时的选择参考是什么？
8. 如何进行一次健康危险因素评价？

第七章

健康保险中常见的重大疾病

重大疾病是健康保险最具有可保价值的保险业务，也是健康保险的核心业务内容。本章对保险业务中常见的重大疾病，如恶性肿瘤、急性心肌梗死、脑卒中、冠状动脉搭桥、器官移植、终末期肾病、白血病等会导致高昂医疗费用的疾病进行了介绍，旨在为重大疾病保险的风险管理和控制，以及具体的业务经营提供医学基础知识和疾病治疗的重点，同时也对国家实施的城乡居民大病保险政策进行了介绍。

第一节　常见重大疾病概述

一、重大疾病的概念

对重大疾病保险的定义，不同的角度是不一样的。从医学的角度，重大疾病至少包括了4个方面的内涵：①严重危及生命；②严重影响患者生命质量；③医学上可以治疗，但大多数目前医学还没法治愈；④可能会导致伤残。世界卫生组织（WHO）对重大疾病的界定则是从经济负担的角度来定义，认为一个家庭总的卫生支出占其稳定收入（扣除生存必需品支出）的比例达到或超过40%时，该家庭就发生了灾难性卫生支出，可以认为是发生了重大疾病。

在医保制度与政策实践中，重大疾病的定义是：①疾病的严重程度，主要依据医学标准决定。②从医保政策具体实践分析，重特大疾病又可分为重大疾病与重特疾病两类，并形成了重大疾病保险和特殊疾病保险两类政策。重大疾病是病情严重，或危及生命，以及有严重后遗症的疾病；重特疾病是维系健康生命质量的疾病，如罕见病、器官移植及抗排异等疾病。这种分类方法在实践中具有可操作性，也能较好保证政策实施的公平性。③根据疾病临床诊疗成本的大小，即医疗费用花费的多少而定。根据医保基金预算和承受能力，确定超过一定费用额度的疾病为重大疾病与重特疾病。按费用界定的方法具有政策目标明确，操作简单，但公平性评价比较困难，也带来临床处置上的风险。④医疗费用对患者个人及家庭的经济负担是医疗保障政策所关心的主要目标。重特大疾病是以个人或家庭经济负担计算的，一般界定的指标就是个人或家庭的"灾难性医疗支出"。

因此，在健康保险中，重大疾病可以从三个角度进行定义，从而进行产品设计：

（1）依据医学标准的定义，这是最基本、也是最常见的定义，即重大疾病是病情严重，或危及生命，以及有严重后遗症的疾病。一般按病种明确规定，在具体实践中，这种按疾病病种界定的方法在风险管理中具有较好的操作性。

（2）根据医疗诊疗成本的大小划分，即以医疗费用花费的大小进行界定。一些严重疾病的诊疗成本往往较高，该类疾病一般会在其中，可以认为是把疾病病种和费用结合起来进行定义的。因此，重大疾病是根据诊疗成本大小，确定超过一定费用额度的疾病为标准，在保险给付时候，该类产品常设计成住院津贴型的产品，可操作性较好。

（3）医疗费用与患者个人及家庭经济负担相关。这是医疗保障政策所关心的目标。重大疾病是以个人或家庭负担来计算，一般界定指标是个人或家庭发生"灾难性医疗支出"为标志，但这种按疾病负担界定的方式可操作性较困难，因其公平性较好，一般在公共政策实践中较常考虑，如政府的大病保险经办委托，大病保险的服务经办购买等产品。

二、重大疾病保险

在商业健康保险业务实践中的重大疾病保险，是指当被保险人患保单指定的重大疾病确诊后，保险人按重大疾病保险合同约定支付保险金的保险。该险种保障的常见疾病有心肌梗死、冠状动脉绕道术、癌症、脑中风，尿毒症、严重烧伤、突发性肝炎、瘫痪和主要器官移植手术、主动脉手术等。为方便消费者比较和选择重大疾病保险产品，保护消费者权益，结合我国重大疾病保险发展及现代医学进展情况，并借鉴国际经验，指导保险公司使用疾病定义，中国保险行业协会根据重大疾病保险的起源、发展和特点，制定《重大疾病保险的疾病定义使用规范》，其中包含 25 种疾病，具体内容见表 7.1。

表 7.1　　　　　　　　　常见重大疾病保险的疾病定义名称和使用规范

编号	重大疾病名称	保险业务中重大疾病保险须明确注明的部分	备注
1	恶性肿瘤	——不包括部分早期恶性肿瘤	
2	急性心肌梗死		
3	脑中风后遗症	——永久性的功能障碍	
4	重大器官移植术或造血干细胞移植术	——须异体移植手术	
5	冠状动脉搭桥术（或称冠状动脉旁路移植术）	——须开胸手术	
6	终末期肾病（或称慢性肾功能衰竭尿毒症期）	——须透析治疗或肾脏移植手术	
7	多个肢体缺失	—— 完全性断离	
8	急性或亚急性重症肝炎		
9	良性脑肿瘤	—— 须开颅手术或放射治疗	
10	慢性肝功能衰竭失代偿期	—— 不包括酗酒或药物滥用所致	
11	脑炎后遗症或脑膜炎后遗症	—— 永久性的功能障碍	
12	深度昏迷	—— 不包括酗酒或药物滥用所致	
13	双耳失聪	—— 永久不可逆	注：如果保险公司仅承担被保险人在某年龄之后的保障责任，须在副标题中注明
14	双目失明	—— 永久不可逆	注：如果保险公司仅承担被保险人在某年龄之后的保障责任，须在副标题中注明
15	瘫痪	——永久完全	
16	心脏瓣膜手术	—— 须开胸手术	
17	严重阿尔茨海默病	—— 自主生活能力完全丧失	注：如果保险公司仅承担被保险人在某年龄之前的保障责任，须在副标题中注明
18	严重脑损伤	—— 永久性的功能障碍	
19	严重帕金森病	—— 自主生活能力完全丧失	注：如果保险公司仅承担被保险人在某年龄之前的保障责任，须在副标题中注明
20	严重Ⅲ度烧伤	—— 至少达体表面积的 20%	
21	严重原发性肺动脉高压	—— 有心力衰竭表现	

续表

编号	重大疾病名称	保险业务中重大疾病保险须明确注明的部分	备注
22	严重运动神经元病	—— 自主生活能力完全丧失	注：如果保险公司仅承担被保险人在某年龄之前的保障责任，须在副标题中注明
23	语言能力丧失	—— 完全丧失且经积极治疗至少12 个月	注：如果保险公司仅承担被保险人在某年龄之后的保障责任，须在副标题中注明
24	重型再生障碍性贫血		
25	主动脉手术	—— 须开胸或开腹手术	

对于这些疾病的具体内容在保险合同中都有详细的释义。因该险种保障程度高，需求量大，在我国较为流行，所覆盖的病种是呈现增多趋势的。

需要特别注意的是，在重大疾病保险的宣传材料中，如果保障的疾病名称单独出现，应当采用主标题和副标题结合的形式。

第二节　保险业务中常见的重大疾病保险

中国保险行业协会根据重大疾病保险的起源、发展和特点，制定的《重大疾病保险的疾病定义使用规范》中规定重大疾病保险合同约定的疾病、疾病状态或手术，规定了重大疾病保险条款中的疾病名称、疾病定义、除外责任和术语释义。

常见重大疾病保险的疾病定义是在参考国内外成年人（十八周岁以上）阶段的重大疾病保险，并在结合现代医学进展情况的基础上制定。因此，保险公司将产品定名为重大疾病保险，且保险期间主要为成年人（十八周岁以上）阶段的，该产品保障的疾病范围应包括恶性肿瘤、急性心肌梗死、脑中风后遗症、冠状动脉搭桥术（或称冠状动脉旁路移植术）、重大器官移植术或造血干细胞移植术、终末期肾病（或称慢性肾功能衰竭尿毒症期）等。除此六种重大疾病外，对于本规范疾病范围以内的其他疾病种类，保险公司可以选择使用。同时，上述疾病应当使用本规范的疾病名称和疾病定义。

一、恶性肿瘤

（一）概念及临床特点

肿瘤，是人体中正在发育的或成熟的正常细胞，在各种因素长期作用下，出现过度增生，异常分化而形成的新生物。它与正常组织和细胞不同，不按正常细胞的新陈代谢规律生长，而变得不受约束和控制，并呈无规律的迅速生长，以至于可以破坏正常组织器官的结构并影响其功能。

肿瘤是严重危害人类健康和生命的常见病、多发病，可以分为良性肿瘤和恶性肿瘤两大类。恶性肿瘤又分为癌和肉瘤。

肿瘤虽有良性、恶性之分，但两者的区别是相对的。如血管瘤虽为良性，但无包膜，常呈侵袭性生长；生长在要害部位（如颅腔内和脊柱腔内）的良性肿瘤由于挤压神经和血管同样可以危及生命；有些肿瘤形态学上分化非常好，但可发生侵袭和转移，如甲状腺滤泡性腺癌；转移率低的恶性肿瘤，其生物学特征接近良性，如皮肤基底细胞癌。

正常组织与良性肿瘤之间、良性肿瘤与恶性肿瘤之间并无截然界限。从正常组织到良性再到恶性呈一种渐进关系，有时可呈现中间形态，如癌前病变，本身不是恶性肿瘤，但是一种可能发展为恶性肿瘤的潜在病变，主要表现为上皮细胞非典型增生，再进一步发展成为原位癌。

（二）流行病学特征

据 2016 年卫生与计生统计年鉴资料，我国 2013 年疾病别慢性病患病率中恶性肿瘤的患病率为 2.9‰，城市 3.5‰，农村 2.3‰。

2004~2005 年恶性肿瘤死因前 10 位的恶性肿瘤分别是肺癌、肝癌、胃癌、食管癌、结直肠癌、白血病、脑瘤、女性乳腺癌、胰腺癌和骨癌，恶性肿瘤的死亡率总计为 134.8/10 万，其中男性为 169.19/10 万，女性为 98.97/10 万。其中，男性多发肿瘤为呼吸系统恶性肿瘤、胃恶性肿瘤、食道恶性肿瘤及肝和肝内胆管恶性肿瘤，女性多发肿瘤为乳房恶性肿瘤、呼吸系统恶性肿瘤、胃恶性肿瘤和食道恶性肿瘤（见表7.2）。

城市与农村的恶性肿瘤死因顺位前五位没有差异。从总的死亡率来看，城市为 146.57/10 万，农村为 128.63/10 万（见表7.3）。

随着年龄的增长，各种肿瘤的发病率都逐步增长，其中 10 岁年龄组最低，70 岁年龄组发病率最高。研究表明，50 岁以上人群肿瘤发病率明显高于 50 岁以下人群。

表 7.2　　　　　　2004～2005 年前 10 位恶性肿瘤死因顺位及死亡率

顺位	合计		顺位	男性		顺位	女性	
	疾病名称	死亡率（1/10 万）		疾病名称	死亡率（1/10 万）		疾病名称	死亡率（1/10 万）
1	肺癌	30.83	1	肺癌	41.34	1	肺癌	19.84
2	肝癌	26.26	2	肝癌	37.54	2	胃癌	16.59
3	胃癌	24.71	3	胃癌	32.46	3	肝癌	14.44
4	食管癌	15.21	4	食管癌	20.65	4	食管癌	9.51
5	结直肠癌	7.25	5	结直肠癌	8.19	5	结直肠癌	6.26
6	白血病	3.84	6	白血病	4.27	6	女性乳腺癌	
7	脑瘤	3.13	7	脑瘤	3.50	7	白血病	5.90
8	女性乳腺癌	2.9	8	胰腺癌	2.94	8	宫颈癌	3.41
9	胰腺癌	2.62	9	膀胱癌	2.13	9	脑瘤	2.74
10	骨癌	1.7	10	骨癌	2.05	10	子宫癌	2.71
	总计	134.8		总计	169.19		总计	98.97

资料来源：2016 年《中国卫生和计划生育统计年鉴》。

30 岁以下年龄组人群以白血病为主。男性 30～40 岁组以肝和肝内胆管恶性肿瘤为首，45～59 岁组以食道恶性肿瘤为首，60 岁以上组以呼吸系统恶性肿瘤为首。女性 30～44 岁组和 45～59 岁组都以乳房恶性肿瘤为首，60 岁以上组以呼吸系统恶性肿瘤为首，但远低于男性 60 岁以上组的发病率。

表 7.3　　　　　　2004～2005 年前 10 位恶性肿瘤死因顺位及死亡率

顺位	合计		顺位	城市		顺位	农村	
	疾病名称	死亡率（1/10 万）		疾病名称	死亡率（1/10 万）		疾病名称	死亡率（1/10 万）
1	肺癌	30.83	1	肺癌	40.98	1	肝癌	26.93
2	肝癌	26.26	2	肝癌	34.93	2	肺癌	25.71
3	胃癌	24.71	3	胃癌	22.97	3	胃癌	25.58
4	食管癌	15.21	4	食管癌	10.97	4	食管癌	17.34
5	结直肠癌	7.25	5	结直肠癌	9.78	5	结直肠癌	5.96
6	白血病	3.84	6	胰腺癌	4.44	6	白血病	3.68
7	脑瘤	3.13	7	白血病	4.17	7	脑瘤	2.80
8	女性乳腺癌	2.9	8	女性乳腺癌	3.98	8	女性乳腺癌	2.35
9	胰腺癌	2.62	9	脑瘤	3.27	9	胰腺癌	1.70
10	骨癌	1.7	10	胆囊癌	2.13	10	骨癌	1.61
	总计	134.8		总计	146.57		总计	128.63

（三）病因

肿瘤的病因是引起肿瘤发生的始动因素，既有外界环境中的各种致癌因素，又有机体本身的内在因素，如遗传因素、免疫因素、激素因素、种族因素、环境因素、饮食因素等。

（四）临床表现

不同部位的肿瘤以及不同性质的肿瘤会有各自不同的临床表现。总体而言，良性肿瘤呈膨胀性生长，生长比较缓慢，瘤体多呈球形、结节状，周围常形成包膜，因此与正常组织分界明显，用于触摸，推之可移动，手术时容易切除干净，摘除不转移，很少有复发。

恶性肿瘤相对而言呈浸润性生长，生长速度较快，没有包膜形成，与正常组织难以分清，用手触摸，推之不动，手术很难切除干净，容易发生癌细胞的扩散和转移，也容易复发。恶性肿瘤的临床表现往往各不相同，与身体的具体组织、器官或部位有密切的联系。晚期恶性肿瘤较容易发现，往往会有"恶病质"的表现，但早期的恶性肿瘤无明显特异性的全身症状。

（五）诊断

肿瘤的诊断方法多种多样，通常有实验室检查（包括酶学检查和免疫学检查）、内镜检查、影像学检查、病理检查（包括细胞学检查和活体组织检查）。随着医学科学技术的发展，肿瘤的诊断技术也呈快速发展的趋势，细胞诊断、基因诊断等成熟的技术逐步呈现，为诊断提供了很好的技术支持。肿瘤一般包括良性和恶性两大类，不同的肿瘤用到的诊断方法也不一样。

（六）治疗与预后

当肿瘤局限在一个解剖区域（Ⅰ和Ⅱ期）时，手术通常是最佳治愈方法。然而，目前的情况是大约70%的肿瘤患者会有转移。除非治疗时，局部手术范围更加广泛或增加放疗或化疗，否则这些肿瘤将复发，并极有可能是致命性复发。局部晚期肿瘤（Ⅲ期），往往累及周围结构，通常不适合手术治疗和经常性放射治疗。已经转移的肿瘤可用全身治疗，如化疗或激素治疗。尽管在某些情况下有些肿瘤（如睾丸癌、绒毛膜癌、一些淋巴瘤）是可以治愈的，但大多数治疗都是为了缓解症状。一般而言，良性肿瘤预后较好，恶性肿瘤预后较差。

每种单一肿瘤的最终疗效取决于肿瘤的分期和组织学分化程度，以及某些细胞的特征和接受治疗的方式。有研究结果表明，不同主要部位肿瘤之间死亡率存在差异，且在确定死亡风险增加时，肿瘤的分期至关重要。

（七）核保评估

肿瘤核保评估的基本方法包括诊断、分期和治疗，具体包括病理评估，新的诊断和治疗模式，疾病的遗传成分，肿瘤标志物和筛选模式等。

所有肿瘤的评估都是从组织学诊断开始的。一般来说，诊断首先需根据肿瘤细胞分化程度对肿瘤进行病理分级：Ⅰ级为分化好，恶性程度低；Ⅱ级为分化中等，恶性程度中度；Ⅲ级为分化差，恶性程度高。恶性肿瘤的病理分级提示肿瘤的恶性程度，可为临床治疗和预后提供参考。

TNM 分期系统是目前国际上最为通用的分期系统。首先由法国人 Pierre Denoix 于 1943～1952 年提出，后来美国癌症联合委员会（American Joint Committee on Cancer，ATCC）和国际抗癌联盟（The Lnternational Union Against Cancer，IUAC）逐步开始建立国际性的分期标准，并于 1968 年正式出版了第 1 版《恶性肿瘤 TNM 分类法》手册，成为临床医生和医学科学工作者对于恶性肿瘤进行分期的标准方法。

TNM 分期系统基于肿瘤的范围（"T"是肿瘤一词英文"Tumor"的首字母）、淋巴结扩散情况（"N"是淋巴结一词英文"Node"的首字母）、是否存在转移（"M"是转移一词英文"metastasis"的首字母）。

分期符号与临床意义及相关性见表 7.4，表 7.5。

表 7.4   **TNM 分期系统**

原发肿瘤（T）类别	肿瘤范围
T_x	原发性肿瘤无法评估
T_0	无原发性肿瘤的证据
T_{is}	原位癌（早期肿瘤没有扩散至相邻组织）
T_1，T_2，T_3，T_4	大小和/或原发肿瘤的范围
区域淋巴结（N）类别	
N_x	区域淋巴结情况无法评估
N_0	没有区域淋巴结受累（淋巴结未发现肿瘤）
N_1. N_2. N_3	越来越多的区域淋巴结受累
远处转移（M）类别	
M_x	远处转移无法评估
M_0	远处转移（肿瘤没有扩散至体内其他部分）
M_1	有远处转移（肿瘤扩散至体内其他部分）

表 7.5　　　　　　　　　　　　　　分期与 TNM 体系的相关性

分期 TNM 类别	肿瘤范围
0　T_{is}，N_0，M_0	原位癌（无浸润证据）
I　T_1 或 T_2，N_0，M_0	仅局部病灶，原发性肿瘤出现浸润
II　T_3，N_0，M_0；或 T_1 或 T_2，N_1，M_0	原发性肿瘤大但无淋巴结转移或组织内浸润，或局部病灶的区域淋巴结受累
III　T_4，N_0，N_1 或 N_2，M_0	更广范围的局部病灶，通常超出原发部位，有或没有区域淋巴结受累
IV　T_1，T_2，T_3 或 T_4；N_0，N_1 或 N_2，M_1	远处转移，无论局部病灶范围如何

　　分期与 TNM 体系具有相关性（见表 7.6）。每一种恶性肿瘤的 TNM 分期系统各不相同，因此 TNM 分期中字母和数字的含义于不同肿瘤所代表的意思不同。TNM 分期中 T，N，M 确定后就可以得出相应的总的分期，即 I 期，II 期，III 期，IV 期等。有时候也会与字母组合细分为 IIa 或 IIIb 等。I 期的肿瘤通常是相对早期的肿瘤有着相对较好的预后。分期越高意味着肿瘤进展程度越高。因此，具体进行肿瘤的核保分析时，需要有充分的资料，明确诊断和病情并找出对应的风险等级，主要包括肿瘤组织的病理检查报告、手术治疗的资料、最近复查检查的资料、手术后的年限、肿瘤问卷，资料不完全应进一步提供资料。

　　对于各种癌症的准确诊断、分期和随访，内镜检查的使用至关重要。上消化道内镜和活检对原发性和间质上胃癌的诊断准确率达到 95%。无论直肠肿瘤是原发性的还是复发性的，乙状结肠镜和结肠镜检查都是筛查和诊断结直肠肿瘤的关键工具。

　　普通 x 射线和计算机辅助 X 射线技术（如 CT）、超声波、MRI 扫描和同位素扫描（肝脏、骨骼、甲状腺等），已经广泛用于检测隐匿的转移性疾病，以及评估临床症状。这些技术是临床发现和诊断的重要手段。

　　许多肿瘤标志物被认为具有对一般人群进行肿瘤筛检的潜力。因此，在核保时可以作为参考。

表 7.6　　　　　　　　　　　可用的肿瘤标志物及其推荐用途

肿瘤	肿瘤标志物 （FDA 批准的）	推荐用途
乳房	CEA，CA 27.29	M
消化道	CEA	P，M
前列腺	PSA	S，P，M
前列腺	PAP	P，M
肝癌	AFP	S，D，P，M

续表

肿瘤	肿瘤标志物 （FDA 批准的）	推荐用途
肝癌	CEA	M
卵巢	CA 125	P，M
睾丸	AFP	D，P，M
睾丸	βHCG	D，P，M
睾丸	LDH	P，M
睾丸	Placental – like AP	P，M
甲状腺	甲状腺球蛋白	S，M
甲状腺	降钙素	D，M
骨髓瘤	免疫球蛋白（Bence – Jones 蛋白）	D，P

注：S = 筛查，D = 诊断，P = 预后，M = 监测。

在具体保险业务实践中，恶性肿瘤核保要点在于：

1. 核保资料

（1）需要提供充分的资料，明确诊断和病情，主要包括证明肿瘤性质的病历、诊断资料，以及手术治疗的资料、最近复查的资料、手术后年限等。

（2）需要提供的实验室诊断资料：肿瘤组织的病理检查报告、疾病的遗传成分、肿瘤标志物、筛选模式、肿瘤部位影响报告等。

2. 核保分析

对于肿瘤而言，既不能"谈瘤色变"，一律给予拒保，也不能仅仅依据肿瘤的良性、恶性来区分。因此，对于肿瘤的核保既要谨慎也要科学对待。肿瘤的风险分析可以从以下三个方面进行：

（1）肿瘤的部位和类型。良性肿瘤和恶性肿瘤在生物学上是明显不同的，因而对机体的影响也不同。良性肿瘤一般对机体影响小，易于治疗，疗效好；恶性肿瘤危害大，治疗措施复杂，疗效还不够理想，特别是远期疗效，一般给予拒保处理。对于良性肿瘤而言，颅内的良性肿瘤风险较大，如果其进行性生长，可以造成颅内压迫等严重后果。因此，在肿瘤问卷中包含疾病诊断名称、分期、病理报告等内容的询问。

（2）肿瘤的治疗。对于为了获得正常预期寿命而进行了根治性治疗并治愈的癌症，通常需要一段时间的延期，观察一定时间之后可以考虑加费承保，但并不是所有的根治性治疗手术都可以采用加费承保方式，若根治性治疗未能达到预期效果，通常需要拒保。部分被保险人即使在根治后，还存在疾病残留最终导致死亡的问题，这是乳腺癌的一个突出特点。虽然事实上这些被保险人在完成首次治疗后 10 年或者更长的时间都没有复发，但为了考虑今后的残留风险，有必要对其收取一个长期额外保费。因此，在肿瘤的问卷中，包含有相关治疗方面的询问，例如，是否接受手术治疗、接受何种手术治疗、是否接受放疗及化疗等。

恶性肿瘤虽然是不可治愈的，但患者也可生存多年，例如，慢性淋巴细胞白血病、低级别的非何杰金淋巴瘤和蕈样肉芽肿。对于有这些疾病的某些被保险人，若有证据表明疾病长期稳定，可以考虑短期或固定期限寿险产品。

（3）肿瘤的转移问题。恶性肿瘤呈浸润性生长，难以完全切除，术后容易复发，而且肿瘤常常转移到局部淋巴结或向全身播散，难以彻底治愈，最终可导致患者死亡。因此，在肿瘤问卷当中涉及是否复发或其他器官转移的询问内容。

核保案例
——以乳腺癌为例

患乳腺癌的危险因素包括年龄、家族史、月经初潮早、绝经晚、未生育、初产年龄大，乳腺增生性疾病（如乳头状增生、非典型增生和乳头状瘤）和乳腺癌病史。然而，大约70%罹患乳腺癌的妇女没有可识别的危险因素。虽然存在一个或多个危险因素需要在早期（即40岁以下）乳房X光进行筛检，但目前通常建议对40岁以上的人进行筛检。筛检应包括每月乳房自查、定期临床评价以及乳房X光检查。40岁以上的人每1~2年需做一次乳房X光检查，50岁以上的人则需每年进行一次乳房X光检查。值得注意的是，10%~18%的癌症患者的乳房X光检查结果为阴性，同时乳房X光检查适用于评估乳房部位的明显肿块，而没有显示典型的恶性变化时，并不能消除癌症的可能性，除非肿块消失或因穿刺而崩塌，否则应进行活检。

早期乳腺癌复发和存活最重要的预测因子是有无腋窝淋巴结受累和肿瘤大小。肿瘤小（小于1cm），经改良根治性乳房切除术后，无淋巴结受累患者的10年无病生存率为91%，20年无病生存率为88%。所有Ⅰ期病变（肿瘤小于2cm，无淋巴结受累）的10年无病生存率为83%。只有一个淋巴结受累的ⅡA期癌症（T1N1）患者的10年无病生存率为71%，20年无病生存率为66%。随着淋巴结数量的增加，这些患者逐渐恶化[8]。复发的其他危险因素包括原发肿瘤大小，肿瘤分化和组织学类型（管状、髓质、黏液性和乳头状细胞预后较好），类固醇受体状态（雌激素和孕激素），DNA直方图（倍性分析）和肿瘤细胞增殖活性（S期分数）。在类固醇受体缺失的情况下，非整倍性和S期分数升高与肿瘤复发和死亡率增加的风险增加有关。

局部浸润性乳腺癌的治疗方案包括改良根治性乳房切除术和放射性保乳手术。保乳手术将切除原发性肿瘤及其周边的一些正常乳腺组织，通常伴有一定程度的腋窝淋巴结清扫。尽管放射性保乳手术局部复发率较高，但有几项研究表明，与乳房切除术相比，其生存率没有降低。使用辅助化疗治疗具有淋巴结阳性和高危淋巴结阴性的女性，有增加绝经前女性和绝经后女性的生存概率的效果，将他莫昔芬用于绝经后妇女使这一效果更加明显。

随着筛检的广泛应用，原位癌的发病率急剧增加。有两种主要类型的癌原位：导管（DCIS）型和小叶（LCIS）型。目前，在乳房 X 光检查中发现的所有癌症中，30% ～40% 是 DCIS。必须注意检查病理报告，以寻找隐匿性间质浸润的证据，其中 2% 的 DCIS 患者将有腋窝淋巴结受累。此外，DCIS 往往是多病灶的，涉及乳腺的许多地方。粉刺型坏死是导管原位癌预后不良的主要因素，有复发风险。由于浸润性乳腺癌通常会发生在大多数的 DCIS 中，适当的局部治疗是至关重要的。单纯乳房切除术，存活率接近 100%。局部切除术与放疗是可以接受的，但 10 年复发率为 7% ～14%。LCIS 通常被认为是其他浸润性乳腺癌风险增加的一个标志，但本身不是一个浸润性癌的癌前病变。LCIS 通常是乳房活检中偶然发现的。它不能通过体格检查或乳房 X 光检查或病理检查来发现。

随着关于癌症遗传特性的信息不断被发现，对具有家族史的高危个体（多个直系亲属患有乳腺癌）的遗传筛查将变得越来越普遍。目前确定的两个标记物是 BRCA1 和 BRCA2 基因。80% 的遗传性乳腺癌和 5% ～6% 的乳腺癌患者具有两个基因。BRCA1 或 BRCA2 基因遗传的突变可能会导致乳腺癌的终生风险高达 50%，卵巢癌的终生风险高达 16%。随着研究的进展，更多的信息可用于遗传异常：遗传性和获得性乳腺癌，以及与这种异常相关的死亡率。

上述医学的风险选择不仅对核保具有很好的专业参考价值。而且对特定的健康保险产品开发和核赔管理都具有专业的指导作用。

（八）核赔应用

恶性肿瘤的疾病类型很多，在具体核赔时需要针对不同恶性肿瘤保险的产品设计类型进行具体的核赔。

1. 疾病或重大疾病类型保险核赔应用

恶性肿瘤是常见的重大疾病，对于此类案件的审核，应重点掌握以下几条原则：必须确定患病者为本险种的被保险人；对患恶性肿瘤的被保险人所发生的意外险、责任险等险种保险事故的审核，应注意本病与保险事故之间是否有关；本类疾病病史较长，审核时尤其注意是否为带病投保，或观察期患病；应注意所承担的责任期限与其较长病史及费用发生时间之间的关系。

（1）原位癌的核赔问题。《重大疾病保险的疾病定义使用规范》中明确规定原位癌不属于保险责任范围。原位癌是指癌细胞仍局限于上皮层内，还未通过皮肤或黏膜下面的基膜侵犯到周围组织。原位癌是癌的最早期，故又称为 0 期癌，偶尔可自行消退，通常不会危及生命，甚至没有任何不适症状。

原位癌确实存在癌细胞，也确实存在恶性变化，但由于该阶段的癌细胞没有发生浸润，也没有发生转移，此时若手术切除即可完全治愈，治愈后也不会复发，对生活质量也不会产生大的影响。基于上述原因，重大疾病保险应将原位癌排除在保险责任之外。

较常见的原位癌包括皮肤原位癌、子宫颈原位癌、胃原位癌、直肠原位癌、乳腺导管内癌和乳房小叶间原位癌。在实际核赔过程中，我们有的时候能够看到"乳腺粉刺癌"的诊断，"乳腺粉刺癌"就属于乳腺导管内原位癌，属于拒绝赔付的情况。

（2）恶性肿瘤或恶性肿瘤倾向的依据。是否患有恶性肿瘤或恶性肿瘤倾向的证据主要包括诊断方面证据、治疗方面证据和症状方面证据。诊断方面证据可以从疾病诊断证明书（依据肿瘤的命名原则作初步判断）、病理学检查报告等资料中获得。治疗方面证据主要从治疗记录（特别是手术记录、化疗记录）中获得，症状方面证据出自病程记录中对于恶性肿瘤细胞转移扩散及恶性生长的临床表现记录、被保险人治疗后的复发情况等方面。所有这些证据需要进行综合考虑和审核。

病理学检查报告尽管被视为诊断恶性肿瘤的"金标准"，但在核赔过程中不能只重视病理学检查报告。例如，乳腺病理检验为"乳腺癌"，但检查被保险人的乳腺仅为一小瘢痕，未行乳腺癌改良术式，未将乳房及附近淋巴结清除，术后未进行相应的化疗，那么这种病理报告的真实性则值得怀疑。

同时，部分被保险人由于拒绝穿刺、保守治疗或病变部位特殊、疾病特殊等情况，无法进行穿刺细胞学检查或手术切除病变组织，因而缺少病理检查报告，但被保险人经过 CT、MRI 等影像检查并结合临床表现，已经明确诊断为"恶性肿瘤"。面对上述情况，核赔人员需要完整收集被保险人的诊断资料、临床表现资料、影像学资料、治疗记录等其他资料，通过集体讨论研究，在以事实为依据的基础上，从有利于客户的角度出发进行核赔处理。

（3）淋巴瘤的核赔问题。淋巴瘤起源于淋巴结和淋巴组织，是属于免疫系统的恶性肿瘤。根据组织病理学的改变，淋巴瘤可以分为何杰金病（又称霍奇金病 HL）和非何杰金淋巴瘤（NHL）。

从《重大疾病保险的疾病定义使用规范》来说，Ⅰ期何杰金病属于免责范围，而Ⅱ期和Ⅲ期以上的何杰金病以及非何杰金病都属于条款的给付范围。

2. 医疗类型保险核赔应用

不同的恶性肿瘤，其治疗方法、住院费用、住院天数以及审核重点都会有所不同。

（1）肺恶性肿瘤。肺恶性肿瘤需住院治疗，住院费用从数万元到十余万元不等，住院天数一般为 30 ~ 120 天。肺恶性肿瘤的肺癌一般分为两类：小细胞肺癌（SCLC），占新发肺肿瘤的20% ~ 25%；非小细胞肺癌（NSCLC）包括腺癌、鳞状细胞癌或表皮样癌，以及大细胞癌。尽管从治疗角度看，这种区别很重要，SCLC 对细胞毒性治疗敏感，但对于承保人而言这种区别并不重要。大约2/3 的 SCLC 患者存在明显的肿瘤转移证据，通常认为大多数患者具有隐匿性转移性疾病。超过70% 的 NSCLC 患者在检查时有区域淋巴结受累或转移。初步诊断时疾病出于晚期，全身治疗对改善生存的影响相对有限，导致所有肺癌患者的 5 年死亡率超过90%。几乎所有肺癌患者的长期生存前景不佳，使得人寿保险与健康保险均不太可能考虑承保肺癌患者。在治疗完成后的最初 5 年内，人寿保险不予考虑。存活超过 5 年的人，可以考虑在肿瘤范围内进行承保，健康保险需要加费，给付范围和标准要做调整。肺癌早中期可行根治术或姑息性手术，晚期恶性肿瘤不进行手术治疗。因为需要化疗，医疗费用中包含大量增强免疫类药物和抗肿瘤药物，审核肺癌是否为既往病症，注意从本次发病的病史、既往史以及病变的类型、程度，以往是否取活检、手术、放疗、化疗等来确定，必要时开展调查。

（2）食管恶性肿瘤。食管恶性肿瘤一般需住院治疗，住院费用从数万元到十余万元不等，住院天数一般为 30 ~ 120 天。食管恶性肿瘤早中期可行食管癌根治术或食管的姑息性手术，首次发病及首次诊断时间是审核调查重点，审核食管恶性肿瘤是否为既往病症，注意从本次发病的病史、既往史以及食管部病变的程度，以往是否取活检、手术、放疗、化疗等来确定，必要时开展调查。

（3）胃部恶性肿瘤。胃恶性肿瘤是常见的恶性肿瘤，一般需要住院治疗。住院费用约为数万元到十余万元不等，住院天数一般为 30 ~ 120 天。胃部的恶性肿瘤早中期可行胃癌根治术或胃的姑息性手术，晚期胃恶性肿瘤不进行手术治疗。因为需要化疗，医疗费用中包含大量增强免疫类药物和抗肿瘤药物，审核胃恶性肿瘤是否为既往病症，注意从本次发病的病史、既往史以及胃部病变的程度，以往是否取活检、手术、放疗、化疗等来确定，必要时开展调查。

调查要点：按照年龄和电话号码排查附近医院，防范虚假姓名看病，除外带病投保情况。患者由于胃大部或全切，术后有少量多餐的饮食习惯，调查时多关注。

（4）结肠恶性肿瘤。结肠恶性肿瘤一般需要住院治疗，住院费用一般为数万元到十余万元不等，住院天数一般为 30 ~ 120 天。结肠恶性肿瘤早中期可行结肠癌根治术或结肠的姑息性手术，审核结肠恶性肿瘤是否为既往病症以及结肠部病变的程度，以往是否取活检、手术、放疗、化疗等来确定，必要时开展调查。核赔人员可以向患者及其邻居了解其检查诊断治疗情况，判断大概就医方向，在附近的医院病案室、病理科、放疗科进行检索，重点是病理诊断。

（5）直肠恶性肿瘤。直肠癌是常见的恶性肿瘤，一般需要住院治疗。住院费用一般数万元到十余万元不等，住院天数一般为 30～120 天。直肠的恶性肿瘤早中期可行直肠癌根治术或直肠癌的姑息性手术，审核直肠恶性肿瘤是否为既往病症，注意从本次发病的病史、既往史以及直肠部病变的程度，以往是否取活检、手术、放疗、化疗等来确定，必要时开展调查。调查要点：发病隐匿，容易发生带病投保情况。注意按照电话号码和年龄排查附近医院，防范用假名看病，隐匿就诊资料。患者由于直肠切除后，在腹部再造出人工排便口，腹壁有使用人工粪袋的习惯，调查时注意关注。

（6）肝恶性肿瘤。肝恶性肿瘤是常见的恶性肿瘤，是恶性程度最高的癌症之一，也是存活时间较短的恶性肿瘤，一般需住院治疗。住院费用因是否手术而差异很大，住院费用一般从数万元到十余万元不等，住院天数一般为 30～80 天。肝的恶性肿瘤早中期可行肝癌根治术或肝、胆管的姑息性手术，晚期肝恶性肿瘤不进行手术治疗。医疗费用中化疗费用比例较高，肝恶性肿瘤以既往病症投保的案例极少，因为从发现至死亡的时间较短，一般在 3～6 个月。肝癌既往病症的发现与调查，基本与其他恶性肿瘤的方法一样，另一重要提示是血生化检查中，甲胎蛋白的异常增高是早期诊断原发性肝癌的特异性指标。

（7）肺恶性肿瘤。肺恶性肿瘤是常见的恶性肿瘤，一般需要住院治疗。住院费用一般数万元到十余万元不等，住院天数一般为 30～90 天。肺的恶性肿瘤早中期可行肺癌根治术，晚期肺恶性肿瘤不进行手术治疗。医疗费用中化疗药物占比例较多，审核肺恶性肿瘤是否为既往病症，注意从本次发病的病史、既往史以及肺部病变的程度，以往是否取活检、手术、放疗、化疗等来确定，必要时开展调查。

（8）乳腺恶性肿瘤。乳腺恶性肿瘤是常见的恶性肿瘤，一般需要住院治疗，住院费用一般为数万元，住院天数一般为 30～60 天，乳腺的恶性肿瘤生存期长，治疗早中期可行乳腺癌根治术或限制性乳腺癌根治手术，晚期广泛性转移的乳腺癌不进行手术治疗。审核乳腺恶性肿瘤是否为既往病症，注意从本次发病的病史、既往史以及乳腺病变的程度，以往是否取活检、手术、放疗、化疗等来确定，必要时开展调查。调查要点：体表肿瘤，通常发现较早，生存时间长，就诊资料较多，不易隐匿病历。

二、急性心肌梗死

（一）概念

急性心肌梗死（Acute Myocardial Infarction，AMI）是冠状动脉急性、持续性缺血缺氧所引起的心肌坏死。临床上多有剧烈而持久的胸骨后疼痛，休息及硝酸酯类药物不能完全缓解，伴有血清心肌酶活性增高及进行性心电图变化，可并发心律失常、休克或心力衰竭，常可危及生命。

（二）流行病学特征

为了研究 AMI 的分布特征、流行规律以及临床特点等情况，国内外已经开展了一系列有关 AMI 流行病方面的研究。研究发现，AMI 在地区、年龄和性别的分布上具有差异性。这种差异的出现可能与种族、气候、生活水平、生活习惯、饮食习惯等不同有关。本病在欧美最常见，发病率在美国为 508/100 万，加拿大为 605/10 万，芬兰为 824/10 万，英国为 823/10 万，法国为 314/10 万，意大利为 270/10 万，澳大利亚为 422/10 万，日本为 101/10 万。美国每年约有 150 万人发生心肌梗死。发达国家 AMI 的发病率明显高于我国。

随着社会老龄化，现代生活节奏的加快，饮食习惯的改变以及社会、心理等因素的影响，我国 AMI 的发病率也呈现逐年升高的趋势，特别是近年来呈明显上升趋势，发病率约为 45/10 万 ~ 55/10 万左右，每年新发至少 50 万人，现患至少 200 万人。另外，我国 AMI 的发病年龄有年轻化的趋势，这与我国中青年精神压力大、饱餐酗酒、过度疲劳、吸烟、运动不足、肥胖、盐敏感性、血脂异常等危险因素关系密切（与 ≥60 岁的老年人相比）。从流行病学资料中发现：60 岁是 AMI 女性患者的年龄分水岭，60 岁之前，男性的患病率远高于女性，一旦超过 60 岁，女性患病率和死亡率增幅均大于男性。

（三）病因

患者多发生在冠状动脉粥样硬化狭窄的基础上，由于某些诱因致使冠状动脉粥样斑块破裂，血中的血小板在破裂的斑块表面聚集，形成血块（血栓），突然阻塞冠状动脉管腔，导致心肌缺血坏死。另外，心肌耗氧量剧烈增加或冠状动脉痉挛也可诱发急性心肌梗死，常见的诱因如下：

1. 过劳

过重的体力劳动，尤其是负重登楼，过度体育活动，连续紧张劳累等，都可使心脏负担加重，心肌需氧量突然增加，而冠心病患者的冠状动脉已发生硬化、狭窄，不能充分扩张而造成心肌缺血。剧烈体力负荷也可诱发斑块破裂，导致急性心肌梗死。

2. 激动

由于激动、紧张、愤怒等激烈的情绪变化诱发。

3. 暴饮暴食

不少心肌梗死病例发生于暴饮暴食之后。进食大量含高脂肪、高热量的食物后，血脂浓度突然升高，导致血黏稠度增加，血小板聚集性增高。在冠状动脉狭窄的基础上形成血栓，引起急性心肌梗死。

4. 寒冷刺激

突然的寒冷刺激可能诱发急性心肌梗死。因此，冠心病患者要十分注意防寒保暖，冬春寒冷季节是急性心肌梗死发病较高的原因之一。

5. 便秘

便秘在老年人当中十分常见。临床上，因便秘时用力屏气而导致心肌梗死的老年人并不少见，必须引起老年人足够的重视。

6. 吸烟、大量饮酒

吸烟和大量饮酒可通过诱发冠状动脉痉挛及心肌耗氧量增加而诱发急性心肌梗死。

（四）临床表现

约半数以上的急性心肌梗死患者，在起病前1~2天或1~2周有前驱症状，最常见的是原有的心绞痛加重，发作时间延长，或对硝酸甘油效果变差，或继往无心绞痛者，突然出现长时间心绞痛。典型的心肌梗死症状包括：

（1）突然发作剧烈而持久的胸骨后或心前区压榨性疼痛，休息和含服硝酸甘油不能缓解，常伴有烦躁不安、出汗、恐惧或濒死感。

（2）少数患者无疼痛，一开始即表现为休克或急性心力衰竭。

（3）部分患者疼痛位于上腹部，可能误诊为胃穿孔、急性胰腺炎等急腹症；少数患者表现颈部、下颌、咽部及牙齿疼痛，易误诊。

（4）神志障碍，可见于高龄患者。

（5）全身症状，难以形容的不适、发热。

（6）胃肠道症状，表现恶心、呕吐、腹胀等，下壁心肌梗死患者更常见。

（7）心律失常，见于75%~95%患者，发生在起病的1~2周内，以24小时内多见，前壁心肌梗死易发生室性心律失常，下壁心肌梗死易发生心率减慢、房室传导阻滞。

（8）心力衰竭，主要是急性左心衰竭，在起病的最初几小时内易发生，也可在发病数日后发生，表现为呼吸困难、咳嗽、发绀、烦躁等症状。

（9）低血压、休克。急性心肌梗死时由于剧烈疼痛、恶心、呕吐、出汗、血容量不足、心律失常等可引起低血压，大面积心肌梗死（梗死面积大于40%）时心排血量急剧减少，可引起心源性休克，收缩压<80mmHg，面色苍白，皮肤湿冷，烦躁不安或神志淡漠，心率增快，尿量减少（<20ml/h）。

（五）诊断

根据典型的临床表现、特征性心电图衍变以及血清生物标志物的动态变化，可作出正确诊断。

1. 心电图

特征性改变为新出现 Q 波及 ST 段抬高和 ST－T 动态演变。心电图表现为 ST 段抬高者诊断为 ST 段抬高型心肌梗死；心电图无 ST 段抬高者诊断为非 ST 段抬高型心肌梗死（过去称非 Q 波梗死）。

2. 心肌坏死血清生物标志物升高

肌酸激酶同工酶（CK－MB）及肌钙蛋白（T 或 I）升高是诊断急性心肌梗死的重要指标，可于发病 3～6 小时开始增高，CK－MB 于 3～4 天恢复正常，肌钙蛋白于 11～14 天恢复正常。GOT 和 LDH 诊断特异性差，目前已很少应用。

3. 检测心肌坏死血清生物标志物

采用心肌钙蛋白 I/肌红蛋白/肌酸激酶同工酶（CK－MB）的快速诊断试剂，可作为心肌梗死突发时快速的辅助诊断，被越来越多地应用于诊断中。

4. 其他

白细胞数增多、中性粒细胞数增多、嗜酸性粒细胞数减少或消失、血沉加快、血清肌凝蛋白轻链增高。老年人突然心力衰竭、休克或严重心律失常，也要想到本病的可能。表现不典型的常需与急腹症、肺梗死、夹层动脉瘤等鉴别。

（六）治疗

急性心肌梗死发病突然，应及早发现，及早治疗，并加强入院前处理。治疗原则为挽救濒死的心肌，缩小梗死面积，保护心脏功能，及时处理各种并发症。

1. 监护和一般治疗

无并发症者急性期绝对卧床 1～3 天，吸氧，持续心电监护，观察心率、心律变化及血压和呼吸。低血压、休克患者必要时监测肺动脉契压和中心静脉压。低盐、低脂、少食多餐、保持大便通畅。无并发症患者 3 天后逐步过渡到坐在床旁椅子上吃饭、大小便及室内活动。一般可在 2 周内出院。有心力衰竭、严重心律失常、低血压等患者卧床时间及出院时间需酌情延长。

2. 镇静止痛

小量吗啡静脉注射为最有效的镇痛剂，也可用杜冷丁。烦躁不安、精神紧张者可给予地西泮（安定）口服。

3. 调整血容量

入院后尽快建立静脉通道，前 3 天缓慢补液，注意出入量平衡。

4. 再灌注治疗，缩小梗死面积

再灌注治疗是急性 ST 段抬高心肌梗死最主要的治疗措施。在发病 12 小时内开通闭塞冠状动脉，恢复血流，可缩小心肌梗死面积，减少死亡。越早使冠状动脉再通，患者获益越大。"时间就是心肌，时间就是生命"。因此，对所有急性 ST 段抬高型心肌梗死患者就诊后必须尽快做出诊断，并尽快做出再灌注治疗的策略。

（1）直接冠状动脉介入治疗（PCI）。在有急诊 PCI 条件的医院，在患者到达医院 90 分钟内能完成第一次球囊扩张的情况下，对所有发病 12 小时以内的急性 ST 段抬高型心肌梗死患者均应进行直接 PCI 治疗，球囊扩张使冠状动脉再通，必要时置入支架。急性期只对梗死相关动脉进行处理。对心源性休克患者不论发病时间都应行直接 PCI 治疗。因此，急性 ST 段抬高型心肌梗死患者应尽可能到有 PCI 条件的医院就诊。

（2）溶栓治疗。如无急诊 PCI 治疗条件，或不能在 90 分钟内完成第一次球囊扩张时，若患者无溶栓治疗禁忌证，对发病 12 小时内的急性 ST 段抬高型心肌梗死患者应进行溶栓治疗。常用溶栓剂包括尿激酶、链激酶和重组组织型纤溶酶原激活剂（rt－PA）等，静脉注射给药。溶栓治疗的主要并发症是出血，最严重的是脑出血。溶栓治疗后仍宜转至有 PCI 条件的医院进一步治疗。非 ST 段抬高型心肌梗死患者不应进行溶栓治疗。

5. 药物治疗

持续胸痛患者若无低血压可静脉滴注硝酸甘油。所有无禁忌证的患者均应口服阿司匹林，置入药物支架患者应服用氯吡格雷一年，未置入支架患者可服用一月。应用 rt－PA 溶栓或未溶栓治疗的患者可用低分子肝素皮下注射或肝素静脉注射 3～5 天。对无禁忌证的患者应给予 β 受体阻滞剂。对无低血压的患者应给予肾素－血管紧张素转氨酶抑制剂（ACEI），对 ACEI 不能耐受者可应用血管紧张素受体阻滞剂（ARB）。对 β 受体阻滞剂有禁忌证（如支气管痉挛）而患者持续有缺血或心房颤动、心房扑动伴快速心室率，而无心力衰竭、左室功能失调及房室传导阻滞的情况下，可给予维拉帕米或地尔硫卓。所有患者均应给予他汀类药物。

6. 抗心律失常

偶发室性早搏可严密观察，不需用药；频发室性早搏或室性心动过速（室速）时，立即用利多卡因静脉注射继之持续静脉点滴；效果不好时可用胺碘酮静脉注射。室速引起血压降低或发生室颤时，尽快采用直流电除颤。对缓慢心律失常，可用阿托品肌肉注射或静脉注射；Ⅱ～Ⅲ度房室传导阻滞时，可安置临时起搏器。室上性心律失常：房性早搏不需特殊处理，阵发性室上性心动过速和快心室率心房颤动可给予维拉帕米、地尔硫卓、美托洛尔、洋地黄制剂或胺碘酮静脉注射。对心室率快、药物治疗无效并影响血液动力学者，应直流电同步电转复。

7. 急性心肌梗死合并心源性休克和泵衰竭的治疗

肺水肿时应吸氧，静脉注射吗啡、速尿，静脉点滴硝普钠。心源性休克可用多巴胺、多巴酚丁胺或阿拉明静脉滴注，如能维持血压，可在严密观察下加用小量硝普钠。药物反应不佳时应在主动脉内气囊反搏术支持下行直接 PCI，若冠状动脉造影病变不适于 PCI，应考虑急诊冠状动脉搭桥手术。

8. 出院前评估及出院后生活与工作安排

出院前可进行 24 小时动态心电监测、超声心动图、放射性核素检查，发现有症状或无症状性心肌缺血和严重心律失常，了解心功能，从而估计预后，决定是否需血管重建治疗，并指导出院后活动量。

出院后 2～3 个月，可酌情恢复部分工作或轻工作。再往后，部分患者可恢复全天工作，但要避免过劳或过度紧张。

9. 家庭康复治疗

急性心肌梗死患者，在医院度过了急性期后，对病情平稳、无并发症的患者，医生会允许其回家进行康复治疗。

（1）按时服药，定期复诊；保持大便通畅；坚持适度体育锻炼。

（2）不要情绪激动和过度劳累；戒烟限酒和避免吃得过饱。

在上述原则中，坚持合理适当的体育锻炼是康复治疗的主要措施。因为心肌梗死后，1～2 个月心肌坏死已愈合。此时促进体力恢复，增加心脏侧支循环，改善心肌功能，减少复发及危险因素，是康复治疗的目的。应做到：①选择适宜的运动方式和方法。在医生指导下，根据病情轻重、体质强弱、年龄大小、个人爱好等，选择能够坚持的项目，如步行、打太极拳等。②掌握好运动量，是一个关键问题。运动量必须与医生协商决定，运动量过小，尽管比不运动好，但起不到应有作用，过大则可能有害。运动中若有心前区不适发作，应立即终止运动。③运动量增加要循序渐进，尤其出院早期运动量一定要适当，根据体力恢复情况及心功能情况逐步增加运动量。需要再次强调的是，心肌梗死后每个患者的情况都不相同，运动康复必须个体化，必须在医生的指导下进行，并应有家属陪伴。

（七）预防

心肌梗死后必须做好二级预防，预防心肌梗死再发。患者应采用合理膳食（低脂肪、低胆固醇饮食）、戒烟、限酒、适度运动、心态平衡。坚持服用抗血小板药物（如阿司匹林）、β 阻滞剂、他汀类调脂药及 ACEI 制剂，控制高血压及糖尿病等危险因素，定期复查。

对公众及冠心病患者应普及有关心肌梗死知识，预防心肌梗死发生，万一发生能早期诊断，及时治疗。除上述二级预防所述各项内容外，在日常生活中还要注意以下几点：

（1）避免过度劳累，尤其避免搬抬过重的物品。对老年冠心病患者可能诱发心肌梗死。

（2）放松精神，愉快生活，对任何事情要能泰然处之。

（3）洗澡时要特别注意：不要在饱餐或饥饿的情况下洗澡。水温最好与体温相当，洗澡时间不宜过长，冠心病程度较严重的患者洗澡时，应在他人帮助下进行。

（4）气候变化时要当心。在严寒或强冷空气影响下，冠状动脉可发生痉挛而诱发急性心肌梗死，所以每遇气候恶劣时，冠心病患者要注意保暖或适当防护。

（5）要懂得和识别心肌梗死的先兆症状并给予及时处理。心肌梗死患者约70%有先兆症状，主要表现为：

①既往无心绞痛的患者突然发生心绞痛，或原有心绞痛的患者发作突然明显加重，或无诱因自发发作。

②心绞痛性质较以往发生改变、时间延长，使用硝酸甘油不易缓解。

③疼痛伴有恶心、呕吐、大汗或明显心动过缓或过速。

④心绞痛发作时伴气短、呼吸困难。

⑤冠心病患者或老年人突然出现不明原因的心律失常、心力衰竭、休克或晕厥等情况时都应想到心肌梗死的可能性。

上述症状一旦发生，必须认真对待，患者首先应卧床，保持安静，避免精神过度紧张；舌下含服硝酸甘油或喷雾吸入硝酸甘油，若不缓解，5分钟后可再含服一片。心绞痛缓解后去医院就诊。若胸痛20分钟不缓解或严重胸痛伴恶心、呕吐、呼吸困难、晕厥，应呼叫救护车送往医院。

（八）核保应用

1. 核保资料

（1）需要提供充分的资料，明确诊断和病情，主要包括疾病完整的诊断资料。

（2）需要提供的实验室诊断资料包括心肌酶学、静息心电图、发作时心电图、心电负荷试验、长程心电图、PET、CAT、超声心动图和冠状动脉造影等检查报告资料。

（3）需要提供治疗的资料包括预防保健的资料、药物使用的资料、最近复查的资料，以及手术及手术后的资料等。

2. 核保分析

对于急性心肌梗死，会导致患者直接的生命危险。因此，对于急性心肌梗死的核保既要谨慎也要科学对待。急性心肌梗死的风险分析可以从以下两个方面进行：

（1）诊断的类型。特别是做出是ST段抬高型心梗，还是非ST段抬高型心梗诊断很重要，二者的发病率、病因、静态和动态的心电图特征是不一样的。可通过心电图对梗死部位和范围进行定位，并做出受累的冠脉的诊断，这对疾病的并发症和预后等有重要意义。从而对风险大小和程度做出正确判断。实验室的其他辅助诊断，对疾病的诊断和鉴别诊断也有很重要的临床参考价值。

（2）急性心肌梗死的治疗。及时规范的治疗很重要，采取何种治疗，以及康复、预防的处理，直接预示了风险的大小，尤其是是否采取合理的手术治疗和手术效果，都将影响风险的处理。

（九）核赔应用

急性心肌梗死的诊断、治疗和预后与梗死部位、梗死面积的大小、并发症及治疗有很大的关系。死亡大多发生在第一周内，尤其 1～2 小时内，相当一部分患者在住院前死于室颤。住院后死亡原因除严重心律失常外，还包括心源性休克、心力衰竭、心脏破裂等。急性期住院病死率在 20 世纪 60 年代为 30% 以上，广泛采用监护治疗后降至 15% 左右，近年来应用直接 PCI 后降至 4%～6%，当然医疗费用也在不断上涨。在理赔时，可根据是否属于重大疾病和一般住院治疗进行具体的理赔。

1. 不典型心肌梗死的核赔问题

对于临床已诊断为"急性心梗"的，只要相关检查指标证实确实存在心肌缺血并有心肌坏死的证据，尽管有部分指标不能完全满足，也可以考虑予以赔付。大多数情况是，由于客户未及时就诊、就诊医院条件有限或客户故意隐瞒等情况，不一定具有条款规定的典型特征，出现一些非典型的病例，这时就需要核赔人员认真分析，区别对待，在摸清事实的基础上进行核赔判断。

2. "非 ST 段抬高型心肌梗死"案例

这种情况的案例一般达不到条款要求的心肌梗死标准，但被保险人有典型胸痛、胸闷表现，但心电图无 ST 段抬高，也无病理性 Q 波出现，反而在相应导联出现 ST 段压低的非心肌梗死心电表现。实验室血液化验结果显示心肌酶、肌钙蛋白均明显升高，又提示心肌确实存在急性坏死情形。同时，冠状动脉造影显示三支血管病变，右支狭窄程度达 95%，支持临床确诊急性心肌梗死的诊断。面对这种情况，核赔人员需要完整收集被保险人的诊断资料、实验室检查结果、病历记录、治疗记录等，通过集体讨论研究，在以事实为依据的基础上，从有利于客户的角度出发进行核赔处理，而不是拒赔。

3. 急性心肌梗死

一般紧急发病，危及生命，需住院严密监护和治疗，但常常因治疗方法不同，如内科治疗、外科治疗等，住院天数也不同，所发生的费用相差就会较大。同时，是否有并发症发生也极大地影响实际费用。这种风险管理往往与产品的设计开发的风险有关，需要对治疗的合理性、科学性和规范性进行评价，但理赔时可与医院和患者进行合理的协商。可以对费用审核的关键点如溶栓药物及医用支架材料的费用；突发心肌梗死之前是否患有高血压、冠心病；是否属于既往病症；核赔人员心肌梗死诊断能否成立、心绞痛的持续时间、心电图和心肌酶的动态变化来确定和协商。

三、脑卒中后遗症

（一）概念

"脑卒中"（Cerebral Stroke）又称"中风""脑血管意外"（Cerebral Vascular Accident，CVA），是由脑局部血液循环障碍所导致的神经功能缺损综合征，起病非常急，症状持续时间至少24小时。根据《重大疾病保险的疾病定义使用规范》，脑卒中是指脑血管突发病变引起的脑血管出血、栓塞或梗死，是一种急性脑血管疾病，是由于脑部血管突然破裂或因血管阻塞导致血液不能流入大脑而引起脑组织损伤的一组疾病，包括出血性和缺血性卒中。

出血性卒中，即脑血管突发病变引起的脑血管出血，就是我们通常所说的"脑出血""脑溢血"，同时还包括"蛛网膜下腔出血"。高血压是其发病的主要原因之一，其次为脑动脉硬化、颅内肿瘤、血液病等。出血性卒中的死亡率较高。

脑血管突发病变引起的脑血管栓塞、脑梗死，统称为"缺血性脑卒中"。脑栓塞又称"栓塞性脑梗死"，是指血液中的各种固体、液体或气体栓子（如动脉粥样硬化的斑块、脂肪、肿瘤细胞、纤维软骨或空气等）随血流进入脑动脉而阻塞血管，当侧支循环不能代偿时，引起该动脉供血区域的脑组织缺血、坏死，出现局灶性神经功能缺损。脑栓塞约占脑卒中的15%～20%。脑梗死是指各种原因引起的脑部血液供应障碍（包括脑栓塞），使局部脑组织发生不可逆性损害，导致脑组织缺血、缺氧性坏死。动脉粥样硬化是最常见的病因，其次为高血压、糖尿病和血脂异常等。缺血性卒中的发病率高于出血性卒中，占脑卒中总数的60%～70%。颈内动脉和椎动脉闭塞和狭窄可引起缺血性脑卒中，年龄多在40岁以上，男性较女性多，严重者可引起死亡。

脑卒中后遗症在医学上的定义是脑卒中发病半年后，还存在半身不遂或者语言障碍或口眼歪斜等症状。《重大疾病保险的疾病定义使用规范》中明确，脑卒中后遗症是指脑血管的突发病变引起脑血管出血、栓塞或梗死，并导致神经系统永久性的功能障碍。

（二）流行病学特征

调查显示，城乡合计脑卒中已成为我国第一位死亡原因，也是中国成年人残疾的首要原因，脑卒中具有发病率高、死亡率高和致残率高的特点。不同类型的脑卒中，其治疗方式不同。由于一直缺乏有效的治疗手段，目前认为预防是最好的措施，其中高血压是导致脑卒中的重要可控危险因素，因此降压治疗对预防卒中发病和复发尤为重要。应加强对全民普及脑卒中危险因素及先兆症状的教育，才能真正防治脑卒中。

（三）病因

1. 血管性危险因素

脑卒中发生的最常见原因是脑部供血血管内壁上有小栓子，脱落后导致动脉栓塞，即缺血性卒中。也可能由于脑血管或血栓出血造成，为出血性卒中。冠心病伴有房颤患者的心脏瓣膜容易发生附壁血栓，栓子脱落后可以堵塞脑血管，也可导致缺血性卒中。其他因素有高血压、糖尿病、高血脂等。其中，高血压是中国人群卒中发病的最重要危险因素，尤其是清晨血压异常升高。研究发现清晨高血压是卒中事件最强的独立预测因子，缺血性卒中在清晨时段发生的风险是其他时段的4倍，清晨血压每升高10mmHg，卒中风险增加44%。

颈内动脉或椎动脉狭窄和闭塞的主要原因是动脉粥样硬化。另外，胶原性疾病、高血压病动脉改变、风心病或动脉炎、血液病、代谢病、药物反应、肿瘤、结缔组织病等引起的动脉内膜增生和肥厚、颈动脉外伤、肿瘤压迫颈动脉、小儿颈部淋巴结炎和扁桃体炎伴发的颈动脉血栓，以及先天颈动脉扭曲等，均可引起颈内动脉狭窄和闭塞，或因血管破裂出血引发脑中风。颈椎病骨质增生或颅底陷入压迫椎动脉，也可造成椎动脉缺血。

2. 性别、年龄、种族等因素

研究发现我国人群脑卒中发病率高于心脏病，与欧美人群相反。

3. 不良生活方式

通常，同时存在多个危险因素，比如吸烟、不健康的饮食、肥胖、缺乏适量运动、过量饮酒和高同型半胱氨酸，以及患者自身存在一些基础疾病如高血压、糖尿病和高脂血症，都会增加脑卒中的发病风险。

（四）临床表现

脑卒中能引起局灶性的症状和体征，与受累脑血管的血供区域相一致。脑卒中发病时，往往出现头痛、呕吐、脑膜刺激征，多伴有意识障碍，出现昏迷甚至癫痫发作。

脑卒中后遗症主要有偏瘫（半身不遂）、半侧肢体障碍、肢体麻木、偏盲、失语，或者交叉性瘫痪、交叉性感觉障碍、外眼肌麻痹、眼球震颤、构语困难、语言障碍、记忆力下降、口眼歪斜、吞咽困难、呛食、呛水、共济失调、头晕头痛等。研究发现脑卒中常见预兆依次为：①头晕，特别是突然感到眩晕。②肢体麻木，突然感到一侧面部或手脚麻木，有的为舌麻、唇麻。③暂时性吐字不清或讲话不灵。④肢体无力或活动不灵。⑤与平时不同的头痛。⑥不明原因突然跌倒或晕倒。⑦短暂意识丧失或个性和智力的突然变化。⑧全身明显乏力，肢体软弱无力。⑨恶心呕吐或血压波动。⑩整天昏昏欲睡，处于嗜睡状态。⑪一侧肢体不自主地抽动。⑫双眼突感一时看不清眼前出现的事物。

根据脑动脉狭窄和闭塞后，神经功能障碍的轻重和症状持续时间，分三种类型。

（1）短暂性脑缺血发作（TIA）。突然肢体运动和感觉障碍、失语，单眼短暂失明等，少有意识障碍。椎动脉缺血表现为眩晕、耳鸣、听力障碍、复视、步态不稳和吞咽困难等。症状持续时间短于2小时，可反复发作，甚至一天数次或数十次，可自行缓解，不留后遗症。脑内无明显梗死灶，主要是颈内动脉缺血的表现。

（2）可逆性缺血性神经功能障碍（RIND）。与TIA基本相同，但神经功能障碍持续时间超过24小时，有的患者可达数天或数十天，最后逐渐完全恢复。脑部可有小的梗死灶，大部分为可逆性病变。

（3）完全性卒中（CS）。症状较TIA和RIND严重，不断恶化，常有意识障碍。脑部出现明显的梗死灶。神经功能障碍长期不能恢复，完全性卒中又可分为轻、中、重三型。

（五）诊断

1. 脑卒中的诊断

脑卒中的典型症状仅为头痛、呕吐，很容易与其他疾病混淆，可以通过"FAST"判断法：其中，F即face（脸），要求患者笑一下，看看患者嘴歪不歪，脑卒中患者的脸部会出现不对称，患者也无法正常露出微笑；A即arm（胳膊），要求患者举起双手，看患者是否有肢体麻木无力现象；S即speech（言语），请患者重复说一句话，看是否言语表达困难或者口齿不清；T即Time（时间），明确记下发病时间，立即送医。

通过视、触、叩、听，检查心、肺、肝、脾等重要脏器的基本状况，发现相关征兆，或初步排除常见疾病。根据其典型的临床表现与体格检查，结合头颅CT、MRI等影像学检查即可做出诊断。

常见的检查主要有脑血管造影，以显示不同部位脑动脉狭窄、闭塞或扭曲。颈动脉起始段狭窄时，造影摄片时应将颈部包含在内。其次可选择头颈部磁共振血管造影（MRA）或高分辨磁共振成像（HRMRI），后者可显示颈动脉全程，更有助于对粥样斑块病理成分的分析。另外，颈动脉B型超声检查和经颅多普勒超声（TCD）探测作为无创检查，可为诊断颈内动脉起始段和颅内动脉狭窄、闭塞的筛选手段。颈动脉彩超可检测颈动脉结构和动脉粥样硬化斑形态、范围、性质、动脉狭窄程度等。早期发现动脉血管病变，为有效预防和减少冠心病、缺血性脑血管病等心脑血管疾病发病提供客观的血流动力学依据。经颅多普勒了解颅内及颅外各血管、脑动脉环血管及其分支的血流情况，判断有无硬化、狭窄、缺血、畸形、痉挛等血管病变，可对脑血管疾病进行动态监测。

如果影像学检查未发现异常或没有条件进行，可根据临床表现结合腰穿脑脊液呈均匀一致血性、压力增高等特点考虑此病的诊断。

2. 脑卒中后遗症的诊断

《重大疾病保险的疾病定义使用规范》中规定，脑卒中后遗症的诊断包括以下几个方面：

（1）一肢或一肢以上肢体功能永久完全丧失。永久丧失是指自疾病确诊或意外伤害发生之日起，经过积极治疗180天后，仍无法通过现有医疗手段恢复肢体功能。完全丧失是指肢体的三大关节中的两大关节僵硬，或不能随意识活动。肢体是指包括肩关节的整个上肢或包括髋关节的整个下肢。

（2）语言能力或咀嚼吞咽能力完全丧失。根据《重大疾病保险的疾病定义使用规范》，语言能力完全丧失，是指无法发出四种语音（包括口唇音、齿舌音、口盖音和喉头音）中的任何三种或声带全部切除，或因大脑语言中枢受伤害而患失语症。咀嚼吞咽能力完全丧失，指因牙齿以外的原因导致器质障碍或功能障碍，以致不能作咀嚼吞咽运动，除流质食物外不能摄取或吞咽的状态。

（3）自主生活能力完全丧失，指无法独立完成六项基本日常生活活动中的三项或三项以上。

根据《重大疾病保险的疾病定义使用规范》，六项基本日常生活活动是指：

①穿衣。自己能够穿衣及脱衣。

②移动。自己从一个房间到另一个房间。

③行动。自己上下床或上下轮椅。

④如厕。自己控制进行大小便。

⑤进食。自己从已准备好的碗或碟中取食物放入口中。

⑥洗澡。自己进行淋浴或盆浴。

（六）治疗与预防

现代脑卒中治疗理念是：对于出血性脑卒中是利用现代神经外科最先进的微创手术方法，以最小的创伤将患者脑内的出血引出并止血；对于缺血性脑卒中则是利用手术或用药的方法在最短时间内恢复缺血区的血流，再配合最强效的中药和西药让患者在最短的时间内恢复健康，同时配合合理的康复训练计划，既能最大限度地避免病情复发，又能达到最大的功能恢复效果。

对卒中的预防遵循三级预防的策略：一级预防即针对具有脑卒中危险因素的人

群，积极治疗危险因素，同时定期监测其他危险因素的发生并采取针对性措施，减少疾病发生。已经证明，禁烟、限制膳食中的盐含量、多食新鲜水果蔬菜、有规律地进行身体锻炼、避免过量饮酒可降低罹患心血管疾病的危险。此外，还需要对糖尿病、高血压和高血脂采取药物治疗，以减少心血管病危险并预防中风。二级预防即针对已发生过一次或多次卒中的患者，给予早期诊断早期治疗，防止严重脑血管病发生，常用的 5 类降压药均可用于脑卒中二级预防。对已经患有糖尿病等其他疾病的人员开展心血管疾病二级预防，这些干预措施与戒烟相结合，往往可以预防近 75% 的血管性反复发作事件。三级预防即对已患卒中的患者加强康复护理，防止病情加重。

脑卒中的预防主要是危险因素的防治，控制血压对卒中预防的效果显著。对病情稳定的脑卒中患者，仍然需要长期坚持服用降压药物。

（七）核保应用

1. 核保资料

（1）需要提供充分的资料，主要包括完整病历资料。

（2）需要提供各类检查资料，重点是头颅 CT、MRI、PET 等影像学检查资料，以及重要的临床检查资料，以及中风的后遗症等诊断报告资料。

（3）需要提供完整的临床治疗资料，特别是外科微创的引血与止血技术的应用，恢复功能区血供的先进技术，以及科学合理的药物使用、康复治疗等资料。

2. 核保分析

对于脑卒中后遗症，往往与失能有关。从风险管控的角度，可以从以下几个方面进行：

（1）评估。评估即通过成熟的风险评估模型，预测脑卒中发生的可能性。

（2）诊断。明确的诊断和对预后的判断。

（3）治疗。及时规范的治疗，同时对预后进行评估。采取了何种治疗，以及康复的效果和价值等，都将影响风险的处理。

（八）核赔应用

1. 疾病或重大疾病类型保险核赔应用

（1）脑卒中后遗症索赔时间问题。脑卒中后遗症的索赔应该是在疾病确诊之日起 180 天以后。这个 180 天的时间约定是有医学根据的。虽然造成脑卒中的病因有所不同，但临床上发生脑卒中的患者往往出现肢体无力、口角歪斜、丧失言语等神经功能障碍的表现，这些神经功能方面的障碍并不是永久性的，经过手术治疗、药物治疗以及物理康复治疗后，大多数患者在一定时期内症状可以有不同程度的改善和恢复，这个时期在临床医学上一般规定为六个月。

（2）诈瘫的核赔问题。有的被保险人在头部损伤或脊髓损伤后，谎称肢体无法运动，表现为单瘫、偏瘫或截瘫，可以是痉挛性瘫痪也可以是弛缓性瘫痪。对于此种情况，核赔人员可以通过以下方法进行仔细的核查。

对于怀疑有诈瘫的被保险人可以调阅相关检查结果及病案。如果颅脑 CT 元病损，病理征阴性，病征与体征不符，经过定位检查，结合膑反射情况及神经电生理检查，可以做出鉴别。

肢体功能完全丧失是指肢体的三大关节中的两大关节僵硬，或不能随意识活动，在客观诊断方面必然会涉及肌力的测定。肌力测定的标准为：

O 级——肌肉无收缩。

Ⅰ级——肌肉有轻微收缩，但不能够移动关节，接近完全瘫痪。

Ⅱ级——肌肉收缩可带动关节水平方向运动，但不能够对抗地心引力。

Ⅲ级——能够对抗地心引力移动关节，但不能够对抗阻力。

Ⅳ级——能对抗地心引力运动肢体且对抗一定强度的阻力。

Ⅴ级——能抵抗强大的阻力运动肢体。

一般的肌力测定是一种不借助任何器材，仅靠检查者徒手对受试者进行肌力测定的方法，这种方法简便易行，在临床中得到广泛的应用，但对于伪肌力的问题，这种检查方法缺乏一定的说服力。我们可以借助其他仪器的客观检查，比如数字化肌力测定仪、电子肌力测定系统等，从而可以规避伪肌力风险。

2. 医疗类型保险核赔应用

（1）导致脑出血的原因主要分为疾病和外伤两类，脑出血一旦发生，就需要住院治疗。

（2）住院费用因是否手术及合并其他病症而差异较大，约为 6 000 ~ 30 000 元，住院天数一般为 20 ~ 60 天。

（3）因导致脑出血的原因不同而选择是否手术和手术方式，如高血压、脑动脉粥样硬化导致的出血，一般不需手术；动静脉畸形、夹层动脉瘤导致的出血，一般需要行开颅手术。

（4）费用审核的重点是关注神经营养药物和与诊断不相关大型检查的费用。

（5）核赔实务中，判断是由跌倒头部外伤导致颅内出血还是疾病导致颅内出血后跌倒的问题，审核时关注受伤原因、脑出血部位、脑出血程度、外伤后多久脑出血、是否存在既往脑部疾病（如高血压等），进行综合判断。

四、冠状动脉搭桥术（或称冠状动脉旁路移植术）

（一）概念

冠状动脉搭桥术是取一段自身的正常血管，吻合在升主动脉和冠状动脉狭窄病变远端之间。这样，主动脉的血液就可以通过移植血管（桥血管）顺利到达冠状动脉狭窄病变远端，恢复缺血心肌的正常供血，达到解除心绞痛、改善生活质量、防止严重并发症的目的。该手术最近几年在我国有了较大的发展，手术数量逐年上升，手术质量达到甚至超过国际水平。

冠状动脉旁路移植术是以取自健康动脉或静脉的血管移植物，在一条或多条阻滞的冠状动脉周围建立旁路的手术。血管移植物绕行阻滞的一条（或多条）动脉建立富氧血液流入心肌的新通路。

冠状动脉旁路移植手术绝大多数是在医院进行，手术时间的长短取决于需要建立旁路的动脉数量，但一般情况需要 4~6 小时，有时更长。平均住院时间是 4~7 天。行冠状动脉旁路移植手术后完全恢复需要 3~4 个月。4~6 周内，从事办公室工作的人能够恢复工作；从事体力劳动的人必须等待更长时间，而且有时需要变换职业。

（二）手术目的

冠状动脉旁路移植术（也称作冠状动脉旁路手术、CABG 和旁路手术）是恢复心肌血流的手术。它可以缓解胸痛和局部缺血、改善患者的生活质量，在某些病例中可以延长患者的生命。这种手术的目的是使患者能够恢复正常的生活习惯和降低心脏病发作危险。

做出进行冠状动脉旁路移植手术的决定是一个复杂过程，并且关于手术时机的选择在专家中还存在一些争论。许多专家感到这种手术在美国进行的过于频繁。根据美国心脏协会的观点，适合进行冠状动脉旁路移植术的病人包括在至少三条主要的冠状动脉出现阻滞的患者，特别是如果阻滞发生在供给左心室心肌的动脉；患有严重心绞痛，以至轻度活动就会引起胸痛的患者；不能耐受经皮经胸腔冠状动脉成形术，而且对药物治疗没有良好反应的病人。冠状动脉旁路移植术是严重冠状动脉疾病患者（三条或多条患病动脉损伤左心室功能）的一种治疗选择的观点已经被广泛接受。

理想的冠状动脉旁路移植手术应该在心脏病发作后推迟三个月进行。如果可能，术前患者应该达到医学上的稳定状态。

（三）适用病人

一般说内科治疗不能有效控制症状的病人，都有外科治疗的指征，但心脏外科医师尚有更直观、具体的标准。明确冠心病诊断最有效的方法是选择冠状动脉造影，冠脉的双侧分支出现病变，不论有无心绞痛或心功能不全，都应该选择冠状动脉搭桥术。另外，某些分支血管病变，不能接受内科介入治疗或治疗后复发的病人，也应该接受冠状动脉搭桥术治疗。心肌梗死后心绞痛，或出现室壁瘤、二尖瓣关闭不全、室间隔穿孔等并发症时，外科在治疗并发症的同时，应该行冠状动脉搭桥术。冠心病所致的左心功能不全,多数病人可以从冠状动脉搭桥术的完全再血管化中获益。合并有糖尿病的冠心病,冠状动脉搭桥术是较理想的治疗。

冠状动脉搭桥术的长期效果与移植的自体血管有很大关系。腿部的大隐静脉具有取材方便、易于吻合的优势,但它的远期通畅率不很理想,部分容易发生闭塞导致心绞痛复发,需要再行搭桥手术。研究表明,自体动脉作为移植血管,远期通畅率非常理想,因此,目前倾向于采用动脉桥。

冠状动脉搭桥术虽然是一个大的心脏手术,但其成功率已达到99%以上,大多数病人术后3天可以下床活动,7~10天可以出院,一个月可以恢复工作。微创冠状动脉搭桥术不用体外循环,直接在跳动的心脏上搭桥,不完全正中开胸,而采用各种各样的小切口进行搭桥。有经验的心外科医生借助先进的心脏固定器完成这种微创手术并不困难。微创冠状动脉搭桥术明显减少了病人的痛苦,降低了医疗费用,并能够使不能耐受体外循环的患者同样得到有效的外科治疗。早发现、早治疗是提高疗效、减少痛苦、加快康复的必要条件。

(四)手术过程

冠状动脉旁路移植术手术组成员包括心血管外科医生、外科医生助手、一名心血管麻醉师、一名灌注技师(操作心肺呼吸循环机者)和经过特殊训练的护士。施行全身麻醉之后,外科医生切除静脉或准备动脉作为移植之用。如果使用隐静脉,则需要在患者的大腿和小腿上做一系列的切口。更普遍的是使用一段内乳动脉,只需在胸壁上做切口,然后外科医生做一个从患者颈部至脐部的切口,劈开胸骨,拉开肋弓并暴露心脏,将患者连接至心肺呼吸循环机上,也称为心肺转流泵,它能够冷却肌体以减少氧的需要量,并且在手术期间取代心肺机能,然后将心脏停搏,将一种冷的富含钾的正常盐溶液注入主动脉根部和冠状动脉,通过降低心脏温度以预防组织损伤。

在患病动脉阻滞区域下方做一小切口。一旦在这里缝合移植血管之后,血液将经此重新注入。如果使用腿部静脉,一端与冠状动脉吻合,另一端与主动脉吻合。如果使用内乳动脉一端与冠状动脉吻合,同时其余部分与主动脉侧吻合。在任何需要治疗的冠状动脉重复进行这个手术过程。施行冠状动脉旁路移植术的大多数患者在手术期间至少需要进行三次移植。

移植完成之后对泵吸的心脏开始电击,关掉心肺呼吸循环机,将血液缓慢恢复正常体温。植入起搏电极(如果需要)和留置胸腔引流管之后,外科医生关闭胸腔。

(五)成功率

施行冠状动脉旁路移植术后,大约90%的患者会出现明显地改善。大约70%的病例胸痛完全缓解,并且恢复正常活动,其余的20%出现部分缓解。5%~10%的施行冠状动脉旁路移植术病人，在一年内旁路移植物停止向被短路的动脉供应血液。除了心脏病以外，身体健康的年轻人施行旁路手术的效果良好。施行冠状动脉旁路移植术结局较差的患者包括年龄超过 70 岁者、左心室功能差者、施行二次手术或并行其他手术者，还有持续吸烟、未经治疗的高胆固醇或有其他冠心病危险因素或患有其他衰竭性疾病者。

从长期来看，每年只有 3% ~ 4% 的病人症状复发。冠状动脉旁路移植术后 5 年生存率为 90%，10 年生存率约 80%，15 年约 55%，20 年约 40%。

10 年后大约 40% 的患者心绞痛复发。大多数病例均没有手术前严重，并且能够由药物治疗所控制。使用静脉移植物的患者，40% 的移植物在术后 10 年出现严重的阻塞。可能必须进行再次冠状动脉旁路移植术，但通常成功率远低于第一次手术。

（六）手术后护理

至少在术后头两天患者应该在外科重症监护室进行恢复。患者连接着胸腔引流管和呼吸管、呼吸机、心脏监护仪和其他监护设备、一根导尿管。呼吸管和呼吸机通常在术后 6 小时撤除，但只要患者住在重症监护室，其他的管子就将保留，以药物控制疼痛和预防有害的凝血。对患者生命体征和其他参数进行密切监护，如应经常检查心音和动脉血中氧和二氧化碳水平，检查胸腔引流管以保证其引流通畅。患者在术后头两天通过静脉补充营养。在术后 6 ~ 24 小时内开始给予阿司匹林的每日剂量。在呼吸机和呼吸管移去之后开始胸部的物理治疗。这些治疗包括咳嗽、经常翻身和深呼吸。此外，还要鼓励患者进行其他的锻炼以改善患者的循环和预防由长期卧床休息引起的并发症。

如果不出现并发症，在第二天左右患者开始恢复正常的日常生活，这包括进食常规食物、坐起和少量行走。在出院之前，患者通常在非外科监护室观察几天。在这期间，通常对病人进行关于正确饮食和开始保障心脏健康的轻度锻炼计划的个别辅导。患者应该大量进食水果、蔬菜、谷类和非脂肪或低脂肪的乳酪类产品，而将脂肪的摄入量降至全部卡路里的 30% 之下。通常将为患者制订一套精确的锻炼计划，将鼓励他们参加心脏病康复计划，在那里将有专业人士监督锻炼。由医院和其他组织提供的心脏病康复计划也可以包括心脏健康生活规范。

从冠状动脉旁路移植术完全恢复需要 3 ~ 4 个月的时间，而且是一个渐进的过程。在出院时，由于长期的卧床休息，患者将感到虚弱。在几周之内患者应该开始感到逐渐强壮起来。

冠状动脉旁路移植术切口瘢痕愈合需要 1 ~ 2 个月的时间，这可能是痛苦的。不应该有冲撞、抓挠或其他不利于瘢痕愈合的行为。患者出院后，为确定外科手术的功效，需要积极地锻炼，至于锻炼是否安全，则经常需要进行一项运动测试。

（七）核保应用

1. 核保资料

冠状动脉旁路移植术是一项重要的外科手术，患者可能出现与此有关的任何并发症。在冠状动脉旁路移植术期间死亡的危险占 2% ~ 3%。可能的并发症包括移植物闭塞和其他的动脉出现阻滞，长期结果有隐静脉移植物发生动脉粥样硬化性疾病心律失常，高血压或低血压，可以导致中风和心脏病发作的凝血、感染和抑郁。重度吸烟者，有严重的肺、肾或代谢性疾病者或大脑供血不全者出现并发症的风险较高。

（1）需要提供完整的病历资料。该手术的选择疾病原因在于冠心病的结果。因此，在核保的风险管理时，需要收集与冠心病有关的体检、病历审查、检查资料（包括体检、静息及运动心电图、胸片，必要时做心脏 B 超、放射性核素检查、冠状动脉造影、ECT 检查），曾经进行的治疗、专门的问卷等。

（2）治疗的资料。手术以前的预防、治疗，手术的选择，材料的使用，药物使用等资料。

2. 核保分析

需要对以下情况进行全面的分析：有无高血压、糖尿病、高脂血症病史以及有无超重及家族史；起病年龄及患病时间长短，冠心病的严重程度（发病症状、发病频率等），治疗方法及时间；血脂、心肌酶、心电图、超声心电图、冠脉造影检查结果；有无心律失常、心力衰竭及心源性休克等并发症。重点是对冠状动脉搭桥术的诊疗选择和预后风险进行评估，做出科学的风险管理决策。

（八）核赔应用

核赔的要点主要是手术以前的预防、治疗的合理性、手术方式的选择、材料的使用、药物使用等，一般费用昂贵，后续还有一些费用，也要考虑该产品本身的风险管理特点。

五、器官移植术

（一）概述

器官移植（Organ Transplantation），是将某个健康的器官通过手术或其他方法放置到一个患有严重疾病、危在旦夕的病人身体上，让这个器官继续发挥功能，从而使接受捐赠者获得新生。器官移植的目的是代替因致命性疾病而丧失功能的器官，使被移植个体能重新拥有相应器官，并正常工作。常用的移植器官有肾、心、肝 、胰腺与胰岛、甲状旁腺、心肺、骨髓、角膜等。自 1954 年肾移植在美国波士顿获得成功以来，人类已能移植除了人脑外几乎所有的重要组织和器官。

器官移植在 20 世纪以前一直是人类的梦想，在 20 世纪初期，医学界对治疗那些身体某个器官功能严重衰竭的病人依旧束手无策。由于受种种客观条件的限制，器官移植在当时只是停留在动物实验阶段。到了 20 世纪 50 年代，世界各地的医生开始进行人体试验，但由于不能很好地控制移植后的排斥反应，器官移植的效果不尽人意。这种情况一直延续到诺华公司发明了免疫抑制药物——环孢素（新山地明）。环孢素的发明使移植后器官存活率大大提高，器官移植事业得到了飞速的发展，这是 20 世纪尖端医学的重大成就之一。

器官移植是活性移植，要取得成功，技术上有 3 个难关需要突破：一是完善的血管吻合操作方法，使移植器官一旦植入受者体内，立刻接通血管，以恢复输送养料的血供，使细胞赖以存活；二是降温灌洗技术，安全地保存供移植用的器官；三是解决排斥反应。

1989 年 12 月 3 日，一位名叫辛迪—马丁的 26 岁妇女，由美国匹兹堡大学的一位器官移植专家，经过 21 个多小时的努力，成功地为她进行了世界首例心脏、肝脏和肾脏多器官移植手术，是世界首例肝心肾移植成功的案例，马丁手术后情况正常。

2013 年 8 月 21 日，国家卫生计生委公布了《人体捐献器官获取与分配管理规定（试行）》，从 9 月 1 日起，捐献器官必须通过器官分配系统进行分配。这套器官分配系统严格遵循器官分配政策，以技术手段最大限度地排除人为干预，以患者病情紧急度和供受者匹配程度等国际公认的客观医学指标对患者进行排序，由计算机自动分配器官，不得在系统外擅自分配，违反规定将严查。世界卫生组织也对该系统表示认可。

我国的器官移植自 20 世纪 70 年代开始，取得了重大的成果，挽救了无数患者的生命。1977 年 10 月，开展了国内第一例人体原位肝移植；2001 年 7 月，国内第一个施行劈离式肝移植；2004 年 11 月，上海第一个开展小肠和肝脏的联合移植；2004 年 12 月，国内第一例 7 个脏器的联合移植；2005 年 7 月，国内第一例运用肝移植成功救治一名妊娠合并急性脂肪肝患者；2005 年 9 月，上海第一个将胰、十二指肠切除术与肝移植结合。目前，在器官移植领域，我国医学正不断地取得进展。

（二）移植分类与种类

1. 移植的分类

根据移植器官的来源，移植一般划分为四种类型。

（1）自体移植，指移植物取自受者自身。

（2）同系移植，指移植物取自遗传基因与受者完全相同或基本相似的供者。

（3）同种移植，指移植物取自同种但遗传基因有差异的另一个体。

（4）异种移植，指移植物取自异种动物。

2. 移植的种类

要移植的器官若为成对的器官（如肾），可取自尸体，也可取自自愿献出器官的父母或同胞，而整体移植的单一器官（如心、肝），只能取自尸体。移植于原来解剖部位，叫作原位移植，如原位肝移植，必须先切除原来有病的器官，而移植于其他位置则称为异位移植或辅助移植，原来的器官可以切除也可以保留。若移植的器官丧失功能，还可以切除，并施行再次、三次甚至多次移植。一次移植两个器官的手术叫作联合移植，如心肺联合移植。同时移植 3 个以上器官的手术叫多器官移植。移植多个腹部脏器（如肝、胃、胰、十二指肠、上段空肠）时，这些器官仅有一个总的血管蒂，移植时只需吻合动、静脉主干，这种手术又名"一串性器官群移植"。现在还不能用动物器官作移植，因为术后发生的排斥反应极为猛烈。目前的药物不能控制，移植的器官无法长期存活。

（三）伦理问题

器官移植中主要的伦理学问题是提供器官的供者在什么情况下提供的器官，是否自愿或事先有无同意捐献器官的意愿，供者是否可以不需要这个器官而保持其生活质量，抑或供者已经不再需要所提供的器官。答复如果都是肯定的，器官移植就可视为符合伦理学。

西方国家许多人都立下遗嘱，死后愿将器官无偿地捐献给需要它的人。西方国家车祸较多，因车祸而死亡者身体一般均较健康，器官可供移植，也有亲属自愿献出一个肾脏以挽救亲属生命者。法国则规定，凡生前未表示拒绝捐献脏器者，经治医院有权在其死后将脏器取出以供移植。国外许多国家已开始应用脑死亡概念，若昏迷病人脑电图多次呈一直线，而又不属服用麻醉药、深低温、婴幼儿等情况，即使靠人工呼吸机、升压药物尚能维持心跳血压者，也可确认为死亡，其脏器可提供移植。美国曾有申请成立营利性的企业，经营供移植的人类脏器，但被国会否决。因为一旦提供器官有利可图，便可能诱使一些人以此谋利，出售不合格的器官，甚至把急需用钱的人解剖开来拍卖给有钱的人。

器官移植的技术要求较高，费用也很惊人，以最常见的肾移植为例，每例的费用约为 3 万~4 万元，还不算手术成功后终身服用的抗排异的免疫抑制剂。肝移植费用更数倍于此。当卫生资源有限时，器官移植病人的费用太高往往会挤掉其他人可享用的卫生资源。这是从宏观上不能不考虑的一个伦理学问题，也是一个卫生经济和卫生政策问题。国外在 20 世纪 60 年代一度广泛开展器官移植，以后逐年减少，收缩到几个中心深入研究。当然，像角膜移植、皮肤移植等费用不大、储存要求不高而疗效肯定的器官移植是值得推广的。

（四）移植脏器

1. 心脏

由各种病因导致的心脏衰竭的病人，心脏移植是唯一的治疗方法。

2. 肺脏

终末期良性肺部疾病的患者，经过传统内科治疗无法治愈，但估计尚有 1～3 年存活希望，可考虑进行肺移植手术来改善身体状况。

3. 肝脏

处于良性肝病末期，无法用传统内科手术治疗的患者，肝脏移植是唯一的方法。

4. 肾脏

当一些疾病对肾脏产生损害，肾脏不能发挥正常的生理功能时，就会逐渐发展为肾功能不全、氮质血症，其终末期就是尿毒症。挽救尿毒症患者生命的方法包括透析和肾脏移植。

5. 胰脏

胰脏移植多数是与肾脏移植同时进行的，主要用于治疗晚期糖尿病、Ⅰ型糖尿病和胰切除后糖尿病。

除了上述器官，脾脏、小肠等病症可以通过接受移植手术获得治愈。

（五）器官移植的排斥类型

器官移植的排斥类型包括宿主抗移植物反应与移植物抗宿主反应两种。

1. 宿主抗移植物反应

受者对供者组织器官产生的排斥反应称为宿主抗移植物反应（Host Versus Graft Reaction，HVGR）。根据移植物与宿主的组织相容程度，以及受者的免疫状态，移植排斥反应主要表现为三种不同的类型。

（1）超急排斥。超急排斥（Hyperacute Rejection）反应一般在移植后 24 小时发生。目前认为，此种排斥主要由于 ABO 血型抗体或抗 Ⅰ 类主要组织相容性抗原的抗体引起。受者反复多次接受输血、妊娠或既往曾做过某种同种移植，其体内就有可能存在这类抗体。在肾移植中，这种抗体可结合到移植肾的血管内皮细胞上，通过激活补体直接破坏靶细胞，或通过补体活化过程中产生的多种补体裂解片段，导致血小板聚集，中性粒细胞浸润并使凝血系统激活，最终导致严重的局部缺血及移植物坏死。超急排斥一旦发生，无有效方法治疗，终将导致移植失败。因此，通过移植前 ABO 及 HLA 配型可筛除不合适的器官供体，以预防超急排斥的发生。

（2）急性排斥。急性排斥（Acute Rejection）是排斥反应中最常见的一种类型，一般于移植后数天到几个月内发生，进行迅速。肾移植发生急性排斥时，可表现为体温升高、局部胀痛、肾功能降低、少尿甚至无尿、尿中白细胞增多或出现淋巴细胞尿等临床症状。细胞免疫应答是急性移植排斥的主要原因，CD4 + T（TH1）细胞和CD8 + TC 细胞是主要的效应细胞。即使进行移植前 HLA 配型及免疫抑制药物的应用，仍有 30% ~50% 的移植受者会发生急性排斥。大多数急性排斥可通过增加免疫抑制剂的用量而得到缓解。

（3）慢性排斥。慢性排斥（Chronic Rejection）一般在器官移植后数月至数年发生，主要病理特征是移植器官的毛细血管床内皮细胞增生，使动脉腔狭窄，并逐渐纤维化。慢性免疫性炎症是导致上述组织病理变化的主要原因。目前对慢性排斥尚无理想的治疗措施。

2. 移植物抗宿主反应

如果免疫攻击方向是由移植物针对宿主，即移植物中的免疫细胞对宿主的组织抗原产生免疫应答并引起组织损伤，则称为移植物抗宿主反应（Graft Versus Host Reaction，GVHR）。GVHR 的发生需要一些特定的条件：①宿主与移植物之间的组织相容性不合；②移植物中必需含有足够数量的免疫细胞；③宿主处于免疫无能或免疫功能严重缺损状态。GVHR 主要见于骨髓移植后。此外，脾、胸腺移植时，以及免疫缺陷的新生儿接受输血时，均可发生不同程度的 GVHR。

急性 GVHR 一般发生于骨髓移植后 10 ~70 天内。如果去除骨髓中的 T 细胞，则可避免 GVHR 的发生，说明骨髓中 T 细胞是引起 GVHR 的主要效应细胞。临床观察发现，去除骨髓中的 T 细胞后，骨髓植入的成功率也下降，白血病的复发率，病毒、真菌的感染率也都升高。这说明，骨髓中的 T 细胞有移植物抗白血病的作用，可以压倒残留的宿主免疫细胞，避免宿主对移植物的排斥作用，也可以在宿主免疫重建不全时，发挥抗微生物感染的作用。因此，选择性地去针对宿主移植抗原的 T 细胞，而保留其余的 T 细胞，不但可以避免 GVHR，而且可以保存其保护性的细胞免疫功能。

（六）医学贡献

回眸 20 世纪医学发展史，器官移植无疑是人类攻克疾病的征程中一座屹立的丰碑。半个世纪以来，移植学作为一门独立的学科历经坎坷，达到了今天的临床应用阶段，使得成千上万的终末期患者重获新生。移植医学不愧是 20 世纪的医学奇迹之一，并且不断向其他医学领域扩展和挑战。半个世纪的移植医学对人类的贡献如下：

（1）发现人类及各种常用实验动物的主要组织相容性抗原系统，并明确主要组织相容性复合物（MHC）为移植治疗的基本障碍。

（2）各类器官移植外科技术的发展和完善以及各种显微外科移植动物模型的建立和应用。

（3）免疫抑制剂的开发和临床应用，使器官移植得以成为稳定的常规治疗手段。

（4）从细胞水平到亚细胞水平，直到 DNA 水平的不断深入的基础研究，为揭示排斥机理、寻求用药对策打下了基础，使临床诊断及治疗水平达到了新的高度。

（5）对新型疾病的认识和挑战，如移植物抗宿主病和本次会议提出的 xenosis、微嵌合体与自身免疫性疾病的关系等。

（6）基因治疗在移植学中的应用有可能预示用克隆技术开发无抗原性生物器官替代物的兴起。曾有人提出移植学的最终出路在于免疫耐受和异种移植，而现在则有倾向认为生物工程器官更有可能一箭双雕。

C. A. Vacanti 关于组织学工程的演讲使人们进入了对未来的遐想，应用 polymer 纤维作为基底质，多种细胞得以生长，从而构成具有复性结构的组织。该技术拟用于耳或鼻的再造。英国剑桥大学和 F. Bath 的研究中心现已初步掌握控制青蛙发育的基因技术，并能重复无头蛙、无肢体蛙或无尾蝌蚪的生长实验。无疑，该技术与克隆羊技术一样，一方面会给移植学带来新的希望，另一方面亦可激发医学伦理学的争辩。

（七）核保应用

器官移植是现代医学的重要突破，并取得了快速的发展，也是各类医学新技术应用最为广泛和深入的领域。当然，不同的器官移植其风险选择是不同的。

1. 心脏移植

任何导致心脏衰竭的病人，心脏移植是唯一的治疗方法。核保时主要针对导致心衰的病因进行风险的选择，并根据风险管理的要求做出是否承保的决策。

2. 肺移植

对患有严重的全身性支气管扩张症的患者一般需要进行双肺或心肺移植。支气管扩张患者的死亡风险受疾病程度、严重并发症（如危及生命的咯血）、肺功能严重不全，以及潜在的疾病过程如免疫缺陷状态和囊性纤维化的存在的影响。针对相关疾病和症状的风险分析，直接影响是否承保的决策。

其他一些疾病，如囊性纤维化（CF）、细支气管炎和闭塞性细支气管炎、3 期结节病、古德帕斯特综合征等，也是肺移植的适应证，在风险选择和评估时，应重点关注。

3. 肾脏移植

器官移植的保险产品一般只对那些受到密切监测的申请人才可以考虑。明显的核保风险为：①不受控制的高血压是预后不良的诱因，不应考虑患有不受控制的高血压的申请人。②由于心血管疾病是死亡的主要原因，因此缺血性心脏病或脑血管疾病的申请个体将被视为不可保的。③患糖尿病的患者预后较差，也应拒绝承保。④患有其他全身性疾病（如慢性阻塞性肺病或慢性肝炎）的个体不会被视为保险的候选人。⑤有经常发生排斥反应的病史的客户需要高剂量的免疫抑制剂是一个不好的征兆，这很可能会导致做出拒绝承保的决定。⑥有专门的评级方案对接受不同肾源（尸体供体移植、活体供体血缘或非血缘移植）的预后进行评价。

4. 肝脏移植

首先，肝脏移植是肝功能急性或慢性不可恢复的衰竭和损害的必然选择。如爆发性肝炎、原发性胆汁性肝硬化、原发性硬化性胆管炎等。在核保时注意：①爆发性急性肝炎的特征是肝细胞坏死导致肝功能急剧下降，大多数病例与乙型肝炎感染有关，但也有甲型、戊型和庚型肝炎病例和药物引起的肝炎（如扑热息痛）病例。该病的死亡率为50%～80%，紧急肝移植是许多病人唯一的治疗希望。仅靠医疗护理的治疗者，最终结果取决于肝功能恢复和原发性病因的治疗效果。对于治愈者来说，预期寿命不太会受影响。因此，爆发性急性肝炎是风险关注的重要疾病之一。②原发性硬化性胆管炎。该病在诊断之前一般有平均两年的潜伏期，肝脏检查主要是胆汁淤积的图片。通过内窥镜逆行胆管造影可证实诊断，其将显示包括肝内和肝外导管的特征性多灶狭窄和扩张。肝移植是治愈疾病的最好方法。一般出现症状和死亡之间的时间为6个月至15年不等，平均时间大约为7年。有症状的患者平均随访为6.3年时间，40%～50%将死亡或需要肝移植，但不幸的是，在寿险承保方面，申请人是被拒保的。③原发性胆汁性肝硬化，又称为慢性非化脓性破坏性胆管炎，是引起胆汁淤积和肝细胞坏死的肝内胆管进行性破坏的病症。它被认为是一种自身免疫性疾病，其特征是血清中有抗线粒体抗体。肝活检显示胆管损伤，常发生肉芽肿性变化。这些变化会逐渐演变为严重的肝硬化。女性患者比例高达9:1，通常年龄在35～60岁。原发性胆汁性肝硬化有广泛的临床症状与体征，如瘙痒、黄疸、肝肿大、脾肿大、黄斑瘤和骨骼疾病等，一些患者常筛查发现有抗线粒体抗体。原发性胆汁性肝硬化没有特殊的治疗方法，尽管可以使用青霉胺和熊去氧胆酸来减缓疾病进程，但除肝移植以外，没有治愈原发性胆汁性肝硬化的方法。对该病任何疾病阶段，人寿保险申请人是应被拒绝的，但一些短期计划的保险是可以的，主要根据产品的设计来决定。

（八）核赔应用

器官移植的费用是十分昂贵的，从数十万元到数百万元不等，但由于不同的器官，以及器官来源的不同、移植的方法、个体差异性，以及移植后期的护理等不同，费用差异也十分明显。在核赔时需要对所发生的费用，包括住院情况、住院时间、手术、护理、药物使用等情况进行细致的调查和分析。

六、终末期肾病（或称慢性肾功能衰竭尿毒症期）

（一）定义

终末期肾病的定义分为慢性肾功能衰竭和尿毒症两个部分。

1. 慢性肾功能衰竭

慢性肾功能衰竭是指慢性肾病引起的肾小球滤过率降低以及与此相关的代谢紊乱和临床症状组成的综合征，简称慢性肾衰。慢性肾功能衰竭分为慢性肾功能衰竭代偿期、慢性肾功能衰竭失代偿期、肾功能衰竭期及尿毒症期四个阶段。

2. 尿毒症

尿毒症不是一个独立病种，而是各种晚期肾病共有的临床综合征。尿毒症是慢性肾功能衰竭的终末期。

（二）流行病学特征

流行病学调查表明，慢性肾病已经成为一个威胁全世界公共健康的主要疾病之一。

从近年的统计来看，在发达国家中，普通人群中就有 6.5% ~ 10% 患有不同程度的肾脏疾病，其中美国慢性肾病患病率高达 10.9%、慢性肾衰患病率为 7.6%。

根据部分报告，我国慢性肾病的患病率为 8% ~ 10%，特别是存在于 40 岁以上人群。与其他疾病相比，慢性肾病表现得更为隐匿，早期可以完全没有症状或症状不明显。因为肾脏的代偿功能极其强大，即使肾脏功能已经损失 50% 以上，患者也可能没有任何症状，因此不能引起足够重视，导致很多患者就医时就已经发展为尿毒症。

（三）病因

主要病因包括以下几个方面：

（1）各型原发性肾小球肾炎。

（2）继发于全身性疾病，如糖尿病肾病、高血压肾病、系统性红斑狼疮性肾病、痛风、过敏性紫癜型肾炎等。

（3）遗传因素，如多囊肾、遗传性肾炎等。

原发 d 性肾小球肾炎、高血压肾小动脉硬化、糖尿病肾病已经成为慢性肾衰的主要病因，尤其是后两种情况近年有明显增高趋势。双侧肾动脉狭窄或闭塞所引起的缺血性肾病是老年慢性肾衰竭的重要原因之一。

（四）临床表现

肾功能衰竭不同阶段有不同的临床表现。在肾功能衰竭早期，可以没有任何的症状，或仅有食欲不振、乏力、腰酸、夜尿频多、血压增高等表现，到了中期以后，这些症状明显加重，晚期则会出现昏迷、心衰、消化道出血等，甚至危及生命。

（五）诊断

各种原因引起的慢性肾脏结构和功能障碍（肾脏损伤病史 >3 个月）包括肾小球正常和不正常的病理损伤、血液或尿液异常、影像学检查异常，或不明原因的肾小球滤过率下降（肾小球滤过率 <60ml/min）超过 3 个月，称为慢性肾病。

慢性肾衰竭可以分为肾功能衰竭代偿期、肾功能衰竭失代偿期、肾功能衰竭期、尿毒症期四个阶段（见表 7.7）。

表 7.7　　　　　　　　　我国慢性肾衰竭分期表

慢性肾衰竭分期	肌酐清除率（Ccr） （min）	血清肌酐（Scr） （umol/L）	血清尿素氮（BUN） （mmol/L）
肾功能衰竭代偿期	50～80	133～177	3.2～7.1
肾功能衰竭失代偿期	20～50	186～442	>7.1
肾功能衰竭期	10～20	451～707	17.9～28.6
尿毒症期	<10	≥707	>28.6

尿毒症实验室检查参考指标：

1. 血液检查

（1）血红蛋白一般在 80g/l 以下，终末期可降至 20g/l～30g/l，可伴有血小板降低或白细胞偏高。

（2）动脉血气分析。晚期常有 PH 下降，ABSB（AB 为实际碳酸氢根；SB 为标准碳酸氢根。AB 是体内代谢性酸碱失衡的重要指标，在特定条件下计算出 SB 也反映代谢因素。两者正常为酸碱内稳正常，两者皆低为代谢性酸中毒，两者皆高为代谢性碱中毒）及 BE（剩余碱）均降低，$PaCO_2$ 呈代偿性降低。

（3）血浆蛋白可正常或降低。

（4）电解质测定可出现异常。

2. 尿液检查

（1）尿常规改变可因基础病因不同而有所差异，可有蛋白尿、红白细胞或管型，也可以改变不明显。

（2）尿比重多在 1.018 以下，尿毒症时固定在 1.010～1.012 之间。

（3）夜间尿量多于日间尿量。

3. 肾功能测定

（1）肌酐清除率 <10ml/min。

（2）血清肌酐 ≥707umol/L。

（3）血清尿素氮 >21.42 mmol/L。

4. 影像学检查

（1）B 超显示双肾体积缩小，肾皮质回声增强。

（2）核素肾动态显示肾小球滤过率降低及肾脏排泄功能障碍。

（3）核素骨扫描提示肾性营养不良。

（4）胸部 X 线可见肺淤血或肺水肿、心胸比例增大或心包积液、胸腔积液等。

（六）预后

慢性肾功能衰竭是进行性发展的疾病，具有不可逆性，预后不良，最终需要通过肾脏移植手术根治。肾脏移植手术治疗成功后，为了避免排斥反应发生，往往需要长期服用抗排斥药物。

（七）核保应用

终末期肾病或慢性肾功能衰竭尿毒症期由于风险较大，预后较差，因此常给予拒保的处理。但是，肾病发病隐匿，被形象地称为"隐形的杀手"或"沉默的杀手"，日常生活中，有不少肾脏病患者肾功能减退已进入尿毒症期而不自知，有的人正好利用这一特点故意带病投保。因此，在核保过程当中，核保人员可以根据相关方面的询问以及辅助检查发现早期肾病的"蛛丝马迹"。

对于怀疑者，首先应该进行最简单的尿常规检测，特别关注尿常规当中的尿蛋白、红细胞、隐血指标，如果有异常，特别是蛋白的异常，应该进行深入的检查，如肾功能的检测（特别关注肌厨、尿素氮）、肾脏的 B 超、CT 等。

（八）核赔应用

慢性肾功能衰竭并不等于慢性肾功能衰竭尿毒症期，慢性肾功能衰竭按照程度可以分为代偿期、失代偿期、衰竭期和尿毒症期。因此，尿毒症期是慢性肾功能衰竭的最后阶段。

《重大疾病类保险的疾病定义使用规范》中明确规定，终末期肾病（或称慢性肾功能衰竭尿毒症期）核赔时必须同时满足两个条件：①双肾功能慢性不可逆性衰竭，达到尿毒症期；②经过诊断后已经进行了至少 90 天的规律性透析治疗或实施了肾脏移植手术。

核赔人员可以通过疾病诊断证明书、临床表现、实验室检查判断慢性肾功能衰竭的分期。肾功能检测项目当中血清肌配、血清尿素氮是检测肾小球滤过功能的敏感指标，核赔人员在核赔时应重点审查这些指标。

七、其他重大疾病

除前述的几种疾病外，在健康保险中，还有许多重大疾病。无论是按疾病病种进行的界定的，还是按照费用大小划分的，只要造成个人健康的严重危害，对家庭和社会造成了一定影响，这类疾病都是重大疾病。在健康保险的具体实践中，重大疾病的概念还会在内涵和外延上不断完善。

第三节　社商合作中的大病保险

社会医疗保险中的大病保险，主要是指"城乡居民大病保险"，是对城乡居民因患大病发生的高额医疗费用给予报销，目的是解决群众反映强烈的"因病致贫、因病返贫"问题，使绝大部分人不会再因为疾病陷入经济困境。

2012 年 8 月 24 日，国家发展和改革委员会、卫生部、财政部、人社部、民政部、保险监督管理委员会六部委《关于开展社保大病保险工作的指导意见》（发改社会〔2012〕2605 号）发布，明确针对城镇居民医保、新农合参保（合）人大病负担重的情况，引入市场机制，建立大病保险制度，减轻城乡居民的大病负担，大病医保报销比例不低于50%。

2015 年 7 月 28 日《国务院办公厅关于全面实施城乡居民大病保险的意见》（国办发〔2015〕57 号）发布，规定城乡居民大病保险（以下简称"大病保险"）是基本医疗保障制度的拓展和延伸，是对大病患者发生的高额医疗费用给予进一步保障的一项新的制度性安排。文件认为，大病保险试点以来，推动了医保、医疗、医药联动改革，促进了政府主导与发挥市场机制作用相结合，提高了基本医疗保障管理水平和运行效率，有力缓解了因病致贫、因病返贫问题。为加快推进大病保险制度建设，筑牢全民基本医疗保障，让更多的人民群众受益，提出了相关的建设性意见。

社会医疗保险中的大病保险是在基本医疗保障的基础上，对大病患者发生的高额医疗费用给予进一步保障的一项制度性安排，可进一步放大保障效用，是基本医疗保障制度的拓展和延伸，是对基本医疗保障的有益补充。开展这项工作是减轻人民群众大病医疗费用负担，解决因病致贫、因病返贫问题的迫切需要，是建立健全多层次医疗保障体系，推进全民医保制度建设的内在要求，是推动医保、医疗、医药互联互动，并促进政府主导与市场机制作用相结合，提高基本医疗保障水平和质量的有效途径，是进一步体现互助共济，促进社会公平正义的重要举措。

一、指导思想、目的和意义

随着全民医保制度体系和政策目标的确立，重大疾病保障既是健全全民医保制度体系建设的需要，也是深化医药卫生体制改革，调整利益格局，解决体制性、结构性等深层次矛盾的需要。

商业健康保险作为医疗保障制度的重要组成部门，必须成为维护 13 亿人民健康福祉和带动消费、推动结构调整和发展方式转变的不可或缺的部分，但目前来看，保险公司在重大疾病的经办管理时间中的组织建设、风险识别、测量与处理、资源投入、数据积累、产品开发、健康管理等与"医改"对保险公司的定位和要求还存在一定差距。因此，要实现商业健康保险的发展，不仅意味着保险公司需要调整业务结构，优化风险管控能力和良好的市场竞争力，更意味着保险公司自身也需要转型和创新。

在具体的重大疾病业务经办中，一方面要进一步强调的是要充分利用商业健康保险经办的税收优惠政策促进业务的发展；另一方面要明确医疗保险健康运行是受基金总量约束和控制的，应把重大疾病保障水平的适度性作为政策目标的核心。在具体实践中，保障水平的增加需要科学的测算，量入为出，理顺管理体制，加强监管，建立专门的评估机制和谈判机制，提高基金使用效率。另外，商业健康保险经办管理重大疾病的实践，目标是实现患者、医疗机构、保险公司、政府等各方共赢。因此，就风险管控和策略选择而言，明确基金约束与最佳使用原则，把有限的医保基金用到最需要的人身上，用在保障发生灾难性支出的人群或弱势人群，发挥出基金的大病保障作用，既是重大疾病保障的目标，也是具体的政策内涵。最后，完善监管体系，引入第三方评估，减少不合理基金支出也是风险管控策略的重要选择。

二、大病保险的基本原则

（一）坚持以人为本、保障大病

建立完善大病保险制度，不断提高大病保障水平和服务可及性，着力维护人民群众健康权益，切实避免人民群众因病致贫、因病返贫。

（二）坚持统筹协调、政策联动

加强基本医保、大病保险、医疗救助、疾病应急救助、商业健康保险和慈善救助等制度的衔接，发挥协同互补作用，输出充沛的保障动能，形成保障合力。

（三）坚持政府主导、专业承办

强化政府在制定政策、组织协调、监督管理等方面职责的同时，采取商业保险机构承办大病保险的方式，发挥市场机制作用和商业保险机构专业优势，提高大病保险运行效率、服务水平和质量。

（四）坚持稳步推进、持续实施

大病保险保障水平要与经济社会发展、医疗消费水平和社会负担能力等相适应。强化社会互助共济，形成政府、个人和保险机构共同分担大病风险的机制，坚持因地制宜、规范运作，实现大病保险稳健运行和可持续发展。

三、大病保险的筹资

（一）筹资标准

各地结合当地经济社会发展水平、患大病发生的高额医疗费用情况、基本医保筹资能力和支付水平，以及大病保险保障水平等因素，科学细致地做好资金测算，合理确定大病保险的筹资标准。

（二）资金来源

从城乡居民基本医保基金中划出一定比例或额度作为大病保险资金。城乡居民基本医保基金有结余的地区，利用结余筹集大病保险资金；结余不足或没有结余的地区，在年度筹集的基金中予以安排。完善城乡居民基本医保的多渠道筹资机制，保证制度的可持续发展。

（三）统筹层次

大病保险原则上实行市（地）级统筹，鼓励省级统筹或全省（区、市）统一政策、统一组织实施，提高抗风险能力。

四、大病保险的保障内容

大病保险的保障内容包括保障的对象、资金来源、保障标准、保障范围和保障水平（见表 7.8）。保障内容需要强调保障适度，需要强化基本医保、大病保险、医疗救助、疾病应急救助、商业健康保险及慈善救助等制度间的联动互补，明确分工，在政策制定、就医管理、待遇支付、用药和诊疗、管理服务等方面要做好衔接，实现大病患者应保尽保，切实避免因病致贫、因病返贫问题。

表 7.8 城乡居民大病保险的保障内容

大病保险	保障内容
保障对象	城乡居民基本医保参保人，要全面覆盖城乡居民
资金来源	从城镇居民医保基金、新农合基金中划出，不再额外增加群众个人缴费负担（详见本节三、大病保险的筹资）
保障标准	1. 患者以年度计的高额医疗费用，超过当地上一年度城镇居民年人均可支配收入、农村居民年纯收入； 2. 社保大病保险以年人均纯收入为判断标准，具体金额由地方政府确定
保障范围	1. 保障范围与城乡居民基本医保相衔接。参保人患大病发生高额医疗费用，由大病保险对经城乡居民基本医保按规定支付后个人负担的合规医疗费用给予保障，合规医疗费用的具体范围由各地制定 2. 至少20种疾病纳入城乡居民大病保障，具体包括儿童白血病、先心病、末期肾病、乳腺癌、宫颈癌、重性精神疾病、耐药肺结核、艾滋病机会性感染、血友病、慢性粒细胞白血病、唇腭裂、肺癌、食道癌、胃癌、I 型糖尿病、甲亢、急性心肌梗死、脑梗死、结肠癌、直肠癌 3. 高额医疗费用，可以个人年度累计负担的合规医疗费用超过当地统计部门公布的上一年度城镇居民、农村居民年人均可支配收入作为主要测算依据。根据城乡居民收入变化情况，建立动态调整机制，研究细化大病的科学界定标准
保障水平	1. 以避免城乡居民发生家庭灾难性医疗支出为目标，合理确定大病保险补偿政策，实际支付比例应达到50%以上。随着大病保险筹资能力、管理水平不断提高，进一步提高支付比例，更能有效减轻个人医疗费用负担 2. 按医疗费用高低分段制定支付比例，医疗费用越高支付比例越高。随着筹资、管理和保障水平的不断提高，逐步提高大病报销比例，最大限度地减轻个人医疗费用负担

有条件的地方要积极探索建立覆盖职工、城镇居民和农村居民的有机衔接、政策统一的大病保险制度，推动新型农村合作医疗重大疾病保障向大病保险平稳过渡。

五、大病保险承办服务的规范

（一）支持商业保险机构承办大病保险

采取向商业保险机构购买大病保险的方式，由地方政府人力资源社会保障、卫生计生、财政、保险监管部门共同制定大病保险的筹资、支付范围、最低支付比例以及就医、结算管理等基本政策，并通过适当方式征求意见，原则上通过政府招标选定商业保险机构承办大病保险业务，在正常招投标不能确定承办机构的情况下，由地方政府明确承办机构的产生办法。招标主要包括具体补偿比例、盈亏率、配备的承办和管理力量等内容。

对商业保险机构承办大病保险的保费收入，按现行规定免征营业税、免征保险业务监管费，2015～2018年，试行免征保险保障金。

（二）规范大病保险招标投标与合同管理

坚持公开、公平、公正和诚实信用的原则，建立健全招投标机制，规范招投标程序。招标主要包括具体支付比例、盈亏率、配备的承办和管理力量等内容。符合保险监管部门基本准入条件的商业保险机构自愿参加投标。招标人应当与中标的商业保险机构签署保险合同，明确双方责任、权利和义务，合同期限原则上不低于3年。因违反合同约定，或发生其他严重损害参保人权益的情况，可按照约定提前终止或解除合同，并依法追究责任。各地要不断完善合同内容，探索制定全省（区、市）统一的合同范本。

（三）建立大病保险收支结余和政策性亏损的动态调整机制

遵循收支平衡、保本微利的原则，合理控制商业保险机构盈利率。商业保险机构因承办大病保险出现超过合同约定的结余，需向城乡居民基本医保基金返还资金；因城乡居民基本医保政策调整等政策性原因给商业保险机构带来亏损时，由城乡居民基本医保基金和商业保险机构分摊，具体分摊比例应在保险合同中载明。

商业保险机构应当积极发挥其精算和健康保险费率调节机制的作用，对医疗费用和风险进行专业管控，降低不合理的医疗费用支出。同时，商业保险机构应按照有关政策文件规定，积极介入医疗服务行为，监督医疗行为的真实性和合法性，加强医疗费用支出合理性和必要性管理。

（四）不断提升大病保险管理服务的能力和水平

规范资金管理，商业保险机构承办大病保险获得的保费实行单独核算，确保资金安全和偿付能力。

　　商业保险机构要建立专业队伍，加强专业能力建设，提高管理服务效率，优化服务流程，为参保人提供更加高效便捷的服务。发挥商业保险机构全国网络优势，简化报销手续，推动异地医保即时结算。

六、与医疗服务提供机构的合作

　　商业保险机构经营医疗保险，应当加强与医疗机构、健康管理机构、康复服务机构的合作，为客户提供优质、方便的医疗服务。

　　商业保险机构应当积极发挥作为医患关系的第三方作用，帮助缓解医患信息不对称和医患矛盾纠纷问题。

　　商业保险机构与医疗服务机构和健康管理服务机构之间的合作，不得损害被保险人的合法权益。

　　在充分保障客户隐私和数据安全的前提下，鼓励商业保险机构与医疗机构、基本医保部门等实现信息互联和数据共享。

七、多样化的健康保险产品

　　鼓励商业保险机构在承办好大病保险业务的基础上，提供多样化的健康保险产品。如保险公司可以将健康保险产品与健康管理服务相结合，提供健康风险评估和干预，提供疾病预防、健康体检、健康咨询、健康维护、慢性病管理、养生保健等服务，降低健康风险，减少疾病损失。

　　保险公司在开展健康管理服务时，有关健康管理服务内容可以在保险合同条款中列明，也可以另行签订健康管理服务合同，但健康保险产品提供健康管理服务，其分摊的成本不得超过净保险费的20%，超出以上限额的服务，应当单独定价，不计入保险费，并在合同中明示健康管理服务价格。

本章小结

　　重大疾病是健康保险的核心业务内容。本章对重大疾病进行了界定。在健康保险经营中，可以从三个角度对重大疾病进行定义：一是依据严格的医学标准进行定义，这是最基本，也最常见。重大疾病是病情严重或危及生命，以及有严重后遗症的疾病。一般按疾病诊断的病种明确规定，在具体实践中，这种按疾病病种界定的方法在风险管理中具有较好的操作性。二是根据医疗诊疗成本的大小划分，即以医疗费用花费的大小进行界定。一些严重疾病的诊疗成本往往较高，该类疾病一般会在其中，可以认为是把疾病病种和费用结合起来进行定义的。因此，重大疾病是根据诊疗成本大小，确定超过一定费用额度的疾病为标准，在保险给付的时候，该类产品常设计成住院津贴型的产品，可操作性较好。三是医疗费用与患者个人及家庭经济负担相关。这是医疗保障政策所关心的目标。重大疾病以个人或家庭来计算负担，一般界定指标是个人或家庭发生"灾难性医疗支出"。但这种按疾病负担界定方式的可操作性较困难，但因其公平性较好，一般在公共政策实践中较常考虑，如政府的大病保险经办委托，大病保险的服务经办购买等产品。对重大疾病明确的概念定义，对健康保险产品的设计、市场经营和风险管控等均具有重要的意义。此外，本章从医学角度选择了常见的恶性肿瘤、急性心肌梗死、脑卒中及后遗症、冠状动脉搭桥、器官移植、终末期肾病等六种重大疾病进行了比较详细的介绍，并结合疾病的特点，分析了这些疾病在健康保险核保、核赔业务中的风险选择和风险管理的特点。此外，本章还对中国保险行业协会根据重大疾病保险的起源、发展和特点，制定的包含 25 种疾病的《重大疾病保险的疾病定义使用规范》进行了介绍。为了解和实施保险企业参与政府经办的大病保险业务，本章还解读和探索了《国务院办公厅关于全面实施城乡居民大病保险的意见》的政策目标和具体要求，以及城乡居民医疗保险中开展大病保险的政策和实践情况，分析了城乡居民大病业务经办中需要注意和值得思考的问题。

专业术语及释义

1. 重大疾病：从医学角度，重大疾病是病情严重或危及生命，以及有严重后遗症的疾病；从保险角度，重大疾病是指诊疗时花费的医疗费用特别昂贵的疾病。

2. 重大疾病保险：重大疾病保险是指当被保险人患保单指定的重大疾病确诊后，保险人按重大疾病保险合同约定支付保险金的保险。

3. 脑卒中及后遗症："脑卒中"又称"中风""脑血管意外"，是由脑局部血液循环障碍所导致的神经功能缺损综合征，起病非常急，症状持续时间至少 24 小时。脑卒中后遗症是指发病半年后，还存在半身不遂或者语言障碍或口眼歪斜等症状。

4. 急性心肌梗死：急性心肌梗死是冠状动脉急性、持续性缺血缺氧所引起的心肌坏死。临床上多有剧烈而持久的胸骨后疼痛，休息及硝酸酯类药物不能完全缓解，伴有血清心肌酶活性增高及进行性心电图变化，可并发心律失常、休克或心力衰竭，常可危及生命。

5. 冠状动脉搭桥术（或称冠状动脉旁路移植术）：冠状动脉搭桥术是取一段自身的正常血管，吻合在升主动脉和冠状动脉狭窄病变远端之间。这样，主动脉的血液就可以通过移植血管（桥血管）顺利到达冠状动脉狭窄病变远端，恢复缺血心肌的正常供血，达到解除心绞痛、改善生活质量、防止严重并发症的目的。

6. 器官移植：器官移植将某个健康的器官通过手术或其他方法放置到一个患有严重疾病、危在旦夕的病人身体上，让这个器官继续发挥功能，从而使接受捐赠者获得新生。

7. 终末期肾病（或称慢性肾功能衰竭尿毒症期）：终末期肾病的定义分为慢性肾功能衰竭和尿毒症两个部分。慢性肾功能衰竭是指慢性肾病引起的肾小球滤过率降低以及与此相关的代谢紊乱和临床症状组成的综合征，简称慢性肾衰。尿毒症不是一个独立病种，而是各种晚期肾病共有的临床综合征。

8. 重大疾病核保：重大疾病核保是指保险人在对投保的标的信息进行全面掌握、核实的基础上，对可保风险进行评判与分类，进而决定是否承保、以什么样的条件承保的过程。

9. 重大疾病核赔：重大疾病核赔是指保险公司专业理赔人员对重大疾病保险赔案进行审核，确认赔案是否应该赔、应该怎样赔或应该怎样拒赔的业务行为。

思考题

1. 如何理解健康保险中的重大疾病？
2. 如何对健康保险中的重大疾病进行定义？
3. 健康保险业务经营中常见的重大疾病有哪些？
4. 恶性肿瘤的特征是什么？在健康保险业务中如何进行风险管控？
5. 如何对脑卒中进行风险管控？
6. 如何对急性心肌梗死进行风险管控？
7. 如何对冠状动脉搭桥术重大疾病保险进行风险管控？
8. 如何对器官移植进行风险管控？
9. 如何对终末期肾病进行风险管控？

第八章

健康保险与常见慢性病承保

慢性病与健康保险经营和风险管理密不可分。在健康保险经营的业务中，慢性病患者常常在其中，或未来可能会罹患慢性病。本章就慢性病的病因、特点、发生规律、危害等进行了介绍，重点介绍了 5 种常见慢性病：冠心病、高血压、糖尿病、脑中风后遗症和慢性阻塞性肺疾病（COPD）。脑中风后遗症、肿瘤等详见第七章保险业务中常见的重特大病疾病。在此基础上，本章对健康保险业务中慢性病的风险特点进行了分析。

第一节　常见的慢性病

一、慢性病概述

慢性病包括慢性传染性与非传染性疾病。一般慢性病常指慢性非传染性疾病，不是特指某种疾病，而是对一类起病隐匿，病程长且病情迁延不愈，缺乏确切的传染性生物病因证据，病因复杂，且有些尚未完全被确认的疾病的概括性总称，是长期的、不能自愈或几乎不能完全治愈的疾病。WHO 相关报告中就将非传染性疾病与慢性病等同应用。美国慢性病委员会在 1987 年将慢性病定义为：具有以下一种或一种以上的特征的疾病为慢性病：①患病时间是长期的；②病后常留下功能障碍；③疾病的原因常可引起不可逆的病理变化；④因病情不同，需要不同的医疗处置；⑤因病情差异需要不同的康复训练。常见的肝炎、结核等属于慢性传染性疾病；高血压、心脑血管疾病、癌症、慢性呼吸道疾病和糖尿病等属于慢性非传染性疾病。

慢性病的共同特点是：①常见病、多发病；②发病隐匿、潜伏期长；③多种因素共同致病，一果多因，生活方式是主要原因；④多种因素相互关联，一因多果，相互关联、一体多病；⑤增长速度快，发病呈年轻化趋势。

慢性病的危害主要是造成脑、心、肾等重要脏器的损害，易造成伤残，影响劳动能力和生活质量，且医疗费用极其昂贵，增加了社会和家庭的经济负担。由于某些慢性疾病病理解剖、生理特点的变化，还会导致性功能受到损害。

我国疾病预防控制机构工作规范中定义：慢性非传染性疾病（Non – Communicable Diseases，NCDs），简称"慢性病"，不是特指某种疾病，而是对一类起病隐匿、病程长且病情迁延不愈、缺乏明确的传染性生物病因证据、病因复杂或病因尚未完全确认的疾病的概括性总称。我国国务院办公厅印发的《中国防治慢性病中长期规划（2017~2025 年）》中的慢性病主要包括心脑血管疾病、癌症、慢性呼吸系统疾病、糖尿病和口腔疾病，以及内分泌、肾脏、骨骼、神经等疾病。

因此，在实践中，慢性病主要指以心脑血管疾病（高血压、冠心病、脑卒中等）、糖尿病、恶性肿瘤、慢性阻塞性肺部疾病（慢性气管炎、肺气肿等）、精神异常和精神病等为代表的一组疾病，具有病程长、病因复杂、健康损害和社会危害严重等特点。

二、慢性病的自然发展过程

根据 L. Robbins 和 1. H. Hall 的建议，一般将慢性病自然史分为六个阶段：

（一）无危险阶段

此阶段，人们的周围环境和行为生活方式中不存在危险因素，预防措施是保持良好的生产生活环境和健康生活方式。通过健康教育使人们认识危险因素的有害影响，防止可能出现的危险因素。

（二）危险因素出现

随着年龄增加和环境改变，在人们的生产、生活环境中出现了危险因素，由于作用时间短暂及程度轻微，危险因素并没有产生明显危害，或者对人体危害作用还不易被检出。如果进行环境因素检测或行为生活方式调查，能够发现危险因素的存在。

（三）致病因素出现

随着危险因素数量增加及作用时间延长，危险因素转化为致病因素，对机体产生危害的作用逐渐显现。这一时期人们处在可能发生疾病的危险阶段，由于机体防御机制的作用使致病因素弱化，疾病尚不足以形成。如果及时采取干预阻断措施，停止危险因素的作用，可以阻止疾病的发生。

（四）症状出现

这一阶段疾病已经形成，症状开始出现，组织器官发生可逆的形态功能损害，用生理生化的诊断手段可以发现异常的变化。常用筛检手段在正常人群中及时发现无症状患者是有效的预防策略，通过早期发现病人、早期治疗，及时阻止危险因素的作用，使病程逆转恢复健康是可能的。

（五）体征出现

症状和体征可能并行或按程度不同先后出现。患者自己能够明显感觉发现形态或功能障碍，并因症状和体征明显而主动就医。即使停止危险因素的继续作用，一般也不易改变病程。采取治疗措施可以改善症状和体征，推迟伤残和减少劳动能力的丧失。

（六）劳动力丧失

此阶段是疾病自然发展进程的最后阶段。由于症状加剧，病程继续发展，丧失生活和劳动能力。这个阶段的主要措施是康复治疗。

三、发生规律

临床和调查证明，消化系统是所有系统中最早发病的，即消化系统是最早发生慢性病的系统。如果人体出现亚健康状态或者发病，首先是肠胃出现亚健康状态或发病，然后逐渐影响到全身。不过，到了第五个循环系统，慢性病的发病可能为全身性发生。据人体的功能及循证依据，人体的八大系统发病顺序可以简单排列如下：

（一）消化系统

消化系统包括口腔、咽、喉、食管、胃、肠道、消化腺。消化第一大关是胃，接着是肠道，如果胃和肠道受到损伤，就会影响食物营养的吸收，无法保证各个器官获得足够的营养成分，从而引发其他系统机能的衰退和病变。常见的疾病为胃胀、胃酸分泌混乱、胃溃疡、慢性胃炎、十二指肠溃疡、肠道炎、痔疮等。

（二）免疫系统

免疫系统包括泪、黏膜、淋巴、肝、脾等。由于持续的营养缺乏，锌铁硒等无法正常吸收，免疫系统就受到伤害。常见的疾病为易感冒、肩部酸痛、腰痛、淋巴疼痛、淋巴结肿大、皮肤黑斑、体质虚弱等。

（三）呼吸系统

呼吸系统包括鼻、喉、气管及支气管、肺、胸膜和纵膈等。免疫系统受到损伤，呼吸气管受到堵塞，大量毒素不能通过呼吸道有效排出体外，蓄积于呼吸道的薄弱地方，该系统开始出现肺功能衰弱、气管发炎、肺部出现垃圾堆积等。常见的疾病为：哮喘、肺炎、肺虚、肺结核、上呼吸道感染、下呼吸道感染等。

（四）神经系统

神经系统包括脑干、间脑、小脑、大脑、脊髓、脑神经、植物神经、脊神经等。免疫系统、呼吸系统无法从营养中得到保证，减弱了对神经系统的保护能力，神经系统开始受到损伤、衰退。常见的疾病为过度压力感、烦躁、易怒、失眠、消极、神经衰弱、抑郁症、神经性疼痛等。

（五）循环系统

循环系统包括心脏、动脉、静脉、血液、淋巴系统等。神经系统混乱，对营养需求反应迟钝、血液循环系统对排毒反应能力减弱，循环系统开始受到损伤、破坏。常见的疾病为微循环障碍、低血压、高血脂、贫血、中风、心律不齐、心脏病等。

（六）内分泌系统

内分泌系统包括脑垂体、甲状腺、甲状旁腺、肾上腺、胰道腺、性腺、胸腺等。循环系统出现混乱时，内分泌系统平衡能力就会降低，内分泌系统开始出现血糖混乱、胰岛素功能衰退、性腺混乱。常见的疾病为痤疹、激素失调、甲亢、肾虚、子宫肌瘤、胰岛素功能衰退、糖尿病等。

（七）泌尿生殖系统

泌尿生殖系统包括肾、输尿管、膀胱、尿道、男女生殖系统。泌尿系统受到损伤，泌尿系统平衡能力降低，该系统开始出现肾功能衰退、前列腺混乱。常见的疾病为肾亏、尿频、尿路结石、膀胱炎、前列腺疾病等。

（八）骨骼系统

骨骼系统由骨、关节、骨骼组成。以上各系统及泌尿系统受到损伤，骨骼系统平衡能力降低，疾病真正侵袭人体深层骨组织，该系统开始出现骨骼细胞增生速度加快、钙流失过度、骨关节胶原蛋白受损，造成骨质疏松、增生等。常见的疾病为：骨质疏松、缺钙、骨质增生、腰椎增生、关节炎、骨膜炎等。

因此，一般认为人体八大系统慢性病发生顺序大致为：消化系统——免疫系统——呼吸系统——神经系统——循环系统——内分泌系统——泌尿生殖系统——骨骼系统。实际上，每个系统都有最长的承受期限，比如肠胃功能可以有 12 年，免疫系统最长承受期限是 20 年。如果在初期一两年出现不良现象，人体一般不会有特别的症状表现，即处在潜伏期，直到病重症状才被发现，到那时患者往往要付出较大的治疗代价。但是，如果人体的八大系统已经病变到第五个系统还没有进行护理，八大系统将全面出现病变症状，所以提前护理十分重要。根据人体慢性病的发病顺序知道，消化系统是人体的第一系统，有且只有当消化系统出现病变时，才会引发其他系统的病变。病变从低级到高级，从简单到复杂，从单一病种到多样病种，从一个系统到多个系统，逐步形成复杂的慢性疾病。消化系统的代表器官是胃和肠，人体八大系统慢性疾病的发病顺序以此简称为"肠胃中心论"，即慢性病是以肠胃为中心，逐步形成并扩散到各个系统的，当其他系统出现病变时，肠胃是首先进入疾病状态或发生病变的。

同时，需要指出的是，这八大系统处于一个动态平衡过程，可以不断地重复"健康—亚健康—疾病—痊愈—健康"的循环。随着患者用药、营养食品的治疗过程，人体各个系统会自动出现调整现象，不可一成不变地加以对待。

第二节　常见的慢性病及核保

一、血脂异常

（一）概念及发病机理

脂质是供应人体能量的主要来源，构成细胞的基础原料，还参与体内的激素合成等，是人体必需的营养成分之一。

血脂主要来自食物，少部分在代谢过程中产生。正常人体内脂质的产生、消耗或转化等均维持着动态平衡，所以血脂含量基本恒定不变。血脂质测定可及时反映体内脂类代谢状况，也是临床常规分析的重要指标。血脂是指血液中脂质成分的总称。常见的有胆固醇（TC）、甘油三酯（TG）和磷脂，还有脂肪酸及少量的脂溶性维生素和类固醇激素等物质。它是不溶于水而溶于有机溶剂的有机化合物。在血液中必须与特异蛋白质结合成"脂蛋白"分子（载脂蛋白），随血液循环运送到各组织完成某生理功能。最常测定的项目是胆固醇、甘油三酯、载脂蛋白。

血脂异常（Dyslipidemia）指血浆中脂质的量和质的异常，通常指血浆中胆固醇（TC）和甘油三酯（TG）升高，也包括高密度脂蛋白胆固醇降低。由于脂质不溶或微溶于水，在血浆中与蛋白质结合以脂蛋白的形式存在，因此，血脂异常实际上表现为脂蛋白异常血症（Dyslipoproteinemia）。血脂异常以及与其他心、脑血管危险因素相互作用导致动脉粥样硬化，增加心脑血管病的发病率和死亡率。防治血脂异常对提高生活质量、延长寿命具有重要意义。目前血脂、脂蛋白分析不仅广泛应用于动脉粥样硬化（AS）和冠心病的防治，而且已经应用于其他很多相关疾病如高血压、糖尿病、脑血管病、肾脏疾病以及绝经期后妇女内分泌代谢改变等的研究。

血脂代谢过程极为复杂，不论何种病因，若引起脂质吸收、合成、脂质及脂蛋白合成、转运、分解和排泄，代谢过程关键酶、受体异常及其核调控因子信号通路障碍等，均可能导致血脂异常。血脂异常可分为原发性血脂异常、继发性血脂异常。

1. 原发性血脂异常

家族性脂蛋白异常血症是由于基因缺陷所致，其中某些突变基因已经阐明，如：家族性 LPL 缺乏症和家族性 ApoC Ⅱ 缺乏症可因 CM、VLDL 降解障碍引起 Ⅰ 型或 Ⅴ 型脂蛋白异常血症；家族性 ApoB100 缺陷症是由于 LDL 结构异常影响与 LDL 受体的结合，主要表现为Ⅱa 型脂蛋白异常血症等。大多数原发性血脂异常原因不明，呈散发性，是由多个基因与环境因素综合作用的结果。

2. 继发性血脂异常

引起血浆脂蛋白水平升高的疾病众多。无论是脂蛋白的产生或由组织排泌入血浆过多，还是清除或从血浆中移去减少，均可导致一种或多种脂蛋白在血浆中过度堆积。继发性血脂谱异常主要见于高脂肪饮食、体重增加、雌激素缺乏、系统性疾病（糖尿病、甲状腺功能减退症、胆道疾病、肾脏疾病、慢性酒精中毒等）、药物反应（糖皮质激素、噻嗪类利尿剂和 β 受体阻断剂）。

（二）流行病学特征

队列研究表明，低密度脂蛋白胆固醇（LDL－C）升高是冠心病和缺血性脑卒中的独立危险因素之一。《北京市 2011 年度健康白皮书》显示：18～79 岁常住居民中，血脂异常患病率达 50.5%，较 2008 年上升了 45.6%。2012 年中国血脂异常调查研究（DYSIS－China）结果显示，在中国近九成的血脂异常患者采用他汀类药物单药治疗，但近四成的患者血脂不达标，特别是在极高危患者中，血脂达标率不足 40%。

中国血脂异常患者 LDL – C 的达标率不容乐观，仅为 61.5%，特别是极高危和高危患者中，LDL – C 的达标率分别仅为 39.7% 和 54.8%。一方面，我国血脂异常患病率逐年增加，而疾病的知晓率、控制率却仍然较低；另一方面，血脂异常的危害大，给患者和社会带来巨大的经济负担。

（三）危险因素

常见血脂异常危险因素有以下 6 种：

1. 年龄

男性超过 45 岁、女性超过 50 岁（绝经期后）随年龄的增加，血脂异常的患病率呈现上升趋势。

在 50 岁以前，男性血脂异常的患病率明显高于女性，而 50 岁以后女性血脂异常的患病率明显高于男性，男性血脂异常的患病率高于女性，考虑与男性社会压力大、暴露于危险因素的机会较女性高相关。更年期后女性患病率明显升高，考虑与雌激素水平下降导致肝脏羟甲基戊二酰辅酶 A 还原酶（HMGR）的活性增强相关，HMGR 是胆固醇合成过程中的限速酶，雌激素对其活性有抑制作用。

2. 抽烟

烟草中的尼古丁刺激交感神经释放儿茶酚胺，促进脂质释放导致血游离脂肪酸含量增加和血甘油三酯浓度上升。

3. 饮酒

男性每日摄入酒精量大于 20g/天，女性每天摄入酒精量大于 10g/天，会影响其血脂水平。

4. 超重或肥胖（BMI≥28kg/m²）

肥胖导致体内的 TG、LDL – C 的含量增加，HDL – C 含量下降，胰岛素抵抗，导致血脂异常。

5. 生活习惯

长期缺乏运动，导致体内 TG 的含量增加、肥胖，进而导致高血糖，从而影响血脂造成代谢紊乱。高脂、高糖等不合理的饮食习惯会造成 TG、TC 和 LDL – C 含量的直接升高。高纤维、低油低脂肪食物摄入是血脂异常的保护因素。

6. 家族遗传

血脂异常患者存在二个或多个遗传基因缺陷。由遗传基因缺陷所致血脂异常多具有家族聚集性，有明显遗传倾向，临床上通称为家族性血脂异常。

（四）临床意义

血脂异常症的临床表现主要包括两个方面：脂质在真皮内沉积所引起的黄色瘤；

脂质在血管内皮沉积所引起的动脉粥样硬化，产生冠心病、脑血管病和周围血管病等。此外，少数患者可因乳糜微粒栓子阻塞胰腺的毛细血管导致胰腺炎。但是，多数患者并无明显症状和异常体征，不少人是由于其他原因进行血液生化检验时才被确诊的。

肥胖、高血压、胰岛素抵抗与血脂异常为心血管疾病的主要危险因素。脂质在血管内皮沉积导致的心脑血管病和周围血管病是血脂谱异常的临床后果。

血脂检验的结果：①增高。增高见于动脉粥样硬化（主要是胆固醇增高，而游离胆固醇增高不多，甚至正常）和糖尿病、肾病综合征、库欣（Cushing）综合征、肢端肥大症、甲状腺功能减退、阻塞性黄疸、急慢性胰腺炎、银屑病、老年性白内障等；妊娠期特别是妊娠最后几个月内，胆固醇含量增高，使用肾上腺皮质激素、甲状腺素、雌激素、卡那霉素、口服避孕剂、柳酸制剂、苯妥英钠等亦可引起胆固醇增高；此外，高胆固醇饮食者亦可引起增高。②降低。降低见于重症肝病（如肝炎、肝硬化）、甲状腺功能亢进、长期营养不良、卵磷脂胆固醇脂酰基转移酶（LCAT）缺乏；血液病如恶性贫血、溶血性贫血和低色素性贫血（有时可降至 1.3mmol/L（50mg/dl）以下）；某些传染病，如肺结核、肺炎（急性期下降，恢复期则上升）。

各指标具体的临床意义见表 8.1。

表 8.1　　　　　　　　　　　各类血脂指标测定的临床意义

血脂	参考值	临床意义	备注说明
甘油三酯（TG）	男性：0.5~1.69mmol/L（50~150mg/dl）；女性：0.45~1.40mmol/L（40~120mg/dl）	（1）在糖尿病、肾病综合征、脂肪肝、红斑狼疮、糖原累积病以及妊娠中后期，甘油三酯可升高，如患先天性脂蛋白脂肪酶缺陷时血清甘油三酯异常升高 （2）血清甘油三酯持续异常升高可使患脂血性视网膜炎和暴发性黄色瘤等病的危险度加大 （3）血清甘油三酯降低见于甲状腺功能低下，以及肾上腺和肝功能明显减退者 （4）甘油三酯与高密度脂蛋白胆固醇（HDL-C）呈负相关，而 HDL-C 又与冠心病流行呈负相关。当 TG > 4.52 mmol/L（75mg/dl）时是降血清甘油三酯治疗的肯定指征	血清甘油三酯又称三酰甘酯，可分为内源性甘油三酯（主要来自肝脏）和外源性的甘油三酯，主要存在于 β 脂蛋白和乳糜微粒中，直接参与胆固醇及胆固醇酯的合成 血清甘油三酯测定主要用于诊断高脂血症

续表

血脂	参考值	临床意义	备注说明
低密度脂蛋白	成人血清： LDL – C：2.07 ~ 3.10mmol/L （80 ~ 120mg/dl）	（1）低密度脂蛋白升高可引起高密度脂蛋白（HDL – C）下降，反之高密度脂蛋白升高则可使低密度脂蛋白降低 （2）当胆固醇尚在正常参考值内，如已属上限时，应测定 LDL – C 和 HDL – C。如 HDL 较低，则提示为危险警示指征，应建议病人注意饮食治疗等以降低胆固醇	是冠心病的危险因素，常用于判断是否存在冠心病的危险性，通常也作为动脉硬化的风险度的指标
高密度脂蛋白	成年男性： 1.16 ~ 1.42mmol/L （45 ~ 55mg/dl）； 成年女性： 1.29 ~ 1.55mmol/L （50 ~ 60mg/dl）	高密度脂蛋白下降，常见于动脉粥样硬化、高甘油三酯血症、糖尿病和肝实质损伤以及肾病综合征等	是脂蛋白的一种，其主要功能是将胆固醇从周围组织细胞转运到肝脏，代谢及排泄过多的胆固醇，以维持血浆正常胆固醇水平。其被誉为抗动脉粥样硬化的血浆脂蛋白，能降低冠心病发病的风险度，它与心血管发病率呈负相关，俗称为"好胆固醇"，是冠心病的保护因子
载脂蛋白 AI	男性：1.02 ~ 1.37g/L； 女性：1.05 ~ 1.41g/L （免疫比浊法）	（1）增高：载脂蛋白 AI 可直接反映高密度脂蛋白的水平，因此载脂蛋白 AI 与高密度脂蛋白一样可以预测和评价冠心病的危险性，但载脂蛋白 AI 较高密度脂蛋白更精确，更能反映脂蛋白状态。载脂蛋白 AI 水平与冠心病发病率呈负相关，因此载脂蛋白 AI 是诊断冠心病的一种较灵敏指标。 （2）降低：见于①家族性载脂蛋白 AI 缺乏症、家族性 α 脂蛋白缺乏症（Tangier 胰岛素病）、家族性 LCAT 缺乏症和家族性低高密度脂蛋白血症等。②急性心肌梗死、糖尿病、慢性肝病、肾病综合征和脑血管病等	是高密度脂蛋白的主要结构蛋白，具有清除组织中的脂质和抗动脉粥样硬化的作用，其在组织中的浓度最高，因此载脂蛋白 AI 为临床常用的检测指标

续表

血脂	参考值	临床意义	备注说明
载脂蛋白B	男性：0.68~1.02g/L（免疫比浊法）；女性：0.59~0.95g/L（免疫比浊法）	（1）增高：①载脂蛋白B可直接反映低密度脂蛋白水平，因此其水平增高与动脉粥样硬化、冠心病的发生率呈正相关，也是冠心病的危险因素，可用于评价冠心病的危险性和降脂治疗效果等。载脂蛋白B升高是冠心病易发指征，促进动脉硬化发展。②高β载脂蛋白血症、糖尿病、甲状腺功能减退症、肾病综合征和肾功能衰竭等载脂蛋白B也增高（2）降低：载脂蛋白B减低见于低β脂蛋白血症、无β脂蛋白血症、载脂蛋白B缺乏症、恶性肿瘤、甲状腺功能亢进症、营养不良等	载脂蛋白B是低密度脂蛋白中含量最多的蛋白质。90%以上载脂蛋白B存在胰岛素于低密度脂蛋白中，具有调节肝脏内外细胞表面低密度脂蛋白受体与血浆低密度脂蛋白之间平衡的作用，对肝脏合成低密度脂蛋白有调节作用
载脂蛋白AI/B比值	1~2	载脂蛋白AI/载脂蛋白B比值随着年龄增长而降低。动脉粥样硬化、冠心病、糖尿病、高脂血症、肥胖症等载脂蛋白AI/载脂蛋白B降低载脂蛋白AI/载脂蛋白B<1对诊断冠心病的危险性较血清总胆固醇、甘油三酯、高密度脂蛋白、低密度脂蛋白更有价值，其灵敏度为87%，特异性为80%	载脂蛋白AI、载脂蛋白B分别为高密度脂蛋白、低密度脂蛋白的主要成分，由于病理情况下的总胆固醇的含量可发生变化，高密度脂蛋白和低密度脂蛋白不能代替载脂蛋白AI和载脂蛋白B，可采用载脂蛋白AI/载脂蛋白B比值代替高密度脂蛋白/低密度脂蛋白比值作为判断动脉粥样硬化的指标

（五）诊断

1. 详细询问病史

询问病史包括个人饮食和生活习惯，有无引起继发性血脂异常的相关疾病、引起血脂异常的药物应用史，以及全面、系统的家族史体格检查，并注意有无黄色瘤、角膜环和眼底改变等。血脂检查的重点对象包括：①已有冠心病、脑血管病或脑动脉粥样硬化病者；②有高血压、糖尿病、肥胖、吸烟者；③有冠心病或动脉粥样硬化家族史者，尤其是直系亲属中有早发冠心病或其他动脉粥样硬化者；④有皮肤黄色瘤者；⑤有家族性高脂血症者。建议40岁以上男性和绝经期后女性每年进行血脂检查，对于缺血性心血管疾病及其高危人群，则应每3~6个月测量一次。首次发现血脂异常时应在2~4周内再予复查。

2. 诊断标准

根据《中国成人血脂异常防治指南（2007年）》，中国人血清TC的合适范围为<5.18mmol/L（200mg/dl），5.18~6.19mmol/L（200~239mg/dl）为边缘升高，≥6.22mmol/L（240mg/dl）为升高。血清LDL-C的合适范围为<3.37mmol/L（130mg/dl），3.37~4.12mmol/L（130~159mg/dl）为边缘升高，≥4.14mmol/L（160mg/dl）为升高。血清HDL-C的合适范围为≥1.04mmol/L（40mg/dl），≥1.55mmol/L（60mg/dl）为升高，<1.04mmol/L（40mg/dl）为降低。TG的合适范围为<1.70mmol/L（150mg/dl），1.70~2.25mmol/L（150~199mg/dl）为边缘升高，≥2.26mmol/L（200mg/dl）为升高。

血脂水平在不断地调整中，与1997年的参考书相比，情况如表8.2。

表8.2 我国国内血脂水平的划分标准［mmol/L（mg/dl）］

项目	划分标准	我国血脂异常防止建议（1997年）	我国血脂异常防止建议（2007年）
总胆固醇（TC）	合适水平	<5.17mmol/L（200mg/dl）	<5.18mmol/L（200mg/dl）
	临界范围	5.20~5.66mmol/L（201~219mg/dl）	5.18~6.19mmol/L（200~239mg/dl）
	升高	≥5.69mmol/L（220mg/dl）	≥6.22mmol/L（240mg/dl）
高密度脂蛋白（HDL-C）	合适水平	≥1.03mmol/L（40mg/dl）	≥1.04mmol/L（40mg/dl）
	降低	≤0.90mmol/L（0.35mg/dl）	<1.04mmol/L（40mg/dl）
	升高	——	≥1.55mmol/L（60mg/dl）
低密度脂蛋白（LDL-C）	合适水平	≤3.10mmol/L（120mg/dl）	<3.37mmol/L（130mg/dl）
	临界范围	3.13~3.59mmol/L（121~139mg/dl）	3.37~4.12mmol/L（130~159mg/dl）
	升高	≥3.62mmol/L（140mg/dl）	≥4.14mmol/L（160mg/dl）
甘油三酯（TG）	合适水平	≤1.69mmol/L（150mg/dl）	<1.70mmol/L（150mg/dl）
	临界范围	——	1.70~2.25mmol/L（150~199mg/dl）
	升高	>1.69mmol/L（150mg/dl）	≥2.26mmol/L（200mg/dl）

（六）治疗

血脂和脂蛋白代谢紊乱与动脉粥样硬化密切相关，TC、LDL－C、TG 和 VLDL－C 增高是冠心病的危险因素，其中以 LDL－C 最为重要，而 HDL－C 则被认为是冠心病的保护因素。纠正血脂异常的目的在于降低缺血性心血管病（冠心病和缺血性脑卒中）的患病率和死亡率。20 世纪 60 年代以来，许多研究均证实降低血浆胆固醇能减少冠心病的发病率和死亡率。初步研究结果表明，血浆胆固醇降低 1%，冠心病事件发生的危险性可降低 2%。随着循证医学的发展，大量临床试验结果相继面世，这些临床试验包括冠心病的一级预防和二级预防、饮食治疗和调脂药物治疗，涉及不同类型冠心病患者以及特殊人群（老年人、冠状动脉介入治疗后患者、糖尿病和高血压患者），为评价各种干预措施、制定群体防治策略以及个体化治疗方案提供了科学证据。

在采用药物进行调脂治疗时，需要全面了解患者患冠心病及伴随的危险因素情况。不同危险人群，开始药物治疗的 LDL－C 水平及须达到的 LDL－C 目标值有很大的不同（见表 8.3）。

表 8.3　　血脂异常患者开始调脂治疗的 TC 和 LDL－C 值及其目标值（单位：mmol/L）

危险等级	治疗性生活方式开始	药物治疗开始	治疗目标值
低危：10 年危险性 <5%	TC≥6.22	TC≥6.99	TC<6.22
	LDL－C≥4.14	LDL－C≥4.92	LDL－C<4.14
中危：10 年危险性 5%～10%	TC≥5.18	TC≥6.22	TC<5.18
	LDL－C≥3.37	LDL－C≥4.14	LDL－C<3.37
高危：冠心病或冠心病等危症，或 10 年危险性 10%～15%	TC≥4.14	TC≥4.14	TC<4.14
	LDL－C≥4.14	LDL－C≥2.59	LDL－C<2.59
极高危：急性冠脉综合征或缺血性心血管病合并糖尿病	TC≥3.11	TC≥4.14	TC<3.11
	LDL－C≥4.14	LDL－C≥2.07	LDL－C<2.07

注：正常值参考范围：TC：5.18～6.19mmol/L；LDL－C：3.37～4.14mmol/L。

临床上供选用的调脂药物可分为 5 类，包括他汀类、贝特类、烟酸类、树脂类、胆固醇吸收抑制剂。此外还有普罗布考、ω－3 脂肪酸等药物亦可用于调脂治疗。他汀类药物可使 LDL－C 降低 18%～55%，HDL－C 升高 5%～15%，TG 降低 7%～30%。

他汀类药物治疗在降低高危患者的主要冠状动脉事件、冠状动脉手术和脑卒中的发生率方面所起的作用十分显著，应该积极在临床上推广使用他汀类药物。

在使用调脂药物时，应定期监测。药物治疗开始后 4～8 周复查血脂及天门冬氨酸氨基转移酶（AST）、丙氨酸氨基转移酶（ALT）和血清肌酸激酶（CK），若血脂能达到目标值，逐步改为每 6 ~ 12 个月复查一次。若开始治疗 3 ~ 6 个月复查血脂仍未达标，则调整药物种类、剂量或联合治疗，再经 4 ~ 8 周后复查。达到目标值后延长为每 6 ~ 12 个月复查一次。要长期坚持服药并保持生活方式改善，但调脂药物治疗须个体化，治疗期间要监测安全性。若 AST 和 ALT 检测超过 3 倍正常上限，应暂停给药。停药后仍须每周复查肝功能，直至恢复正常。在用药过程中，应询问患者有无肌痛、肌压痛、肌无力、乏力及发热等症状。血清 CK 检测升高超过 5 倍正常上限应停药。

（七）核保应用

1. 核保资料

需要提供病历资料，了解其个人史中关于肥胖、高血压、血压冠心病等心脑血管疾病的病史，同时了解其生活饮食习惯等。

需要提供的实验室诊断资料包括血液生化，肝、肾功能，胸部 X 线检查，特别是血脂检查的资料。

2. 核保分析

主要是进行血脂异常的风险分析、评估与预测。血脂异常是心血管疾病的重要危险因素之一，其对个体健康的危害及导致死亡的可能性主要表现为心脑血管疾病风险。目前可参考《2007 中国成人血脂异常防治指南》与《2016 年欧洲血脂异常管理指南》进行评估。

（1）《中国成人血脂异常防治指南》的评估方法见表 8.4。

表 8.4　　　　　　　　　　　血脂异常危险分层方案

危险分层	危险分层	
	TC：5. 18 ~ 6. 19mmol/L（200 ~ 239mg/dl）或 LDL – C：3. 37 ~ 4. 12mmol/L（130 ~ 159mg/dl）	T≥6. 22mmol/L（240mg/dl）或 LDL – C：4. 14mmol/L（160mg/dl）（159mg/dl）
无高血压且其他危险因素数	低危	低危
高血压或其他危险因素数≥3	低危	中危
高血压且其他危险因素数≥1	中危	高危
冠心病及其他危症	高危	高危

注：其他危险因素包括：①高血压（血压≥140/90mmHg）；②吸烟；③低 HDL – C 血症（1.04mmol/L，40mg/dl）；④肥胖（BMI≥28kg/m²）；⑤早发缺血性心血管病家族史（一级男性亲属发病时 <5 岁，一级女性亲属发病时 <65 岁）；⑥年龄（男≥45 岁，女≥55 岁）。

（2）2016 年欧洲血脂异常管理指南的评估方法根据是否已有心脑血管疾病以及 10 年致命性心血管风险进行危险分层（见表 8.5），通过危险分层预测风险和确定治疗措施。根据风险分层进行健康保险风险判断、测量和预测，确定承保决定。

表 8.5　　　　　　　　　　　血脂异常危险分层

极高危	（1）明确心血管疾病：包括既往心肌梗死、急性冠脉综合征（ACS）、冠脉血运重建（PCI、冠脉搭桥）和其他血管血运重建、卒中和短暂性脑缺血发作（TIA），外周动脉疾病（PAD）以及影像学检查如冠脉造影或颈动脉超声发现明显斑块
	（2）糖尿病（OM）合并靶器官损伤。例如出现蛋白尿，或伴有吸烟、高血压、血脂紊乱等主要危险因素之一
	（3）严重慢性肾病［GFR < 30ml/（min · 1.73m^2）］
	（4）10 年致命性心血管风险 ≥ 10%
高危	（1）单一危险因素显著升高，尤其是胆固醇 > 8mmol/L（> 310mg/dl，例如家族性高胆固醇血症）或 BP ≥ 180/110mmHg
	（2）大多数其他糖尿病患者（一些年轻 I 型糖尿病患者可能属于中低危）
	（3）慢性肾脏病 3 期［GFR 30 ~ 59ml/（min · 1.73m^2）］
	（4）10 年致命性心血管风险 ≥ 5% 但 < 10%
中危	10 年致死性心血管风险 ≥ 1% 但 < 5%
低危	10 年致死性心血管风险 < 1%

二、肥胖症

（一）概述

肥胖症（Obesity）是一种由多因素引起的慢性代谢性疾病，是指体内脂肪堆积过多和（或）分布异常，体重增加，是遗传因素、环境因素等多种因素相互作用所引起的慢性代谢性疾病，早在 1948 年世界卫生组织已将它列入疾病分类名单。超重和肥胖症在一些发达国家和地区人群中的患病情况已达到流行的程度。

超重和肥胖症会引发一系列健康、社会和心理问题。已有证据表明超重和肥胖症是心血管病、糖尿病、某些癌症和其他一些慢性疾病的重要危险因素。同时，有一些国家的肥胖症患者，因在工作中受到歧视和对自身体型不满意而产生自卑感，导致自杀率高、结婚率低等社会问题。

肥胖既是一个独立的疾病，又是 2 型糖尿病、心血管病、高血压、脑卒中（中风）和多种癌症的危险因素，被世界卫生组织列为导致疾病负担的十大危险因素之一。

肥胖症有家族聚集倾向，但遗传基础未明，也不能排除共同饮食、活动习惯的影响。某些人的肥胖症以遗传因素在发病上占主要地位，如一些经典的遗传综合征、

Laurence – Moon – Biedl 综合征和 Prader – Willi 综合征等，均有肥胖。近来又发现了数种单基因突变引起的人类肥胖症，分别是瘦素基因（OB）、瘦素受体基因、阿片 – 促黑素细胞皮质素原（POMC）基因、激素原转换酶 – 1（PC – I）基因、黑皮素受体 4（MC4R）基因和过氧化物酶体增殖物激活受体 γ（PPAR – γ）基因突变肥胖症。但是，上述单基因突变肥胖症极为罕见，绝大多数人类肥胖症是复杂的多基因系统与环境因素综合作用的结果。

遗传和环境因素如何引起脂肪积聚尚未明确，较为普遍接受的是"节俭基因假说"（Neel，1962）。节俭基因指参与"节俭"的各个基因的基因型组合，它使人类在食物短缺的情况下能有效利用食物能源而生存下来，但在食物供应极为丰富的社会环境下却引起（腹型）肥胖和胰岛素抵抗。潜在的节俭基因（腹型肥胖易感基因）包括 β3 – 肾上腺素能受体基因、激素敏感性脂酶基因、PPAR – γ 基因、PC – 1 基因、胰岛素受体底物 – 1（IRS – I）基因、糖原合成酶基因等，这些基因异常原因尚不明确。

超重和肥胖症的防治需要得到有关政策的支持，是公共卫生的重要内容，同时需要多个组织机构和个人共同合作，加强建立基层防治网并采取行动。要提倡健康体重的理念，保持合理体重。将积极预防和控制与超重和肥胖有关的疾病，改善健康状况，延长积极的生命期限和提高人群生活质量作为公共卫生的根本任务之一。

（二）流行病学特征

肥胖在全世界呈流行趋势。1999 年有 61% 的美国成年人达到超重和肥胖症程度，我国的肥胖症患病率近年来也呈上升趋势。2010 年，国际肥胖症研究协会报告显示，全球超重者近 10 亿人，肥胖症患者 4.75 亿人，每年至少有 260 万人死于肥胖及其相关疾病。在西方国家成年人中，约有半数人超重和肥胖。

我国肥胖症患病率也迅速上升，《2010 年国民体质监测公报》显示，我国成人超重率为 32.1%，肥胖率为 9.9%。

《柳叶刀》发表了全球成年人体重调查报告，科学家在历时 40 年对 1 920 万受调查成年人的体质指数（BMI）进行趋势调研后发现，目前世界上胖子的数量已经超过了瘦子，而中国的肥胖人口超过美国列首位。肥胖症作为代谢综合征的主要组分之一，与多种疾病如 2 型糖尿病、血脂异常、高血压、冠心病、卒中、肿瘤等密切相关。肥胖症及其相关疾病可损害患者身心健康、降低生活质量、缩短预期寿命。肥胖也可作为某些疾病的临床表现之一，称为继发性肥胖症，约占肥胖症的 1%。

（三）危险因素

1. 不良饮食习惯

进食过量，摄入高蛋白质、高脂肪、高碳水化合物食物过多，能量的总摄入超过能量消耗。此外，经常性的暴饮暴食、夜间加餐、喜食零食，也是发生肥胖的重要原因。

2. 不良生活习惯

长期久坐，缺乏运动，能量消耗不足，导致体内的脂肪堆积，体重增加，是引起肥胖症的重要风险因素之一。

3. 遗传因素

有研究认为，双亲中一方为肥胖，其子女肥胖率约为 50%；双亲中双方均为肥胖，其子女肥胖率上升至 80%。

4. 饮酒

饮酒过量会增加患肥胖症的风险，男性酗酒增加肥胖症的风险高于女性。

5. 吸烟

肥胖症患者的吸烟率高于无肥胖症患者，且吸烟次数与肥胖症发生呈正相关。

（四）诊断

肥胖症患者的一般特点为体内脂肪细胞的体积和细胞数增加，体脂占体重的百分比异常高，并在某些局部过多沉积脂肪。如果脂肪主要在腹壁和腹腔内蓄积过多，则被称为"中心型"或"向心性"肥胖，对代谢影响很大。中心性肥胖是多种慢性病的最重要危险因素之一。

目前主要根据体重指数（Body Mass Index，BMI）和腰围进行肥胖分类，BMI 又译为体质指数，它是一种计算身高别体重（weight for height）的指数。具体计算方法是以体重（公斤，kg）除以身高（米，m）的平方，即 BMI = 体重/身高/身高（kg/m^2）。腰围（Waist Circumference，WC）是指腰部周径的长度。

因此，根据 2006 年《中国成人超重和肥胖症预防控制指南》，如果 BMI$\geqslant$24kg/m^2，即为超重，BMI$\geqslant$28kg/m^2 为肥胖；男性腰围$\geqslant$85cm 和女性腰围$\geqslant$80cm 为腹型肥胖。2010 年，中华医学会糖尿病学分会建议代谢综合征中肥胖的标准定义为 BMI$\geqslant$25kg/m^2。肥胖症并非单纯体重增加，若体重增加是肌肉发达，则不应认为肥胖；反之，某些个体虽然体重在正常范围，但存在高胰岛素血症和胰岛素抵抗，有易患 2 型糖尿病、血脂异常和冠心病的倾向，因此应全面衡量。用 CT 或 MRI 扫描腹部第 4~5 腰椎间水平面计算内脏脂肪面积时，以腹内脂肪面积 > 100cm^2 作为判断腹内脂肪增多的切点。

具体的诊断标准可参见表 8.6、表 8.7。

表8.6　　　中国成人超重和肥胖症体重指数和腰围界限值与相关疾病危险的关系

分类	体重指数（kg/m²）	腰围（cm）		
		男：<85 女：<80	男：<85 女：<80	男：≥85 女：≥80
体重过低	<18.5	…	…	…
体重正常	18.5~23.9	…	增加	高
超重	24.0~27.9	增加	高	极高
肥胖	≥28	高	极高	极高

注：1. 相关疾病指高血压、糖尿病、血脂异常和危险因素聚集；

2. 体重过低可能预示其他健康问题；

3. 为了与国际数据相比，在进行 BMI 数据统计时，应计算并将体重指数≥25 及≥30 的数据纳入。

表8.7　　　亚洲成年人不同体重指数和腰围水平的相关疾病危险性

分类	体重指数（kg/m²）	相关疾病危险性	
		腰围（cm）：男<90，女<80	腰围（cm）：男≥90，女≥80
体重过低	<18.5	低（但其他疾病危险增加）	平均水平
正常范围	18.5~22.9	平均水平	增加
超重	>23.0		
肥胖前期	23.0~24.9	增加	中度增加
一级肥胖	25.0~29.9	中度增加	严重增加
二级肥胖	≥30.0	严重增加	非常严重增加

（五）治疗

肥胖的治疗主要有：①行为治疗；②控制饮食及增加体力活动；③药物治疗；④外科治疗等。另外，还可采用传统中医的治疗方法。肥胖的辩证、辩体施治包括脾虚湿阻型、胃热湿阻型、肝瘀气滞型、脾肾两虚型、阴虚内热型等，以及采用针灸减肥、耳针减肥等方法。

大多数肥胖症病人在认识到肥胖对健康的危害后，在医疗保健人员的指导下控制饮食量、减少脂肪摄入，并增加体力活动，常可使体重显著减轻，但由于种种原因体重仍然不能降低者，或行为疗法效果欠佳者，可考虑用药物辅助减重。如果有的肥胖病人因担心增加体力活动可能加重原有的疾病或使病情出现新的变化，也有必要采用药物辅助减重。

药物减重有其适应证，如：①食欲旺盛，餐前饥饿难忍，每餐进食量较多；②合并高血糖、高血压、血脂异常和脂肪肝；③合并负重关节疼痛；④肥胖引起呼吸困难或有睡眠中阻塞性呼吸暂停综合征；⑤BMI 达 24kg/m² 且有上述并发症情况，或 BMI

达 $28kg/m^2$ 而不论是否有并发症，经过 3～6 个月单纯控制饮食和增加活动量处理仍不能减重 5%，甚至体重仍有上升趋势者，可考虑用药物辅助治疗。

药物使用须设定药物减重目标：一般比原体重减轻 5%～10%，最好能逐步接近理想体重；减重后维持低体重不再反弹和增加；使与肥胖相关症状有所缓解，使降压、降糖、降脂药物能更好地发挥作用。在选择减重药物时，由于肥胖的病因可能因人而异，不同人对药物的反应也不同。过去曾有人用中枢性作用药物芬氟拉明（Fenfluramine）和芬特明（Phentermine）等降低食欲，由于芬氟拉明对心脏瓣膜损害的副作用得到证实，有些国家如美国已禁用。目前我国国家药品监督部门尚未对此做出决定，但卫生部已规定在保健食品中禁止加芬氟拉明。目前在我国使用较多的减重药有中枢性作用减重药（如西布曲明）和非中枢性作用减重药（如奥利司他），但要注意药物的适应证和副作用，需在专业人员的指导下使用。

下列人群不宜应用减肥药物：①儿童；②孕妇、乳母；③对该类药物有不良反应者；④正在服用其他选择性血清素再摄取抑制剂者。

（六）核保应用

对健康保险来说，肥胖与肥胖症是所有健康保险业务和产品都高度关注的核保因素。

1. 核保资料

重点了解体质和体格检查的资料，包括个人史、家族史中关于肥胖的情况。如有减肥的历史，需要提供相关的病历资料。同时，要通过健康问卷调查了解其生活行为、饮食特点等与肥胖有关的因素。

需要提供的实验室诊断资料包括血脂检查、呼吸功能检查、胸部 X 线检查。

2. 核保分析

肥胖症可见于任何年龄，女性较多见，多有进食过多和（或）运动不足病史。常有肥胖家族史。轻度肥胖症多无症状。中重度肥胖症可引起呼吸急促、关节痛、肌肉酸痛、体力活动减少以及焦虑、忧郁等。临床上肥胖症、血脂异常、脂肪肝、高血压、冠心病、糖耐量异常或糖尿病等疾病常同时发生。肥胖症还可伴随或并发睡眠中阻塞型呼吸暂停、胆囊疾病、高尿酸血症、骨关节病、静脉血栓、生育功能受损（女性出现多囊卵巢综合征）以及某些癌肿（女性乳腺癌、子宫内膜癌、男性前列腺癌、结肠和直肠癌等）发病率增高等，且麻醉或手术并发症增多。肥胖参与上述疾病的发病，至少是其诱因和危险因素，或与上述疾病有共同的发病基础。肥胖症及其一系列慢性伴随病、并发症严重影响患者健康、正常生活及工作能力和寿命。

在风险分析时，首先需要对诊断进行确定，再依据对相关疾病危险的联系，进行预测，也可依据 2014 年《美国临床内分泌学会肥胖诊断实践框架》对肥胖进行风险预测和管理（见表8.8），以有效防范健康保险的风险。最终可根据投保的健康保险类型进行保险风险判断和评估，确定承保决定。

表8.8　　　　　　　　　　肥胖及其并发症的预测与管理

人体测量指标 BMI（kg/m²）	临床伴随疾病	疾病阶段[ab]	慢性病预防阶段	建议治疗方案
<25 或 <23（在某些种族中）	评估与肥胖相关的并发症及严重并发症存在与否： • 代谢综合征 • 糖尿病前期 • 2型糖尿病 • 血脂异常 • 高血压 • 心血管疾病 • 肥胖阶段1级 • 非酒精性脂肪肝 • 多囊卵巢综合征 • 女性不孕 • 男性腺机能减退 • 阻塞性睡眠呼吸暂停 • 哮喘/活性呼吸道疾病 • 骨关节炎 • 尿道压力/尿失禁 • 胃食管反流性疾病 • 抑郁	正常体重（没肥胖）	一级预防	健康生活方式：健康的饮食计划或体育活动
25～29.9 或 23～24.9（在某些种族中）		超重阶段0级（没有并发症）	二级预防	生活方式治疗：减少卡路里的健康饮食计划或适当的体育锻炼和改变习惯
≥30 或 ≥25（在某些种族中）		肥胖阶段0级（没有并发症）	二级预防	①生活方式治疗：减少卡路里的健康饮食计划或适当的体育锻炼和改变习惯；②减肥药物治疗：如果生活方式治疗未达到预期，则与生活方式治疗同时进行（BMI≥27）
≥25 或 ≥23（在某些种族中）		肥胖阶段1级（一种或以上严重并发症）	三级预防	①生活方式治疗：减少卡路里的健康饮食计划或适当的体育锻炼和改变习惯；②减肥药物治疗：如果生活方式治疗未达到预期，则与生活方式治疗同时进行（BMI≥27）
≥25 或 ≥23（在某些种族中）		肥胖阶段2级（至少一种严重并发症）	三级预防	①生活方式治疗：减少卡路里的健康饮食计划或适当的体育锻炼和改变习惯；②减肥药物治疗：如果生活方式治疗未达到预期，则与生活方式治疗同时进行（BMI≥27）；③考虑进行减重手术（BMI≥35）

注：a. 肥胖超重/肥胖的诊断阶段；0级、1级、2级和肥胖是动态变化的；b. 肥胖症的每个阶段评价标准；0级 = 没有并发症，1级 = 轻度至中度，2级 = 严重期。

三、高血压

（一）概念

高血压（Hypertension）是指以体循环动脉血压（收缩压和/或舒张压）增高为主

要特征（收缩压≥140 毫米汞柱，舒张压≥90 毫米汞柱），可伴有心、脑、肾等器官的功能或器质性损害的临床综合征。

临床上高血压可分为两类：一类是原发性高血压，是一种以血压升高为主要临床表现而病因尚未明确的独立疾病，占所有高血压患者的 90% 以上。第二类是继发性高血压，又称为症状性高血压，在这类疾病中病因明确，高血压仅是该种疾病的临床表现之一，血压可暂时性或持久性升高。

高血压是最常见的慢性病，也是心脑血管病最主要的危险因素。正常人的血压随内外环境变化在一定范围内波动。在整体人群中，血压水平随年龄逐渐升高，以收缩压更为明显，但 50 岁后舒张压呈现下降趋势，脉压也随之加大。近年来，人们对心血管病多重危险因素的作用以及心、脑、肾靶器官保护的认识不断深入，高血压的诊断标准也在不断调整，目前认为同一血压水平的患者发生心血管病的危险不同，因此有了血压分层的概念，即发生心血管病危险度不同的患者，适宜血压水平应有不同。血压值和危险因素评估是诊断和制定高血压治疗方案的主要依据，不同患者高血压管理的目标不同，医生面对患者时在参考标准的基础上，根据其具体情况判断该患者最合适的血压范围，采用针对性的治疗措施。在改善生活方式的基础上，推荐使用 24 小时长效降压药物控制血压。除评估诊室血压外，患者还应注意家庭清晨血压的监测和管理，以控制血压，降低心脑血管事件的发生率。

（二）流行病学特征

高血压患病率、发病率及血压水平随年龄增长而升高。高血压在老年人中较为常见，尤以单纯收缩压升高为多见。我国高血压患病率总体呈明显上升趋势。患病率存在地区、城乡和民族的差别，北方高于南方，华北和东北属于高发区；沿海高于内地；城市高于农村；高原少数民族地区患病率高。男性、女性高血压患病率差别不大，青年期男性略高于女性，中年后女性稍高于男性。

（三）病因

原发性高血压的病因可分为遗传因素和环境因素等几个方面。

1. 遗传因素

高血压是遗传易感性疾病，具有明显的家族聚集性。大约 60% 的高血压患者有家族史。目前认为是多基因遗传所致，30% ~50% 的高血压患者有遗传背景。父母均有高血压，子女发病的概率高达46%，约60% 高血压患者可询问到有高血压家族史。

2. 精神和环境因素

长期的精神紧张、激动、焦虑，受噪声或不良视觉刺激等因素的影响也会引起高血压的发生。

3. 年龄因素

发病率有随着年龄增长而增高的趋势，40 岁以上者发病率高。

4. 生活习惯因素

膳食结构不合理，如过多的钠盐、低钾饮食、大量饮酒、摄入过多的饱和脂肪酸均可使血压升高。吸烟可加速动脉粥样硬化的过程，为高血压的危险因素。

5. 药物的影响

避孕药、激素、消炎止痛药等均可影响血压。

6. 其他疾病的影响

肥胖、糖尿病、睡眠呼吸暂停低通气综合征、甲状腺疾病、肾动脉狭窄、肾脏实质损害、肾上腺占位性病变、嗜铬细胞瘤、其他神经内分泌肿瘤等。

（1）体重超重或肥胖是血压升高的重要危险因素。体重常是衡量肥胖程度的指标，体格指数（BMI）＝体重（kg）/身高（m）的平方。亚洲标准一般为 BMI≥23 为超重，BMI≥25 为肥胖，但 BMI 低于 17 为体重偏低。腰围反映向心性肥胖程度。在各种不同的肥胖类型中，向心性肥胖者容易发生高血压。

（2）长期服用避孕药的妇女容易出现血压升高，但一般为轻度，并且可逆转，在终止避孕药后 3～6 个月血压常恢复正常。

（3）睡眠呼吸暂停低通气综合征（SAHS）。SAHS 患者 50% 有高血压，血压高度与 SAHS 病程有关。

（四）临床表现

早期高血压可表现为头痛、头晕、耳鸣、心悸、眼花、注意力不集中、记忆力减退、手脚麻木、疲乏无力、易烦躁等症状，这些症状多为高级神经功能失调所致，其轻重与血压增高程度不一致。

后期血压常持续在较高水平，并伴有脑、心、肾等靶器官受损的表现。如高血压引起脑损害后，可引起短暂性脑血管痉挛，使头痛头晕加重，一过性失明，半侧肢体活动失灵等，持续数分钟或数小时可以恢复，也可发生脑出血。对心脏的损害先是心脏扩大，后发生左心衰竭，可出现胸闷、气急、咳嗽等症状。当肾脏受损害后，可见夜间尿量增多或小便次数增加，严重时发生肾功能衰竭，可有尿少、无尿、食欲不振、恶心等症状。

该病的发展有一个由轻到重（Ⅰ～Ⅲ）的过程，在核保过程中可从以下几方面来分析其患病的严重程度，进行相应的风险选择。

1. Ⅰ期高血压

血压达到确诊水平，临床无心、脑、肾并发症表现，一般经休息或少量镇静剂即可使血压降至正常水平。

2. Ⅱ期高血压

血压达到确诊水平，加上下列任何一项者：体检、X线、心电图、超声检查见有左心室肥大；眼底动脉变窄；蛋白尿和（或）血肌酐轻度升高；不服用降压药物，血压达不到正常水平。

3. Ⅲ期高血压

血压达到确诊水平，并有下列任何一项者：脑血管意外或高血压脑病；左心衰竭；眼底出血或渗出，有或无视神经乳头水肿；肾功能衰竭。

（五）诊断与分级

根据患者的病史、体格检查和实验室检查结果进行诊断。诊断内容应包括：确定血压水平及高血压分级；无合并其他心血管疾病危险因素；判断高血压的原因，明确有无继发性高血压；评估心、脑、肾等靶器官情况；判断患者出现心血管事件的危险程度。

在未使用抗高血压药物的情况下，收缩压 ≥ 140mmHg，和（或）舒张压 ≥ 90mmHg 可确诊高血压。目前正在使用抗高血压药物治疗，既往有高血压史，现测量血压虽未达到上述水平，也可诊断为高血压病。

初诊高血压应鉴别继发性高血压，常见有肾脏病、肾动脉狭窄、原发性醛固酮增多症、嗜铬细胞瘤引起的高血压等，大多数继发性高血压可通过原发病的治疗或手术得到改善。

如患者的收缩压与舒张压分属不同的级别时，则以较高的分级标准为准。单纯收缩期高血压也可按照收缩压水平分为1、2、3级（见表8.9）。

表8.9　　　　　　　　　2005年中国高血压治疗指南建议的标准

类别	收缩压（mmHg）	舒张压（mmHg）
正常血压	<120	<80
正常高值	120~139	80~89
高血压	≥140	≥90
1级高血压（轻度）	140~159	90~99
2级高血压（中度）	160~179	100~109
3级高血压（重度）	≥180	≥110
单纯收缩期高血压	≥140	<90

根据《中国高血压临床指南》中中国高血压控制和治疗状况，可以将高血压危险进行分层（见表8.10）。

表 8.10　　　　　　　　　　按危险分层，量化估计预后

其他危险因素和病史	血压（毫米汞柱（mmHg））		
	1 级高血压（收缩压 140～159 或舒张压 90～99）	2 级高血压（收缩压 160～179 或舒张压 100～109）	3 级高血压（收缩压 ≥180 或舒张压 ≥110）
Ⅰ无其他危险因素	低危	中危	高危
Ⅱ1～2 个危险因素	中危	中危	很高危
Ⅲ≥3 个危险因素或靶器官损害或糖尿病	高危	高危	很高危
Ⅳ并存的临床情况	很高危	很高危	很高危

（1）低危。典型情况下，此组高血压患者的危险较低。

（2）中危。典型情况下，该组患者随后 10 年内发生主要心血管事件的危险为 15%～20%。

（3）高危。典型情况下，他们随后 10 年间发生主要心血管事件的危险为 20%～30%。

（4）很高危。典型情况下，随后 10 年间发生主要心血管事件的危险大于或等于 30%。

为了明确危险分层，高血压患者除了关注血压水平外，还要到医院进行系统检查，以了解身体其他问题。

高血压病人确诊还需做如下相关检查：

（1）常规体格检查。心率、心脏大小以及心、颈部、腹部有无杂音，四肢动脉搏动是否对称，必要时测四肢血压。

（2）尿常规。了解有无早期肾脏损害，高血压是否由肾脏疾病引起，以及是否伴有糖尿病等。若尿中有大量尿蛋白，少量红细胞，提示可能是原发性高血压所致的肾损害；若发现尿糖，则须进一步查血糖，以判断是否患有糖尿病。

（3）血液生化检查。血液生化检查包括尿素氮、肌酐、电解质、血脂、血糖、血尿酸、血黏度等，帮助明确高血压是否由肾脏疾病引起，判断高血压对肾脏的影响程度，是否存在某些合并症。

（4）其他检查。肾、肾上腺 B 超和心脏彩超检查。24 小时动态血压能记录昼夜正常生活状态下的血压，了解昼夜血压节律。

以上检查的目的是：①明确引起血压异常升高的原因，鉴别原发性与继发性高血压。②明确高血压病情的严重程度。③明确是否存在合并症（如高脂血症、糖尿病、痛风等）和心、脑、肾并发症（如冠心病、卒中、肾功能不全等）。

（六）治疗

患者明确高血压分层，可对病情做到心中有数，能更积极有效地配合医生治疗，在日常生活中采取恰当的防治措施，减少危险因素、控制血压、治疗其他临床问题。

根据高血压危险分层的结果对不同危险分层患者采取不同措施。

（1）高危患者必须立即开始对高血压及并存的危险因素和临床情况进行药物治疗。

（2）中危患者酌情由临床医生决定何时开始药物治疗。

（3）低危患者要观察一段时间，由临床医生决定何时开始药物治疗。

（4）所有患者，包括给予药物治疗的病人，均应改变不良的生活方式（如饮食、运动等）。

如果患者为高危或者很高危，无论患者经济状况如何，都应立即开始药物治疗。

这样，将有效降低日后危险发生率，提高患者的生活质量；若延误治疗，不仅将承受更大的经济负担，甚至有生命危险。

1. 治疗目的及原则

治疗原发性高血压的主要目的是最大限度地降低患者的心血管病和死亡的总危险，目标是血压达标。根据患者情况，明确降压目标：普通高血压患者降至140/90mmHg以下；对合并糖尿病或肾病等高危患者，应酌情降至更低的130/80mmHg以下；老年高血压患者的收缩压降至150mmHg以下。需要说明的是，降压目标是140/90mmHg以下，而不仅仅是达到140/90mmHg。如患者能耐受，还可进一步降低，如对年轻高血压患者可降至130/80mmHg或120/80mmHg。对所有患者，不管其他时段的血压是否高于正常值，均应注意清晨血压的监测，有研究显示半数以上诊断血压达标的患者，其清晨血压并未达标。

（1）改善生活行为。①减轻并控制体重。②减少钠盐摄入。③补充钙和钾盐。④减少脂肪摄入。⑤增加运动。⑥戒烟、限制饮酒。⑦减轻精神压力，保持心理平衡。

（2）血压控制标准个体化。由于病因不同，高血压发病机制不尽相同，临床用药分别对待，选择最合适药物和剂量，以获得最佳疗效。

（3）多重心血管危险因素协同控制。降压治疗后尽管血压控制在正常范围，血压升高以外的多种危险因素依然对预后产生重要影响。

2. 降压药物治疗

对检出的高血压患者，应使用推荐的起始与维持治疗的降压药物，特别是每日给药1次能控制24小时并达标的药物，具体应遵循4项原则，即小剂量开始，优先选择长效制剂，联合用药及个体化。

（1）降压药物种类包括：①利尿药。②β受体阻滞剂。③钙通道阻滞剂。④血管紧张素转换酶抑制剂。⑤血管紧张素Ⅱ受体阻滞剂等。应根据患者的危险因素、靶器官损害及合并临床疾病的情况，选择单一用药或联合用药。选择降压药物的原则如下：①使用半衰期24小时及以上、每日一次服药能够控制24小时的血压药物，如氨氯地平等，避免因治疗方案选择不当导致的医源性清晨血压控制不佳；②使用安全、可长期坚持并能够控制每一个24小时血压的药物，提高患者的治疗依从性；③使用心脑获益临床试验证据充分并可真正降低长期心脑血管事件的药物，减少心脑血管事件，改善高血压患者的生存质量。

（2）治疗方案。大多数无并发症或合并症患者可以单独或者联合使用噻嗪类利尿剂、β受体阻滞剂等。治疗应从小剂量开始，逐步递增剂量。临床实际使用时，患者心血管危险因素状况、靶器官损害、并发症、合并症、降压疗效、不良反应等，都会影响降压药的选择。2级高血压患者在开始时就可以采用两种降压药物联合治疗。

对继发性高血压的治疗主要是针对原发病的治疗，如嗜铬细胞瘤引起的高血压，肿瘤切除后血压可降至正常；肾血管性高血压可通过介入治疗扩张肾动脉。对原发病不能手术根治或术后血压仍高者，除采用其他针对病因的治疗外，还应选用适当的降压药物进行降压治疗。

（七）预后

高血压的预后不仅与血压升高水平有关，而且与其他心血管危险因素是否存在有关，同时是否存在靶器官损害也至关重要。

对于高血压患者而言，血压上升的程度越高，具有的危险因素越多，靶器官功能的改变越严重，对治疗的依从性越差，同时合并糖尿病、高血脂、心血管疾病、脑血管疾病者，预后较差。

靶器官损害发生后不仅独立于始动的危险因素，加速心、脑血管病发生，而且成为预测心、脑血管病的危险标记（见表8.11）。

表8.11　　　　　　　　　　高血压患者心血管危险分层标准

其他危险因素和病史	1级	2级	3级
无其他危险因素	低	中	高
1~2个危险因素	中	中	极高危
≥3个危险因素或糖尿病或靶器官损害	高	高	极高危
有并发症	极高危	极高危	极高危

高血压是一种可防可控的疾病，对血压130~139mmHg/85~89mmHg正常高值阶段、超重/肥胖、长期高盐饮食、过量饮酒者应进行重点干预，定期健康体检，积极

控制危险因素。

针对高血压患者，应定期随访和测量血压，尤其注意清晨血压的管理，积极治疗高血压（药物治疗与生活方式干预并举），减缓靶器官损害，预防心脑肾并发症的发生，降低致残率及死亡率。

（八）核保应用

1. 核保资料

（1）需要提供的资料：既往血压水平、用于评估确定血压变化的趋势、非同日3次血压测量结果、以往的治疗情况与效果、近期血压模式的变化尤其是持续性升高的情况、体格指数、家族史情况、吸烟、酒精摄取情况等。

（2）需要提供的实验室诊断资料：除了血压值以外，还需要提供心电图、尿常规、肾功能、眼底等检查结果，以了解靶器官受损情况。

2. 核保分析

（1）诊断与合并症、继发症。高血压的原发与继发问题。高血压可以是原发也可以继发于其他疾病，如慢性肾小球肾炎、糖尿病性肾病、先天性肾病（多囊肾）、尿毒症等，而这些疾病往往比高血压本身带来的后果更为严重。因此，高血压的问卷当中包含了所患高血压是否由其他疾病引起的内容。

原发性高血压病除血压增高外，常伴有心、脑、肾和视网膜等靶器官功能性和器质性改变，同时常伴有以糖代谢和脂肪代谢紊乱为特征的全身性疾病。因此，高血压给人体带来的危害不仅仅取决于血压增高程度，往往还与同时有无合并其他危险因素密切相关。在核保时，需要按照高血压患者心血管危险分层标准进行核保。

（2）危险因素。危险因素主要指：①年龄：男性 >55 岁，女性 >65 岁；②吸烟；③饮酒；④早发心血管疾病家族史（一级亲属，发病年龄 <50 岁）；⑤体重超重（BMI 指数），腹型肥胖（腹围男 >85 厘米，女 >80 厘米）；⑥肥胖：BMI >18kg/m^2；⑦C 反应蛋白≥10 毫克/升；⑧饮食习惯（高盐饮食、嗜酒）；⑨精神紧张（职业）；⑩血脂异常。

（3）伴发疾病。高血压与冠心病、高血糖、高血脂之间存在明显的关联性。因此，在核保过程中，核保人员应注意是否并发冠心病、高血糖、高血脂的情况。例如：①糖尿病；②脑血管疾病，如缺血性脑卒中、脑出血，一过性脑缺血发作；③心血管疾病，如心肌梗死、心绞痛、冠脉血运重建、心力衰竭；④肾脏病变，如糖尿病性肾脏病变、肾损害、蛋白尿、肾功能衰竭；⑤视网膜病变，如视网膜出血或渗出、视神经乳头水肿等。

（4）血压控制水平。血压从 110/75mmHg 开始，随着血压水平的升高，心脑血管病发生危险逐渐增加。人群收缩压每升高 10mmHg 和/或舒张压每升高 5mmHg，脑

卒中危险增加 46% ~50% 。高血压者与正常血压者比较，冠心病发病危险至少增加 2
倍。控制血压的目的是降低心血管发病和死亡的总危险。血压数值越高，患病时间越
长，控制水平越差，对脏器、血管的损害越大，对降压治疗的依从性越差；血压在短
时间内的波动越大，对脏器、血管的损害越大，发生脑卒中等其他危险情况的风险越
高。因此，高血压的问卷当中包含了对初患高血压的年龄、高血压水平、治疗情况、
服用药物情况、血压监测情况的询问。

（5）高血压并发症的问题。高血压能影响重要脏器，如心、脑、肾、眼的结构
与功能，最终导致这些器官功能衰竭。靶器官损害主要是心、肾受损为主：①左心室
肥厚；②动脉壁增厚；③血清肌酐轻度升高；④微型蛋白尿。

因此，在核保过程中，核保人员应密切关注上述因素，进行风险判断和测量，科
学作出核保决定。

四、糖尿病

（一）概念

糖尿病是一组由多病因引起的，以慢性高血糖为特征的代谢性疾病，是由于胰岛
素分泌和（或）作用缺陷所引起疾病。长期碳水化合物、脂肪及蛋白质代谢紊乱可
引起多系统损害，导致眼、肾、神经、心脏、血管等组织器官慢性进行性病变、功能
减退及衰竭。

根据 WHO 糖尿病专家委员会于 1999 年提出的分型标准，将糖尿病分为 4 型。

1. 1 型糖尿病（T1DM）

细胞破坏，常导致胰岛素绝对缺乏，包括免疫介导性（IA）、特发性（IB）两个
亚型。

2. 2 型糖尿病（T2DM）

胰岛素抵抗为主伴胰岛素进行性分泌不足；胰岛素进行性分泌不足为主伴胰岛素
抵抗。

3. 其他特殊类型糖尿病

共八个类型数十种疾病：①胰岛细胞功能的基因缺陷；②胰岛素作用的基因缺
陷；③胰腺外分泌疾病；④内分泌疾病；⑤药物或化学品所致的糖尿病；⑥感染；
⑦不常见的免疫介导性糖尿病；⑧其他与糖尿病相关的遗传综合征。

4. 妊娠糖尿病（GDM）

妊娠糖尿病指妊娠期间发生的不同程度的糖代谢异常，应与"糖尿病合并妊娠"
相区别。

（二）流行病学特征

糖尿病是常见病、多发病，其患病率正随着人民生活水平的提高、人口老龄化、生活方式改变而迅速增加，呈逐渐增长的流行趋势。我国现有糖尿病患者超过4 000万人，居世界第二位。2型糖尿病的发病正趋向低龄化，儿童发病率逐渐升高。

（三）病因与发病机理

糖尿病的病因和发病机制极为复杂，至今未完全阐明。总的来说，遗传因素与环境因素共同参与其发病。胰岛素由胰岛β细胞合成和分泌，经血液循环到达体内各组织器官的靶细胞，与特异受体结合并引发细胞内物质代谢效应，该过程中任何一个环节发生异常均可导致糖尿病。

1. 1型糖尿病（T1DM）

1型糖尿病（T1DM）绝大多数是自身免疫性疾病，遗传因素和环境因素共同参与其发病。某些外界因素（如病毒感染、化学毒物、饮食等）作用于有遗传易感性的个体，激活T细胞介导的一系列自身免疫反应，引起选择性胰岛β细胞破坏和功能衰竭，体内胰岛素分泌不足进行性加重，最终导致糖尿病。

（1）遗传因素。在同卵双生子中T1DM同病率达到30%～40%，提示遗传因素在T1DM发病中起重要作用。T1DM遗传易感性涉及多个基因，包括HLA基因和非HLA基因。已知位于6号染色体短臂的HLA基因为主效基因，其他为次效基因。近年还发现许多与免疫耐受或调节有关的基因多态性与T1DM的易感性有关。

（2）环境因素。①病毒感染。与T1DM发病有关的病毒包括风疹病毒、腮腺炎病毒、柯萨奇病毒、脑心肌炎病毒、巨细胞病毒等。②化学毒物。链脲佐菌素、四氧嘧啶糖尿病动物模型以及吡甲硝苯脲所造成的糖尿病均属于非免疫介导性β细胞破坏。③饮食因素。过早接触牛奶、谷类蛋白，引起T1DM发病机会增大，可能与肠道免疫失衡有关。

（3）自身免疫。许多证据支持T1DM为自身免疫性疾病。①体液免疫。已发现90%新诊断的T1DM患者血清中存在针对自细胞的单株抗体，比较重要的有多株胰岛细胞抗体（ICAb）、胰岛素抗体（IAA）、谷氨酸脱羧酶抗体（GADA）、蛋白质酪氨酸磷酸酶2自身抗体（IA-2A）、锌转运体8抗体（ZnT8A）等。②细胞免疫。目前认为细胞免疫异常在T1DM发病中起重要作用。

2. 2型糖尿病（T2DM）

2型糖尿病（T2DM）也是由遗传因素与环境因素共同作用而形成的多基因遗传性疾病。

（1）遗传因素与环境因素。同卵双生子中T2DM的同病率接近100%，但起病和病情进程则受环境因素的影响而变异甚大。现有资料显示，遗传因素主要影响细胞功能。环境因素包括年龄增长、现代生活方式、营养过剩、体力活动不足、子宫内环境、应激、化学毒物等。在遗传因素与环境因素共同作用下所引起的肥胖，特别是中心性肥胖，与胰岛素抵抗和 T2DM 的发病密切相关。

（2）胰岛素抵抗和 β 细胞功能缺陷是 T2DM 发病的两个主要环节。

（3）胰岛 α 细胞功能异常和胰高血糖素样肽 – 1（GLP – 1）分泌缺陷可能在 T2DM 发病中也起重要作用。胰高血糖素由胰岛 α 细胞分泌，在保持血糖稳态中起重要作用。

正常情况下，进餐后血糖升高，可刺激早时胰岛素和 GLP – 1 分泌，抑制 α 细胞分泌胰高血糖素，从而促进肝糖原输出减少，防止出现餐后高血糖。GLP – 1 由肠道 L 细胞分泌，主要作用是刺激胰岛素的合成与分泌，抑制胰高血糖素的分泌。GLP – 1 在体内迅速被二肽基肽酶 – N（DPP – N）降解而失活，其血浆半衰期不足 2 分钟。因此，GLP – 1 受体激动剂和 DPP – N 抑制剂可降低血糖，用于 T2DM 的治疗（见表 8.12）。

表 8.12   1，2 型糖尿病的区别

	1 型糖尿病	2 型糖尿病
曾用名	1 型糖尿病、青少年糖尿病 胰岛素依赖型糖尿病（IDDM）	2 型糖尿病、成年糖尿病 非胰岛素依赖型糖尿病（NIDDM）
发病机理	胰岛 β 细胞破坏，导致胰岛素绝对缺乏	胰岛素抵抗，胰岛 β 细胞功能缺陷
β 细胞损伤	自身免疫性损伤，特发性则无	无胰岛 β 细胞的自身免疫性损伤
遗传易感性	有	更强，且更复杂
病理改变	β 细胞数量严重不足（仅 10% 正常） 胰岛炎，胰高血糖素正常或增高	胰岛淀粉样变性、纤维化 β 细胞数量中等或正常，胰高血糖素增高

（四）临床表现

（1）"三多一少"。糖尿病临床表现多为"三多一少"，即多饮、多食、多尿、体重减少，多见于 1 型糖尿病。发生酮症或酮症酸中毒时"三多一少"症状更为明显。患者一般疲乏无力。肥胖一般多见于 2 型糖尿病。2 型糖尿病发病前常有肥胖，若得不到及时诊断，体重会逐渐下降。

（2）血糖。大多血糖升高，但也可正常。

（3）皮肤瘙痒。可以伴有皮肤瘙痒，尤其是外阴瘙痒。

（4）视力模糊。血糖升高较快，可使眼房水、晶体渗透压改变引起屈光改变，导致视力模糊，也可使肾、神经、心脏、血管等组织器官的慢性进行性病变、功能减退及衰竭。

（5）无症状。某些患者可能无症状，只是在体检时发现。

（五）诊断

1999 年世界卫生组织（WHO）公布了糖尿病诊断新标准，得到中华医学会糖尿病学会认同，在中国正式执行。

1. 糖尿病

有典型糖尿病症状（多尿、多饮和不能解释的体重下降）者，加任意血糖 ≥ 11.1mmol/L 或空腹血糖（FPG）≥7.0mmol/L，即可确诊为糖尿病。

2. 正常

空腹血糖（FPG）＜6.11mmol/L，并且餐后 2 小时血糖（2hPG）＜7.77mmol/L，即为正常。

3. 糖耐量异常

餐后 2 小时血糖（2hPG）＞7.77mmol/L，但＜11.10mmol/L 时为糖耐量损伤（IGT）；空腹血糖（FPG）≥6.11mmol/L，但＜6.99mmol/L 时为空腹血糖损伤（IFG）。

因此，糖尿病的诊断一般不难，空腹血糖大于或等于 7.00mmol/L，和/或餐后两小时血糖大于或等于 11.10mmol/L 即可确诊。

诊断糖尿病后要进行分型。

（1）1 型糖尿病。1 型糖尿病发病年龄轻，大多小于 30 岁，起病突然，多饮多尿多食，消瘦症状明显，血糖水平高，不少患者以酮症酸中毒为首发症状，血清胰岛素和 C－肽水平低下，ICA、IAA 或 GAD 抗体可呈阳性。

（2）2 型糖尿病。2 型糖尿病常见于中老年人，由多基因遗传和环境因素（主要为运动不足和能量相对过剩）共同促发，家族史、不良生活方式、肥胖（尤其是中心性肥胖）、血脂异常、老年和糖耐量异常是其危险因素。肥胖者发病率高，常可伴有高血压、血脂异常、动脉硬化等疾病。起病隐匿，早期无任何症状，或仅有轻度乏力、口渴，血糖增高不明显者需做糖耐量试验才能确诊。血清胰岛素水平早期正常或增高，晚期低下。

（3）妊娠期糖尿病。妊娠期糖尿病是妊娠期间发生或妊娠期首次发现的糖尿病，筛查时间一般选择在妊娠 24～28 周。对妊娠期糖尿病患者应在产后 6 周或更长一段时间重新进行糖耐量试验，大部分患者血糖可能恢复正常，但其在若干时间后发生糖尿病的机会可明显增加。

（六）治疗

目前尚无根治糖尿病的方法，但通过多种治疗手段可以控制好糖尿病。一般采取综合治疗的方法，但必须明确治疗目标：①近期目标是通过控制高血糖和相关代谢紊乱，以消除糖尿病症状和防止出现急性严重代谢紊乱。②远期目标是通过良好的代谢控制达到预防和（或）延缓糖尿病慢性并发症的发生和发展，维持良好健康和学习、劳动能力，保障儿童生长发育，提高患者的生活质量，降低死亡率和延长寿命。具体治疗主要包括 5 个方面：糖尿病患者的教育、自我监测血糖、饮食治疗、运动治疗和药物治疗。

1. 糖尿病的健康教育与管理

要教育糖尿病患者懂得糖尿病的基本知识，树立战胜疾病的信心，了解控制好糖尿病对健康的益处。根据每个糖尿病患者的病情特点制定恰当的治疗方案。

2. 医学营养治疗与自我监测血糖

（1）医学营养治疗的核心是掌握营养物质含量，学会计算总热卡和合理分配每日就餐。

（2）随着小型快捷血糖测定仪的逐步普及，病人可以根据血糖水平随时调整降血糖药物的剂量。1 型糖尿病进行强化治疗时每天至少监测 4 次血糖（餐前），血糖不稳定时要监测 8 次（三餐前、后、晚睡前和凌晨 3：00）。强化治疗时空腹血糖应控制在 7.20mmol/L 以下，餐后两小时血糖小于 10mmol/L，HbA1c 小于 7%。2 型糖尿病患者自我监测血糖的频度可适当减少。

3. 运动治疗

运动治疗在糖尿病管理中占重要地位，尤其对肥胖的 2 型糖尿病患者，运动可增加胰岛素敏感性，有助于控制血糖和体重。1 型糖尿病患者为避免血糖波动过大，体育锻炼宜在餐后进行。运动形式可多样，如散步，快步走、健美操、跳舞、打太极拳、跑步、游泳等。

4. 药物治疗

（1）口服药物治疗。口服药物治疗的目标是降低和控制血糖水平。

四类口服降糖药物比较见表 8.13。

表 8.13　　　　　　　　　　四类口服降糖药物比较

	磺脲类	双胍类	葡萄糖苷酶抑制剂	噻唑烷二酮（格列酮类）
代表药物	格列本脲、格列吡嗪	二甲双胍（甲福明）	阿卡波糖、米格列醇	罗格列酮、吡格列酮
作用机理	刺激 β 细胞分泌胰岛素，其促胰岛素分泌作用不依赖血糖浓度	抑制肝糖输出，增加外周组织对葡萄糖的利用，增加胰岛素敏感性	抑制小肠黏膜的 α 葡萄糖苷酶，延缓糖吸收，降低餐后血糖	增强靶组织对胰岛素的敏感性，减轻 2 型糖尿病素抵抗，改善血脂谱

续表

	磺脲类	双胍类	葡萄糖苷酶抑制剂	噻唑烷二酮（格列酮类）
适用范围	2型糖尿病	2型糖尿病，1型应用胰岛素后血糖波动大者	2型糖尿病，尤其是餐后高血糖者	2型糖尿病，尤其胰岛素抵抗明显者
禁忌证	1型糖尿病，有严重并发症、儿童、孕妇、哺乳期糖尿病，全胰切除术后	1型糖尿病，有严重并发症、儿童、孕妇、哺乳期糖尿病、酗酒、肌酐清除率<60ml/min	胃肠功能紊乱 儿童、孕妇、哺乳期 肝功能不全慎用	1型糖尿病 儿童、孕妇、哺乳期 心衰、肝病者
副作用	低血糖反应（主要）皮肤过敏、消化道反应 心血管系统副作用	消化道反应（常见）皮肤过敏 乳酸性酸中毒	胃肠反应（主要）单用不引起低血糖	水肿、体重增加 单用不引起低血糖

（2）胰岛素治疗。根据来源和化学结构的不同，胰岛素制剂可分为动物胰岛素、人胰岛素。根据起效快慢和维持时间，分为短效、中效、长效和预混胰岛素。短效胰岛素皮下注射后发生作用快，但持续时间短，可经静脉注射用于抢救DKA；短效胰岛素、速效胰岛素类似物皮下注射主要用于控制餐后高血糖。

胰岛素使用原则和方法：①胰岛素治疗应在综合治疗的基础上进行；②胰岛素治疗方案应力求模拟生理性胰岛素分泌模式；③一般从小剂量开始，根据血糖水平逐渐调整至合适剂量。

采用替代胰岛素治疗方案后，有时早晨空腹血糖仍然较高，可能原因为：①夜间胰岛素应用不足。②黎明现象即夜间血糖控制良好，无低血糖发生，仅于黎明短时间内出现高血糖，可能由于清晨皮质醇、生长激素等分泌增加所致。③Somogyi效应，即在夜间曾有低血糖，在睡眠中未被察觉，导致体内胰岛素拮抗激素分泌增加，继而发生低血糖后的反跳性高血糖。夜间多次（于0，2、4、6、8时）测定血糖，有助于鉴别早晨高血糖的原因。

胰岛素的不良反应：①主要不良反应是低血糖，与剂量过大和（或）饮食失调有关；②轻度水肿。胰岛素治疗初期可因水钠滞留而发生轻度水肿，可自行缓解：③视力模糊。部分患者可出现视力模糊，与晶状体屈光改变有关，常于数周内自然恢复；④过敏反应。常表现为注射部位痛痒、荨麻疹样皮疹；⑤脂肪营养不良。脂肪营养不良为注射部位皮下脂肪萎缩或增生。

（七）预后

糖尿病的病程漫长，很难预测，预后取决于糖尿病的类型、控制的程度、是否存在并发症和家族史。

1. 1 型糖尿病

1 型糖尿病预后取决于以下因素：①病程。10 岁以下发病的患者，其死亡率大约是正常人的 9～10 倍。②血糖控制的程度。血糖控制的程度即遵循治疗和血糖监测的程度。糖尿病很大程度上是由患者自我控制，有效的控制取决于每日血糖水平的监测，以及治疗、饮食和行为的调整。③并发症的存在。蛋白尿（死亡率大约是非糖尿病人群的 10 倍）特别是微量蛋白尿是预后较差的早期标志。

2. 2 型糖尿病

2 型糖尿病的预后与并发症的发生、糖尿病的健康教育、医学营养治疗、体育锻炼、病情监测及是否能坚持规律的药物治疗有密切的关系。

妊娠期糖尿病是发展为 2 型糖尿病的风险因素，而且在以后的妊娠中，患糖尿病的风险也会增加。患有糖尿病的妇女，妊娠更容易出现危险。

糖尿病急性并发症主要包括糖尿病酮症酸中毒、糖尿病高渗性昏迷、乳酸酸中毒、低血糖昏迷。糖尿病慢性并发症包括大血管病变（如冠心病、高血压等）、糖尿病肾病、糖尿病视网膜病变、糖尿病神经病变、糖尿病足等。

（八）核保应用

1. 核保资料

（1）需要提供病历资料，特别关注病历当中的诊断、治疗方法、有无并发症以及化验报告、糖尿病问卷、空腹血糖水平、糖化血红蛋白检查结果。

（2）需要提供的实验室诊断资料包括血糖测定和 OGTT（口服葡萄糖耐量试验）、糖化血红蛋白测定，同时根据病情需要选用血脂、肝肾功能等常规检查，以及脑、眼科、神经系统和心脏的辅助检查。

2. 核保分析

糖尿病的核保从风险分析开始，需包括糖尿病血糖水平控制程度、糖尿病的类型、糖尿病的并发症、影响糖尿病预后的危险因素等方面进行。

（1）进行专项问卷调查，也可根据中国 2 型糖尿病防治指南，对糖尿病进行风险评估。吸烟、饮酒越多，风险程度越高。因此在糖尿病问卷当中包括对吸烟、饮酒的询问。问卷调查一般还包括家族史、个人饮食习惯，首次发现糖尿病/血糖增高的时间以及糖尿病类型的确定等。中国 2 型糖尿病防治指南的评估内容主要包括：①年龄；②体重指数；③腰围；④收缩压；⑤家族史。如评估总分≥25 分，需要进行 OGTT 试验进行糖尿病筛查，如有困难，可进行空腹血糖监测，一般三年一次。

（2）通过准确的诊断，确定糖尿病的类型。1 型糖尿病终身需要胰岛素治疗，2 型糖尿病则可以通过药物、饮食的调节进行控制。1 型糖尿病多数为青少年患者，2

型糖尿病虽然任何年龄均可，但主要在 40 岁以后起病。

（3）糖尿病血糖水平控制。糖尿病血糖水平控制程度是糖尿病风险评估当中一个重要的风险因素。糖尿病血糖水平控制得好，可以明显减轻糖尿病对靶器官的损害程度，减少并发症的发生，从而降低糖尿病的风险。因此，在糖尿病问卷中涉及血糖和尿糖的监测问题。

（4）糖尿病的并发症。糖尿病主要损害的靶器官包括心、脑、肾、视网膜，常见的并发症也是围绕这几个器官。

目前糖尿病的健康保险核保经验比较成熟，因此比较容易对相关风险进行识别、测量，并做出核保决定。

五、冠心病

（一）概念及临床特点

冠状动脉粥样硬化性心脏病是冠状动脉血管发生动脉粥样硬化病变而引起血管腔狭窄或阻塞，造成心肌缺血、缺氧或坏死而导致的心脏病，常常被称为"冠心病"，也称缺血性心脏病，但是冠心病的范围可能更广泛，还包括炎症、栓塞等导致管腔狭窄或闭塞。

世界卫生组织将冠心病分为 5 大类：无症状心肌缺血（隐匿型冠心病）、心绞痛、心肌梗死、缺血性心力衰竭（缺血型心脏病）和猝死 5 种临床类型。临床中常常分为稳定性冠心病和急性冠状动脉综合征。

心绞痛是冠状动脉供血不足，心肌急剧的、暂时的缺血与缺氧所引起的临床综合征，其临床特点为阵发性的前胸压榨性疼痛或憋闷感觉，主要位于胸骨后部，可放射至心前区和左上肢内侧，常发生于劳力负荷增加时，持续数分钟，休息或舌下含服硝酸甘油后消失。

心肌梗死是冠状动脉闭塞，血流中断，使部分心肌因严重持久缺血而发生的局部坏死，其特点为具有剧烈而持久的胸骨后疼痛、发热、白细胞增多、红细胞沉降率加快、血清心肌酶活力增高及进行性心电图改变，可发生心律失常、休克和心力衰竭，属严重类型。

（二）流行病学特征

本病的患病率随饮食、生活习惯和工作性质而有明显差异。2009 年中国城市居民冠心病死亡率为 94.96/10 万，农村为 71.27/10 万，城市高于农村，男性高于女性，以脑力劳动者为多。该病近年来出现增长的趋势，且发病人群逐渐年轻化。

冠心病在美国和许多发达国家排在死亡原因的第一位。然而，美国从 20 世纪 60 年代开始，出现冠心病死亡率下降趋势。这得益于 60~80 年代美国所进行的降低冠心病危险因素的努力，主要是控制危险因素和改进心肌梗死的治疗。

（三）病因

本病是多病因的疾病，即多种因素作用于不同环节所致，这些因素称为危险因素。冠心病的危险因素包括可改变的危险因素和不可改变的危险因素。了解并干预危险因素有助于冠心病的防治和风险控制。

可改变的危险因素有：高血压，血脂异常（总胆固醇过高或低密度脂蛋白胆固醇过高、甘油三酯过高、高密度脂蛋白胆固醇过低）、超重/肥胖、高血糖/糖尿病、不良生活方式包括吸烟、不合理膳食（高脂肪、高胆固醇、高热量等）、缺少体力活动、脑力活动紧张、经常有工作紧迫感者、过量饮酒，以及社会心理因素。不可改变的危险因素有：性别、年龄、家族史。此外，与感染有关，如巨细胞病毒、肺炎衣原体、幽门螺杆菌等。

冠心病的发作常常与季节变化、情绪激动、体力活动增加、饱食、大量吸烟和饮酒等有关。

（四）临床表现

1. 心绞痛的典型胸痛症状

典型胸痛因体力活动、情绪激动等诱发，突感心前区疼痛，多为发作性绞痛或压榨痛，也可为憋闷感。疼痛从胸骨后或心前区开始，向上放射至左肩、臂，甚至小指和无名指，休息或含服硝酸甘油可缓解。胸痛放散的部位也可涉及颈部、下颌、牙齿、腹部等。胸痛也可出现在安静状态下或夜间，由冠脉痉挛所致，也称变异型心绞痛。如胸痛性质发生变化，如新近出现的进行性胸痛，痛阈逐步下降，以至稍事体力活动或情绪激动甚至休息或熟睡时亦可发作。疼痛逐渐加剧、变频，持续时间延长，祛除诱因或含服硝酸甘油不能缓解，此时往往怀疑不稳定心绞痛。

（1）心绞痛的分级。国际上一般采用加拿大心血管学会（CCS）心绞痛分级法，见表 8.14。

表 8.14　　　　　加拿大心血管学会（CCS）心绞痛四级分级法

级别	临床特点
I 级	一般体力活动（如步行，爬梯）不受限制，仅在强、快或持续用力时发生心绞痛
II 级	一般体力活动轻度受限，快步、饭后、寒冷、刮风中、精神应急、醒后数小时内发作心绞痛 一般情况下平地步行 200 米以上或登楼一层以上受限

续表

级别	临床特点
Ⅲ级	一般体力活动明显受限，一般情况下平地步行200米内，或登楼一层引起心绞痛
Ⅳ级	轻微活动或休息时即可发生心绞痛

发生心肌梗死时胸痛剧烈，持续时间长（常常超过半小时），硝酸甘油不能缓解，并可有恶心、呕吐、出汗、发热，甚至发绀、血压下降、休克、心衰。

（2）一部分患者的症状并不典型，仅仅表现为心前区不适、心悸或乏力，或以胃肠道症状为主。某些患者可能没有疼痛，如老年人和糖尿病患者。

（3）猝死。约有1/3的患者首次发作冠心病表现为猝死。

（4）其他。可伴有全身症状，如发热、出汗、惊恐、恶心、呕吐等，可出现合并心力衰竭的患者。

2. 体征

心绞痛患者未发作时无特殊体征。发作时患者可出现心音减弱、心包摩擦音，并发室间隔穿孔、乳头肌功能不全者，可于相应部位听到杂音。心律失常时听诊心律不规则。

（五）诊断

冠心病的诊断主要依赖典型的临床症状，再结合辅助检查发现心肌缺血或冠脉阻塞的证据，以及通过心肌损伤标志物判定是否有心肌坏死。发现心肌缺血最常用的检查方法包括常规心电图和心电图负荷试验、核素心肌显像。有创性检查有冠状动脉造影和血管内超声等，但是冠状动脉造影正常不能完全否定冠心病。通常，首先进行无创的辅助检查。

1. 常用的辅助检查

（1）心电图。心电图是诊断冠心病最简便、常用的方法。尤其是患者症状发作时是最重要的检查手段，还能够发现心律失常。不发作时多数无特异性。心绞痛发作时S-T段异常压低，变异型心绞痛患者出现一过性S-T段抬高。不稳定型心绞痛多有明显的S-T段压低和T波倒置。心肌梗死时的心电图表现：①急性期有异常Q波、S-T段抬高。②亚急性期仅有异常Q波和T波倒置（梗死后数天至数星期）。③慢性或陈旧性期（3~6个月）仅有异常Q波。若S-T段抬高持续6个月以上，则有可能并发室壁瘤。若T波持久倒置，则称陈旧性心肌梗死伴冠脉缺血。

（2）心电图负荷试验。心电图负荷试验包括运动负荷试验和药物负荷试验（如潘生丁、异丙肾试验等）。对于安静状态下无症状或症状很短难以捕捉的患者，可以通过运动或药物增加心脏的负荷而诱发心肌缺血，通过心电图记录到ST-T的变化而证实心肌缺血的存在。运动负荷试验最常用，结果阳性为异常，但是怀疑心肌梗死的患者禁忌做此检查。

（3）动态心电图。动态心电图是一种可以长时间连续记录并分析在活动和安静状态下心电图变化的方法。此技术于1947年由Holter首先运用于监测心电图的研究，所以又称Holter。该方法可以记录到患者在日常生活状态下心电图的变化，如一过性心肌缺血导致的ST-T变化等。无创、方便，患者容易接受。

（4）核素心肌显像。根据病史、心电图检查不能排除心绞痛，以及某些患者不能进行运动负荷试验时可做此项检查。核素心肌显像可以显示缺血区、明确缺血的部位和范围大小。结合运动负荷试验，则可提高检出率。

（5）超声心动图。超声心动图可以对心脏形态、结构、室壁运动以及左心室功能进行检查，是目前最常用的检查手段之一。对室壁瘤、心腔内血栓、心脏破裂、乳头肌功能等有重要的诊断价值。但是，其准确性与超声检查者的经验关系密切。

（6）血液学检查。通常需要采血测定血脂、血糖等指标，评估是否存在冠心病的危险因素。心肌损伤标志物是急性心肌梗死诊断和鉴别诊断的重要手段之一。目前临床中以心肌肌钙蛋白为主。

（7）冠状动脉CT。多层螺旋CT心脏和冠状动脉成像是一项无创、低危、快速的检查方法，已逐渐成为一种重要的冠心病早期筛查和随访手段。适用于：①不典型胸痛症状的患者，心电图、运动负荷试验或核素心肌灌注等辅助检查不能确诊。②冠心病低风险患者的诊断。③可疑冠心病，但不能进行冠状动脉造影。④无症状的高危冠心病患者的筛查。⑤已知冠心病或介入及手术治疗后的随访。

（8）冠状动脉造影及血管内成像技术。这是目前冠心病诊断的"金标准"，可以明确冠状动脉有无狭窄、狭窄的部位、程度、范围等，并可据此指导进一步治疗。血管内超声可以明确冠状动脉内的管壁形态及狭窄程度。光学相干断层成像（OCT）是一种高分辨率断层成像技术，可以更好地观察血管腔和血管壁的变化。左心室造影可以对心功能进行评价。冠状动脉造影的主要指征为：①对内科治疗下心绞痛仍较重者，明确动脉病变情况以考虑旁路移植手术；②胸痛似心绞痛而不能确诊者。

2. 诊断标准

（1）心绞痛诊断标准。主要依据典型心绞痛的发作特点及特征性心电图改变（以R波为主的导联中，ST段压低，T波平坦或倒置，发作过后数分钟内逐渐恢复），含服硝酸甘油后缓解，结合年龄和存在冠心病的危险因素，除外其他原因所致的心绞痛，一般即可诊断。

（2）心肌梗死诊断标准。主要依据典型的临床表现、特征性的心电图改变（出现深而宽的Q波，抬高的ST段，T波倒置）以及实验室检查（心肌酶或肌钙蛋白符合急性心肌梗死的动态性变化：2~8小时开始升高，12~24小时出现峰值，持续5~10天后消退，发病90天后，经检查证实左心室功能降低，左心室射血分数低于

50%）。诊断本病并不困难。对年老患者，突然发生严重心律失常、休克、心力衰竭而原因未明，或突然发生较重而持久的胸闷或胸痛，都应考虑本病的可能。

（六）治疗

冠心病的治疗原则是改善冠状动脉血供和降低心肌缺氧以改善患者症状，提高生活质量，同时治疗动脉粥样硬化，预防心肌梗死和死亡，以延长生存期。具体治疗措施包括：①生活习惯改变。戒烟限酒，低脂低盐饮食，适当体育锻炼，控制体重等；②药物治疗。抗血栓（抗血小板、抗凝），减轻心肌氧耗（β受体阻滞剂），缓解心绞痛（硝酸酯类），调脂稳定斑块（他汀类调脂药）；③血运重建治疗。血运重建治疗包括介入治疗（血管内球囊扩张成形术和支架植入术）和外科冠状动脉旁路移植术。药物治疗是所有治疗的基础。介入和外科手术治疗后也要坚持长期的标准药物治疗。

对同一病人来说，处于疾病的某一个阶段时可用药物理想地控制，而在另一阶段时单用药物治疗效果往往不佳，需要将药物与介入治疗或外科手术合用。

1. 心绞痛发作时的治疗

（1）休息。发作时立刻休息，一般患者在停止活动后症状即逐渐消失。

（2）药物治疗。较重的发作，可使用作用较快的硝酸酯制剂。其作用机理为：扩张冠脉，降低阻力，增加冠脉循环的血流量；扩张周围血管，减少静脉回心血量，降低心脏前后负荷和心肌需氧，从而缓解心绞痛。这类药物包括硝酸甘油、硝酸异山梨酯（消心痛）等，可舌下含化。

2. 心绞痛缓解期的治疗

（1）调节生活方式。尽量避免诱因，调节饮食，不宜过饱，戒烟限酒，调整日常生活和工作量，减少精神负担，保持适当体力活动，但不致发生疼痛症状，一般无须卧床休息。

（2）药物治疗。改善缺血，减轻症状的药物包括：①β受体阻滞剂：可减慢心率、减弱心肌收缩力、降低血压、降低心肌耗氧量，从而减少心绞痛的发作，要求用药后静息心率降至55~60次/分，常用制剂是美托洛尔、比索洛尔等，但应注意低血压、严重心动过缓、高度房室传导阻滞、窦房结功能紊乱、支气管哮喘者不宜应用；②硝酸酯类：为内皮依赖性血管扩张剂，能减少心肌需氧和改善心肌灌注，从而降低心绞痛发作的频率和程度，增加运动耐量。缓解期常用制剂有硝酸甘油皮肤贴片、硝酸异山梨酯缓释片等；③钙通道阻滞剂：可抑制心肌收缩，减少心肌氧耗；扩张冠脉，解除冠脉痉挛；扩张外周血管，降低动脉压，减轻心脏负荷；降低血液粘稠度，抗血小板聚集，改善心肌的微循环，特别适合同时有高血压的患者。常用制剂有维拉帕米、硝苯地平、氨氯地平、地尔硫卓等。

3. 预防心肌梗死，改善预后的药物

常用药物有阿司匹林、氯吡格雷、β 受体阻滞剂、他汀类、血管紧张素转换酶抑制剂（ACEI）、血管紧张素 2 受体拮抗剂（ARB）等。

4. 对不稳定型心绞痛/非 ST 段抬高型心肌梗死的治疗

对不稳定型心绞痛/非 ST 段抬高型心肌梗死的治疗则可考虑冠状动脉血运重建术，包括经皮冠状动脉介入治疗（PCI）和冠状动脉旁路移植术（CABG）。

（1）经皮冠状动脉介入治疗（PCI）。经皮冠状动脉腔内成形术（PTCA）应用特制的带气囊导管，经外周动脉（股动脉或桡动脉）送到冠脉狭窄处，充盈气囊可扩张狭窄的管腔，改善血流，并在已扩开的狭窄处放置支架，预防再狭窄。此外，还可结合血栓抽吸术、旋磨术。适用于药物控制不良的稳定型心绞痛、不稳定型心绞痛和心肌梗死患者。心肌梗死急性期首选急诊介入治疗，时间非常重要，越早越好。

冠心病支架治疗是当前应用最广泛的心血管介入治疗手段，冠心病支架治疗是通过一侧股动脉穿刺，将球囊插入体内，在 X 线透视监护下，将支架系统送达冠状动脉狭窄部位后，在体外将球囊加压膨胀，使支架扩张释放，撑开狭窄的血管并将输送系统退出，血管弹性回缩产生的环形压力使支架附着牢固，保证了血管腔的畅通，冠心病支架治疗及时的话，可减少或者避免心肌梗死的发生。

（2）冠状动脉旁路移植术（CABG）。冠状动脉旁路移植术简称冠脉搭桥术，是通过恢复心肌血流的灌注，缓解胸痛和局部缺血，改善患者的生活质量，并可以延长患者的生命。适用于严重冠状动脉病变的患者，不能接受介入治疗或治疗后复发的病人，以及心肌梗死后心绞痛，或出现室壁瘤、二尖瓣关闭不全、室间隔穿孔等并发症时，在治疗并发症的同时，应该行冠状动脉搭桥术。手术的选择应该由心内、心外科医生与患者共同决策。

5. 对急性 ST 段抬高型心肌梗死的治疗

除对症治疗，溶栓治疗外，需考虑介入治疗，最好在起病 3 ~ 6 小时内，最多 12 小时内进行，可使封闭的冠状动脉再通，但需要注意严格的手术适应证。

（七）预后

1. 心绞痛的预后

稳定型心绞痛患者大多数能生存很多年，但有发生急性心肌梗死或猝死的危险。当出现血压增高、心率加快的变化则预示病情进展，这些症状也常发生在心绞痛发作之前。

有室性心律失常或传导阻滞者预后较差，合并有糖尿病者预后明显差于无糖尿病者，但决定预后的主要因素为冠状动脉病变范围和心功能。

运动心电图实验中，在低运动量情况下 ST 段压低 - 3mm，心率每分钟 < 120 次

或伴有血压下降者，常提示严重的心肌缺血，发生急性心肌梗死或猝死的风险大大增加。

2. 心肌梗死的预后

心肌梗死的预后与梗死范围的大小、侧支循环的建立情况以及治疗是否及时有关。急性期住院病死率过去一般为30%左右，采用监护治疗后降至15%左右，采用溶栓疗法后再降至8%左右，住院90分钟内施行介入治疗后进一步降至4%左右。死亡多发生在第一周内，尤其在数小时内，发生严重心律失常、休克或心力衰竭者，病死率尤高。非ST段抬高型心肌梗死近期预后虽佳，但长期预后则较差，可由于相关冠状动脉进展至完全阻塞或一度再通后再度梗死或猝死。

（八）核保应用

1. 核保资料

（1）需要提供病历资料，特别关注病历当中关于临床表现的描述，如胸痛的时间长短、胸痛的缓解方式、上次心绞痛发作的日期、发作频率、既往史中是否接受过搭桥、经皮冠状动脉成形术或支架治疗。

（2）需要提供的实验室诊断资料有心肌酶、肌钙蛋白的血液检查、心脏彩超、左心室射血分数、心电图，有必要再进一步提供冠状动脉造影术、放射性核素检查。

2. 核保分析

（1）一般该疾病的病程比较长，且与相关危险因素联系较为密切。因此，在核保过程中，年龄、性别、血脂异常、高血压病史、吸烟、肥胖、糖尿病和糖耐量试验等很重要，这些危险因素越多，患有该病的可能性越大，危险性越高。

（2）冠心病与高血压、高血糖、高血脂之间存在明显的关联性，因此在核保过程中，应该注意是否并发高血压、高血糖、高血脂的情况。

（3）该病的发展有一个由轻到重（I－IV）的过程，在核保过程中可从以下几方面来分析其患病的严重程度，进行相应的风险选择。

I级：一般体力活动（如步行和登楼）不受限，仅在强、快或持续用力时发生心绞痛。

II级：一般体力活动轻度受限，快步、饭后、寒冷或刮风中、精神应激或醒后数小时内发作心绞痛，一般情况下平地步行200米以上或登楼一层以上受限。

III级：一般体力活动明显受限，一般情况下平地步行200米，或登楼一层引起心绞痛。

IV级：轻微活动或休息时即可发生心绞痛。

（4）心绞痛与心肌梗死的鉴别，如表8.15所示。

表 8. 15 心绞痛与心肌梗死鉴别表

	心绞痛	心肌梗死
疼痛情况	阵发性的前胸压榨性疼痛或憋闷	剧烈而持久的胸骨后疼痛
诱发因素	劳力负荷增加时持续数分钟	无明显诱因反复多次心绞痛后
缓解情况	服用硝酸甘油可以缓解	服用硝酸甘油很难缓解
实验诊断	心电图：出现深而宽的 Q 波，抬高的 ST 段，T 波平坦或倒置，发作过后数分钟内逐渐恢复	心电图：以 R 波为主的导联中，ST 段压低，T 波倒置 血生化：肌红蛋白、肌钙蛋白、肌酸激酶（CK）、乳酸脱氢酶（LDH）、肌酸激酶同工酶（CK－MB）

因此，要求核保人员详细询问被保险人的相关情况，并结合相关实验室检查结果进行判定。

（九）核赔应用

1. 疾病或重大疾病类型保险核赔应用

（1）不典型心肌梗死的核赔问题。现实中，许多急性心肌梗死病症会由于客户未及时就诊、就诊医院条件有限或客户故意隐瞒等情况，不一定具有条款规定的典型特征，出现一些非典型的病例，需要核赔人员认真分析，区别对待，在摸清事实的基础上进行核赔判断，不能一概拒之。对于临床已诊断为"急性心梗"的，只要相关检查指标证实确实存在心肌缺血并有心肌坏死的证据，尽管有部分指标不能完全满足，也可以考虑予以赔付。

（2）达不到条款要求的心肌梗死的核赔问题。达不到条款要求的心肌梗死，即"非 ST 段抬高型心肌梗死"。在具体案件资料中，被保险人有典型胸痛、胸闷表现，但心电图无 ST 段抬高，也无病理性 Q 波出现，反而在相应导联出现 ST 段压低的非心肌梗死心电表现，但血液化验结果显示心肌酶、肌钙蛋白均明显升高，又提示心肌确实存在急性坏死情形。同时，冠状动脉造影显示三支血管病变，右支狭窄程度达95%，进一步支持了临床确诊急性心肌梗死的诊断。面对这种情况，核赔人员需要完整收集被保险人的诊断资料、实验室检查结果、病历记录、治疗记录等，通过集体讨论研究，在以事实为依据的基础上，从有利于客户的角度出发进行核赔处理，而不能简单地一概拒赔。

2. 医疗类型保险核赔应用

心肌梗死一般紧急发病，均需住院严密监护，因治疗方法不同，住院天数及所发生费用相差较大，并发症是否发生也极大地影响实际费用。内科保守治疗，住院费用约 10 000 ~ 20 000 元，住院天数一般为 28 ~ 35 天；早期溶栓治疗，住院费用约为

10 000~20 000 元，住院天数一般为 20~30 天。PTCA 的医疗支架材料成本较高，费用也较高，因所用数量不同，费用一般为 20 000~40 000 元，或者超过 40 000 元；外科搭桥手术，住院费用约为 50 000~80 000 元，住院天数一般为 20~40 天。

费用审核的关键点在于溶栓药物及医用支架材料的费用，突发心肌梗死之前一般患有高血压、冠心病等，是否属于既往病症也是审核的重中之重。核赔人员可以从心肌梗死诊断能否成立、心绞痛的持续时间、心电图和心肌酶的动态变化来确定。

六、房颤

心房颤动（Atrial Fibrillation，AF）简称房颤，是最常见的心律失常之一，是由心房主导折返环引起许多小折返环导致的房律紊乱。它几乎见于所有的器质性心脏病，在非器质性心脏病也可发生，会引起严重的并发症，如心力衰竭和动脉栓塞，严重威胁人民健康。临床上根据房颤的发作特点，将房颤分为阵发性心房颤动（心房颤动发生时间小于 7 小时，常小于 24 小时，可自行转复为窦性心律）、持续性心房颤动（心房颤动发生时间大于 2 天，多需电转复或药物转复），永久性心房颤动（不可能转为窦性心律）。

（一）病因

1. 器质性心脏病

（1）风湿性心脏病。风湿性心脏病约占心房颤动病因的 33.7%，以二尖瓣狭窄及闭锁不全多见。

（2）冠心病。经冠状动脉造影证实为冠心病心绞痛者，心房颤动的发生率为 1.5%，陈旧性心肌梗死心房颤动发生率为 3.8%；急性心肌梗死时的发生率为 8.2%。因胸痛进行冠状动脉造影证实冠状动脉正常者，心房颤动发生率为 11%。总之，冠心病的发生率是较低的。

（3）高血压性心脏病。高血压性心脏病其心房肌的很多小动脉管腔可因内膜增厚而狭窄或完全闭塞，使局部心肌发生缺血性变化及纤维化。

（4）甲状腺功能亢进。早期心肌有局灶性坏死和淋巴细胞浸润，病程久者心肌常呈细小局限性纤维化，发生率为 5%，多见于 40~45 岁患者。青年患者较少见，即使发生也多为阵发性。

（5）病态窦房结综合征。当窦房结动脉局灶性肌纤维结构发育不良，胶原结构异常及窦房结周围的变性，特别是窦房结周围变性以及窦性冲动的异常，可促使心房颤动的发生。

（6）心肌病。各类型的心肌病，常因伴有局灶性的心房肌炎症、变性或纤维化、心房扩大易导致心房颤动的发生，其中酒精性心肌病患者心房颤动常是该病的首发表现，发生率高。

（7）其他心脏病。如肺源性心脏病（发生率为 4% ~ 5%，大多为阵发性，呼吸功能改善后发作会减少）、慢性缩窄性心包炎、先天性心脏病等。心房颤动皆属于自律性增高的局灶起源性心房颤动，部分阵发性及部分持续性及慢性心房颤动为心房内、肺静脉、腔静脉局部微折返机制所致。

2. 预激综合征

可能是由于预激综合征患者的旁道不应期很短，一旦建立了折返条件，经旁路的冲动增加，这种冲动又折返进入左心房应激期即能诱发心房颤动。预激并发房颤的发生率为 11.5% ~ 39%。预激综合征并发心房颤动被认为情况严重，因为旁路没有像房室结那样生理性传导延搁的保护作用，所以经旁道下传的心室率多在 180 次/分钟以上，严重影响心脏的排血量。

3. 其他疾病

（1）全身浸润性疾病，如系统性红斑狼疮、硬皮病、白血病、淀粉样变等。

（2）肺和全身性感染以及慢性肺功能不全。

（3）心脏手术和外伤。

（4）洋地黄中毒、乌头碱类、尼古丁等中毒均可诱发房颤。

（5）各种心导管操作及经食管电刺激、电复律术中等可直接诱发房颤。

（6）酗酒和吸烟、情绪激动、过度吸烟、排尿等可直接发生或在原有心脏病基础上诱发房颤。

4. 家族性房颤

系基因突变所致，遗传方式属 AD 遗传，多在成年之后发生，呈阵发性，房颤在不知不觉中发生和终止。房颤发作症状较轻，多由劳累、精神紧张、感染、疼痛、饮酒、吸烟等诱发，心功能保持正常。一般预后较好。

5. 原因不明

健康人发生的特发性房颤，往往无器质性心脏病的依据。

（二）发病机制

目前认为大部分的阵发性心房颤动及部分持续性或慢性（永久性）心房颤动皆属于自律性增高的局灶起源性心房颤动，而部分的阵发性及部分持续性及慢性心房颤动为心房内、肺静脉、腔静脉局部微折返机制所致。

1. 自律性增高的局灶起源性心房颤动

多数学者认为能够触发心房颤动的局灶电活动可能属于异常自律性增强或触发活动。局灶具有显著的解剖学特点，这种局灶大多位于肺静脉，少数位于肺静脉以外的部位。局灶中存在起搏细胞，有 T、P 细胞及浦肯野细胞。

（1）肺静脉。局灶起源性心房颤动触发心房颤动的局灶约 95% 位于双侧上肺静脉，其中位于左上肺静脉者占 48% ~51%，位于右上肺静脉者占 26% ~44%，位于双侧下肺静脉者占 28%。此外，绝大多数局灶起源性心房颤动患者有 68% 系两支或两支以上的肺静脉内有触发性局灶，或者两个局灶位于同一支肺静脉中，仅有 32% 位于单支肺静脉。这一特点增加了消融成功的困难。

（2）上腔静脉。约 6% 的患者触发心房颤动的局灶位于上腔静脉，局灶位于右心房与上腔静脉交界上（19±7）mm 处。

（3）右心房。位于右心房者占 3% ~4.7%，可位于右心房侧壁、房间隔处。

2. 折返机制

肺静脉的心房肌袖在有和没有阵发性心房颤动患者的尸检中都存在，肌袖的远端纤维化程度增加，最后萎缩的肌细胞消失在纤维组织中，此系构成微折返发生的基础。此外，还发现局灶的电冲动（从肺静脉或腔静脉）缓慢向左心房或右心房传导（可达 160ms），并有明显的递减传导。心房内不规则的微折返，折返环路不能确定，心房超速起搏不能终止。

3. 触发和驱动心房颤动的两种模式

（1）局灶发放的电活动触发了心房颤动，随后继续的心房颤动与局灶的电活动无关，此模式占大多数，称局灶触发模式。

（2）局灶存在一个长时间、持续的放电而引发心房颤动，称局灶驱动模式，少见。两种模式的相互关系、发生机制有何不同均不清楚，如心房颤动持续，则多同时有驱动和触发机制并存或交替出现，此时肌袖组织的电激动可以是快速有序或快速无序。

4. 肺静脉扩张的作用

发现心房颤动组含有局灶的肺静脉比其他肺静脉直径大，约为 1.64cm:1.07cm。

心房颤动发生的基质是指其发生的基础原因，包括三方面：①解剖学基质包括心房肌的纤维化、心房的扩张、心房梗死、心房外科手术等。解剖学基质的形成需较长的时间，有的可能需几年。②功能性基质包括心房的牵张与缺血、自主神经与药物的影响、心动过缓或过速的存在。功能性基质的形成需要时间相对短，可在数天或数月形成。③启动因素包括心脏停搏、长短周期现象、短长周期现象等，起动因素可能在数秒到数分钟内就可形成。

除存在发生基质外，还需要房性期前收缩作为触发因素才能引起心房颤动的发生。单个房性期前收缩触发者约占 45%，多发性房性期前收缩触发者约占 19%。短阵房性心动过速触发心房颤动者约占 24%。

当一个或几个相对局限而固定的局灶反复发作房性期前收缩或房性心动过速而诱

发的心房颤动称局灶起源性心房颤动。

心房颤动可由阵发性转变为持续性，除因疾病加重外，还与心房肌细胞本身的电生理性质发生改变即心房肌的电重构有关。

（三）临床表现

1. 阵发性心房颤动患者的临床表现特点

（1）男性患者多见，常无器质性心脏病。

（2）阵发性心房颤动可频繁发作，动态心电图可见发作持续数秒到几个小时不等。

（3）常伴有频发房性期前收缩，房性期前收缩可诱发心房颤动。

（4）房性期前收缩的联律间期多数 <500ms，常有 P－on－T 现象，并诱发短阵心房颤动。

（5）激动、运动等交感神经兴奋时可诱发心房颤动发作。

（6）年龄较轻的局灶起源性心房颤动患者心房颤动发作次数相对少。心房常不大，多数为一支肺静脉受累。

（7）阵发性心房颤动发作时，如心率不快，可无明显症状。如心率快，患者诉心悸、心慌、胸闷、气短、心脏乱跳、烦躁、乏力等。听诊心律不齐、心音强弱不等、快慢不一及脉短拙、多尿等。如心室率过快还可引起血压降低甚至晕厥。

2. 持续性及慢性心房颤动患者的临床表现特点

（1）持续性（或慢性）心房颤动的症状与基础心脏病有关，也与心室率快慢有关，可有心悸、气短、胸闷、乏力，在体力活动后心室率明显增加，并可出现晕厥，尤其是老年患者，由于脑缺氧及迷走神经亢进所致。

（2）心律不规则：第 1 心音强弱不均、间隔不一。未经治疗的心房颤动心室率一般在 80～150 次/分钟，很少超过 170 次/分钟。心率 >100 次/分钟，称快速性心房颤动；>180 次/分钟称极速性心房颤动，有脉短拙。

（3）可诱发心力衰竭或使原有心力衰竭或基础心脏病加重，特别是当心室率超过 150 次/min 时，可加重心肌缺血症状或诱发心绞痛。

（4）血栓形成易感性增强，因而易发生栓塞并发症。心房颤动持续 3 天以上者，心房内即可有血栓形成。年龄大、有器质性心脏病、左心房内径增大、血浆纤维蛋白增加均是发生血栓栓塞并发症的危险因素。

（四）诊断

主要依靠心电图诊断。心电图特点如下：

1. 心房颤动典型心电图特点

（1）各导联上窦性 P 波消失，代之以形态各异、大小不同、间隔不等的心房颤动波（f 波），频率为 350～600 次/分钟。

（2）QRS 波形态、振幅与窦性心律基本相同，或伴有室内差异传导，但振幅变化较大，彼此不等。

（3）R－R 间期绝对不匀齐。

2. 阵发性心房颤动心电图特点

（1）心房颤动持续时间为几秒到几分钟，长时可达几小时。

（2）多次心房颤动发作之前，常有多个或单个房性期前收缩，有时心房颤动发作前无房性期前收缩，可能属于局灶节律点隐匿性放电，其放电需经心电图证实。

（3）病人可有频发房性期前收缩，总数常＞700 个/24h。

（4）诱发心房颤动的房性期前收缩常与孤立性房性期前收缩的形态相似，偶有形态迥然不同的孤立性房性期前收缩，可能属于旁观者，与心房颤动的诱发无关。

（5）单发的房性期前收缩以及触发心房颤动的第一个异位 P 波，常重叠在前一个 QRS 波后的 T 波中，形成 P－on－T 现象。

（6）局灶起源性心房颤动患者体表心电图中，Ⅱ、Ⅲ、aVF 导联中一个或多个导联 P 波呈负正双相时，提示局灶位于下肺静脉。

（7）患者心电图可能有普通形式的心房扑动发生，此时局灶发放的冲动可能侵入心房扑动，使心房扑动突然终止，或使心房扑动演变为心房颤动。

（8）短阵的心房颤动停止后，可间隔一个正常窦性 P 波后心房颤动再次发作。

（9）仅仅一个局灶发放的电活动，就可形成不同类型的房性心律失常。单次放电可表现为孤立性房性期前收缩，频率较慢的反复放电可表现为自律性房性心动过速，快速连续的放电可表现为原发性单形性房性心动过速或局灶性心房扑动。这些特点使动态心电图记录时，同一个病人可以发生多变的、反复无常的自发性房性心律失常。

总之，局灶起源性心房颤动的心电图特征表现为多种形式的房性心律失常，包括房性期前收缩、房性心动过速、心房扑动和心房颤动的交替发生。房性期前收缩常触发心房颤动。阵发性心房颤动的 f 波频率相对慢而规整，需与房性心动过速鉴别。

3. 心房颤动的心电图分型

（1）根据心电图 f 波粗细的分型。

①粗波型心房颤动指 f 波的振幅＞0.1mV，多见于风湿性心脏病二尖瓣狭窄、甲状腺功能亢进性心脏病、心房扑动转为心房颤动的过程中。此型对药物、电击复律术的反应好，疗效佳，复发率低。

②细波型心房颤动指 f 波的振幅≤0.1mV，多见于病程较长的风湿性心脏病、冠心病等患者。此型对药物、电击复律反应差，疗效差，复发率高。

③扑动性心房颤动或称不纯性扑动。

（2）根据心室率快慢分型。

①慢率性心房颤动，心室率≤100 次/min，见于：心房颤动患者病情稳定时，或经洋地黄或 β 受体阻滞药对病情基本控制时，心室率可波动在 70～90 次/分钟；年轻健康人的良性心房颤动；由于迷走神经张力增高所致，多见于老年人；晚期心力衰竭患者，尽管心力衰竭在加重，但心率较慢；伴洋地黄中毒或低血钾所致房室传导阻滞。

②快速型心房颤动，心室率为 100～180 次/分钟，可产生明显的血流动力学影响。见于各种病因引起的新近发生的心房颤动，伴心力衰竭者较多见。

③极速型心房颤动，心室率在 180 次/分钟以上者，多见于：预激综合征伴心房颤动；奎尼丁在转复心房颤动过程中，对血流动力学产生严重影响，易导致心力衰竭或使心力衰竭加重、心肌缺血及心室颤动。

（五）治疗

1. 心房颤动的治疗对策

（1）主要原则：①消除易患因素；②转复和维持窦性心律；③预防复发；④控制心室率；⑤预防栓塞并发症。

（2）3P 心房颤动的治疗对策。

①阵发性心房颤动。发作期治疗的主要目标是控制心室率和转复窦性心律；非发作期（窦性心律时）的治疗目标是预防或减少心房颤动的发作。

阵发性心房颤动在无器质性心脏病（称为孤立性心房颤动）时，休息、镇静以及抗心律失常药物的应用，大多数患者均可转复为窦性心律，仅少数需用电复律。反复发作者应考虑射频消融局灶起源点以达到根治目的。

阵发性心房颤动患者在伴有心脏病时，也可采用上述原则，但是如发生了血流动力学障碍或充血性心力衰竭时，需要立即转复为窦性心律。当二尖瓣或主动脉瓣狭窄伴有明显血流动力学异常时，必须立即给予复律以防止或逆转肺水肿的发生。可选择同步直流电复律，首次电击给予100J，第二次和以后的电击给予200J。

如果患者的血流动力学稳定，则可静脉使用毛花苷 C（西地兰）、地高辛、β 受体阻滞药或钙通道阻滞药来控制心室率。既往主张首选洋地黄，它对休息状态下心室率的控制有效，但对运动时的心室率不能良好控制，起效作用慢，现主张选用静脉推注维拉帕米或地尔硫，因为它们起效快，并能较好地控制运动时心室率。普鲁卡因胺、奎尼丁、丙吡胺对转复窦性心律有一定疗效，但不良反应明显，故已很少应用。伊布利特转复为窦性心律者占31%，但必须在严密监测下应用，它可以急性延长 Q－T 间期，增加近期尖端扭转型室性心动过速的危险。索他洛尔也有明显的转复疗效。胺碘酮是目前公认的对复律及防止复发有明显疗效的药物。既往胺碘酮的使用受到限制主要在于它的副作用和过长的半衰期，后者限制了治疗更改的灵活性。现已证实小剂量的胺碘酮（200～300mg/天）可以明显地减少不良反应。为达到根治的目的可行射频消融术。

②持续性心房颤动。转复窦性心律或控制心室率加抗凝治疗。两种方法的长期疗效尚需大规模临床试验加以证实。持续性心房颤动发作时，如患者能良好地耐受血流动力学障碍，大多数学者不主张重复使用电复律。如果系反复出现或持续时间更长，这种类型的心房颤动最终将发展成为慢性心房颤动，复律困难。所以，此时的治疗目标是控制复发时的心室率。膜活性抗心律失常药可用来降低复发的频率，但疗效不能肯定，而且不良反应大。ⅠA、ⅠC或Ⅲ类药物可预防心房颤动的复发，但是它们的疗效不稳定，而且还需考虑它们的致心律失常作用和不良反应。对于无器质性心脏病的患者可用ⅠC类药物。胺碘酮也有一定的疗效，可考虑射频消融术或外科迷宫手术。

③慢性（永久性）心房颤动。治疗目标主要是控制心室率，预防栓塞并发症。如果慢性心房颤动经药物或电复律治疗可使血流动力学改善则可行复律治疗。应用适量的抗心律失常药物（如胺碘酮、奎尼丁）后，可尝试进行电复律。如在电复律治疗后仍转为慢性心房颤动者，要长期维持窦性心律的可能性则很小。因此，对这类患者的治疗应侧重于控制心室率。根治法导管射频消融术或外科迷宫手术对此类患者有一定疗效。

（3）心房颤动的治疗方法：①药物治疗：抗心律失常药、抗凝剂；②电学治疗：电除颤、人工心脏起搏器、导管射频消融术（根治疗法）；③外科手术治疗：外科迷宫手术。

2. 心房颤动的药物治疗对策

心律转复及窦性心律维持为阵发性和持续性心房颤动首选治疗。房颤持续时间越长，越容易导致心房电重构，而不易转复，因此复律治疗宜尽早开始。阵发性心房颤动多能自行转复，如果心室率不快，血流动力学稳定，患者能够耐受，可以观察24小时。如24小时后仍不能恢复则需进行心律转复。也有人主张，只要发作即应用药物控制。超过1年的持续性心房颤动者，心律转复成功率不高，即使转复也难以维持。

复律治疗前应查明并处理可能存在的诱发或影响因素，如高血压、缺氧、急性心肌缺血或炎症、饮酒、甲状腺功能亢进、胆囊疾病等。有时当上述因素去除后，心房颤动可能消失。无上述因素或去除上述因素后，心房颤动仍然存在者则需复律治疗。对器质性心脏病（如冠心病、风湿性心脏病、心肌病等），对其本身的治疗不能代替复律治疗。

以下为临床选药方法：

（1）无器质性心脏病的阵发性心房颤动及有器质性心脏病（但非冠心病亦不伴左心室肥厚）的阵发性心房颤动者，可首选 I C 类药如普罗帕酮，次选索他洛尔、依布利特（Ibutilide）。若仍无效，可选用胺碘酮，它也可作为首选。

（2）有器质性心脏病或心力衰竭者，胺碘酮为首选药。

（六）预防护理

（1）房颤的预防应从病因和诱因的防治开始，治疗原发心脏病，控制诱发房颤的因素。

（2）房颤转复后，通常需要抗心律失常药物来维持窦性心律以防房颤的复发。近年来，应用植入起搏器内设的特殊程序控制和预防房颤，已在心血管疾病的预防和治疗领域取得了显著的疗效，使一些原来药物难治、反复发作的房颤得到满意的控制。

（3）目前人的房颤致病基因的发现也将在未来给房颤的预防开辟更新的途径。

（七）核保应用

1. 核保资料

需要提供病历资料，特别关注病历当中的诊断、治疗方法，有无并发症以及化验报告，心电图检查结果。

2. 房颤的预后

房颤的预后与患者的心脏病基础病变、房颤持续时间、心室率快慢及并发症程度相关。Framingham Heart Study 资料显示房颤患者死亡危险较无房颤者高 1.5～1.9 倍。房颤患者的病死率约为正常人群的 2 倍，需要特别关注。

3. 是否存在并发症

房颤可出现脑动脉栓塞、周围动脉栓塞、肺栓塞、心功能不全、心脏性猝死等并发症。

（1）脑动脉栓塞。脑动脉栓塞是房颤的最常见并发症之一。流行病学统计，心房纤颤患者脑卒中的发生率为 2%～6%。房颤患者并发全身栓塞中 75% 为脑动脉栓塞。脑栓塞的栓子主要来自左心房和心耳部，75% 的栓子来自左心房内附壁血栓，25% 来自动脉粥样硬化斑块的脱落。

（2）周围动脉栓塞。周围动脉栓塞的患者 80% 有心房颤动。房颤患者的心脏附壁血栓脱落后，随动脉血流向体循环远端造成急性动脉栓塞。

（3）肺栓塞。房颤患者右心的血栓脱落造成肺动脉及其分支的栓塞发生肺栓塞。肺栓塞的病死率高达 20%～40%。美国统计每年有 5 万～10 万的肺栓塞患者，占美国死亡原因的第 3 位。

（4）心功能不全。心房颤动的心室率与患者心功能的状态密切相关。当房颤并快速心室率时，尤其心脏功能基础较差时，引起心排血量显著地急剧降低，导致组织器官灌注不足和急性淤血综合征，可并发急性心力衰竭。临床上以急性左心衰较为常见。

（5）心脏性猝死。快速房颤时，心室率加快，有效心输出量减少，冠状动脉灌注量减少，可导致心脏骤停。房颤导致心脏猝死的主要原因有：房颤伴有预激综合征；肺动脉栓塞；急性心功能不全；神经、精神因素等。

七、慢性阻塞性肺疾病（COPD）

（一）概念及临床特点

慢性阻塞性肺疾病简称慢阻肺（COPD），是一种破坏性的肺部疾病，是以不完全可逆的气流受限为特征的疾病，气流受限通常呈进行性发展并与肺对有害颗粒或气体的异常炎症反应有关。COPD 是一种可以预防和治疗的慢性气道炎症性疾病，COPD 虽然是气道的疾病，但对全身的系统影响也不容忽视。

感染是 COPD 发生发展的重要因素之一，病毒，细菌和支原体是本病急性加重的重要因素。病毒主要为流感病毒、鼻病毒、腺病毒和呼吸道合胞病毒等；细菌感染以肺炎链球菌、流感嗜血杆菌、卡他莫拉菌及葡萄球菌为多见。当职业性粉尘及化学物质，如烟雾、过敏原、工业废气及室内空气污染等，浓度过大或接触时间过长，均可能产生与吸烟无关的 COPD。大气中的有害气体如二氧化硫、二氧化氮、氯气等损伤气道黏膜和其细胞毒作用，使纤毛清除功能下降，黏液分泌增加，为细菌感染增加条件。

（二）流行病学特征

COPD 是呼吸系统疾病中的常见病和多发病，患病率和死亡率居高不下。近年来，对我国 7 个地区 20 245 名成年人进行了调查，患病率占 40 岁以上人群的 8.2%。

（三）病因

吸烟是此病发病的重要因素，烟龄越长，吸烟量越大，COPD 患病率越高。同时，职业粉尘、化学物质、空气污染、感染因素均是重要的因素之一。

（四）临床表现

该病起病缓慢、病程长，主要的临床表现为：

1. 慢性咳嗽

随病程发展可终身不愈，常晨间咳嗽明显，夜间有阵咳或排痰。

2. 咳痰

一般为白色黏液或浆液性泡沫性痰，偶可带血丝，清晨排痰较多，急性发作期痰量增多，可有脓性痰。

3. 气短或呼吸困难

病情迁延时，在咳嗽咳痰的基础上出现了逐渐加重的呼吸困难。最初仅在劳动、上楼或登山时有气促，随着病程发展，在平地活动时，甚至在静息时也感觉气短，是COPD的标志性症状。当慢性支气管炎急性发作时，支气管分泌物增多，加重通气功能障碍，使胸闷气短加重，严重时可出现呼吸衰竭。

4. 喘息和胸闷

部分患者特别是重度患者或急性加重时出现喘息。

5. 其他

晚期患者有体重下降，食欲减退等。

肺气肿早期体征不明显，随着病情的发展可以形成桶状胸。

（五）诊断

（1）主要根据吸烟等高危因素史、临床症状、体征及肺功能检查等，并排除可疑引起类似症状和肺功能改变的其他疾病，综合分析确定。

（2）不完全可逆的气流受限是 COPD 诊断的必备条件，吸入支气管舒张药后 FEV1/FVC < 70% 及 FEV1 < 80% 预计值可确定为不完全可逆性气流受限，有少数患者并无咳嗽、咳痰症状，仅在肺功能检查时 FEV1/FVC < 70%，而 FEV1 ≥ 80% 预计值，在除外其他疾病后，亦可诊断为 COPD。

慢性阻塞性肺疾病严重程度分级标准见表 8.16。

表 8.16　　　　　　　　　　慢性阻塞性肺疾病严重程度分级标准

肺功能分级	患者肺功能 FEV1 占预计值的百分比（FEV1%）	
0 级：高危	有罹患 COPD 的危险因素，肺功能在正常范围	有慢性咳嗽咳痰症状
Ⅰ级：轻度	FEV1/FVC < 70%、FEV1 ≥ 80% 预计值	有或无慢性咳嗽、咳痰症状
Ⅱ级：中度	FEV1/FVC < 70%、50% 预计值 ≤ FEV1 < 80% 预计值	有或无慢性咳嗽、咳痰症状
Ⅲ级：重度	FEV1/FVC < 70%、30% 预计值 ≤ FEV1 < 50% 预计值	有或无慢性咳嗽、咳痰症状
Ⅳ级：极重度	FEV1/FVC < 70%、FEV1 < 30% 预计值或 FEV1 < 50% 预计值	伴慢性呼吸衰竭

COPD 与慢性支气管炎和肺气肿密切相关，慢性支气管炎是指支气管壁的慢性、非特异性炎症，如患者每年咳嗽，咳痰达 3 个月以上，连续 2 年或更长，并可除外其

他已知原因的慢性咳嗽，可以诊断为慢性支气管炎。肺气肿则指肺部终末细支气管远端气腔出现异常持久的扩张，并伴有肺泡壁和细支气管的破坏而无明显的肺纤维化。"破坏"是指呼吸性气腔扩大且形态不均匀一致，肺泡及其组成部分的正常形态被破坏和丧失，当慢性支气管炎或（和）肺气肿患者肺功能检查出现气流受限并且不能完全可逆时，则诊断 COPD，如患者只有慢性支气管炎或（和）肺气肿，而无气流受限，则不能诊断为 COPD，而视为 COPD 的高危期。支气管哮喘也具有气流受限，但支气管哮喘是一种特殊的气道炎症性疾病，其气流受限具有可逆性，它不属于COPD。

（六）治疗

治疗包括早期干预、稳定期治疗、急性加重期治疗。

1. 早期干预中最重要的措施是戒烟

研究证明，任何年龄或烟龄的病人在戒烟后都可有效地减缓 FEV1 下降和病情发展的速度。所有吸烟者都需要得到戒烟教育和治疗。吸烟者的吸烟依赖性治疗包括家庭社会的支持和尼古丁替代疗法等。治疗需要一个长期的过程，任何戒烟失败者都需要得到再教育和再治疗，即使是药物戒烟，其费用也要比治疗吸烟所致健康损害的费用省很多。

稳定期治疗包括药物治疗、氧疗、呼吸康复和肺的手术治疗等措施。药物有支气管扩张剂，如口服或吸入 β 受体激动剂和 M 受体阻断剂、茶碱类口服药和 β 受体激动剂与糖皮质激素的联合吸入治疗。研究发现，激素可以作用在 COPD 性炎症的多个环节，在稳定期患者中，可以小幅度地增加 FEV1，改善支气管的反应性；在重度COPD 患者中，可以减少急性加重的次数，但不改变 FEV1。两种以上药物联合治疗的疗效优于单药治疗。动脉血氧分压 < 55 mmHg 者应给予长期氧疗，使患者在任何状态下（包括运动、活动与睡眠）的动脉血氧饱和度 > 90%。

有呼吸困难或运动活动受限的患者要进行康复治疗，包括采用健康生活方式、进行呼吸肌锻炼和体力锻炼。手术治疗是 COPD 治疗的一大进展，包括肺大泡切除、肺减容和肺移植。患者平日的咳嗽、咳痰和呼吸困难程度加重被定义为 COPD 急性加重。COPD 急性加重又被分为 Ⅰ、Ⅱ、Ⅲ 级。Ⅰ级患者采用门诊治疗，而 Ⅱ级患者以住院治疗为主，Ⅲ级患者是重度加重，需要 ICU 抢救。治疗措施遵循 3 级分级而有所区别，包括氧疗、抗菌治疗、支气管扩张剂、使用激素、无创性或有创性机械通气治疗等。

2. 稳定期治疗

（1）教育和劝导患者戒烟；因职业或环境粉尘、刺激性气体所致者，应脱离污染环境。

（2）支气管舒张药。支气管舒张药是现有控制症状的主要措施，可根据病情严重程度选用。β2 肾上腺素受体激动剂，如沙丁胺醇（Salbutamol）、特布他林（Terbutaline）气雾剂等；抗胆碱能药，如异丙托溴铵（Ipratropium）、噻托溴铵气雾剂、茶碱类（氨茶碱）等。

（3）糖皮质激素。对高风险患者，长期吸入糖皮质激素与长效 β2 肾上腺素受体激动剂联合制剂，可增加运动耐量，减少急性加重发作频率，提高生活质量，改善某些患者的肺功能。常用剂型有沙美特罗 + 氟替卡松、福莫特罗 + 布地奈德。

（4）祛痰药：对痰不易咳出者可应用。常用药物有盐酸氨溴索（ambroxol）或羧甲司坦（ambroxol）等。

（5）长期家庭氧疗（LTOT）：对慢阻肺并发慢性呼吸衰竭者实施 LTOT，可提高生活质量和生存率，对血流动力学、运动能力、精神状态均会产生有益的影响。

宜采用持续低流量给氧，LTOT 指征：①动脉血氧分压（PaO_2）≤55mmHg 或动脉血氧饱和度（SaO_2）≤88%，有或没有高碳酸血症。②PaO_2 55~60mmHg，或 SaO_2 <89%，并有肺动脉高压、心力衰竭水肿或红细胞增多症（血细胞比容 >0.55）。

一般用鼻导管吸氧，氧流量为 1.0~2.0L/min，吸氧时间 10~15h/d。目的是使患者在静息状态下，达到 PaO_2≥60mmHg 和（或）使 SaO_2 升至90%。

3. 急性加重期治疗

（1）确定病情加重的诱因。最常见诱因是细菌或病毒感染。根据病情严重程度，决定门诊或住院治疗。

（2）支气管扩张剂。药物同病情稳定期。有严重喘息症状者可给予较大剂量的雾化吸入治疗。

（3）低流量吸氧。给氧浓度（%）=21+4×氧流量（min），一般为28%~30%。

（4）抗生素。当患者呼吸困难加重，咳嗽伴痰量增加，有脓痰时，应选用抗生素。

（5）糖皮质激素。对需住院治疗的急性加重期患者可考虑口服泼尼松龙，或静脉给予甲泼尼龙。

（6）祛痰剂。酌情选用溴己新、盐酸氨溴索。禁用中枢性强镇咳剂，以免加重呼吸道阻塞，导致病情恶化。

（七）预后

轻度气道阻塞患者的预后较好，中度和重度气道阻塞者，预后较差。极为严重的气道阻塞患者，30% 将在 1 年内死亡；95% 在 10 年内死亡。死亡原因为呼吸衰竭、肺炎、气胸、心律失常以及肺栓塞等。慢性阻塞性肺病患者发生肺癌的危险性增加。有些严重慢性阻塞性肺病患者可存活 15 年以上。

除 FEVI 降低，其他不良的风险因素包括高龄、持续吸烟、低氧血症等。对于吸烟者，死亡率取决于起病年龄、吸烟量及时间和当前吸烟状况。吸烟者与戒烟者相比，死亡率更高。

（八）核保应用

1. 核保资料

需要提供病历资料，特别关注病历当中发作的频率和严重程度、夜间症状发作的频率、药物治疗情况、家族史或家族成员患病严重程度情况。了解其个人史中关于过敏情况的描述，同时了解其居住环境及工作环境等。

需要提供的实验室诊断资料包括痰液检查、呼吸功能检查、支气管激发试验、动脉血气分析、胸部 X 线检查。

2. 核保分析

即使肺气肿不严重，但被保险人仍有吸烟习惯，或慢性支气管炎反复发作，则为递增性风险。

有部分被保险人并无咳嗽、咳痰症状，但在肺功能检查时 FEVlIFVC ＜70％，而 FEVI≥80％预计值，在排除其他疾病后，也可以诊断为慢性阻塞性肺气肿。

注意 COPD 急性加重的风险评估，如上一年发生 2 次或 2 次以上急性加重或 FEV1％ ＜50％，提示今后急性加重的风险增加。根据症状、肺功能改变和急性加重风险等，即可对稳定期慢阻肺患者的病情严重程度做出综合性评估，并依据该评估结果选择稳定期的主要治疗药物，做到科学合理的规范治疗。

COPD 急性加重的风险评估及治疗选择见表 8.17。

表 8.17　　　　　　　　COPD 急性加重的风险评估及治疗选择

患者综合评估分组	特征	肺功能分级	上一年急性加重次数	mMRC 分级	首选治疗药物
A 组	低风险，症状少	GOLD1 - 2 级	≤1 次	0 - 1 级	SAMA 或 SABA，必要时
B 组	低风险，症状多	GOLDl - 2 级	≤1 次	≥2 级	LAMA 或 LABA
C 组	高风险，症状少	GOLD3 - 4 级	≥2 次	0 - 1 级	ICS + LABA，或 LAMA
D 组	高风险，症状多	GOLD3 - 4 级	≥2 次	≥2 级	ICS + LABA，或 LAMA

注：SABA：短效 β2 受体激动剂；SAMA：短效抗胆碱能药物；LABA：长效 β2 受体激动剂；LAMA：长效抗胆碱能药物；ICS：吸入型糖皮质激素。

核保另一个值得注意的是并发症。常见的并发症有慢性呼吸衰竭、自发性气胸、慢性肺心病等。

八、骨质疏松

（一）概念与发病机理

骨质疏松症（Osteo Porosis，OP）是一种以骨量降低和骨组织微结构破坏为特征，导致骨脆性增加和易于骨折的代谢性骨病。

骨质疏松症按病因分为原发性和继发性两类。继发性 OP 的原发病因明确，常由内分泌代谢性疾病或全身性疾病引起。原发性 OP 又分为 I 型和 E 型，其中 I 型指绝经后骨质疏松症，发生于绝经后妇女。E 型即老年性骨质疏松症，见于老人。

（二）流行病学

骨质疏松症是一种退化性疾病，随年龄增长，患病风险增加。随着人类寿命延长和老龄化社会的到来，骨质疏松症已成为全球健康问题。目前，我国 60 岁以上的老年人大约有 1.73 亿，是世界上老年人口绝对数量最多的国家。2003～2006 年，一次全国性大规模流行病学调查显示，50 岁以上人群以椎体和股骨颈骨密度值为基础的骨质疏松症总患病率女性为 20.7%，男性为 14.4%。60 岁以上人群中骨质疏松症的患病率明显增高，女性尤为突出。近年来，我国髋部骨折的发生率也有明显上升趋势，北京市髋部骨折发生率研究表明，2002～2006 年，髋部骨折发生率男性为 129/10 万，女性为 229/10 万。10 年间，分别增加了 42% 和 110%。

骨质疏松的严重后果是发生骨质疏松性骨折，即在受到轻微创伤或日常活动中即可发生的骨折。骨折的常见部位是脊椎、髋部和前臂远端。骨质疏松性骨折导致病残率和死亡率增加。如发生髋部骨折后 1 年之内，死于各种合并症者达 20%，而存活者中约 50% 致残，生活不能自理，生命质量明显下降，造成沉重的家庭、社会和经济负担。

（三）危险因素

1. 年龄

在骨达到最大密度以后（一般在 30 岁时），骨质就开始随着年龄的增长而逐渐下降，这是一个自然的过程，并非病态。

2. 性别

50 岁以上的女性患骨质疏松的危险性大大增加。事实上，女性的发病人数是男性的 4 倍多。女性细长的骨头和较长的预期寿命是患病率高的原因之一。

3. 种族

研究表明高加索地区和亚洲地区的女性患骨质疏松的危险性更高。另外，高加索妇女和非裔美国籍妇女臀部骨折的发生率是其他地区女性的两倍。但是，发生臀部骨折的妇女中间，有色人种的死亡率更高。

4. 体型与体重

娇小的、瘦弱的女性患骨质疏松的危险性较其他人群高，部分原因是与那些骨架较大的女性相比，她们可以流失的骨质更少。同理，体型小的男性较他们体型大的同胞患骨质疏松的机会更大。

5. 遗传因素

遗传是易感因素之一，并且作用显著。如果父母或者祖父母有任何骨质疏松的症状发生，比如轻微摔倒后臀部骨折，后代发生骨质疏松的危险性是很大的。

6. 疾病史

过往外伤导致的骨折是危险因素之一。

7. 药物

使用一些药物，如长期使用皮质类固醇激素（泼尼松等），同样能够增加患骨质疏松的机会。

（四）临床表现

1. 骨痛和肌无力

轻者无症状，仅在 X 线摄片或骨密度测定时被发现。较重患者常诉腰背疼痛、乏力或全身骨痛。骨痛通常为弥漫性，无固定部位，检查不能发现压痛区（点）。乏力常于劳累或活动后加重，负重能力下降或不能负重。四肢骨折或髋部骨折时肢体活动明显受限，局部疼痛加重，有畸形或骨折阳性体征。

2. 骨折

常因轻微活动、创伤、弯腰、负重、挤压或摔倒后发生骨折。多发部位为脊柱、髋部和前臂，其他部位亦可发生，如肋骨、盆骨、肱骨，甚至锁骨和胸骨等。脊柱压缩性骨折多见于绝经后女性骨质疏松症患者，可单发或多发，有或无诱因，突出表现是身材缩短，有时出现突发性腰痛，卧床而取被动体位。髋部骨折多发股骨颈部，以老年性 OP 患者多见，通常于摔倒或挤压后发生，发生过一次骨折后，患者再次发生骨折的风险明显增加。

3. 并发症

驼背和胸廓急性者常伴胸闷、气短、呼吸困难，甚至发绀等表现。肺活量、肺最大换气量和心排血量下降，易并发呼吸道和肺部感染。髋部骨折者常因感染、心血管病或慢性衰竭而死亡。幸存者生活自理能力下降或丧失，长期卧床加重骨质丢失，使骨折极难愈合。

(五）诊断

临床上用于诊断骨质疏松症的常用指标是发生了脆性骨折及/或骨密度低下。目前尚缺乏直接测定骨强度的临床手段，因此，骨密度或骨矿含量测定是骨质疏松症临床诊断以及评估疾病程度的客观的量化指标。

1. 脆性骨折

脆性骨折指非外伤或轻微外伤发生的骨折，这是骨强度下降的明确体现，故也是骨质疏松症的最终结果及合并症，发生了脆性骨折临床上即可诊断骨质疏松症。

2. 诊断标准（基于骨密度测定）

骨质疏松性骨折的发生与骨强度下降有关，而骨强度由骨密度和骨质量所决定。骨密度约反映骨强度的70%，若骨密度低同时伴有其他危险因素会增加骨折的危险性。因目前尚缺乏较为理想的骨强度直接测量或评估方法，临床上采用骨密度（BMD）测量作为诊断骨质疏松、预测骨质疏松性骨折风险、监测自然病程以及评价药物干预疗效的最佳定量指标。骨密度是指单位体积（体积密度）或者是单位面积（面积密度）的骨量，二者能够通过无创技术对活体进行测量。骨密度及骨测量的方法也较多，不同方法对骨质疏松症的诊断、疗效的监测以及骨折危险性的评估作用也有所不同。临床应用的有双能 X 线吸收测定法（DXA）、周围型双能 X 线吸收测定法（PDXA）以及定量计算机断层照相术（QCT）。其中 DXA 测量值是目前国际学术界公认的骨质疏松症诊断的金标准。基于骨密度测定的诊断标准，建议参照世界卫生组织（WHO）推荐的诊断标准。

基于 DXA 测定。骨密度值低于同性别、同种族正常成人的骨峰值不足 1 个标准差属正常；降低 1~2.5 个标准差之间为骨量低下（骨量减少）；降低程度等于和大于 2.5 个标准差为骨质疏松；骨密度降低程度符合骨质疏松诊断标准同时伴有一处或多处骨折时为严重骨质疏松。骨密度通常用 T – Score（T 值）表示，T 值 =（测定值 – 骨峰值）/正常成人骨密度标准差（见表 8.18）。

表 8.18　　　世界卫生组织（WHO）推荐的基于骨密度测定的诊断标准

诊断	T 值
正常	$T \geqslant -1.0$
骨量低下	$-2.5 < T < -1.0$
骨质疏松	$T \leqslant -2.5$

T 值用于表示绝经后妇女和大于 50 岁男性的骨密度水平。对于儿童、绝经前妇女以及小于 50 岁的男性，其骨密度水平建议用 Z 值表示。

Z 值 = （测定值 – 同龄人骨密度均值）/同龄人骨密度标准差。

需要注意的是，诊断原发性骨质疏松症前需要筛查能够导致骨质疏松的继发性因素，尤其对于那些近期发生骨折、多发骨折以及 BMD 非常低的患者，以免延误原发疾病的治疗。

近年来 BMD 的定量分析作为骨质疏松症诊断的主要手段，测量精度显著提高。如需判断骨转换情况，可测量骨代谢生化指标来判断。骨代谢生化指标分为骨形成指标和骨吸收指标，前者主要有血清骨原性碱性磷酸酶、骨钙素和胶原羧基前肽等；后者包括尿钙/尿肌酐比值、吡啶啉、血抗酒石酸酸性磷酸酶等。

（六）治疗

具备以下情况之一者，需考虑药物治疗：

（1）确诊骨质疏松症患者（骨密度：$T \leqslant -2.5$），无论是否有过骨折。

（2）骨量低下患者（骨密度：$-2.5 < T \leqslant -1.0$）并存在一项以上骨质疏松危险因素，无论是否有过骨折。

（3）无骨密度测定条件时，具备以下情况之一者，也需考虑药物治疗：已发生过脆性骨折；OSTA 筛查为"高风险"；FRAX 工具计算出髋部骨折概率 $\geqslant 3\%$ 或任何重要的骨质疏松性骨折发生概率 $\geqslant 20\%$（暂借用国外的治疗阈值，目前还没有中国人的治疗阈值）。

抗骨质疏松药物有多种，其主要作用机制也有所不同，或以抑制骨吸收为主，或以促进骨形成为主，也有一些多重作用机制的药物。临床上抗骨质疏松药物的疗效判断应包括是否能提高骨量和骨质量，最终降低骨折风险。现国内已批准上市的抗骨质疏松药物主要有：

（1）双膦酸盐类。双膦酸盐类是焦膦酸盐的稳定类似物，其特征为含有 P – C – P 基团，与骨骼羟膦灰石有高亲和力的结合，特异性结合到骨转换活跃的骨表面上抑制破骨细胞的功能，从而抑制骨吸收，主要有：第一代双膦酸盐类药物：依替膦酸钠；第二代双膦酸盐类药物：氯膦酸钠、帕米膦酸钠和替鲁膦酸钠；最新一代双膦酸盐类药物：阿仑膦酸钠、奈立膦酸钠、奥帕膦酸钠、利塞膦酸钠，以及伊班膦酸钠、唑来膦酸。

（2）降钙素类。降钙素类是一种钙调节激素，能抑制破骨细胞的生物活性和减少破骨细胞的数量，从而阻止骨量丢失并增加骨量。目前应用于临床的降钙素类制剂有 2 种：鲑鱼降钙素和鳗鱼降钙素类似物。

（3）雌激素类。雌激素类药物能抑制骨转换，阻止骨丢失。雌激素与子宫内膜癌、乳腺癌及心血管风险的相关性存在争议。美国骨质疏松基金会发布的指南推荐在绝经早期使用，此时收益大于风险，应用最低有效剂量并坚持定期随访（尤其是子宫和乳腺情况），做到个体化治疗。

（4）甲状旁腺激素。PTH 是当前促进骨形成药物的代表性药物，小剂量 rhPTH
（1–34）有促进骨形成的作用。

（5）选择性雌激素受体调节剂类。选择性雌激素受体调节剂类的特点是选择性
地作用于雌激素的靶器官，与不同形式的雌激素受体结合后，发生不同的生物效应，
如雷洛昔芬。

（6）锶盐。锶是人体必需的微量元素之一，参与人体许多生理功能和生化效应。
锶的化学结构与钙和钡相似，在正常人体软组织、血液、骨髓和牙齿中存在少量的
锶。人工合成的锶盐雷奈酸锶是新一代抗骨质疏松药物。

（7）活性维生素 D 及其类似物。活性维生素 D 及其类似物包括 1,25 – 双羟基维
生素 D3（骨化三醇）和 1α – 羟基维生素 D3。

目前已有的骨质疏松联合治疗方案，大多以骨密度变化为终点，其对抗骨折疗效
的影响，尚有待于进一步研究。总体而言，联合使用骨质疏松症治疗药物，应评价潜
在的不良反应和治疗获益，此外还应充分考虑药物经济学的影响。联合应用方案有两
种形式，即同时联合方案及序贯联合方案。治疗过程中，应注意观察患者的依从性，
良好的依从性有助于提高抗骨质疏松药物降低骨折的疗效。同时，每 6 ~ 12 个月系统
地观察中轴骨骨密度的变化，有助于评价药物的疗效。在判断药效时，应充分考虑骨
密度测量的最小有意义的变化值。

（七）核保应用

1. 核保资料

需要提供病历资料，特别关注病历当中明确诊断为骨质疏松的个体及其一般治疗
情况。

2. 核保分析

骨密度是目前临床上诊断骨质疏松的有效指标，但其对骨质疏松患者骨折风险的
关系存在争议。OSTA 是亚洲人骨质疏松自我筛查工具，对预测绝经后女性骨质疏松
风险具有意义。可利用 WHO 提出的骨折风险的 FRAX 评估方法，亚洲人骨质疏松自
我筛查工具（Osteoporosis Self – assessment Tool for Asians，OSTA）和世界卫生组织推
荐的骨折风险预测简易工具（Fracture Risk Assessment Tool，FRAX）。

1. 国际骨质疏松症基金会（OF）骨质疏松症风险一分钟测试题。

（1）您是否曾经因为轻微的碰撞或者跌倒就会伤到自己的骨髓？

（2）您的父母有没有过轻微碰撞或者跌倒就发生髋部骨折的情况？

（3）您经常连续 3 个月以上服用"可的松、泼尼松"等激素类药品吗？

（4）您身高是否比年轻时降低了（超过 3cm）？

（5）您经常大量饮酒吗？

（6）您每天吸烟超过 20 支吗？

（7）您经常患腹泻吗？（由于消化道疾病或者肠炎引起的）

（8）女士回答：您是否在 45 岁之前就绝经了？

（9）女士回答：你是否曾经有过连续 12 个月以上没有月经（除了怀孕期间）？

（10）男士回答：您是否患有阳痿或者缺乏性欲这些症状？

只要其中一题回答结果为"是"，即为阳性。

2. 亚洲人骨质疏松自我筛查工具（Osteoporosis Self - assessment Tool for Asians，OSTA）。

OSTA 指数 =（体重 - 年龄）×0.2

风险级别分为低危、中危和高危，对应的 OSTA 指数分别为 > -1、-1 ~ -4、< -4。

3. 骨质疏松的骨折风险评估与预测可用世界卫生组织推荐的骨折风险预测简易工具（Fracture Risk Assessment Tool，FRAX）（略）。

本章小结

慢性可预防疾病包括某些恶性肿瘤、2 型糖尿病、骨质疏松、心脏病、中风、肾脏疾病、某些过敏症、神经退行病变、抑郁、焦虑、失眠，以及其他疾病。还有数十亿人罹患腰背痛、足弓下陷、足底筋膜炎、近视、关节炎、便秘、胃酸反流和肠易激综合征等疾病。从某种程度上说来，由于人们的寿命越来越长，这些疾病的出现频率也越来越高，其中绝大多数都是从中年时开始出现的。流行病学上的转变不但会造成患者的痛苦，还会造成经济衰退。慢性疾病将给卫生保健系统带来压力，阻碍经济增长。

肥胖、慢性可预防疾病和失能问题越来越严重，为健康保险的发展提供了巨大的发展空间。

专业术语及释义

1. 慢性病。慢性病包括慢性传染性与非传染性疾病。一般慢性病常指慢性非传染性疾病,不是特指某种疾病,而是对一类起病隐匿,病程长且病情迁延不愈,缺乏确切的传染性生物病因证据,病因复杂,且有些尚未完全被确认的疾病的概括性总称,是长期的、不能自愈或几乎不能完全治愈的疾病。

2. 血脂异常。血脂异常指血浆中脂质的量和质的异常,通常指血浆中胆固醇(TC)和甘油三酯(TG)升高,也包括高密度脂蛋白胆固醇降低。

3. 肥胖症。肥胖症是一种由多因素引起的慢性代谢性疾病,是指体内脂肪堆积过多和(或)分布异常、体重增加,是遗传因素、环境因素等多种因素相互作用所引起的慢性代谢性疾病。

4. 糖尿病。糖尿病是一组由多病因引起的,以慢性高血糖为特征的代谢性疾病,是由于胰岛素分泌和(或)作用缺陷所引起的。

5. 冠心病。冠状动脉粥样硬化性心脏病是冠状动脉血管发生动脉粥样硬化病变而引起血管腔狭窄或阻塞,造成心肌缺血、缺氧或坏死而导致的心脏病,常常被称为"冠心病",也称缺血性心脏病。广义冠心病还包括炎症、栓塞等导致管腔狭窄或闭塞。

6. 高血压。高血压(hypertension)是指以体循环动脉血压(收缩压和/或舒张压)增高为主要特征(收缩压≥140毫米汞柱、舒张压≥90毫米汞柱),可伴有心、脑、肾等器官的功能或器质性损害的临床综合征。

7. 骨质疏松。骨质疏松症是一种以骨量降低和骨组织微结构破坏为特征,导致骨脆性增加和易于骨折的代谢性骨病。

8. COPD。慢性阻塞性肺疾病简称慢阻肺(COPD),是一种破坏性的肺部疾病,是以不完全可逆的气流受限为特征的疾病。

思考题

1. 何谓血脂异常?

2. 常见血脂指标的临床意义和健康风险价值是什么?

3. 肥胖的诊断标准是什么?其对健康的危害有哪些?

4. 如何对肥胖进行健康风险管控?

5. 原发性高血压的诊断标准是什么?

6. 高血压常见病因有哪些?

7. 高血压的概念及临床诊断标准是什么?高血压的风险分析可以从哪些方面进行?

8. 简述冠状动脉粥样硬化性心脏病的概念、临床特点及分型。

9. 糖尿病的概念和临床特点及糖尿病风险分析可以从哪些方面进行？

10. 房颤的病因是什么？对健康的危害有哪些？

11. 何谓 COPD？主要有什么危害？

12. 骨质疏松的危害有哪些？

第九章

医疗文书在健康保险中的应用

　　医疗文书是医疗有关的书面或电子文件，是诊疗过程的原始记录材料，核心是病历、病案及各种诊疗记录。病历是对患者疾病发生、发展、诊断、治疗、护理、转归等情况的客观和系统的记录。病历在临床医疗、教学科研、医院管理、法律法规、疾病预防以及健康保险等诸多方面都起到重要作用。病历不仅反映了患者的病情，而且体现了医疗机构的专业技术、医疗护理质量和管理水平。病历不但为医疗、科研、教学提供信息资料，同时也为政府部门、疾病预防控制机构和各类健康保险机构等提供有关决策依据，是处理医疗事故、争议的主要法律证据之一，也是保护患者和医务人员合法权益的重要文书，有助于法律责任的判定。在各类健康保险实施过程中，病历还是健康保险承保和理赔支付医疗费用的重要凭证。本章主要对与健康保险相关的几种主要医学文书进行了简要介绍，并分析了病历文书在健康保险业务中的使用要点。

第一节　医疗文书概述

一、医疗文书

　　文书是一个概括性的名词，指的是一种记录信息、表达意图的文字材料。顾名思义，医疗文书是指记录医学诊疗信息，表达医疗诊疗意图的文字或电子材料，是医疗机构在对患者进行体检、化验、检查、手术、用药等治疗的各类临床诊疗时，依照科学和规范的程序进行的临床医学处置过程，具有客观性、权威性、真实性的书面记录文件或电子档案，是代表遵循医学科学，体现临床价值的临床诊疗实践全过程而制作的文书或电子档案。

二、医疗文书的内容

医疗文书包括临床诊疗的全过程的诊疗记录。主要包括病历、病历首页、专科入院记录、病程记录、手术科室记录、出院记录、出院通知书、病危通知单、死亡记录、死亡通知单、居民死亡医学证明书、死亡病例讨论、病重（病危）患者护理记录、死亡报告、诊断证明书、尸体解剖申请单、意见书及报告单、知情同意书、处方、医嘱、护理文书、检验报告单、医疗预防保健、病历排列与整理、医疗事故（纠纷）鉴定意见、病历档案、欠费通知书、病历质量考评等。

医疗文书的核心是病历。病历主要包括门（急）诊病历、住院病历。

门（急）诊病历内容包括门（急）诊病历首页、病历记录、化验单（检验报告）、医学影像检查资料等。门（急）诊病历首页内容应当包括患者姓名、性别、出生年月日、民族、婚姻状况、职业、工作单位、住址、药物过敏史等项目。门诊手册封面内容应当包括患者姓名、性别、年龄、工作单位或住址、药物过敏史等项目。

住院病历的内容：首先是医院名称、患者姓名、科别、床号、住院号；其次是：（1）入院、出院日期，住院天数。（2）入院时病情摘要及入院诊断。住院期间的病情变化及诊疗经过。（3）出院时情况，包括出院时存在的症状、体征、疾病的恢复程度、后遗症等。（4）出院诊断。（5）出院医嘱，包括注意事项和建议，带回药物名称、数量、剂量、用法。（6）出院记录在出院后24小时内完成；写在门诊病历上的住院经过亦可参考以上要求，但需更加简明扼要，并记录各种主要号码，如住院号、CT、MRI、X线号等。

随着计算机技术的应用，电子病历（EMR，Electronic Medical Record）也叫计算机化的病案系统或称基于计算机的病人记录得到（CPR，Computer－Based Patient Record）广泛应用。但是，电子病历在国际上有不同的称谓，如EMR、CPR、EHR等。不同的称谓所反映的内涵及外延也有所不同。虽然人们对电子病历应当具备的一些基本特性有相同或相近的认识，但由于电子病历本身的功能形态还在发展之中，对电子病历尚没有形成一致的定义。一般认为它是用电子设备（计算机、健康卡等）保存、管理、传输和重现的数字化的病人的医疗记录，取代手写纸张病历。它的内容包括纸张病历的所有信息。美国国立医学研究所将其定义为：EMR是基于一个特定系统的电子化病人记录，该系统提供用户访问完整准确的数据、警示、提示和临床决策支持系统的能力。

我国卫计委颁发的《电子病历基本架构与数据标准电子病历》中将电子病历定义为：电子病历是医疗机构对门诊、住院患者（或保健对象）临床诊疗和指导干预的、数字化的医疗服务工作记录，是居民个人在医疗机构历次就诊过程中产生和被记录的完整、详细的临床信息资源。

三、医疗文书对健康保险的意义

医疗文书为健康保险及相关产品设计，承保和理赔的健康保险风险的识别、判断、测量和具体处理等业务提供不可缺少的医疗信息和重要的凭据，也是保险理赔纠纷中重要的法律证据。特别是病历，其不仅真实反映患者病情，也直接反映医院医疗质量、学术水平及管理水平，还为保险公司选择合作定点医院提供参考。此外，病历将为医疗、科研、教学提供极其宝贵的基础资料。

《保险法》虽然规定客户有如实告知的义务，但是由于多方面的原因，很难保证所有的客户都能做到如实告知。出于对病情尽快治愈，解除痛苦的需要，客户往往会主动积极配合医生，如实告知自己病情，因此病历在保险业务中相比健康告知更真实地反映客户身体情况，在保险业务中具有非常重要的作用，尤其是在保险理赔业务中。保险公司在理赔过程中，为了解客户住院情况，必须到其就诊医院核实病历资料，因此正确认识病历在保险业务中的作用，做好病历资料的收集、调查与审核工作，将有助于提升保险理赔人员理赔技能，提高理赔效率，防范医疗道德风险，促进保险公司稳健经营。

第二节　主要的医学文书

一、病历

病历是医务人员诊疗过程全面、真实的书面记录，病历书写是医疗工作的重要环节，是医院医疗、教学、科研、预防、保健、管理工作的重要档案资料，是处理医疗问题，评定伤病残，实施健康保险风险管控的重要客观依据。书写完整而规范的病历，是培养临床医师临床思维能力的基本方法，是提高临床医师业务水平的重要途径。病历书写质量不但能反映医院正规化、规范化的管理水平，而且能反映出每个医务人员的综合功底，如学术水平、医学知识、医疗作风、综合分析能力、文字修养、法律意识等。病案管理是检查和监督医院科学化管理的可靠依据，是行政管理、医疗管理的决策参考，是医疗统计重要的原始资料。

（一）基本概念

病历是指医务人员在医疗活动过程中形成的文字、符号、图表、影像、切片等资料的总和，包括门（急）诊病历和住院病历。

住院病历内容包括住院病案首页、住院志、体温单、医嘱单、化验单（检验报告）、医学影像检查资料、特殊检查（治疗）同意书、手术知情同意书、麻醉知情同意书、麻醉记录单、手术及手术护理记录单、病理资料、护理记录、出院记录（或死亡记录）、病程记录（含抢救记录）、疑难病例讨论记录、会诊意见、上级医师查房记录、死亡病例讨论记录等。

病历书写是指医务人员通过问诊、查体、辅助检查、诊断、治疗、护理等医疗活动获得有关资料，并进行归纳、分析、整理形成医疗活动记录的行为。病历书写应当客观、真实、准确、及时、完整、规范。

（二）病历书写的基本要求

病历书写规范化，既是社会进步、医学不断发展的客观要求和必然趋势，也是培养临床医务人员科学的思维方式、提高其专业技术水平、考核其实际工作能力的有效途径，同时更是广大医务人员依法行医的具体体现。

（1）病历书写应当使用蓝黑墨水、碳素墨水，需复写的病历资料可以使用蓝或黑色油水的圆珠笔。计算机打印的病历应当符合病历保存的要求。

（2）病历书写应当使用中文，通用的外文缩写和无正式中文译名的症状、体征、疾病名称等可以使用外文。

（3）病历书写应规范使用医学术语，文字工整，字迹清晰，表述准确，语句通顺，标点正确。病历书写过程中出现错字时，应当用双线划在错字上，保留原记录清楚、可辨，并注明修改时间，修改人签名，不得采用刮、粘、涂等方法掩盖或去除原来的字迹。上级医务人员有审查修改下级医务人员书写的病历的责任。修改时，修改人员应注明修改日期并签名，并应保持原记录清楚、可辨。

（4）病历应当按照规定的内容书写，并由相应医务人员签名。实习医务人员、试用期医务人员书写的病历，应当经过本医疗机构注册的医务人员审阅、修改并签名。进修医务人员由医疗机构根据其胜任本专业工作实际情况认定后书写病历。

（5）病历书写内容要求客观、真实、重点突出，记录应当规范、准确、完整、及时，以充分体现病历的客观性、科学性和法律性等特点。

（6）病历书写一律使用阿拉伯数字书写日期和时间，采用24小时制记录。

（7）对需取得患者书面同意方可进行的医疗活动，应当由患者本人签署知情同意书。患者不具备完全民事行为能力时，应当由其法定代理人签字；患者因病无法签字时，应当由其授权的人员签字；为抢救患者，在法定代理人或被授权人无法及时签字的情况下，可由医疗机构负责人或者授权的负责人签字；因抢救急危患者而未能即时书写病历的，有关医务人员应当在抢救结束后6小时内据实补记，并加以注明。

（8）因实施保护性医疗措施不宜向患者说明情况的，应当将有关情况告知患者近亲属，由患者近亲属签署知情同意书，并及时记录。患者无近亲属的或者患者近亲属无法签署同意书的，由患者的法定代理人或者关系人签署同意书。

上述规范的病历书写规定是根据卫生行业相关规章、规定要求制定的，中医病历书写基本规范、电子病历基本规范由国家中医药管理局及卫生部另行制定。

二、病案

病案是归档的病历，是指归档后由病案室保存的病历，包含患者住院期间的全部医疗、护理及其他资料等，一般由医疗机构的病案管理部门按相关规定保存。病案不仅有纸质的，还有电子文档、医学影像检查胶片、病理切片等保存形式。可以认为，病案是医务人员记录疾病诊疗过程的文件，它客观、完整、连续地记录了病人的病情变化、诊疗经过、治疗效果及最终转归，是医疗、教学、科研的基础资料，也是医学科学的原始档案材料。随着科技的发展，电子病案已经成为一个发展趋势。通过电子病历，可以实现医院内和医院间的信息共享。由于存储可靠性高，并可有效节约存储空间，实现病案无损保存，且方便检索和查阅，电子存储技术将逐步普及。

三、病案首页

住院病案首页是医院进行住院病案登记、疾病分类、审查等的主要依据，住院病案首页需记录病人的基本情况、住院医疗及诊断情况、住院医疗经费情况等信息，目前也是我们医保经办工作办理相关业务的重要依据。

在患者出院时，可以按规定提供有效的身份证明前往医院病案管理部门申请复印并加盖公章。只有加盖医院病历档案管理专用章或住院业务专用章，才真正合乎标准。

四、医嘱

医嘱是医生根据病情和治疗的需要对病人在饮食、用药、化验等方面的指示。医嘱是指医师在医疗活动中下达的医学指令。

医嘱内容包括护理常规、护理级别、饮食种类、体位、各种检查和治疗、药物名称、剂量和用法。医嘱内容及起始、停止时间由医师书写。医嘱内容应当准确、清楚，每项医嘱应当只包含一个内容，并注明下达时间，应当具体到分钟。医嘱不得涂改，需要取消时，应当使用红色墨水标注"取消"字样并签名。一般情况下，医师不得下达口头医嘱。因抢救急危患者需要下达口头医嘱时，护士应当复诵一遍。抢救结束后，医师应当即刻据实补记医嘱。

医嘱分为长期医嘱、临时医嘱和备用医嘱三类。

五、病程记录

病程记录是指继住院志之后，对患者病情和诊疗过程所进行的连续性记录，内容包括患者的病情变化情况、重要的辅助检查结果及临床意义、上级医师查房意见、会诊意见、医师分析讨论意见、所采取的诊疗措施及效果、医嘱更改及理由、向患者及其近亲属告知的重要事项等。入院第一天，一般 8 小时之内完成。

首次病程记录是必需的，其包括：（1）患者基本情况（姓名、性别、年龄、主诉、入院时间）；（2）病例特点；（3）初步诊断；（4）鉴别诊断；（5）诊疗计划。

入院第二天起，主治医师查房或（副）主任医师代主治医师查房记录必须记录。记录内容包括总结病史、查体、辅助检查、诊断及治疗。之后病情如无特殊，可每隔 2 天做一次病程记录，但每周至少一次副主任及以上查房记录。

术后首次病程记录是指参加手术的医师在患者术后即时完成的病程记录，内容包括手术时间、术中所见（病灶描述）、术中诊断、麻醉方式、手术方式、手术简要经过、病人回病房时的一般情况、术后处理措施、术后应当特别注意观察的事项、患方签名、医师签名等。

六、手术科室记录

术前小结、术前讨论记录、麻醉术前访视记录、麻醉记录书、手术记录、手术安全核查记录、手术清点记录、术后首次病程记录、麻醉术后访视记录等。

七、健康保险中的医疗文书

健康保险经营中，特别是涉及健康保险理赔，进行风险识别、判断和认定时，相关的医学文书材料都可作为理赔的依据。完整的与住院有关的医学文书包括了住院病历和出院病历，见表9.1。

表9.1　　　　　　　与住院有关的医学文书内容及排列顺序

住院期间的病历及排列顺序	出院后的病历及排列顺序
（1）体温单（按日期顺序倒排）	（1）病案首页
（2）长期医嘱单（按日期顺序倒排）	（2）入院证
（3）临时医嘱单（按日期顺序倒排）	（3）入院记录
（4）入院记录	（4）病程记录（按日期顺序排列）
（5）病程记录（按日期顺序排列）	（5）手术、麻醉知情同意书
（6）手术、麻醉知情同意书	（6）麻醉记录单
（7）麻醉记录单	（7）手术护理记录单
（8）手术护理记录单	（8）手术记录单
（9）手术记录单	（9）护理入院录
（10）护理入院录	（10）一般护理记录单
（11）一般护理记录单	（11）危重护理记录单
（12）危重护理记录单	（12）会诊记录单
（13）会诊记录单	（13）特殊检查（治疗）同意书
（14）特殊检查（治疗）同意书	（14）各种检查报告单（X线摄片、心电图、B超、病理、CT、MRI等）
（15）各种检查报告单、X线摄片、心电图、B超、病理、CT、MRI等	（15）化验单（三大常规、生化检查等，按日期顺序粘贴在化验记录专用纸上）
（16）化验单（三大常规、生化检查等，按日期顺序粘贴）	（16）长期医嘱单（按日期顺序排列）
（17）入院证	（17）临时医嘱单（按日期顺序排列）
（18）病案首页	（18）体温单（按日期顺序排列）
（19）门诊病历	（19）其他有关的医疗文件资料
（20）其他有关的医疗文件资料	

第三节　病历文书在健康保险业务中的使用

病历是指医务人员在医疗活动过程中形成的文字、符号、图表、影像、切片等资料的总和，包括门（急）诊病历和住院病历。病历是关于患者疾病发生、发展、诊断、治疗情况的系统记录，是临床医务人员通过对患者的问诊、查体、辅助检查、诊断、治疗、护理等医疗活动获得的相关资料，经过归纳、分析、整理书写而成的医疗档案资料。

完整病历应包括与患者诊断治疗相关的所有的文字记录，一般分门（急）诊病历（含急诊观察病历）及住院病历。

门诊病历是患者病情的第一时间资料，对既往病史的陈述有较高的真实性。理赔调查人员如在门诊病历中发现有既往病史或其他疑点，应立即主动到相关医疗机构进行调查，防止有关证据流失。

疾病诊断证明书虽不包括在病历中，但是在保险业务中使用频率很高，具有重要的作用。

一、门（急）诊病历

1. 门（急）诊病历

门（急）诊病历内容包括门（急）诊病历首页和门（急）诊手册封面、病历记录、化验单（检验报告）、医学影像检查资料等。门（急）诊病历记录应由接诊医师在患者就诊时及时完成。

2. 门（急）诊病历首页

门（急）诊病历首页内容应当包括患者姓名、性别、出生年月日、民族、婚姻状况、职业、工作单位、住址、药物过敏史等项目。门诊手册封面内容应当包括患者姓名、性别、年龄、工作单位或住址、药物过敏史等项目。

3. 门（急）诊病历记录

门（急）诊病历记录分为初诊病历记录和复诊病历记录。初诊病历记录书写内容应当包括就诊时间、科别、主诉、现病史、既往史、阳性体征、必要的阴性体征和辅助检查结果、诊断及治疗意见和医师签名等。复诊病历记录书写内容应当包括就诊时间、科别、主诉、病史、必要的体格检查和辅助检查结果、诊断、治疗处理意见和医师签名等。急诊病历书写就诊时间应当具体到分钟。

4. 急诊留观记录

急诊留观记录是急诊患者因病情需要留院观察期间的记录，重点记录观察期间病情变化和诊疗措施，记录简明扼要，并注明患者去向。抢救危重患者时，应当书写抢救记录。

5. 门（急）诊抢救记录

门（急）诊抢救记录书写内容及要求按照住院病历抢救记录书写内容及要求执行。

二、住院病历

住院病历是患者办理住院手续后，由病房医师以及其他相关医务人员书写的各种医疗记录，内容包括住院病案首页、入院记录、病程记录、手术同意书、麻醉同意书、输血治疗知情同意书、特殊检查（特殊治疗）同意书、病危（重）通知书、医嘱单、辅助检查报告单、体温单、医学影像检查资料、病理资料等。出院病历装订排序如下。

（一）住院病历首页

住院病历首页是患者出院、转院治疗、自动出院或死亡后，由住院医师或实习医师认真填写，经住院医师与主治医师（必要时主任医师）复阅署名，再由护士长或办公室护士将全部病案整理完善后，送病案室保存。收费患者的病案须先送至会计室结账，结账后由护士长或办公室护士索回病案，交医师填妥病案首页，经上级医师审签，再次整理完善后，送病案室保管。其主要内容如下：

（1）患者姓名，性别及出生年、月、日，实足年龄（婴儿月龄）、籍贯（省市）、职业（具体工种）、出生地（省、市、县）、民族、国籍、身份证号码、工作单位及地址、电话号码、邮编，户口地址、电话号码及邮编、联系人姓名、关系、地址、电话号码、第几次入院、入院途径（门诊、急诊、转院须注明原院名称）、入院时情况（危、急、一般）。

（2）住院日数（入院、出院合计为 1 天）。

（3）诊断，包括门诊（包括急诊）诊断、入院诊断、出院诊断，疾病诊断包括所发现的各种主要、次要伤病诊断。

（4）确诊日期，指入院后主要疾病确诊的年、月、日。

（5）并发症，指伤病、手术、麻醉等所引起的疾病，注明发现年、月、日。

（6）院内感染，指在住院期间所获感染，不包括在院外感染而入院后发生的疾病，写明感染部位及名称种类与发现日期。

（7）出院时情况，根据治疗结果判定治愈、好转、未愈、死亡、其他。未愈指治疗后无变化或恶化；死亡指患者已住院后死亡（不论住院手续是否办好）；其他包括未予治疗、待今后治疗、正常分娩、住院检查及其他原因而出院者。

（8）ICD-10 编码，每一诊断包括主要、次要、并发症、院内感染均按照国际诊断编码规定方式编码。

（9）损伤、中毒外因，指损伤、死亡、中毒的原因，如意外触电、房屋起火、翻车、撞车、药物误服、服毒自杀、匕首刺伤、劈柴误击、车门夹伤等。

医疗机构：×××××××医院＿＿＿＿＿＿＿＿＿＿（组织机构代码：46600770-×）

住院病案首页

医疗付费方式：

健康卡号：　　　　　　　　　　第　次住院　　住院流水号：　　　　　　病案号：01012172××

姓名：　　　　性别：□ 1.男 2.女　　出生年月：　　年　月　日　　　　　年龄：　　岁

出生地：　　　　　　　民族：　　国籍：　　　　　　身份证号：

（年龄不足1周岁的）年龄　　月　　　新生儿出生体重　　克　　新生儿入院体重　　克

出生地：　　　省　市（区）县　　　　　　籍贯：　　省　市（区）县

身份证号：　　　　　　职业：　　　　　婚姻：□ 1.未婚 2.已婚 3.丧偶 4.离婚 5.其他

现住址：　　　　　　　　　电话：　　　　　　邮政编码：

户口地址：　　　　　　　　电话：　　　　　　邮政编码：

工作单位及地址：　　　　　　电话：　　　　　　邮政编码：

联系人姓名：　　　关系：　　地址：　　　　　电话：

入院途径：□ 1.急诊 2.门诊 3.其他医疗机构转入 4.其他

入院日期：　　年　月　日　　入院科室：　　病区：　　病房：

转科日期：　　年　月　日　　转院科别：　　病区：　　病房：

出院日期：　　年　月　日　　出院科别：　　病区：　　病房：　　实际住院：　　天

死亡日期：　　年　月　日　时　分　　死亡原因：

门（急）诊诊断：　　　　　　　　　　　疾病编码（ICD-10）：

出　院　诊　断	疾病编码	入院病情	出　院　诊　断	疾病编码	出院病情
主要诊断			其他诊断		
其他诊断					

入院病情： 1.有　2.临床未确定　3.情况不明　4.无

医院感染名称：

损伤、中毒的外部原因：　　　　　　　　疾病编码：

病理诊断：　　　　　　　　　　　　疾病编码：

病理号：

药物过敏□ 1.有 2.无　　　过敏药物：　　　　　死亡患者尸检□　　1.是 2.否

血型□　　1.A 2.B 3.AB 4.O 5.不详 6.未检　　Rh□ 1.阴 2.阳 3.不详 4.未检

科主任：　　　　主（副主）任医师：　　　主治医师：　　　住院医师：

责任护士：　　　进修医师：　　　实习医师：　　　编码员：

病案质量□ 1.甲 2.乙 3.丙　　质控医师：　　质控护士：　　日期 年 月 日

手术及操作编码	手术及操作日期	手术及操作名称	手术及操作医师			切口愈合等级	麻醉方式	麻醉医师
			术者	I助	II助	/		
						/		
						/		
						/		
						/		

术前诊断：　　　　　　　　　　　疾病编码：

术后诊断：　　　　　　　　　　　疾病编码：

离院方式：□ 1.医嘱离院
　　　　2.医嘱转院，拟接收医疗机构名称：＿＿＿＿＿＿＿
　　　　3.医嘱转社区卫生服务机构/乡镇卫生院，拟接收医疗机构名称：＿＿＿＿＿
　　　　4.非医嘱离院　5.死亡　　6.其他

是否有出院31天内再住院计划：□　1.有　2.无　目的：＿＿＿＿

颅脑损伤患者昏迷时间：入院前＿＿天＿＿小时＿＿分钟　　入院后＿＿天＿＿小时＿＿分钟

特殊检查号	X线：		CT：	
	MRI：		DSA：	
	PET：		其他：	

输血品种：□1.红细胞　　单位：　□2.血小板　单位：　□3.血浆　　ml；□4.全血　ml1；□5.其他

肝炎病毒检查：□HBSAG；　□HCV-Ab；　□HIV-Ab　　0.未做 1.阴性 2.阳性

手术、治疗、检查、诊断为本院第一例 □　　1.是　2.否　　传染病疫报□ 0.非传染病 1.已报 2.未报

随诊□　1.是 2.否　　　随诊期限　　　示教病例 □　1.是　2.否

住院费用（元）： 总费用 （自付金额）

1.综合医疗服务类：

    （1）一般医疗服务费： （中医辨证论治费： 中医辨证论治会诊费： ）

    （2）一般治疗操作费：

    （3）护理费：

    （4）其他费用：

2.诊断类：

    （5）病理诊断费： （6）实验室诊断费： （7）影像学诊断费： （8）临床诊断项目费：

3.治疗类：

    （9）非手术治疗项目费： （临床物理治疗费： ）

    （10）手术治疗费： （麻醉费： 手术费： ）

4.康复类：

    （11）康复费：

5.中医类（中医和民族医医疗服务）：

    （12）中医诊断：

    （13）中医治疗： （中医外治： 中医骨伤： 针刺与灸法： 中医推拿治疗：

                    中医肛肠治疗： 中医特殊治疗： ）

    （14）中医其他： （中药特殊调配加工： 辨证施膳： ）

6.西药类：

    （15）西药费： （抗菌药物费： ）

7.中药类：

    （16）中成药费： （医疗机构中药制剂费： ）

    （17）中草药费：

8.血液和血液制品类：

    （18）血费： （19）白蛋白类制品费： （20）球蛋白类制品费：

    （21）凝血因子类制品费： （22）细胞因子类制品费：

9.耗材类：

    （23）检查用一次性医用材料费： （24）治疗用一次性医用材料费：

    （25）手术用一次性医用材料费：

10.其他类：

    （26）其他费用：

主要诊断治愈好转情况：1.治愈□ 2.好转□ 3.未愈□

诊断符合情况： 1.门诊与出院□ 2.入院与出院□ 3.术前与术后□

                4.临床与病理□ 5.放射与病理□ （0.未做 1.符合 2.不符合 3.不确定）

抢救情况：抢救□ 次 成功□ 次

临床路径管理： 1.完成□ 2.变异□ 3.退出□ 4.未入□

质控信息： 1.非计划重返手术□ 2.术后重大并发症□ 3.重大手术审批□ 4.疑难病例□ （0.否 1.是）

首页填写注意事项：1.过敏药物名称用红笔填写，无过敏药物用蓝笔填"无"。2.诊断符合情况中的 "0.未做""3.不肯做"是指"放射与病理"；

        3. 首页中无填写内容的项目均填"–"； 4.科主任由负责首页的最高级别医师代签；

        5.质控医师由负责首页的主治医师签字；6.血型用红笔填写阿拉伯数字。

（10）手术，写明手术日期、手术名称、手术医师（主要）姓名、麻醉方法、切口/愈口等级、手术等级（各专业自定）、手术操作编码。

（11）病理诊断，指各种组织活检、细胞学检查及尸检的诊断，记明报告日期及填明诊断编码。

（12）抢救次数、过敏药物。

（13）根本死因，指成为直接致死的一系列病变起因的那个疾病或外伤，或致命的损伤事故或暴力情况，如肺气肿、损伤、中毒的外部原因（如骑自行车与汽车相撞、服毒自杀等）。

住院病案首页中患者姓名、性别、家庭住址、工作单位及患者家庭成员的有关信息主要由患者或其家人朋友口述由医师填写。理赔调查人员从中可知患者的一般情况和有关人员的联系方式，确定出险人的身份以及下一步调查咨询的对象。

（二）入院记录

入院记录是指患者入院后，由经治医师通过问诊、查体、辅助检查获得有关资料，并对这些资料归纳分析书写而成的记录，可分为入院记录、再次或多次入院记录、24 小时内入出院记录、24 小时内入院死亡记录。

入院记录、再次或多次入院记录应当于患者入院后 24 小时内完成；24 小时内入、出院记录应当于患者出院后 24 小时内完成；24 小时内入院死亡记录应当于患者死亡后 24 小时内完成。

入院记录主要内容如下：

（1）患者一般情况包括姓名、性别、年龄、民族、婚姻状况、出生地、职业、入院时间、记录时间、病史陈述者。

（2）主诉是指促使患者就诊的主要症状（或体征）及持续时间。

（3）现病史是指患者本次疾病的发生、演变、诊疗等方面的详细情况，应当按时间顺序书写，内容包括发病情况、主要症状特点及其发展变化情况、伴随症状、发病后诊疗经过及结果、睡眠和饮食等一般情况的变化，以及与鉴别诊断有关的阳性或阴性资料等。

①发病情况。记录发病的时间、地点、起病缓急、前驱症状、可能的原因或诱因。

②主要症状特点及其发展变化情况。按发生的先后顺序描述主要症状的部位、性质、持续时间、程度、缓解或加剧因素，以及演变发展情况。

③伴随症状。记录伴随症状，描述伴随症状与主要症状之间的相互关系。

④发病以来诊治经过及结果。记录患者发病后到入院前，在院内、外接受检查与治疗的详细经过及效果。对患者提供的药名、诊断和手术名称需加引号以示区别。

⑤发病以来一般情况。简要记录患者发病后的精神状态、睡眠、食欲、大小便、体重等情况。

与本次疾病虽无紧密关系、但仍需治疗的其他疾病情况，可在现病史后另起一段予以记录。

（4）既往史是指患者过去的健康和疾病情况。内容包括既往一般健康状况、疾病史、传染病史、预防接种史、手术外伤史、输血史、食物或药物过敏史等。

（5）个人史、婚育史、月经史、家族史。

①个人史。记录出生地及长期居留地，生活习惯及有无烟、酒、药物等嗜好，职业与工作条件及有无工业毒物、粉尘、放射性物质接触史，有无冶游史。

②婚育史、月经史。婚姻状况、结婚年龄、配偶健康状况、有无子女等。女性患者记录初潮年龄、行经期天数、间隔天数、末次月经时间（或闭经年龄）、月经量、痛经及生育等情况。

③家族史。父母、兄弟、姐妹健康状况，有无与患者类似疾病，有无家族遗传倾向的疾病。

（6）体格检查应当按照系统循序进行书写，内容包括体温、脉搏、呼吸、血压、一般情况、皮肤、黏膜、全身浅表淋巴结、头部及其器官、颈部、胸部（胸廓、肺部、心脏、血管）、腹部（肝、脾等）、直肠肛门、外生殖器、脊柱、四肢、神经系统等。

（7）专科情况应当根据专科需要记录专科特殊情况。

（8）辅助检查指入院前所做的与本次疾病相关的主要检查及其结果，应分类按检查时间顺序记录检查结果，如系在其他医疗机构所作检查，应当写明该机构名称及检查号。

（9）初步诊断是指经治医师根据患者入院时的情况，综合分析所做出的诊断，如初步诊断为多项时，应当主次分明。对待查病例应列出可能性较大的诊断。

（10）书写入院记录的医师签名。

（三）病程记录

病程记录是指继入院记录之后，对患者病情和诊疗过程所进行的连续性记录，内容包括患者的病情变化情况、重要的辅助检查结果及临床意义、上级医师查房意见、会诊意见、医师分析讨论意见、所采取的诊疗措施及效果、医嘱更改及理由、向患者及其近亲属告知的重要事项等。主要内容有：

（1）首次病程记录。首次病程记录是指患者入院后由经治医师或值班医师书写的第一次病程记录，应当在患者入院8小时内完成。首次病程记录的内容包括病例特点、拟诊讨论（诊断依据及鉴别诊断）、诊疗计划等。

（2）日常病程记录。日常病程记录是指对患者住院期间诊疗过程的经常性、连续性记录。由经治医师书写，也可以由实习医务人员或试用期医务人员书写，但应有经治医师签名。书写日常病程记录时，首先标明记录时间，另起一行记录具体内容。对病危患者应当根据病情变化随时书写病程记录，每天至少 1 次，记录时间应当具体到分钟。对病重患者，至少 2 天记录一次病程记录。对病情稳定的患者，至少 3 天记录一次病程记录。

（3）上级医师查房记录。上级医师查房记录是指上级医师查房时对患者病情、诊断、鉴别诊断、当前治疗措施疗效的分析及下一步诊疗意见等的记录。主治医师首次查房记录应当于患者入院 48 小时内完成，内容包括查房医师的姓名、专业技术职务、补充的病史和体征、诊断依据与鉴别诊断的分析及诊疗计划等。主治医师日常查房记录间隔时间视病情和诊疗情况确定，内容包括查房医师的姓名、专业技术职务、对病情的分析和诊疗意见等。科主任或具有副主任医师以上专业技术职务任职资格医师查房的记录，内容包括查房医师的姓名、专业技术职务、对病情的分析和诊疗意见等。

（4）疑难病例讨论记录。疑难病例讨论记录是指由科主任或具有副主任医师以上专业技术任职资格的医师主持，召集有关医务人员对确诊困难或疗效不确切病例讨论的记录。内容包括讨论日期、主持人、参加人员姓名及专业技术职务、具体讨论意见及主持人小结意见等。

（5）交（接）班记录。交（接）班记录是指患者经治医师发生变更之际，交班医师和接班医师分别对患者病情及诊疗情况进行简要总结的记录。交班记录应当在交班前由交班医师书写完成；接班记录应当由接班医师于接班后 24 小时内完成。交（接）班记录的内容包括入院日期、交班或接班日期、患者姓名、性别、年龄、主诉、入院情况、入院诊断、诊疗经过、目前情况、目前诊断、交班注意事项或接班诊疗计划、医师签名等。

（6）转科记录。转科记录是指患者住院期间需要转科时，经转入科室医师会诊并同意接收后，由转出科室和转入科室医师分别书写的记录。包括转出记录和转入记录。转出记录由转出科室医师在患者转出科室前书写完成（紧急情况除外）；转入记录由转入科室医师于患者转入后 24 小时内完成。转科记录内容包括入院日期、转出或转入日期、转出或转入科室、患者姓名、性别、年龄、主诉、入院情况、入院诊断、诊疗经过、目前情况、目前诊断、转科目的及注意事项或转入诊疗计划、医师签名等。

（7）阶段小结。阶段小结是指患者住院时间较长，由经治医师每月所作病情及诊疗情况总结。阶段小结的内容包括入院日期、小结日期、患者姓名、性别、年龄、主诉、入院情况、入院诊断、诊疗经过、目前情况、目前诊断、诊疗计划、医师签名等。交（接）班记录、转科记录可代替阶段小结。

（8）抢救记录。抢救记录是指患者病情危重，采取抢救措施时作的记录。因抢救急危患者，未能及时书写病历的，有关医务人员应当在抢救结束后6小时内据实补记，并加以注明。内容包括病情变化情况、抢救时间及措施、参加抢救的医务人员姓名及专业技术职称等。记录抢救时间应当具体到分钟。

（9）有创诊疗操作记录。有创诊疗操作记录是指在临床诊疗活动过程中进行的各种诊断、治疗性操作（如胸腔穿刺、腹腔穿刺等）的记录。应当在操作完成后即刻书写。内容包括操作名称、操作时间、操作步骤、结果及患者一般情况、记录过程是否顺利、有无不良反应、术后注意事项及是否向患者说明、操作医师签名。

（10）会诊记录。会诊记录（含会诊意见）是指患者在住院期间需要其他科室或者其他医疗机构协助诊疗时，分别由申请医师和会诊医师书写的记录。会诊记录应另页书写。内容包括申请会诊记录和会诊意见记录。申请会诊记录应当简要载明患者病情及诊疗情况、申请会诊的理由和目的，申请会诊医师签名等。常规会诊意见记录应当由会诊医师在会诊申请发出后48小时内完成，急会诊时会诊医师应当在会诊申请发出后10分钟内到场，并在会诊结束后即刻完成会诊记录。会诊记录内容包括会诊意见、会诊医师所在的科别或者医疗机构名称、会诊时间及会诊医师签名等。申请会诊医师应在病程记录中记录会诊意见执行情况。

（11）术前小结。术前小结是指在患者手术前，由经治医师对患者病情所做的总结。内容包括简要病情、术前诊断、手术指征、拟施手术名称和方式、拟施麻醉方式、注意事项，并记录手术者术前查看患者相关情况等。

（12）术前讨论记录。术前讨论记录是指因患者病情较重或手术难度较大，手术前在上级医师主持下，对拟实施手术方式和术中可能出现的问题及应对措施所做的讨论。讨论内容包括术前准备情况、手术指征、手术方案、可能出现的意外及防范措施、参加讨论者的姓名及专业技术职务、具体讨论意见及主持人小结意见、讨论日期、记录者的签名等。

（13）麻醉术前访视记录。麻醉术前访视记录是指在麻醉实施前，由麻醉医师对患者拟施麻醉进行风险评估的记录。麻醉术前访视可另立单页，也可在病程中记录。内容包括姓名、性别、年龄、科别、病案号、患者一般情况、简要病史、与麻醉相关的辅助检查结果、拟行手术方式、拟行麻醉方式、麻醉适应证及麻醉中需注意的问题、术前麻醉医嘱、麻醉医师签字并填写日期。

（14）麻醉记录。麻醉记录是指麻醉医师在麻醉实施中书写的麻醉经过及处理措施的记录。麻醉记录应当另页书写，内容包括患者一般情况，术前特殊情况，麻醉前用药，术前诊断，术中诊断，手术方式及日期，麻醉方式，麻醉诱导及各项操作开始及结束时间，麻醉期间用药名称、方式及剂量，麻醉期间特殊或突发情况及处理，手术起止时间，麻醉医师签名等。

（15）手术记录。手术记录是指手术者书写的反映手术一般情况、手术经过、术中发现及处理等情况的特殊记录，应当在术后 24 小时内完成。特殊情况下由第一助手书写时，应有手术者签名。手术记录应当另页书写，内容包括一般项目（患者姓名、性别、科别、病房、床位号、住院病历号或病案号）、手术日期、术前诊断、术中诊断、手术名称、手术者及助手姓名、麻醉方法、手术经过、术中出现的情况及处理等。

（16）手术安全核查记录。手术安全核查记录是指由手术医师、麻醉医师和巡回护士三方，在麻醉实施前、手术开始前和病人离室前，共同对病人身份、手术部位、手术方式、麻醉及手术风险、手术使用物品清点等内容进行核对的记录，输血的病人还应对其血型、用血量进行核对，应由手术医师、麻醉医师和巡回护士三方核对、确认并签字。

（17）手术清点记录。手术清点记录是指巡回护士对手术患者术中所用血液、器械、敷料等的记录，应当在手术结束后即时完成。手术清点记录应当另页书写，内容包括患者姓名、住院病历号（或病案号）、手术日期、手术名称、术中所用各种器械和敷料数量的清点核对、巡回护士和手术器械护士签名等。

（18）术后首次病程记录。术后首次病程记录是指参加手术的医师在患者术后即时完成的病程记录。内容包括手术时间、术中诊断、麻醉方式、手术方式、手术简要经过、术后处理措施、术后应当特别注意观察的事项等。

（19）麻醉术后访视记录。麻醉术后访视记录是指麻醉实施后，由麻醉医师对术后患者麻醉恢复情况进行访视的记录。麻醉术后访视可另立单页，也可在病程中记录。内容包括姓名、性别、年龄、科别、病案号、患者一般情况、麻醉恢复情况、清醒时间、术后医嘱、是否拔除气管插管等，如有特殊情况应详细记录，由麻醉医师签字并填写日期。

（20）出院记录。出院记录是指经治医师对患者此次住院期间诊疗情况的总结，应当在患者出院后 24 小时内完成。内容主要包括入院日期、出院日期、入院情况、入院诊断、诊疗经过、出院诊断、出院情况、出院医嘱、医师签名等。

（21）死亡记录。死亡记录是指经治医师对死亡患者住院期间诊疗和抢救经过的记录，应当在患者死亡后 24 小时内完成。内容包括入院日期、死亡时间、入院情况、入院诊断、诊疗经过（重点记录病情演变、抢救经过）、死亡原因、死亡诊断等。记录死亡时间应当具体到分钟。

（22）死亡病例讨论记录。死亡病例讨论记录是指在患者死亡一周内，由科主任或具有副主任医师以上专业技术职务任职资格的医师主持，对死亡病例进行讨论、分析的记录。内容包括讨论日期、主持人及参加人员姓名、专业技术职务、具体讨论意见及主持人小结意见、记录者的签名等。

（23）病重（病危）患者护理记录。病重（病危）患者护理记录是指护士根据医嘱和病情对病重（病危）患者住院期间护理过程的客观记录。病重（病危）患者护理记录应当根据相应专科的护理特点书写。内容包括患者姓名、科别、住院病历号（或病案号）、床位号、页码、记录日期和时间、出入液量、体温、脉搏、呼吸、血压等病情观察、护理措施和效果、护士签名等。记录时间应当具体到分钟。

病程记录的重点是在对病史、体格检查和辅助检查进行全面分析、归纳和整理后，写出本病例特征，包括阳性发现和具有鉴别诊断意义的阴性症状和体征等。

根据病例特点，提出初步诊断和诊断依据，对诊断不明的写出鉴别诊断并进行分析，并对下一步诊治措施进行分析，最后提出具体的诊疗计划，即具体的检查及治疗措施安排等。

（四）出院记录或死亡记录及死亡病例讨论记录

（1）出院记录。出院记录是指经治医师对患者此次住院期间诊疗情况的总结，内容主要包括入院日期、出院日期、入院情况、入院诊断、诊疗经过、出院诊断、出院情况、出院医嘱、医师签名等。

（2）死亡记录。死亡记录是指经治医师对死亡患者住院期间诊疗和抢救经过的记录，内容包括入院日期、死亡时间、入院情况、入院诊断、诊疗经过（重点记录病情演变、抢救经过）、死亡原因、死亡诊断等。记录死亡时间应当具体到分钟。

（3）死亡病例讨论记录。死亡病例讨论记录是指在患者死亡一周内，由科主任或具有副主任医师以上专业技术职务任职资格的医师主持，对死亡病例进行讨论、分析的记录，内容包括讨论日期、主持人及参加人员姓名、专业技术职务、具体讨论意见及主持人小结意见、记录者的签名等。

（五）辅助检查报告

辅助检查报告单是指患者住院期间所做的各项检验、检查结果的记录。内容包括患者姓名、性别、年龄、住院病历号（或病案号）、检查项目、检查结果、报告日期、报告人员签名或者印章等。

（六）体温单

体温单为表格式，以护士填写为主。内容包括患者姓名、科室、床号、入院日期、住院病历号（或病案号）、日期、手术后天数、体温、脉搏、呼吸、血压、大便次数、出入液量、体重、住院周数等。

（七）医嘱

医嘱是指医师在医疗活动中下达的医学指令。

医嘱分为长期医嘱和临时医嘱。长期医嘱内容包括患者姓名、科别、住院病历号（或病案号）、页码、起始日期和时间、长期医嘱内容、停止日期和时间、医师签名、执行时间、执行护士签名。临时医嘱内容包括医嘱时间、临时医嘱内容、医师签名、执行时间、执行护士签名等。医嘱内容及起始、停止时间应当由医师书写。医嘱内容应当准确、清楚，每项医嘱应当只包含一个内容，并注明下达时间，应当具体到分钟。医嘱不得涂改，需要取消时，应当使用红色墨水标注"取消"字样并签名。

一般情况下，医师不得下达口头医嘱。因抢救急危患者需要下达口头医嘱时，护士应当复诵一遍。抢救结束后，医师应当即刻据实补记医嘱。

（八）护理记录

护理记录是护士根据医嘱和病情对病重（病危）患者住院期间护理过程的客观记录，内容包括患者姓名、科别、住院病历号（或病案号）、床位号、页码、记录日期和时间，出入液量、体温、脉搏、呼吸、血压等病情观察及护理措施和效果，护士签名等。

（九）与手术相关的文书资料

（1）手术知情同意书。手术知情同意书是指手术前，经治医师向患者告知拟施手术的相关情况，并由患者签署是否同意手术的医学文书。内容包括术前诊断、手术名称、术中或术后可能出现的并发症、手术风险、患者签署意见并签名、经治医师和术者签名等。

（2）麻醉知情同意书。麻醉知情同意书是指麻醉前，麻醉医师向患者告知拟施麻醉的相关情况，并由患者签署是否同意麻醉意见的医学文书。内容包括患者姓名、性别、年龄、病案号、科别、术前诊断、拟行手术方式、拟行麻醉方式、患者基础疾病及可能对麻醉产生影响的特殊情况、麻醉中拟行的有创操作和监测、麻醉风险、可能发生的并发症及意外情况、患者签署意见并签名、麻醉医师签名并填写日期。

（3）输血治疗知情同意书。输血治疗知情同意书是指输血前，经治医师向患者告知输血的相关情况，并由患者签署是否同意输血的医学文书。输血治疗知情同意书内容包括患者姓名、性别、年龄、科别、病案号、诊断、输血指征、拟输血成分、输血前有关检查结果、输血风险及可能产生的不良后果、患者签署意见并签名、医师签名并填写日期。

手术知情同意书

患者姓名　　　　病区　　　　　床号　　　　　住院号

简要病情及术前诊断：

手术指征：

拟施手术名称：

手术方式：

术前准备及防范措施：

　　医学是一门科学，还有许多未被认识的领域。另外，患者的个体差异很大，疾病的变化也各不相同，相同的诊治手段有可能出现不同的结果。因此，任何手术都具有较高的诊疗风险，有些风险是医务人员和现代医学知识无法预见、防范和避免的医疗意外，有些是能够预见但却无法完全避免和防范的并发症。我作为主刀医生保证，将以良好的医德医术为患者手术，严格遵守医疗操作规范，密切观察病情，及时处理、抢救，力争将风险降到最低限度，如术中情况有变化及时与家属取得联系。

手术中可能出现的意外和风险：
　　● 术中心跳呼吸骤停，导致死亡或无法挽回的脑死亡●难以控制的大出血● 不可避免的邻近器官、血管、神经损伤●病情变化导致手术进程中断或更改手术方案● 除上述情况外，本次手术还可能发生下列情况：

手术后可能出现的意外和并发症：
　　● 术后出血、局部或全身感染、切口裂开、脏器功能衰竭(包括DIC)、水电解质平衡紊乱●术后气道阻塞，呼吸、心跳骤停 ●诱发原有或潜在疾病恶化 ●术后病理报告与术中快速病理检查结果不符●再次手术 ●除上述情况外，本次手术还可能导致下列并发症：

　　上述情况医生已讲明。在此，我经慎重考虑，代表患者及家属对可能的手术风险表示充分理解，愿意承担由于疾病本身或现有医疗技术所限而致的医疗意外及并发症，并全权负责签字，同意手术治疗。

患方签字：　　　　　　　　　　　　年　　　月　　　日

主刀医师签字：　　　　　　　　　　年　　　月　　　日

麻醉知情同意书

姓名_____ 性别_____ 年龄_____ 病床_____ 住院号_____

麻醉选择： 全麻、全麻加、全麻准备、硬膜外麻、腰麻、骶麻、颈丛麻、臂丛麻、其他

由于手术、诊断、治疗的需要必须施行麻醉，但任何麻醉均有较高的风险。即使在切实做好麻醉前准备，严格按麻醉操作常规，认真做好麻醉及防范措施的情况下，仍有可能发生下列无法避免的麻醉意外及并发症，严重者可导致死亡：

● 病人因个体差异等特殊情况对麻醉或其他药物发生过敏、中毒等不良反应，导致休克、心跳呼吸骤停、脑死亡、严重多脏器功能损害。

● 返流、误吸、喉水肿、喉痉挛、缺氧、气道梗阻，导致窒息。

● 因麻醉加重已有的疾病或诱发隐匿性疾病，如哮喘、心脑血管意外等。

● 动静脉穿刺致气胸、血胸、脉管炎、神经损伤、感染、血肿、气管压迫等。

● 严重输血、输液反应。

● 椎管内麻醉后发生腰痛、头痛、神经损伤、硬膜外血肿、感染、瘫痪，导管折断在体内，全脊麻意外等。

● 全麻气管插管困难，牙齿脱落，唇、舌、喉、气管损伤，喉水肿，苏醒困难。

● 有关麻醉止痛药物的副反应。

● 其他难以预料的并发症与意外。

我科麻醉医生将以良好的医德医术为患者施行麻醉，力争将麻醉风险降低到最低程度。如术中麻醉情况有变化，原定麻醉方法难以满足手术需要，麻醉科医师将会从病人利益出发，临时更改麻醉方法，并及时与家属取得联系。

麻醉科医师签名：　　　　　　　　　　　年　　月　　日

上述情况医生已讲明，并对患方提出的问题又作了详细的解答。经慎重考虑，在此，我代表患者及家属对麻醉可能出现的风险表示充分理解，并全权负责签字，同意施行麻醉。

患方签字：　　　　　与患者关系：　　　　年　　月　　日

输血治疗知情同意书

姓名:_____性别:(男/女)年龄:_____ 病案号:_____ 科别:_____

输血目的:_____ 输血史:有/无 孕_____产 _____

输血成分:_____ 临床诊断:_____

输血前检查:ALT_____U/L HbsAg _____ Anti-HBs _____ HbeAg _____

Anti-HBe _____ Anti-HBc _____ Anti-HCV _____ Anti-HIV1/2 _____

梅毒:_____

　　输血治疗包括输全血、成分血,是临床治疗的重要措施之一,是临床抢救急、危重患者生命行之有效的手段,但输血存在一定风险,可能发生输血反应及感染经血传播疾病。
　　虽然我院使用的血液均已按卫生部有关规定进行检测,但由于当前科技水平的限制,输血仍有某些不能预测或不能防止的输血反应和输血传染病。输血时可能发生的主要情况如下:

1.过敏反应　　　　　　　　2.发热反应
3.感染肝炎(乙肝、丙肝等)　　4.感染艾滋病、梅毒
5.感染症疾　　　　　　　　6.巨细胞病毒或EB病毒感染
7.输血引起的其他疾病

在您或被授权人了解上述可能发生的情况后,如果同意输血治疗,请在下面签字。

受血者(或被授权人)签字:　　　　　　　　　年　　月　　日

医师签字:　　　　　　　　　　　　　　　　　年　　月　　日

备注:

手术记录单

患者姓名　　　　病区　　　　　床号　　　　　住院号

手术时间：

手术前诊断：

手术名称：

手术中诊断：

手术人员：

麻醉方式：

麻醉人员：

手术经过(包括病人体位、切口处理、病灶所见及手术步骤等)：

医师签名：＿＿＿＿＿＿＿＿＿

（4）手术记录单。手术记录单是指手术者书写的反映手术一般情况、手术经过、术中发现及处理等情况的特殊记录，应当在术后 24 小时内完成。特殊情况下由第一助手书写时，应由手术者签名。手术记录应当另页书写，内容包括一般项目（患者姓名、性别、科别、病房、床位号、住院病历号或病案号）、手术日期、术前诊断、术中诊断、手术名称、手术者及助手姓名、麻醉方法、手术经过、术中出现的情况及处理等。

（5）特殊检查、特殊治疗同意书。特殊检查、特殊治疗同意书是指在实施特殊检查、特殊治疗前，经治医师向患者告知特殊检查、特殊治疗的相关情况，并由患者签署是否同意检查、治疗的医学文书。内容包括特殊检查、特殊治疗项目名称、目的、可能出现的并发症及风险、患者签名、医师签名等。

（6）病危（重）通知书。病危通知书是指因患者病情危（重）时，由经治医师或值班医师向患者家属告知病情，并由患方签名的医疗文书。内容包括患者姓名、性别、年龄、科别、目前诊断及病情危重情况，患方签名、医师签名并填写日期。一式两份，一份交患方保存，另一份归病历保存。

三、疾病诊断证明书

疾病诊断证明书是临床医生出具给患者用以证明其所患疾病的具有法律效力的证明文书，常常作为病休、病退、伤残鉴定、保险索赔等的重要依据，通常分为三类。

（一）门（急）诊疾病诊断证明书

（1）适用患者：门（急）诊就诊患者的疾病诊断证明和病休证明。

（2）开具医师资质：对患者亲自进行诊治的专科注册执业医师。

（3）病休期限：原则上急诊一般不超过三天，门诊不超过一周。

（4）审批：核对患者就诊的当日门诊病历、疾病诊断证明书、医师资质无误后加盖门诊诊断证明章。诊断证明书（病休证明）日期应填写就诊当日，且当日盖章有效。

（二）住院疾病诊断证明书

（1）适用患者：办理出院手续的所有住院患者。

（2）开具医师资质：进行执业注册的该患者的主管医师。

（3）病休期限：原则上慢性病不超过一个月，特殊情况不超过三个月。如有特殊情况超期限者，诊查医师应如实书写，经医教科研处审批后方可开具。

（4）审批：出入院处核对诊断证明书信息、医师签字字样、出院发票无误后加盖出院诊断证明章。

（三）临时诊断证明书

（1）适用患者：住院但尚未办理出院手续而需要临时证明病情的患者。

（2）开具医师资质：进行执业注册的该患者的主管医师。

（3）在诊断证明书上注明"临时"字样。

（4）审批：出入院处核对诊断证明书信息、医师签字后在出院诊断证明书上加盖公章。

四、打印病历内容及要求

（1）打印病历是指应用字处理软件编辑生成并打印的病历（如 Word 文档、WPS 文档等）。打印病历应当按照本规定的内容录入并及时打印，由相应医务人员手写签名。

（2）医疗机构打印病历应当统一纸张、字体、字号及排版格式。打印字迹应清楚易认，符合病历保存期限和复印的要求。

（3）打印病历编辑过程中应当按照权限要求进行修改，已完成录入打印并签名的病历不得修改。

第四节　保险业务使用的病历要求

目前保险业务中需要病历的产品主要有住院医疗保险、住院医疗津贴险、意外伤害医疗险、意外伤害险、重大疾病险以及机动车辆道路交通事故责任强制险、第三者责任险等。由于保险责任不同，对于病历要求也有所不同。住院医疗保险、意外伤害医疗险、机动车辆道路交通事故责任强制险、第三者责任险等属于费用补偿性质保险，在理赔时需要重点核实医疗费用的合理性，因此其提供的病历资料必须能证明医疗费用是合理的，主要有疾病诊断证明书、医嘱或门（急）诊处方、门（急）诊病历、入院记录、出院记录或死亡记录、医疗费用发票或住院费用清单。重大疾病险和住院医疗津贴险都属于定额性质保险，但是重大疾病险的保险责任是在保险期限内首次确诊保险合同所约定的疾病并达到合同相关要求，保险公司按照合同约定给付保险金，因此重大疾病险理赔的关键是确定客户所患疾病是否首次确诊、确诊日期是否在保险期限内、疾病是否符合保险合同约定要求。重疾险索赔必须提供的病历资料是疾病诊断证明书、入院记录、出院记录或死亡记录、相关检查报告结果。住院医疗津贴险的保险责任是对客户因疾病住院进行定额补贴，理赔时重在核实疾病是否属于保险责任以及住院天数的多少，因此要求提供的关键材料为入院记录、出院记录以及疾病诊断证明书等。

门（急）诊病历持有者为患者本人，而住院病历不但涉及个人隐私，同时也是医疗纠纷重要的法律依据，因此住院病历的复印与查阅都有一定的要求。

（1）《医疗机构病历管理规定》第十二条规定，医疗机构应当受理保险机构复印或者复制病历资料的申请。因此，保险机构针对保险事故具有向医院病案室复印或复制病历资料的权利。

（2）《医疗机构病历管理规定》第十三条规定，申请人为保险机构的，应当提供保险合同复印件、承办人员的有效身份证明、患者本人或者其代理人同意的法定证明材料；患者死亡的，应当提供保险合同复印件、承办人员的有效身份证明、死亡患者近亲属或者其代理人同意的法定证明材料。合同或者法律另有规定的除外。因此，保险业务人员复印或复制病历资料时需要携带规定的材料。随着与医院长期合作关系的融洽，在实际业务中并不要求全部提供以上材料。

（3）《医疗机构病历管理规定》第十五条规定，保险机构能复印或者复制的病历资料包括门（急）诊病历和住院病历中的住院志（入院记录）、体温单、医嘱单、化验单（检验报告）、医学影像检查资料、特殊检查（治疗）同意书、手术同意书、手术及麻醉记录单、病理报告、护理记录、出院记录。病程记录虽然不能复印，但是在商业医疗责任险理赔中是非常重要的法律依据，作为保险人员需要查阅病历资料，认真分析病程记录与医嘱，判定医生医疗行为的合理性，从而理清事故是否属于保险责任。

（4）《医疗机构病历管理规定》第十七条规定，复印或者复制的病历资料经申请人核对无误后，医疗机构应当加盖证明印记。因此医疗机构是否加盖证明印记对于鉴定客户提交的复印或复制的病历资料的真实性非常重要。住院病历整理后一般归病案室保存管理，实行住院病历编号制度，所有查阅或复印或复制的病历资料必须进行相关登记。因此，保险工作人员了解客户住院号码可以方便快捷地查询或复印其病历资料。查阅病案室病历借阅复印信息对于鉴定病历是否修改有帮助。

（5）疾病诊断书在重大疾病保险索赔时的要求。2007 年 4 月，中国保险行业协会与中国医师协会合作推出了我国第一个重大疾病保险的行业规范性操作指南，即《重大疾病保险的疾病定义使用规范》（以下简称《使用规范》），并且规定被保险人发生符合重大疾病定义规范所述条件的疾病，应当由专科医生明确诊断。专科医生应当同时满足以下四项资格条件：

①具有有效的中华人民共和国医师资格证书。

②具有有效的中华人民共和国医师执业证书，并按期到相关部门登记注册。

③具有有效的中华人民共和国主治医师或主治医师以上职称的医师职称证书。

④在二级或二级以上医院的相应科室从事临床工作三年以上。

第五节　病历在保险业务中的作用与使用要点

病历是医务人员对患者疾病的发生、发展、转归，进行检查、诊断、治疗等医疗活动过程的记录。它为人身保险、健康保险、车险人伤产品的设计、承保、理赔等业务提供不可或缺的医疗信息。

一、病历在保险产品设计中的应用

病案首页中记录了住院患者医疗费用情况，统计地区年度内住院费用，可以分析归纳出不同疾病所造成的经济负担，一方面有助于开发新的保险产品，另一方面有助于设计合理的保费，促进保险业务的发展。

二、病历在人身保险承保中的应用

人身保险是以人的生命和健康为保险标的，在承保过程中需要对年龄、性别、体格、血压、病史、家族史等健康因素进行风险评估。健康告知是客户投保时向保险公司告知自己身体健康情况，它能提供客户身体健康信息。当健康告知有异常时，保险公司根据具体情况进行体检医师的核保或者要求客户提供病历资料。

病历资料的真实性会影响保险公司的承保，因此保险核保人员首先需要鉴定病历资料的真实性。门（急）诊病历持有者为患者本人或家人，所以客户提交的门（急）诊病历必须是原件；住院病历由病案室保存，所以客户提交的住院病历往往是复印件，而且必须加盖医疗机构证明印记才有效。其次，核保人员需要对病历资料进行认真分析，客观评估投保风险，做出合理的承保结论。如高血压客户的风险需要从病程长短，血压控制情况，并发症的有无，吸烟、饮酒、饮食习惯等方面进行评估，查阅其病历资料中的发病时间可以了解病程的长短，查阅现病史、体温单可以了解血压控制情况，查阅心脏、肾脏、脑部等靶器官的检查报告可以了解并发症的有无。

三、病历在保险理赔中的应用

病历作为保险理赔的重要凭据，其作用相比在保险产品的设计、承保环节中更重要。

（一）确定保险事故的发生日期

住院医疗险是以入院时间作为保险事故发生日，而在住院医疗保险业务中存在改动入院时间、伪造保险事故在保险责任期限内以骗取保险金的欺诈行为。有些客户将实际入院时间延后至观察期以后，有些客户将实际入院时间提前至保单保险期限之前，识别此种情形保险欺诈重要的是明确入院时间。病历资料中标明入院时间的有入院记录、出院记录、首次病程记录、体温单、病案首页、疾病诊断证明书、护理记录等，住院科办理入院手续时也会记录入院时间，将所有入院时间记录信息的材料进行比对，如有不一致之处，说明客户改动了入院时间。

重大疾病险是以疾病确诊日期作为保险事故发生日。在业务中存在改动确诊日期、伪造保险事故在保险责任期限内以骗取保险金的保险欺诈行为。病历资料中标明疾病确诊日期的有入院记录、出院记录以及病程记录，保险理赔时一方面可以将所有疾病确诊日期信息进行比对，另一方面可查询相关检查结果回报时间，间接推断疾病确诊日期。

如果肿瘤组织活检报告明确提示为肝癌，回报日期为5月6日，但是客户持有的资料中注明疾病确诊日期为6月7日，根据组织活检报告时癌症的"金标准"，可以得出客户伪造了疾病确诊日期。

（二）确定出险人的身份

在保险业务中存在冒名顶替的保险欺诈行为，如张某未购买商业保险，但是发生重大疾病住院时，借用其哥哥的名字住院以骗取保险金。病案首页、入院记录中记录了患者的姓名、性别、出生年月日、户口地址、工作地址、身份证号码，理赔调查时可以将以上资料中相关信息与投保信息进行比对，确认出险人是否属于被保险人；入院记录中的个人史、既往史、婚育史、家族史记录了患者出生地、生活习惯、职业与工作条件、既往患病情况、婚姻状况、家族中父母及兄弟姐妹患病情况等信息，将以上信息与投保信息比对从而确认出险人的身份。

（三）核实有无如实告知

《保险法》规定投保人未如实告知，影响保险人决定是否同意承保或者提高保险费率的，保险人有权解除合同；保险事故发生后，保险人根据具体情况可以不承担保险责任。《保险法》也规定了保险人知道客户未如实告知，自合同成立之日起超过二年的，保险人不得解除合同；发生保险事故的，保险人应当承担赔偿或者给付保险金的责任。因此，应及时核实客户有无如实告知事关保险合同的有效性与保险责任的承担。

健康告知中，客户容易隐瞒既往患病情况，而客户在住院时，出于对疾病尽快康复的需求一般都会主动积极配合医生的询问与治疗。既往史中需要了解并记录客户的疾病史、传染病史、预防接种史、手术外伤史、输血史、食物或药物过敏史等，因此通过调查客户既往史、比对健康告知，可以鉴定客户有无如实告知。

（四）鉴定保险事故的原因

保险的近因原则决定了保险事故发生原因的鉴定对于保险责任的确定至关重要，而实际业务中往往存在患有内在疾病的客户发生外伤事故导致住院、伤残或死亡，此事故是否属于意外伤害保险责任的关键是事故原因是疾病还是意外伤害。病案首页中记录损伤、中毒原因，入院记录中的现病史详细记录了疾病发生的原因、发展与经过。如果患者死亡，在死亡病例讨论记录中也会记录死亡原因，这些信息有助于鉴定保险事故的原因。

（五）剔除不合理的医疗费用

保险业务中存在小病大治、开"搭便车"药或检查等导致医疗费用虚高的保险欺诈情形，因此医疗费用的理算首先必须剔除不合理医疗费用。医疗费用主要有诊疗费、护理费、检查费、药品费、手术费等项目，这些项目中检查费、药品费、手术费容易出现虚高，理算时必须综合分析病情，根据病情判断检查、药品以及手术的合理性。所以，理赔时需要调阅客户入院记录判断病情轻重，根据病情、诊疗计划判断医嘱的合理性、医疗费用的必要性。

（六）明确医疗责任险的保险责任

目前在我国有 16 个省区市的 56 个地市启动了医疗纠纷人民调解和医疗责任保险工作，而且随着人们维权意识的提高、医患关系的紧张，医疗责任险有其广阔市场。医疗责任保险是指投保医疗机构和医务人员在保险期内，因医疗责任发生经济赔偿或法律费用，保险公司将依照事先约定承担赔偿责任。也就是说，在保险期限内发生了医疗事故，保险公司需要依约赔偿。医疗事故是指医疗机构及其医务人员在医疗活动中违反医疗卫生管理法律、行政法规、部门规章和诊疗护理规范、常规，过失造成患者人身损害的事故，因此在保险理赔时需要调阅入院记录、病理记录、医嘱、护理记录综合分析，裁定医护人员是否有违反卫生管理法律、行政法规、部门规章和诊疗护理规范、常规以及过失。如客户因子宫肌瘤摘除术死在手术台，需要重点调阅分析手术同意书、术前小结、术前讨论记录、麻醉术前访视记录、麻醉记录、手术记录、手术安全核查记录、手术清点记录、术后首次病程记录、麻醉术后访视记录等手术相关的病历资料，鉴定手术适应证、手术方式、麻醉方式、防范措施等有无违反医疗责任。

本章小结

病历是关于患者疾病发生、发展、诊断、治疗情况的系统记录，是临床医务人员通过对患者的问诊、查体、辅助检查、诊断、治疗、护理等医疗活动获得的相关资料，经过归纳、分析、整理书写而成的医疗档案资料。

病历不仅真实反映患者病情，也直接反映医院医疗质量、学术水平及管理水平，为保险公司选择合作定点医院提供参考。病历不但为医疗、科研、教学提供极其宝贵的基础资料，也为人身保险、健康保险、车险人伤等产品的设计、承保、理赔等业务提供不可或缺的医疗信息，是保险理赔的重要凭据，也是保险理赔纠纷中重要的法律证据。

因此，掌握病历的类型与使用要点，加强病历信息的利用，将有助于开展保险核保核赔工作。

专业术语及释义

1. 医学文书。医学文书是指记录医学诊疗信息，表达医疗诊疗意图的文字或电子材料，是医疗机构在对患者进行体检、化验、检查、手术、用药等治疗的各类临床诊疗时，依照科学和规范的程序进行的临床医学处置过程中的具有客观性、权威性、真实性的书面记录和文件或电子档案，是代表遵循医学科学，体现临床价值的临床诊疗实践全过程而制作的文书或电子档案。

2. 病案。病案是归档的病历，是指归档后由病案室保存的病历，包含患者住院期间的全部医疗、护理及其他资料等，一般由医疗机构的病案管理部门按相关规定保存。病案是医务人员记录疾病诊疗过程的文件，它客观地、完整地、连续地记录了病人的病情变化、诊疗经过、治疗效果及最终转归，是医疗、教学、科研的基础资料，也是医学科学的原始档案材料。

3. 电子病案。电子病案是用电子设备（计算机、健康卡等）保存、管理、传输和重现的数字化的病人的医疗记录，取代手写纸张病案。它的内容包括纸张病案的所有信息。

4. 病案首页。病案首页是医院进行住院病案登记、疾病分类、审查等的主要依据，住院病案首页需记录病人的基本情况、住院医疗及诊断情况、住院医疗经费情况等信息。

5. 手术知情同意书。手术知情同意书是指手术前，经治医师向患者告知拟施手术的相关情况，并由患者签署是否同意手术的医学文书。

6. 麻醉知情同意书。麻醉知情同意书是指麻醉前，麻醉医师向患者告知拟施麻醉的相关情况，并由患者签署是否同意麻醉意见的医学文书。

7. 输血治疗同意书。输血治疗同意书是指输血前，经治医师向患者告知输血的相关情况，并由患者签署是否同意输血的医学文书。

8. 手术记录。手术记录是指手术者书写的反映手术一般情况、手术经过、术中发现及处理等情况的特殊记录，应当在术后 24 小时内完成。特殊情况下由第一助手书写时，应有手术者签名。

思考题

1. 住院病案首页是病例吗？出院时会给吗？
2. 住院病案首页是什么？有几面？
3. 住院病案首页去哪儿盖章？医生不给怎么办？
4. 证明客户入院时间的病历资料有哪些？
5. 确认出险人身份的病历资料有哪些？
6. 患尿毒症的客户死在出院回家的路上，家人以医疗事故为由要求医院赔偿，而医院向保险公司进行医疗责任险的索赔，请问保险理赔人员应从哪些方面进行调查以明确保险责任？
7. 患腰椎间盘突出症的客户入院进行择期手术，结果死在手术台上，应从哪些方面进行医疗责任险的理赔调查？

附录 1 ..

人身保险伤残评定标准及代码①

中华人民共和国金融行业标准（标准编号：JR/T 0083 – 2013）

本标准规定了意外险产品或包括意外责任的保险产品中伤残程度的评定等级以及保险金给付比例的原则和方法，用于评定由于意外伤害因素引起的伤残程度。本标准规定了功能和残疾的分类和分级，将人身保险伤残程度划分为一至十级，最重为第一级，最轻为第十级，与人身保险伤残程度等级相对应的保险金给付比例分为十档，伤残程度第一级对应的保险金给付比例为 100%，伤残程度第十级对应的保险金给付比例为 10%，每级相差 10%。

本标准参照 CF 有关功能和残疾的分类理论与方法，建立"神经系统的结构和精神功能"、"眼，耳和有关的结构和功能"、"发声和言语的结构和功能"、"心血管，免疫和呼吸系统的结构和功能"、"消化、代谢和内分泌系统有关的结构和功能"、"泌尿和生殖系统有关的结构和功能"、"神经肌肉骨骼和运动有关的结构和功能"和"皮肤和有关的结构和功能"8 大类，共 281 项人身保险伤残条目。

1. 神经系统的结构和精神功能

1.1 脑膜的结构损伤

伤残条目	等级
外伤性脑脊液鼻漏或耳漏	10 级

---

① 该附录只收录伤残内容和等级。未收录伤残代码与《附录 A：人身保险伤残评定标准编码规则》及《附录 B：人身保险伤残评定标准结构、功能代码列表》

1.2　脑的结构损伤，智力功能障碍

伤残条目	等级
颅脑损伤导致极度智力缺损（智商小于等于20），日常生活完全不能自理，处于完全护理依赖状态	1级
颅脑损伤导致重度智力缺损（智商小于等于34），日常生活需随时有人帮助才能完成，处于完全护理依赖状态	2级
颅脑损伤导致重度智力缺损（智商小于等于34），不能完全独立生活，需经常有人监护，处于大部分护理依赖状态	3级
颅脑损伤导致中度智力缺损（智商小于等于49），日常生活能力严重受限，间或需要帮助，处于大部分护理依赖状态	4级

表注：（1）护理依赖：应用"基本日常生活活动能力"的丧失程度来判断护理依赖程度。

（2）基本日常生活活动是指：①穿衣：自己能够穿衣及脱衣；②移动：自己从一个房间到另一个房间；③行动：自己上下床或上下轮椅；④如厕：自己控制进行大小便；⑤进食：自己从已准备好的碗或碟中取食物放入口中；⑥洗澡：自己进行淋浴或盆浴。

（3）护理依赖的程度分三级：①完全护理依赖指生活完全不能自理，上述六项基本日常生活活动均需护理者；②大部分护理依赖指生活大部不能自理，上述六项基本日常生活活动中三项或三项以上需要护理者；③部分护理依赖指部分生活不能自理，上述六项基本日常生活活动中一项或一项以上需要护理者。

1.3　意识功能障碍

意识功能是指意识和警觉状态下的一般精神功能，包括清醒和持续的觉醒状态。本标准中的意识功能障碍是指颅脑损伤导致植物状态。

伤残条目	等级
颅脑损伤导致植物状态	1级

表注：植物状态指由于严重颅脑损伤造成认知功能丧失，无意识活动，不能执行命令，保持自主呼吸和血压，有睡眠—醒觉周期，不能理解和表达语言，能自动睁眼或刺激下睁眼，可有无目的性眼球跟踪运动，丘脑下部及脑干功能基本保存。

2. 眼、耳和有关的结构和功能

2.1　眼球损伤或视功能障碍

视功能是指与感受存在的光线和感受视觉刺激的形式、大小、形状和颜色等有关

的感觉功能。本标准中的视功能障碍是指眼盲目或低视力。

伤残条目	等级
双侧眼球缺失	1级
一侧眼球缺失，且另一侧眼盲目5级	1级
一侧眼球缺失，且另一侧眼盲目4级	2级
一侧眼球缺失，且另一侧眼盲目3级	3级
一侧眼球缺失，且另一侧眼低视力2级	4级
一侧眼球缺失，且另一侧眼低视力1级	5级
一侧眼球缺失	7级

表注：①视力和视野

级别		低视力及盲目分级标准	
		做好矫正视力	
		做好矫正视力低于	做低矫正视力等于或优于
低视力	1	0.3	0.1
	2	0.1	0.05（三米指数）
盲目	3	0.05	0.02（一米指数）
	4	0.02	光感
	5	无光感	

如果中心视力好而视野缩小，以中央注视为中点，视野直径小于20°大于10°者为盲目3级；如果直径小于10°者为盲目4级。

①本标准视力以矫正视力为准，经治疗而无法恢复者。

②视野缺损指因损伤导致眼球注视前方而不转动所能看到的空间范围缩窄，以致难以从事正常工作、学习和其他和活动。

下同。

2.2 视功能障碍

除眼盲目和低视力外，本表中的视功能障碍还包括视野缺损。

伤残条目	等级
双眼盲目5级	2级
双眼视野缺损，直径小于5°	2级
双眼盲目大于等于4级	3级
双眼视野缺损，直径小于10°	3级
双眼盲目大于等于3级	4级

续表

伤残条目	等级
双眼视野缺损，直径小于 20°	4 级
双眼低视力大于等于 2 级	5 级
双眼低视力大于等于 1 级	6 级
双眼视野缺损，直径小于 60°	6 级
一眼盲目 5 级	7 级
一眼视野缺损，直径小于 5°	7 级
一眼盲目大于等于 4 级	8 级
一眼视野缺损，直径小于 10°	8 级
一眼盲目大于等于 3 级	9 级
一眼视野缺损，直径小于 20°	9 级
一眼低视力大于等于 1 级。	10 级
一眼视野缺损，直径小于 60°	10 级

2.3 眼球的晶状体结构损伤

伤残条目	等级
外伤性白内障	10 级

表注：外伤性白内障：凡未做手术者，均适用本条；外伤性白内障术后仅相关视功能障碍，参照有关条款评定伤残等级。

2.4 眼睑结构损伤

伤残条目	等级
双侧眼睑显著缺损	8 级
双侧眼睑外翻	8 级
双侧眼睑闭合不全	8 级
一侧眼睑显著缺损	9 级
一侧眼睑外翻	9 级
一侧眼睑闭合不全	9 级

表注：眼睑显著缺损指闭眼时眼睑不能覆盖角膜。

2.5 耳廓结构损伤或听功能障碍

听功能是指与感受存在的声音和辨别方位，音调，音量和音质有关的感觉功能。

伤残条目	等级
双耳听力损失大于等于91dB，且双侧耳廓缺失	2级
双耳听力损失大于等于91dB，且一侧耳廓缺失	3级
一耳听力损失大于等于91dB，另一耳听力损失大于等于71dB，且一侧耳廓缺失，另一侧耳廓缺失大于等于50%	3级
双耳听力损失大于等于71dB，且双侧耳廓缺失	3级
双耳听力损失大于等于71dB，且一侧耳廓缺失	4级
双耳听力损失大于等于56dB，且双侧耳廓缺失	4级
一耳听力损失大于等于91dB，另一耳听力损失大于等于71dB，且一侧耳廓缺失大于等于50%	4级
双耳听力损失大于等于71dB，且一侧耳廓缺失大于等于50%	5级
双耳听力损失大于等于56dB，且一侧耳廓缺失	5级
双侧耳廓缺失	5级
一侧耳廓缺失，且另一侧耳廓缺失大于等于50%	6级
一侧耳廓缺失	8级
一侧耳廓缺失大于等于50%	9级

2.6　听功能障碍

伤残条目	等级
双耳听力损失大于等于91dB	4级
双耳听力损失大于等于81dB	5级
一耳听力损失大于等于91dB，且另一耳听力损失大于等于71dB	5级
双耳听力损失大于等于71dB	6级
一耳听力损失大于等于91dB，且另一耳听力损失大于等于56dB	6级
一耳听力损失大于等于91dB，且另一耳听力损失大于等于41dB	7级
一耳听力损失大于等于71dB，且另一耳听力损失大于等于56dB	7级
一耳听力损失大于等于71dB，且另一耳听力损失大于等于41dB	8级
一耳听力损失大于等于91dB	8级
一耳听力损失大于等于56dB，且另一耳听力损失大于等于41dB	9级
一耳听力损失大于等于71dB	9级
双耳听力损失大于等于26dB	10级
一耳听力损失大于等于56dB	10级

3. 发声和言语的结构和功能

3.1 鼻的结构损伤

伤残条目	等级
外鼻部完全缺失	5 级
外鼻部大部分缺损	7 级
鼻尖及一侧鼻翼缺损	8 级
双侧鼻腔或鼻咽部闭锁	8 级
一侧鼻翼缺损	9 级
单侧鼻腔或鼻孔闭锁	10 级

3.2 口腔的结构损伤

伤残条目	等级
舌缺损大于全舌的 2/3	3 级
舌缺损大于全舌的 1/3	6 级
口腔损伤导致牙齿脱落大于等于 16 枚	9 级
口腔损伤导致牙齿脱落大于等于 8 枚	10 级

3.3 发声和言语的功能障碍

本标准中的发声和言语的功能障得是指语言功能失。

伤残条目	等级
语言功能完全丧失	8 级

表注：言语功能完全丧失指构成语言的口唇音，齿舌音，口盖音和喉头音的四种语言功能中，有三种以上不能构声、或声带全部切除，或因大脑语言中中枢受伤害而患失语症，并须有资格的耳鼻科医师出其医疗诊断证明，但不包括任何心理障碍引致的失语。

4. 心血管、免疫和呼吸系统的结构和功能

4.1 心脏的结构损伤或功能障碍

伤残条目	等级
胸部损伤导致心肺联合移植	1 级

续表

伤残条目	等级
胸部损伤导致心脏贯通伤修补术后，心电图有明显改变	3 级
胸部损伤导致心肌破裂修补	8 级

4.2 脾结构损伤

伤残条目	等级
腹部损伤导致脾切除	8 级
腹部损伤导致脾部分切除	9 级
腹部损伤导致脾破裂修补	10 级

4.3 肺的结构损伤

胸部损伤导致一侧全肺切除	4 级
胸部损伤导致双侧肺叶切除	4 级
胸部损伤导致同侧双肺叶切除	5 级
胸部损伤导致肺叶切除	7 级

4.4 胸廓的结构损伤

本标准中的胸廓的结构损伤是指肋骨骨折或缺失。

伤残条目	等级
胸部损伤导致大于等于 12 根肋骨骨折	8 级
胸部损伤导致大于等于 8 根肋骨骨折	9 级
胸部损伤导致大于等于 4 根肋骨缺失	9 级
胸部损伤导致大于等于 4 根肋骨骨折	10 级
胸部损伤导致大于等于 2 根肋骨缺失	10 级

5. 消化、代谢和内分泌

5.1 咀嚼和吞咽功能障碍

咀嚼是指用后牙（如磨牙）碾、磨或咀嚼食物的功能。吞咽是指通过口腔，咽

和食道把食物和饮料以适宜的频率和速度送入胃中的功能

伤残条目	等级
咀嚼、吞咽功能完全丧失	1 级

表注：咀嚼，吞咽功能丧失指由于牙齿以外的原因引起器质障碍或机能障碍，以致不能作咀嚼、吞咽运动，除流质食物外不能摄取或吞咽的状态。

5.2 肠的结构损伤

伤残条目	等级
腹部损伤导致小肠切除大于等于90%	1 级
腹部损伤导致小肠切除大于等于75%，合并短肠综合症	2 级
腹部损伤导致小肠切除大于等于75%	4 级
腹部或骨盆部损伤导致全结肠、直肠、肛门结构切除，回肠造瘘	4 级
腹部或骨盆部损伤导致直肠、肛门切除，且结肠部分切除，结肠造瘘	5 级
腹部损伤导致小肠切除大于等于50%，且包括回盲部切除	6 级
腹部损伤导致小肠切除大于等于50%	7 级
腹部损伤导致结肠切除大于等于50%	7 级
腹部损伤导致结肠部分切除	8 级
骨盆部损伤导致直肠、肛门损伤，且遗留永久性乙状结肠造口	9 级
骨盆部损伤导致直肠、肛门损伤，且瘢痕形成	10 级

5.3 胃结构损伤

伤残条目	等级
腹部损伤导致全胃切除	4 级
腹部损伤导致胃切除大于等于50%	7 级

5.4 胰结构损伤或代谢功能障碍

本标准中的代谢功能障碍是指胰胰岛素依赖。

伤残条目	等级
腹部损伤导致胰完全切除	1 级
腹部损伤导致胰切除大于等于50%，且伴有胰岛素依赖	3 级
腹部损伤导致胰头、十二指肠切除	4 级
腹部损伤导致胰切除大于等于50%	6 级
腹部损伤导致胰部分切除	8 级

5.5 肝结构损伤

伤残条目	等级
腹部损伤导致肝切除大于等于75%	2 级
腹部损伤导致肝切除大于等于50%	5 级
腹部损伤导致肝部分切除	8 级

6. 泌尿和生殖系统

6.1 泌尿系统的结构损伤

伤残条目	等级
腹部损伤导致双侧肾切除	1 级
腹部损伤导致孤肾切除	1 级
骨盆部损伤导致双侧输尿管缺失	5 级
骨盆部损伤导致双侧输尿管闭锁	5 级
骨盆部损伤导致一侧输尿管缺失，另一侧输尿管闭锁	5 级
骨盆部损伤导致膀胱切除	5 级
骨盆部损伤导致尿道闭锁	5 级
骨盆部损伤导致一侧输尿管缺失，另一侧输尿管严重狭窄	7 级
骨盆部损伤导致一侧输尿管闭锁，另一侧输尿管严重狭窄	7 级
腹部损伤导致一侧肾切除	8 级
骨盆部损伤导致双侧输尿管严重狭窄	8 级
骨盆部损伤导致一侧输尿管缺失，另一侧输尿管狭窄	8 级
骨盆部损伤导致一侧输尿管闭锁，另一侧输尿管狭窄	8 级
腹部损伤导致一侧肾部分切除	9 级
骨盆部损伤导致一侧输尿管缺失	9 级
骨盆部损伤导致一侧输尿管闭锁	9 级
骨盆部损伤导致尿道狭窄	9 级
骨盆部损伤导致膀胱部分切除	9 级
腹部损伤导致肾破裂修补	10 级
骨盆部损伤导致一侧输尿管严重狭窄	10 级
骨盆部损伤导致膀胱破裂修补	10 级

6.2 生殖系统的结构损伤

伤残条目	等级
会阴部损伤导致双侧睾丸缺失	3 级
会阴部损伤导致双侧睾丸完全萎缩	3 级
会阴部损伤导致一侧睾丸缺失，另一侧睾丸完全萎缩	3 级
会阴部损伤导致阴茎体完全缺失	4 级
会阴部损伤导致阴道闭锁	5 级
会阴部损伤导致阴茎体缺失大于 50%	5 级
会阴部损伤导致双侧输精管缺失	6 级
会阴部损伤导致双侧输精管闭锁	6 级
会阴部损伤导致一侧输精管缺失，另一侧输精管闭锁	6 级
胸部损伤导致女性双侧乳房缺失	7 级
骨盆部损伤导致子宫切除	7 级
胸部损伤导致女性一侧乳房缺失，另一侧乳房部分缺失	8 级
胸部损伤导致女性一侧乳房缺失	9 级
骨盆部损伤导致子宫部分切除	9 级
骨盆部损伤导致子宫破裂修补	10 级
会阴部损伤导致一侧睾丸缺失	10 级
会阴部损伤导致一侧睾丸完全萎缩	10 级
会阴部损伤导致一侧输精管缺失	10 级
会阴部损伤导致一侧输精管闭锁	10 级

7. 神经肌肉骨骼和运动

7.1 头颈部的结构损伤

伤残条目	等级
双侧上颌骨完全缺失	2 级
双侧下颌骨完全缺失	2 级
一侧上颌骨及对侧下颌骨完全缺失	2 级
同侧上、下颌骨完全缺失	3 级

续表

伤残条目	等级
上颌骨、下颌骨缺损，且牙齿脱落大于等于24枚	3级
一侧上颌骨完全缺失	3级
一侧下颌骨完全缺失	3级
一侧上颌骨缺损大于等于50%，且口腔、颜面部软组织缺损大于20cm	4级
一侧下颌骨缺损大于等于6cm，且口腔、颜面部软组织缺损大于20cm	4级
面颊部洞穿性缺损大于20cm	4级
上颌骨、下颌骨缺损，且牙齿脱落大于等于20枚	5级
一侧上颌骨缺损大于25%，小于50%，且口腔、颜面部软组织缺损大于10cm	5级
一侧下颌骨缺损大于等于4cm，且口腔、颜面部软组织缺损大于10cm	5级
一侧上颌骨缺损等于25%，且口腔、颜面部软组织缺损大于10cm	6级
面部软组织缺损大于20cm，且伴发涎瘘	6级
上颌骨、下颌骨缺损，且牙齿脱落大于等于16枚	7级
上颌骨、下颌骨缺损，且牙齿脱落大于等于12枚	8级
上颌骨、下颌骨缺损，且牙齿脱落大于等于8枚	9级
上颌骨、下颌骨缺损，且牙齿脱落大于等于4枚	10级
颅骨缺损大于等于6cm	10级

7.2 头颈部关节功能障碍

伤残条目	等级
单侧颞下颌关节强直，张口困难Ⅲ度	6级
双侧颞下颌关节强直，张口困难Ⅲ度	6级
双侧颞下颌关节强直，张口困难Ⅱ度	8级
一侧颞下颌关节强直，张口困难Ⅰ度	10级

注：张口困难判定及测量方法是以者自身的食指，中指，无名指并列垂直置入上，下中切牙切缘间测量。正常张口度指张口时上述三角可垂直置入上、下切牙切缘（相当于4.5cm左右）；张口围难Ⅰ度指大张口时，只能垂直置入食指和中指（相当于3cm左右）；张口困难Ⅱ度指大张口时，只能垂直置入食指（相当于1.7cm左右）；张口困难Ⅲ度指大张口时，上、下切牙间距小于食指之横径。

7.3 上肢的结构损伤，手功能或关节

伤残条目	等级
双手完全缺失	4级
双手完全丧失功能	4级

续表

伤残条目	等级
一手完全缺失，另一手完全丧失功能	4级
双手缺失（或丧失功能）大于等于90%	5级
双手缺失（或丧失功能）大于等于70%	6级
双手缺失（或丧失功能）大于等于50%	7级
一上肢三大关节中，有两个关节完全丧失功能	7级
一上肢三大关节中，有一个关节完全丧失功能	8级
双手缺失（或丧失功能）大于等于30%	8级
双手缺失（或丧失功能）大于等于10%	9级
双上肢长度相差大于等于10cm	9级
双上肢长度相差大于等于4cm	10级
一上肢三大关节中，因骨折累及关节面导致一个关节功能部分丧失	10级

表注：手缺失和失功能的计算：一手指占一手功能的36%，其中末节和近节指节各占18%；食指，中指各占一手功能的18%，其中末节指节占8%，中节指节占7%，近节指节占3%：无名指和小指各占一手功能的9%，其中末节指节占4%，中节指节占3%，近节指节占2%。一手掌占一手功能的10%，其中第一掌骨占4%，第二，第三掌骨占2%，第四，第五掌骨各占1%，本标准中，双于缺失或丧失功能的程度是按前面方式累加计算的结果。

7.4 骨盆部的结构损伤

伤残条目	等级
骨盆环骨折，且两下肢相对长度相差大于等于8cm	7级
髋臼骨折，且两下肢相对长度相差大于等于8cm	7级
骨盆环骨折，且两下肢相对长度相差大于等于6cm	8级
髋臼骨折，且两下肢相对长度相差大于等于6cm	8级
骨盆环骨折，且两下肢相对长度相差大于等于4cm	9级
髋臼骨折，且两下肢相对长度相差大于等于4cm	9级
骨盆环骨折，且两下肢相对长度相差大于等于2cm	10级
髋臼骨折，且两下肢相对长度相差大于等于2cm	10级

7.5 下肢的结构损伤，足功能或关节

伤残条目	等级
双足跗跖关节以上缺失	6级
双下肢长度相差大于等于8cm	7级

续表

伤残条目	等级
一下肢三大关节中，有两个关节完全丧失功能	7级
双足足弓结构完全破坏	7级
一足跗跖关节以上缺失	7级
双下肢长度相差大于等于6cm	8级
一足足弓结构完全破坏，另一足足弓结构破坏大于等于1/3	8级
双足十趾完全缺失	8级
一下肢三大关节中，有一个关节完全丧失功能	8级
双足十趾完全丧失功能	8级
双下肢长度相差大于等于4cm	9级
一足足弓结构完全破坏	9级
双足十趾中，大于等于五趾缺失	9级
一足五趾完全丧失功能	9级
一足足弓结构破坏大于等于1/3	10级
双足十趾中，大于等于两趾缺失	10级
双下肢长度相差大于等于2cm	10级
一下肢三大关节中，因骨折累及关节面导致一个关节功能部分丧失	10级

表注：①足弓结构破坏：指意外损伤导致的足弓缺失或丧失功能。

②足弓结构完全破坏指是的内，外侧纵弓和侧弓结构完全破坏，包扩缺失和丧失功能：足弓1/3 结构破坏指三弓的任一弓的结构破坏

③足趾缺失：指自趾关节以上完全切断。

7.6 四肢的结构损伤，肢体功能或关节

伤残条目	等级
三肢以上缺失（上肢在腕关节以上，下肢在踝关节以上）	1级
三肢以上完全丧失功能	1级
二肢缺失（上肢在腕关节以上，下肢在踝关节以上），且第三肢完全丧失功能	1级
一肢缺失（上肢在腕关节以上，下肢在踝关节以上），且另二肢完全丧失功能	1级
二肢缺失（上肢在肘关节以上，下肢在膝关节以上）	2级
一肢缺失（上肢在肘关节以上，下肢在膝关节以上），且另一肢完全丧失功能	2级
二肢完全丧失功能	2级
一肢缺失（上肢在腕关节以上，下肢在踝关节以上），且另一肢完全丧失功能	3级
二肢缺失（上肢在腕关节以上，下肢在踝关节以上）	3级

续表

伤残条目	等级
两上肢、或两下肢、或一上肢及一下肢，各有三大关节中的两个关节完全丧失功能	4 级
一肢缺失（上肢在肘关节以上，下肢在膝关节以上）	5 级
一肢完全丧失功能	5 级
一肢缺失（上肢在腕关节以上，下肢在踝关节以上）	6 级
四肢长骨一骺板以上粉碎性骨折	9 级

表注：①骺板：骺板的定义只适用于儿童，四肢长骨骺板骨折可能影响肢体发育，如果肢体发育障碍的，
应当另行评定伤残等级。

②肢体丧失功能致意外损伤导致肢体胆大关节（上肢腕关节、肘关节、肩关节或下肢踝关节、膝关
节、髋关节）功能丧失。

③关节功能的丧失指关节永久完全僵硬、或麻痹、或关节不能随意活动。

7.7 脊柱结构损伤和关节活动

伤残条目	等级
脊柱骨折脱位导致颈椎或腰椎畸形愈合，且颈部或腰部活动度丧失大于等于75%	7 级
脊柱骨折脱位导致颈椎或腰椎畸形愈合，且颈部或腰部活动度丧失大于等于50%	8 级
脊柱骨折脱位导致颈椎或腰椎畸形愈合，且颈部或腰部活动度丧失大于等于25%	9 级

7.8 肌肉力量功能障碍

肌肉力量功能是指与肌肉或肌群收缩产生力量有关的功能。本标准中的肌肉力量是指四肢瘫、偏袒、截瘫和单瘫。

伤残条目	等级
四肢瘫（三肢以上肌力小于等于3级）	1 级
截瘫（肌力小于等于2级）且大便和小便失禁	1 级
四肢瘫（二肢以上肌力小于等于2级）	2 级
偏瘫（肌力小于等于2级）	2 级
截瘫（肌力小于等于2级）	2 级
四肢瘫（二肢以上肌力小于等于3级）	3 级
偏瘫（肌力小于等于3级）	3 级
截瘫（肌力小于等于3级）	3 级
四肢瘫（二肢以上肌力小于等于4级）	4 级
偏瘫（一肢肌力小于等于2级）	5 级

续表

伤残条目	等级
截瘫（一肢肌力小于等于2级）	5级
单瘫（肌力小于等于2级）	5级
偏瘫（一肢肌力小于等于3级）	6级
截瘫（一肢肌力小于等于3级）	6级
单瘫（肌力小于等于3级）	6级
偏瘫（一肢肌力小于等于4级）	7级
截瘫（一肢肌力小于等于4级）	7级
单瘫（肌力小于等于4级）	8级

表注：①偏瘫指一侧上下肢的瘫痪。

②截瘫指脊髓损伤后，受伤平面以下双侧肢体感觉、运动、反射等消失和膀胱、肛门括约肌功能丧失的病症。

③单瘫指一个肢体或肢体的某一部分瘫痪。

④肌力：为判断肢体瘫痪程度，将肌力分级划分为0-5级。

0级：肌肉完全瘫痪，毫无收缩。

1级：可看到或触及肌肉轻微收缩，但不能产生动作。

2级：肌肉在不受重力影响下，可进行运动，即肢体能在床上移动，但能抬高。

3级：在和地心引力相反的方向中尚能完成其动作，但不能对抗外加的阻力。

4级：能对抗一定的阻力，但较正常人为低。

5级：正常肌力。

8. 皮肤和有关的结构和功能

8.1 头颈部皮肤结构损伤和修复

皮肤的修复功能是指修复皮肤破损和其他损伤的功能，本标准中的皮肤修复功能障碍是指瘢痕形成。

伤残条目	等级
头颈部Ⅲ度烧伤，面积大于等于全身体表面积的8%	2级
面部皮肤损伤导致瘢痕形成，且瘢痕面积大于等于面部皮肤面积的90%	2级
颈部皮肤损伤导致瘢痕形成，颈部活动度完全丧失	3级
面部皮肤损伤导致瘢痕形成，且瘢痕面积大于等于面部皮肤面积的80%	3级
颈部皮肤损伤导致瘢痕形成，颈部活动度丧失大于等于75%	4级
面部皮肤损伤导致瘢痕形成，且瘢痕面积大于等于面部皮肤面积的60%	4级

续表

伤残条目	等级
头颈部Ⅲ度烧伤，面积大于等于全身体表面积的5%，且小于8%	5级
颈部皮肤损伤导致瘢痕形成，颈部活动度丧失大于等于50%	5级
面部皮肤损伤导致瘢痕形成，且瘢痕面积大于等于面部皮肤面积的40%	5级
面部皮肤损伤导致瘢痕形成，且瘢痕面积大于等于面部皮肤面积的20%	6级
头部撕脱伤后导致头皮缺失，面积大于等于头皮面积的20%	6级
颈部皮肤损伤导致颈前三角区瘢痕形成，且瘢痕面积大于等于颈前三角区面积的75%	7级
面部皮肤损伤导致瘢痕形成，且瘢痕面积大于等于24cm	7级
头颈部Ⅲ度烧伤，面积大于等于全身体表面积的2%，且小于5%	8级
颈部皮肤损伤导致颈前三角区瘢痕形成，且瘢痕面积大于等于颈前三角区面积的50%	8级
面部皮肤损伤导致瘢痕形成，且瘢痕面积大于等于18cm	8级
面部皮肤损伤导致瘢痕形成，且瘢痕面积大于等于12cm或面部线条状瘢痕大于等于20cm	9级
面部皮肤损伤导致瘢痕形成，且瘢痕面积大于等于6cm或面部线条状瘢痕大于等于10cm	10级

表注：①瘢痕：指创面愈合后的增生性瘢痕，不包括皮肤平整，无明显质地改变的萎缩性瘢痕。下同。

②面部的范围和瘢痕面积的计算：面部的范围指上至发际，下至下颌下缘、两侧至下颌支后缘之间的区域，包括额部、眼部、眶部、鼻部、口唇部、颏部、颧部、颊部和腮腺咬肌部。面部瘢痕面积的计算采用全面部和5等以及实测瘢痕面积的方法，分别计算瘢痕面积。面部多处瘢痕，其面积可以累加计算。

③颈前三角区：两边为乳突前，底为舌骨体上缘及下颌下缘。

8.2 各部位皮肤结构损伤和修复

伤残条目	等级
皮肤损伤导致瘢痕形成，且瘢痕面积大于等于全身体表面积的90%	1级
躯干及四肢Ⅲ度烧伤，面积大于等于全身皮肤面积的60%	1级
皮肤损伤导致瘢痕形成，且瘢痕面积大于等于全身体表面积的80%	2级
皮肤损伤导致瘢痕形成，且瘢痕面积大于等于全身体表面积的70%	3级
躯干及四肢Ⅲ度烧伤，面积大于等于全身皮肤面积的40%	3级
皮肤损伤导致瘢痕形成，且瘢痕面积大于等于全身体表面积的60%	4级
皮肤损伤导致瘢痕形成，且瘢痕面积大于等于全身体表面积的50%	5级
躯干及四肢Ⅲ度烧伤，面积大于等于全身皮肤面积的20%	5级
皮肤损伤导致瘢痕形成，且瘢痕面积大于等于全身体表面积的40%	6级
腹部损伤导致腹壁缺损面积大于等于腹壁面积的25%	6级
皮肤损伤导致瘢痕形成，且瘢痕面积大于等于全身体表面积的30%	7级

续表

伤残条目	等级
躯干及四肢Ⅲ度烧伤，面积大于等于全身皮肤面积的 10%	7 级
皮肤损伤导致瘢痕形成，且瘢痕面积大于等于全身体表面积的 20%	8 级
皮肤损伤导致瘢痕形成，且瘢痕面积大于等于全身体表面积的 5%	9 级

标注：①全身皮肤瘢痕面积的计算：按皮肤瘢痕面积占全身体表面积的百分数求计算，中国九分法：在 100% 的体表面积中，头颈部占 9%（9×1）（头部、面部，颈部各占 3%）；双上肢占 18%（9×2）（双上上臂 7%，双前臂 6%，双手 5%）；躯干前后包括会阴占 27%（9×3）（前躯 13%，后躯 13%，会阴 1%）；（双下肢（含臀部）占 46%（双臀 5%，双大腿 21%，双小腿 13%，双足 7%）（9×5+1）（女性双足和臀各占 6%）。

②烧伤面积和烧伤深度：烧伤面积的计算按中国新九分法，烧伤深度按三度四分法。Ⅲ度烧伤指烧伤深达皮肌全层甚至达到皮下、肌肉和骨骼。烧伤事故不包括冻伤，吸入性损伤（又称呼吸道烧伤）和电击伤。烧伤后按烧伤面积、深度评定伤残等级，待医疗终结后，可以依据造成的功能障碍程度、皮肤瘢痕面积大小评定伤残等级，最终的伤残等级以严重者为准。

附录 2 ··

重大疾病保险的疾病定义使用规范

前 言

为方便消费者比较和选择重大疾病保险产品，保护消费者权益，结合我国重大疾病保险发展及现代医学进展情况，并借鉴国际经验，中国保险行业协会与中国医师协会共同制定重大疾病保险的疾病定义（以下简称"疾病定义"）。

为指导保险公司使用疾病定义，中国保险行业协会特制定《重大疾病保险的疾病定义使用规范》（以下简称"规范"）。

根据重大疾病保险的起源、发展和特点，本规范中所称"疾病"是指重大疾病保险合同约定的疾病、疾病状态或手术。

1. 适用范围

本规范中的疾病定义在参考国内外成年人重大疾病保险发展状况并结合现代医学进展情况的基础上制定，因此，本规范适用于保险期间主要为成年人（十八周岁以上）阶段的重大疾病保险。

2. 使用原则

2.1　保险公司将产品定名为重大疾病保险，且保险期间主要为成年人（十八周岁以上）阶段的，该产品保障的疾病范围应当包括本规范内的恶性肿瘤、急性心肌梗死、脑中风后遗症、冠状动脉搭桥术（或称冠状动脉旁路移植术）、重大器官移植术或造血干细胞移植术、终末期肾病（或称慢性肾功能衰竭尿毒症期）；除此六种疾病外，对于本规范疾病范围以内的其他疾病种类，保险公司可以选择使用；同时，上述疾病应当使用本规范的疾病名称和疾病定义。

2.2　根据市场需求和经验数据，各保险公司可以在其重大疾病保险产品中增加本规范疾病范围以外的其他疾病种类，并自行制定相关定义。

2.3　重大疾病保险条款和配套宣传材料中，本规范规定的疾病种类应当按照本规范 3.1 所列顺序排列，并置于各保险公司自行增加的疾病种类之前；同时，应当对二者予以区别说明。

2.4　保险公司设定重大疾病保险除外责任时，对于被保险人发生的疾病、达到的疾病状态或进行的手术，保险公司不承担保险责任的情形不能超出本规范 3.2 规定的范围。

3. 重大疾病保险条款的相关规定

重大疾病保险条款中的疾病名称、疾病定义、除外责任和术语释义应当符合本规范的具体规定。

3.1　重大疾病保险的疾病名称及疾病定义

被保险人发生符合以下疾病定义所述条件的疾病，应当由专科医生明确诊断。

3.1.1　恶性肿瘤

指恶性细胞不受控制的进行性增长和扩散，浸润和破坏周围正常组织，可以经血管、淋巴管和体腔扩散转移到身体其他部位的疾病。

经病理学检查结果明确诊断，临床诊断属于世界卫生组织《疾病和有关健康问题的国际统计分类》（ICD – 10）的恶性肿瘤范畴。

下列疾病不在保障范围内：

（1）原位癌；

（2）相当于 Binet 分期方案 A 期程度的慢性淋巴细胞白血病；

（3）相当于 Ann Arbor 分期方案 I 期程度的何杰金氏病；

（4）皮肤癌（不包括恶性黑色素瘤及已发生转移的皮肤癌）；

（5）TNM 分期为 T1N0M0 期或更轻分期的前列腺癌（注）；

（6）感染艾滋病病毒或患艾滋病期间所患恶性肿瘤。

注：如果为女性重大疾病保险，则不包括此项。

3.1.2　急性心肌梗死

指因冠状动脉阻塞导致的相应区域供血不足造成部分心肌坏死。

须满足下列至少三项条件：

（1）典型临床表现，例如急性胸痛等；

（2）新近的心电图改变提示急性心肌梗死；

（3）心肌酶或肌钙蛋白有诊断意义的升高，或呈符合急性心肌梗死的动态性变化；

（4）发病 90 天后，经检查证实左心室功能降低，如左心室射血分数低于 50%。

3.1.3 脑中风后遗症

指因脑血管的突发病变引起脑血管出血、栓塞或梗死，并导致神经系统永久性的功能障碍。神经系统永久性的功能障碍，指疾病确诊 180 天后，仍遗留下列一种或一种以上障碍：

（1）一肢或一肢以上肢体机能完全丧失；

（2）语言能力或咀嚼吞咽能力完全丧失；

（3）自主生活能力完全丧失，无法独立完成六项基本日常生活活动中的三项或三项以上。

3.1.4 重大器官移植术或造血干细胞移植术

重大器官移植术，指因相应器官功能衰竭，已经实施了肾脏、肝脏、心脏或肺脏的异体移植手术。

造血干细胞移植术，指因造血功能损害或造血系统恶性肿瘤，已经实施了造血干细胞（包括骨髓造血干细胞、外周血造血干细胞和脐血造血干细胞）的异体移植手术。

3.1.5 冠状动脉搭桥术（或称冠状动脉旁路移植术）

指为治疗严重的冠心病，实际实施了开胸进行的冠状动脉血管旁路移植的手术。

冠状动脉支架植入术、心导管球囊扩张术、激光射频技术及其他非开胸的介入手术、腔镜手术不在保障范围内。

3.1.6 终末期肾病（或称慢性肾功能衰竭尿毒症期）

指双肾功能慢性不可逆性衰竭，达到尿毒症期，经诊断后已经进行了至少 90 天的规律性透析治疗或实施了肾脏移植手术。

3.1.7 多个肢体缺失

指因疾病或意外伤害导致两个或两个以上肢体自腕关节或踝关节近端（靠近躯干端）以上完全性断离。

3.1.8 急性或亚急性重症肝炎

指因肝炎病毒感染引起肝脏组织弥漫性坏死，导致急性肝功能衰竭，且经血清学或病毒学检查证实，并须满足下列全部条件：

（1）重度黄疸或黄疸迅速加重；

（2）肝性脑病；

（3）B 超或其他影像学检查显示肝脏体积急速萎缩；

（4）肝功能指标进行性恶化。

3.1.9 良性脑肿瘤

指脑的良性肿瘤，已经引起颅内压增高，临床表现为视神经乳头水肿、精神症状、癫痫及运动感觉障碍等，并危及生命。须由头颅断层扫描（CT）、核磁共振检查（MRI）或正电子发射断层扫描（PET）等影像学检查证实，并须满足下列至少一项条件：

（1）实际实施了开颅进行的脑肿瘤完全切除或部分切除的手术；

（2）实际实施了对脑肿瘤进行的放射治疗。

脑垂体瘤、脑囊肿、脑血管性疾病不在保障范围内。

3.1.10 慢性肝功能衰竭失代偿期

指因慢性肝脏疾病导致肝功能衰竭。须满足下列全部条件：

（1）持续性黄疸；

（2）腹水；

（3）肝性脑病；

（4）充血性脾肿大伴脾功能亢进或食管胃底静脉曲张。

因酗酒或药物滥用导致的肝功能衰竭不在保障范围内。

3.1.11 脑炎后遗症或脑膜炎后遗症

指因患脑炎或脑膜炎导致的神经系统永久性的功能障碍。神经系统永久性的功能障碍，指疾病确诊 180 天后，仍遗留下列一种或一种以上障碍：

（1）一肢或一肢以上肢体机能完全丧失；

（2）语言能力或咀嚼吞咽能力完全丧失；

（3）自主生活能力完全丧失，无法独立完成六项基本日常生活活动中的三项或三项以上。

3.1.12 深度昏迷

指因疾病或意外伤害导致意识丧失，对外界刺激和体内需求均无反应，昏迷程度按照格拉斯哥昏迷分级（Glasgow coma scale）结果为 5 分或 5 分以下，且已经持续使用呼吸机及其他生命维持系统 96 小时以上。

因酗酒或药物滥用导致的深度昏迷不在保障范围内。

3.1.13 双耳失聪

指因疾病或意外伤害导致双耳听力永久不可逆性丧失，在 500 赫兹、1 000 赫兹和 2 000 赫兹语音频率下，平均听阈大于 90 分贝，且经纯音听力测试、声导抗检测或听觉诱发电位检测等证实。

注：如果保险公司仅承担被保险人在某年龄之后的保障责任，须在疾病定义中特别说明。

3.1.14 双目失明

指因疾病或意外伤害导致双眼视力永久不可逆性丧失，双眼中较好眼须满足下列至少一项条件：

（1）眼球缺失或摘除；

（2）矫正视力低于 0.02（采用国际标准视力表，如果使用其他视力表应进行换算）；

（3）视野半径小于 5 度。

注：如果保险公司仅承担被保险人在某年龄之后的保障责任，须在疾病定义中特别说明。

3.1.15　瘫痪

指因疾病或意外伤害导致两肢或两肢以上肢体机能永久完全丧失。肢体机能永久完全丧失，指疾病确诊 180 天后或意外伤害发生 180 天后，每肢三大关节中的两大关节仍然完全僵硬，或不能随意识活动。

3.1.16　心脏瓣膜手术

指为治疗心脏瓣膜疾病，实际实施了开胸进行的心脏瓣膜置换或修复的手术。

3.1.17　严重阿尔茨海默病

指因大脑进行性、不可逆性改变导致智能严重衰退或丧失，临床表现为明显的认知能力障碍、行为异常和社交能力减退，其日常生活必须持续受到他人监护。须由头颅断层扫描（CT）、核磁共振检查（MRI）或正电子发射断层扫描（PET）等影像学检查证实，且自主生活能力完全丧失，无法独立完成六项基本日常生活活动中的三项或三项以上。

神经官能症和精神疾病不在保障范围内。

注：如果保险公司仅承担被保险人在某年龄之前的保障责任，须在疾病定义中特别说明。

3.1.18　严重脑损伤

指因头部遭受机械性外力，引起脑重要部位损伤，导致神经系统永久性的功能障碍。须由头颅断层扫描（CT）、核磁共振检查（MRI）或正电子发射断层扫描（PET）等影像学检查证实。神经系统永久性的功能障碍，指脑损伤 180 天后，仍遗留下列一种或一种以上障碍：

（1）一肢或一肢以上肢体机能完全丧失；

（2）语言能力或咀嚼吞咽能力完全丧失；

（3）自主生活能力完全丧失，无法独立完成六项基本日常生活活动中的三项或三项以上。

3.1.19　严重帕金森病

是一种中枢神经系统的退行性疾病，临床表现为震颤麻痹、共济失调等。须满足下列全部条件：

（1）药物治疗无法控制病情；

（2）自主生活能力完全丧失，无法独立完成六项基本日常生活活动中的三项或三项以上。

继发性帕金森综合征不在保障范围内。

注：如果保险公司仅承担被保险人在某年龄之前的保障责任，须在疾病定义中特别说明。

3.1.20　严重Ⅲ度烧伤

指烧伤程度为Ⅲ度，且Ⅲ度烧伤的面积达到全身体表面积的 20% 或 20% 以上。体表面积根据《中国新九分法》计算。

3.1.21　严重原发性肺动脉高压

指不明原因的肺动脉压力持续性增高，进行性发展而导致的慢性疾病，已经造成永久不可逆性的体力活动能力受限，达到美国纽约心脏病学会心功能状态分级Ⅳ级，且静息状态下肺动脉平均压超过 30mmHg。

3.1.22　严重运动神经元病

是一组中枢神经系统运动神经元的进行性变性疾病，包括进行性脊肌萎缩症、进行性延髓麻痹症、原发性侧索硬化症、肌萎缩性侧索硬化症。须满足自主生活能力完全丧失，无法独立完成六项基本日常生活活动中的三项或三项以上的条件。

注：如果保险公司仅承担被保险人在某年龄之前的保障责任，须在疾病定义中特别说明。

3.1.23　语言能力丧失

指因疾病或意外伤害导致完全丧失语言能力，经过积极治疗至少 12 个月（声带完全切除不受此时间限制），仍无法通过现有医疗手段恢复。

精神心理因素所致的语言能力丧失不在保障范围内。

注：如果保险公司仅承担被保险人在某年龄之后的保障责任，须在疾病定义中特别说明。

3.1.24　重型再生障碍性贫血

指因骨髓造血功能慢性持续性衰竭导致的贫血、中性粒细胞减少及血小板减少。须满足下列全部条件：

（1）骨髓穿刺检查或骨髓活检结果支持诊断；

（2）外周血象须具备以下三项条件：

① 中性粒细胞绝对值 $\leqslant 0.5 \times 10^9/L$；

② 网织红细胞 $< 1\%$；

③ 血小板绝对值 $\leqslant 20 \times 10^9/L$。

3.1.25　主动脉手术

指为治疗主动脉疾病，实际实施了开胸或开腹进行的切除、置换、修补病损主动脉血管的手术。主动脉指胸主动脉和腹主动脉，不包括胸主动脉和腹主动脉的分支血管。

动脉内血管成形术不在保障范围内。

3.2　重大疾病保险的除外责任

因下列情形之一，导致被保险人发生疾病、达到疾病状态或进行手术的，保险公司不承担保险责任：

3.2.1　投保人、受益人对被保险人的故意杀害、故意伤害；

3.2.2　被保险人故意自伤、故意犯罪或拒捕；

3.2.3　被保险人服用、吸食或注射毒品；

3.2.4　被保险人酒后驾驶、无合法有效驾驶证驾驶，或驾驶无有效行驶证的机动车；

3.2.5　被保险人感染艾滋病病毒或患艾滋病；

3.2.6　战争、军事冲突、暴乱或武装叛乱；

3.2.7　核爆炸、核辐射或核污染；

3.2.8　遗传性疾病，先天性畸形、变形或染色体异常。

3.3　术语释义

3.3.1　六项基本日常生活活动

六项基本日常生活活动是指：（1）穿衣：自己能够穿衣及脱衣；（2）移动：自己从一个房间到另一个房间；（3）行动：自己上下床或上下轮椅；（4）如厕：自己控制进行大小便；（5）进食：自己从已准备好的碗或碟中取食物放入口中；（6）洗澡：自己进行淋浴或盆浴。

3.3.2　肢体机能完全丧失

指肢体的三大关节中的两大关节僵硬，或不能随意识活动。肢体是指包括肩关节的整个上肢或包括髋关节的整个下肢。

3.3.3　语言能力或咀嚼吞咽能力完全丧失

语言能力完全丧失，指无法发出四种语音（包括口唇音、齿舌音、口盖音和喉头音）中的任何三种，或声带全部切除，或因大脑语言中枢受伤害而患失语症。

咀嚼吞咽能力完全丧失，指因牙齿以外的原因导致器质障碍或机能障碍，以致不能作咀嚼吞咽运动，除流质食物外不能摄取或吞咽的状态。

3.3.4　永久不可逆

指自疾病确诊或意外伤害发生之日起，经过积极治疗180天后，仍无法通过现有医疗手段恢复。

3.3.5　专科医生

专科医生应当同时满足以下四项资格条件：（1）具有有效的中华人民共和国《医师资格证书》；（2）具有有效的中华人民共和国《医师执业证书》，并按期到相关

部门登记注册；（3）具有有效的中华人民共和国主治医师或主治医师以上职称的
《医师职称证书》；（4）在二级或二级以上医院的相应科室从事临床工作三年以上。

3.3.6 感染艾滋病病毒或患艾滋病

艾滋病病毒指人类免疫缺陷病毒，英文缩写为 HIV。艾滋病指人类免疫缺陷病毒
引起的获得性免疫缺陷综合征，英文缩写为 AIDS。

在人体血液或其他样本中检测到艾滋病病毒或其抗体呈阳性，没有出现临床症状
或体征的，为感染艾滋病病毒；如果同时出现了明显临床症状或体征的，为患艾
滋病。

3.3.7 遗传性疾病

指生殖细胞或受精卵的遗传物质（染色体和基因）发生突变或畸变所引起的疾
病，通常具有由亲代传至后代的垂直传递的特征。

3.3.8 先天性畸形、变形或染色体异常

指被保险人出生时就具有的畸形、变形或染色体异常。先天性畸形、变形和染色
体异常依照世界卫生组织《疾病和有关健康问题的国际统计分类》（ICD－10）确定。

4. 重大疾病保险宣传材料的相关规定

在重大疾病保险的宣传材料中，如果保障的疾病名称单独出现，应当采用以下主
标题和副标题结合的形式。

4.1 恶性肿瘤——不包括部分早期恶性肿瘤

4.2 急性心肌梗死

4.3 脑中风后遗症——永久性的功能障碍

4.4 重大器官移植术或造血干细胞移植术——须异体移植手术

4.5 冠状动脉搭桥术（或称冠状动脉旁路移植术）——须开胸手术

4.6 终末期肾病（或称慢性肾功能衰竭尿毒症期）——须透析治疗或肾脏移植
手术

4.7 多个肢体缺失——完全性断离

4.8 急性或亚急性重症肝炎

4.9 良性脑肿瘤——须开颅手术或放射治疗

4.10 慢性肝功能衰竭失代偿期——不包括酗酒或药物滥用所致

4.11 脑炎后遗症或脑膜炎后遗症——永久性的功能障碍

4.12 深度昏迷——不包括酗酒或药物滥用所致

4.13 双耳失聪——永久不可逆

注：如果保险公司仅承担被保险人在某年龄之后的保障责任，须在副标题中
注明。

4.14 双目失明——永久不可逆

注：如果保险公司仅承担被保险人在某年龄之后的保障责任，须在副标题中注明。

4.15 瘫痪——永久完全

4.16 心脏瓣膜手术——须开胸手术

4.17 严重阿尔茨海默病——自主生活能力完全丧失

注：如果保险公司仅承担被保险人在某年龄之前的保障责任，须在副标题中注明。

4.18 严重脑损伤——永久性的功能障碍

4.19 严重帕金森病——自主生活能力完全丧失

注：如果保险公司仅承担被保险人在某年龄之前的保障责任，须在副标题中注明。

4.20 严重Ⅲ度烧伤——至少达体表面积的 20%

4.21 严重原发性肺动脉高压——有心力衰竭表现

4.22 严重运动神经元病——自主生活能力完全丧失

注：如果保险公司仅承担被保险人在某年龄之前的保障责任，须在副标题中注明。

4.23 语言能力丧失——完全丧失且经积极治疗至少 12 个月

注：如果保险公司仅承担被保险人在某年龄之后的保障责任，须在副标题中注明

4.24 重型再生障碍性贫血

4.25 主动脉手术——须开胸或开腹手术

5. 附则

5.1 中国保险行业协会建立常设机构，研究重大疾病保险相关疾病医疗实践的进展情况，并组织人员定期对疾病定义及规范进行修订。

5.2 本规范自发布之日起施行。2007 年 8 月 1 日后，保险公司签订的保险期间主要为成年人（十八周岁以上）阶段的重大疾病保险合同应当符合本规范。对本规范生效前已经签订的重大疾病保险合同，保险公司要做好相关服务工作。

5.3 本规范由中国保险行业协会负责解释。

附录3 ••

健康保险管理办法（征求意见稿）

健康保险管理办法

第一章 总 则

第一条 为了促进健康保险的发展，规范健康保险的经营行为，保护健康保险活动当事人的合法权益，提升人民群众健康保障水平，根据《中华人民共和国保险法》（以下简称《保险法》）等法律、行政法规，制定本办法。

第二条 本办法所称健康保险是由保险公司对被保险人因健康原因或者医疗行为的发生给付保险金的保险，主要包括医疗保险、疾病保险、失能收入损失保险、护理保险以及医疗意外保险等。

本办法所称医疗保险，是指按照保险合同约定为被保险人的医疗、康复等提供保障的保险。

本办法所称疾病保险，是指发生保险合同约定的疾病时，为被保险人提供保障的保险。

本办法所称失能收入损失保险，是指以因保险合同约定的疾病或者意外伤害导致工作能力丧失为给付保险金条件，为被保险人在一定时期内收入减少或者中断提供保障的保险。

本办法所称护理保险，是指按照保险合同约定为被保险人日常生活能力障碍引发护理需要提供保障的保险。

本办法所称的医疗意外保险，是指按照保险合同约定，发生不能归责于医疗机构或者医护人员责任、无法预料和无法防范的医疗损害时，为被保险人提供保障的保险。

第三条 健康保险是国家医疗保障体系的重要组成部分，坚持健康保险的保障属性，鼓励保险公司不断丰富健康保险产品，改进健康保险服务，扩大健康保险覆盖面，并通过有效监管和市场竞争降低健康保险价格和经营成本，提升保障水平。

第四条 健康保险按照保险期限分为长期健康保险和短期健康保险。

长期健康保险是指，保险期间超过一年或者保险期间虽不超过一年但含有保证续保条款的健康保险。

长期护理保险保险期间不得低于 5 年。

短期健康保险是指，保险期间在一年以及一年以下且不含有保证续保条款的健康保险。

保证续保条款是指，在前一保险期间届满前，投保人提出续保申请，保险公司必须按照原条款和约定费率继续承保的合同。

第五条 医疗保险按照保险金的给付性质分为费用补偿型医疗保险和定额给付型医疗保险。

费用补偿型医疗保险是指，根据被保险人实际发生的医疗、康复费用支出，按照约定的标准确定保险金数额的医疗保险。

定额给付型医疗保险是指，按照约定的数额给付保险金的医疗保险。

费用补偿型医疗保险的给付金额不得超过被保险人实际发生的医疗、康复费用金额。

第六条 中国保险监督管理委员会（以下简称"中国保监会"）依法对保险公司经营健康保险的活动进行监督管理。

第七条 保险公司开展的与健康保险相关的政策性保险业务，除政策另有要求外，参照本办法执行。

保险公司开展不承担保险风险的委托管理服务不适用本办法。

第二章　经营管理

第八条 依法成立的人寿保险公司、健康保险公司、养老保险公司，经中国保监会批准，可以经营健康保险业务。

前款规定以外的保险公司，经中国保监会批准，可以经营短期健康保险业务。

第九条 除健康保险公司外，保险公司经营健康保险业务应当成立专门健康保险事业部，并应当持续具备下列条件：

（一）建立健康保险业务单独核算制度；

（二）建立健康保险精算制度和风险管理制度；

（三）建立健康保险核保制度和理赔制度；

（四）建立健康保险数据管理制度；

（五）建立功能完整、相对独立的健康保险信息管理系统；

（六）配备具有健康保险专业知识的精算人员、核保人员、核赔人员和医学教育背景的管理人员；

（七）中国保监会规定的其他条件。

第十条 保险公司应当对从事健康保险的核保、理赔以及销售等工作的从业人员进行健康保险专业培训。

第十一条 保险公司应当加强投保人、被保险人和受益人的隐私保护，建立健康保险客户信息管理和保密制度。

第三章 产品管理

第十二条 保险公司拟定健康保险的保险条款和保险费率，应当按照中国保监会的有关规定报送审批或者备案。

享受税收优惠政策的健康保险产品在产品设计、赔付率等方面应当遵循相关政策和监管要求。

第十三条 保险公司拟定的健康保险产品包含两种以上健康保障责任的，应当由精算责任人按照一般精算原理判断主要责任，并根据主要责任确定产品类型。

第十四条 医疗意外保险和长期疾病保险产品可以包含死亡保险责任。长期疾病保险的死亡给付金额不得高于疾病最高给付金额。其他健康保险产品不得包含死亡保险责任。

医疗保险、疾病保险和医疗意外保险产品不得包含生存保险责任。

第十五条 长期健康保险产品应当设置合同犹豫期，并在保险条款中列明投保人在犹豫期内的权利。长期健康保险产品的犹豫期不得少于 15 日。

第十六条 短期个人健康保险产品可以进行费率浮动。短期健康保险费率浮动范围不超过基准费率的 30%。

费率浮动是指，保险公司销售产品时，在基准费率基础上，在费率浮动范围内，针对被保险人的风险情况、自身风险管理水平，合理确定具体保险费率。

保险公司不得基于被保险人除家族遗传病史之外的遗传信息、基因检测资料等进行费率浮动。

第十七条 费率浮动的短期个人健康保险产品报送审批或者备案时，保险公司提交的申请材料中应当包含基准费率、费率浮动的办法和范围，并由精算责任人遵循审慎原则签字确认。

第十八条 短期团体健康保险产品可以对产品参数进行调整。

产品参数是指，保险产品条款中可以根据投保团体的具体情况进行合理调整的保险金额、起付金额、给付比例、除外责任、责任等待期等事项。

第十九条 保险公司将产品参数可调的短期团体健康保险产品报送审批或者备案时，提交的申请材料中应当包含产品参数调整办法，并由精算责任人遵循审慎原则签字确认。

保险公司销售产品参数可调的短期团体健康保险产品，应当根据产品参数调整办法、投保团体的风险情况和自身风险管理水平计算相应的保险费率，且产品参数的调整不得改变费率计算方法以及费率计算需要的基础数据。

保险公司销售产品参数可调的短期团体健康保险产品，如需改变费率计算方法或者费率计算需要的基础数据的，应当将该产品重新报送审批或者备案。

第二十条 保险公司可以在保险产品中约定对长期健康保险产品进行费率调整，并明确注明费率调整的触发条件。

长期健康保险产品费率调整应当遵循公平、合理原则，并重新报送审批或者备案。

第二十一条 含有保证续保条款的健康保险产品，应当明确约定保证续保条款的生效时间。

含有保证续保条款的健康保险产品不得约定在续保时保险公司有减少保险责任和增加责任免除范围的权利。

保险公司将含有保证续保条款的健康保险产品报送审批或者备案的，应当在产品精算报告中说明保证续保的定价处理方法和责任准备金计算办法。

第二十二条 保险公司拟定医疗保险产品条款，应当尊重被保险人接受合理医疗服务的权利，不得在条款中设置不合理的或者违背一般医学标准的要求作为给付保险金的条件。

第二十三条 保险公司在健康保险产品条款中约定的疾病诊断标准应当符合通行的医学诊断标准，并考虑到医疗技术条件发展的趋势。健康保险合同生效后，被保险人根据通行的医学诊断标准被确诊疾病的，保险公司不得以该诊断标准与保险合同约定不符为理由拒绝给付保险金。

第二十四条 保险公司设计费用补偿型医疗保险产品，必须区分被保险人是否拥有公费医疗、基本医疗保险、其他费用补偿型医疗保险等的不同情况，在保险条款、费率或者赔付金额等方面予以区别对待。

第二十五条 被保险人同时拥有多份有效的费用补偿型医疗保险保险单的，可以自主决定理赔申请顺序。

第二十六条 保险公司可以同被保险人约定，以被保险人在指定医疗服务机构网络中进行医疗为给付保险金的条件。

保险公司指定医疗服务机构网络应当遵循方便被保险人、合理管理医疗成本的原则，引导被保险人合理使用医疗资源、节省医疗费用支出，并对投保人和被保险人做好说明、解释工作。

第二十七条 疾病保险、医疗保险、护理保险产品的等待期不得超过半年。

第二十八条 医疗保险产品可以在定价、赔付条件、保障范围等方面对贫困人口适当倾斜。

第二十九条 护理保险不得以日常生活能力障碍引发护理需要之外的情况作为给付条件。

第三十条 鼓励医疗保险产品对新药品、新医疗器械和新诊疗方法在医疗服务中的应用支出进行保障。

第三十一条 对于事实清楚、责任明确的健康保险理赔申请，保险公司可以借助互联网等信息技术手段，对被保险人的数字化理赔材料进行审核，简化理赔流程，提升服务效率。

第三十二条 保险公司应当根据健康保险产品实际赔付经验，对产品定价进行回溯、分析，及时修订新销售的健康保险产品费率，并按照中国保监会有关规定进行审批或者备案。

第四章　销售管理

第三十三条 保险公司销售健康保险产品，应当严格执行经审批或者备案的保险条款和保险费率。

第三十四条 经过审批或者备案的健康保险产品，除法定理由外，保险公司不得拒绝提供。

保险公司销售健康保险产品，不得强制搭配其他产品销售。

第三十五条 保险公司不得委托医疗机构或者医护人员销售健康保险产品。

第三十六条 保险公司销售健康保险产品，不得非法搜集、获取被保险人除家族病史之外的遗传信息、基因检测资料；也不得要求投保人提供。

保险公司不得以被保险人家族病史之外的遗传信息、基因检测资料作为核保条件。

第三十七条 保险公司销售健康保险产品，应当以书面或者口头等形式向投保人说明保险合同的内容，对下列事项做出明确告知，并由投保人确认：

（一）保险责任；

（二）责任免除；

（三）保险责任等待期；

（四）保险合同犹豫期以及投保人相关权利义务；

（五）是否提供保证续保以及续保有效时间；

（六）理赔程序以及理赔文件要求；

（七）组合式健康保险产品中各产品的保险期间；

（八）中国保监会规定的其他告知事项。

第三十八条 保险公司销售健康保险产品，不得夸大保险保障范围，不得隐瞒责任免除，不得误导投保人和被保险人。

投保人和被保险人就保险条款中的保险、医疗和疾病等专业术语提出询问的，保险公司应当用清晰易懂的语言进行解释。

第三十九条 保险公司销售费用补偿型医疗保险，应当向投保人询问被保险人是否拥有公费医疗、基本医疗保险或者其他费用补偿型医疗保险的情况，投保人应当如实告知。

保险公司不得诱导投保人重复购买保障功能相同或者类似的费用补偿型医疗保险产品。

第四十条 保险公司销售医疗保险，应当向投保人告知约定医疗服务机构的名单或者资质要求，并提供查询服务。

保险公司调整约定医疗服务机构网络的，应当及时通知投保人或者被保险人。

第四十一条 保险公司以附加险形式销售无保证续保条款的健康保险产品的，附加险的保险期限不得小于主险保险期限。

第四十二条 保险公司销售的长期费用补偿型个人医疗保险产品，应当在犹豫期内对投保人进行回访。

保险公司在回访中发现投保人被误导的，应当做好解释工作，并明确告知投保人有依法解除保险合同的权利。

第四十三条 保险公司承保团体健康保险，应当以书面或者口头等形式告知每个被保险人其参保情况以及相关权益。

第四十四条 投保人解除团体健康保险合同的，保险公司应当要求投保人提供已通知被保险人退保的有效证明，并按照中国保监会有关团体保险退保的规定将退保金通过银行转账或者原投保资金汇入路径退至投保人缴费账户或者其他账户。

第五章 精算要求

第四十五条 经营健康保险业务的保险公司应当按照中国保监会有关规定提交上一年度的精算报告或者准备金评估报告。

第四十六条 对已经发生保险事故并已提出索赔、保险公司尚未结案的赔案，保险公司应当提取已发生已报案未决赔款准备金。

保险公司应当采取逐案估计法、案均赔款法等合理的方法谨慎提取已发生已报案未决赔款准备金。

保险公司如果采取逐案估计法之外的精算方法计提已发生已报案未决赔款准备金，应当详细报告该方法的基础数据、参数设定和估计方法，并说明基础数据来源、数据质量以及准备金计算结果的可靠性。

保险公司精算责任人不能确认估计方法的可靠性或者相关业务的经验数据不足 3 年的，应当按照已经提出的索赔金额提取已发生已报案未决赔款准备金。

第四十七条 对已经发生保险事故但尚未提出的赔偿或者给付，保险公司应当提取已发生未报案未决赔款准备金。

保险公司应当根据险种的风险性质和经验数据等因素，至少采用链梯法、案均赔款法、准备金进展法、B－F法、赔付率法中的两种方法评估已发生未报案未决赔款准备金，并选取评估结果的最大值确定最佳估计值。

保险公司应当详细报告已发生未报案未决赔款准备金的基础数据、计算方法和参数设定，并说明基础数据来源、数据质量以及准备金计算结果的可靠性。

保险公司精算责任人判断数据基础不能确保计算结果的可靠性，或者相关业务的经验数据不足 3 年的，保险公司应当按照不低于该会计年度实际赔款支出的 10% 提取已发生未报案未决赔款准备金。

第四十八条 对于短期健康保险业务，保险公司应当提取未到期责任准备金。

短期健康保险提取未到期责任准备金，可以采用下列方法之一：

（一）二十四分之一毛保费法（以月为基础计提）；

（二）三百六十五分之一毛保费法（以天为基础计提）；

（三）根据风险分布状况可以采用其他更为谨慎、合理的方法，提取的未到期责任准备金不得低于方法（一）和（二）所得结果的较小者。

第四十九条 短期健康保险未到期责任准备金的提取金额应当不低于下列两者中较大者：

（一）预期未来发生的赔款与费用扣除相关投资收入之后的余额；

（二）在责任准备金评估日假设所有保单退保时的退保金额。

未到期责任准备金不足的，应当提取保费不足准备金，用于弥补未到期责任准备金和前款两项中较大者之间的差额。

第五十条 长期健康保险未到期责任准备金的计提办法应当按照中国保监会的有关规定执行。

第五十一条 保险公司应当按照再保前、再保后分别向中国保监会报告准备金提取结果。

第六章　健康管理服务与医保合作

第五十二条 保险公司可以将健康保险产品与健康管理服务相结合，提供健康风险评估和干预，提供疾病预防、健康体检、健康咨询、健康维护、慢性病管理、养生保健等服务，降低健康风险，减少疾病损失。

第五十三条 保险公司开展健康管理服务的，有关健康管理服务内容可以在保险合同条款中列明，也可以另行签订健康管理服务合同。

第五十四条 健康保险产品提供健康管理服务，其分摊的成本不得超过净保险费的 20%。

超出以上限额的服务，应当单独定价，不计入保险费，并在合同中明示健康管理服务价格。

第五十五条 保险公司经营医疗保险，应当加强与医疗机构、健康管理机构、康复服务机构等合作，为被保险人提供优质、方便的医疗服务。

保险公司经营医疗保险，应当按照有关政策文件规定，积极介入医疗服务行为，监督医疗行为的真实性和合法性，加强医疗费用支出合理性和必要性管理。

第五十六条 保险公司应当积极发挥健康保险费率调节机制对医疗费用和风险管控的作用，降低不合理的医疗费用支出。

第五十七条 保险公司应当积极发挥作为医患关系的第三方作用，帮助缓解医患信息不对称和医患矛盾纠纷问题。

第五十八条 保险公司与医疗服务机构和健康管理服务机构之间的合作，不得损害被保险人的合法权益。

第五十九条 在充分保障客户隐私和数据安全的前提下，鼓励保险公司与医疗机构、基本医保部门等实现信息互联和数据共享。

第七章　再保险管理

第六十条 保险公司办理健康保险再保险业务，应当遵守《保险法》和中国保监会有关再保险业务管理的规定。

第六十一条 保险公司分支机构不得办理健康保险再保险分入业务，中国保监会另有规定的除外。

第八章　法律责任

第六十二条 保险公司及其分支机构违反本办法，由中国保监会依照法律、行政法规进行处罚；法律、行政法规没有规定的，由中国保监会责令改正，给予警告，对有违法所得的处以违法所得 1 倍以上 3 倍以下罚款，但最高不得超过 3 万元，对没有违法所得的处以 1 万元以下罚款；涉嫌犯罪的，依法移交司法机关追究其刑事责任。

第六十三条 保险公司从业人员、保险公司分支机构从业人员违反本办法，由中国保监会依照法律、行政法规进行处罚；法律、行政法规没有规定的，由中国保监会责令改正，给予警告，对有违法所得的处以违法所得 1 倍以上 3 倍以下罚款，但最高不得超过 3 万元，对没有违法所得的处以 1 万元以下罚款；涉嫌犯罪的，依法移交司法机关追究其刑事责任。

第九章　附　　则

第六十四条　保险代理人销售健康保险产品适用本办法。

第六十五条　本办法施行前中国保监会颁布的规定与本办法不符的，以本办法为准。

第六十六条　本办法由中国保监会负责解释。

第六十七条　本办法自×××年×月×日起施行。中国保监会 2006 年 8 月 7 日发布的《健康保险管理办法》（保监会令〔2006〕8 号）同时废止。

附录4 ••

国务院办公厅关于全面实施城乡居民大病保险的意见

国办发〔2015〕57号

各省、自治区、直辖市人民政府，国务院各部委、各直属机构：

城乡居民大病保险（以下简称大病保险）是基本医疗保障制度的拓展和延伸，是对大病患者发生的高额医疗费用给予进一步保障的一项新的制度性安排。大病保险试点以来，推动了医保、医疗、医药联动改革，促进了政府主导与发挥市场机制作用相结合，提高了基本医疗保障管理水平和运行效率，有力缓解了因病致贫、因病返贫问题。为加快推进大病保险制度建设，筑牢全民基本医疗保障网底，让更多的人民群众受益，经国务院同意，现提出以下意见。

一、基本原则和目标

（一）基本原则

1. 坚持以人为本、保障大病。建立完善大病保险制度，不断提高大病保障水平和服务可及性，着力维护人民群众健康权益，切实避免人民群众因病致贫、因病返贫。

2. 坚持统筹协调、政策联动。加强基本医保、大病保险、医疗救助、疾病应急救助、商业健康保险和慈善救助等制度的衔接，发挥协同互补作用，输出充沛的保障动能，形成保障合力。

3. 坚持政府主导、专业承办。强化政府在制定政策、组织协调、监督管理等方面职责的同时，采取商业保险机构承办大病保险的方式，发挥市场机制作用和商业保险机构专业优势，提高大病保险运行效率、服务水平和质量。

4. 坚持稳步推进、持续实施。大病保险保障水平要与经济社会发展、医疗消费水平和社会负担能力等相适应。强化社会互助共济，形成政府、个人和保险机构共同分担大病风险的机制。坚持因地制宜、规范运作，实现大病保险稳健运行和可持续发展。

（二）主要目标

2015年底前，大病保险覆盖所有城镇居民基本医疗保险、新型农村合作医疗（以下统称城乡居民基本医保）参保人群，大病患者看病就医负担有效减轻。到2017年，建立起比较完善的大病保险制度，与医疗救助等制度紧密衔接，共同发挥托底保障功能，有效防止发生家庭灾难性医疗支出，城乡居民医疗保障的公平性得到显著提升。

二、完善大病保险筹资机制

（一）科学测算筹资标准

各地结合当地经济社会发展水平、患大病发生的高额医疗费用情况、基本医保筹资能力和支付水平，以及大病保险保障水平等因素，科学细致做好资金测算，合理确定大病保险的筹资标准。

（二）稳定资金来源

从城乡居民基本医保基金中划出一定比例或额度作为大病保险资金。城乡居民基本医保基金有结余的地区，利用结余筹集大病保险资金；结余不足或没有结余的地区，在年度筹集的基金中予以安排。完善城乡居民基本医保的多渠道筹资机制，保证制度的可持续发展。

（三）提高统筹层次

大病保险原则上实行市（地）级统筹，鼓励省级统筹或全省（区、市）统一政策、统一组织实施，提高抗风险能力。

三、提高大病保险保障水平

（一）全面覆盖城乡居民

大病保险的保障对象为城乡居民基本医保参保人，保障范围与城乡居民基本医保相衔接。参保人患大病发生高额医疗费用，由大病保险对经城乡居民基本医保按规定支付后个人负担的合规医疗费用给予保障。

高额医疗费用，可以个人年度累计负担的合规医疗费用超过当地统计部门公布的上一年度城镇居民、农村居民年人均可支配收入作为主要测算依据。根据城乡居民收入变化情况，建立动态调整机制，研究细化大病的科学界定标准，具体由地方政府根据实际情况确定。合规医疗费用的具体范围由各省（区、市）和新疆生产建设兵团结合实际分别确定。

（二）逐步提高支付比例

2015 年大病保险支付比例应达到 50% 以上，随着大病保险筹资能力、管理水平不断提高，进一步提高支付比例，更有效地减轻个人医疗费用负担。按照医疗费用高低分段制定大病保险支付比例，医疗费用越高支付比例越高。鼓励地方探索向困难群体适当倾斜的具体办法，努力提高大病保险制度托底保障的精准性。

四、加强医疗保障各项制度的衔接

强化基本医保、大病保险、医疗救助、疾病应急救助、商业健康保险及慈善救助等制度间的互补联动，明确分工，细化措施，在政策制定、待遇支付、管理服务等方面做好衔接，努力实现大病患者应保尽保。鼓励有条件的地方探索建立覆盖职工、城镇居民和农村居民的有机衔接、政策统一的大病保险制度。推动实现新型农村合作医疗重大疾病保障向大病保险平稳过渡。

建立大病信息通报制度，支持商业健康保险信息系统与基本医保、医疗机构信息系统进行必要的信息共享。大病保险承办机构要及时掌握大病患者医疗费用和基本医保支付情况，加强与城乡居民基本医保经办服务的衔接，提供"一站式"即时结算服务，确保群众方便、及时享受大病保险待遇。对经大病保险支付后自付费用仍有困难的患者，民政等部门要及时落实相关救助政策。

五、规范大病保险承办服务

（一）支持商业保险机构承办大病保险

地方政府人力资源社会保障、卫生计生、财政、保险监管部门共同制定大病保险的筹资、支付范围、最低支付比例以及就医、结算管理等基本政策，并通过适当方式征求意见。原则上通过政府招标选定商业保险机构承办大病保险业务，在正常招投标不能确定承办机构的情况下，由地方政府明确承办机构的产生办法。对商业保险机构承办大病保险的保费收入，按现行规定免征营业税，免征保险业务监管费；2015 年至 2018 年，试行免征保险保障金。

（二）规范大病保险招标投标与合同管理

坚持公开、公平、公正和诚实信用的原则，建立健全招投标机制，规范招投标程序。招标主要包括具体支付比例、盈亏率、配备的承办和管理力量等内容。符合保险监管部门基本准入条件的商业保险机构自愿参加投标。招标人应当与中标的商业保险机构签署保险合同，明确双方责任、权利和义务，合同期限原则上不低于 3 年。因违反合同约定，或发生其他严重损害参保人权益的情况，可按照约定提前终止或解除合同，并依法追究责任。各地要不断完善合同内容，探索制定全省（区、市）统一的合同范本。

（三）建立大病保险收支结余和政策性亏损的动态调整机制

遵循收支平衡、保本微利的原则，合理控制商业保险机构盈利率。商业保险机构因承办大病保险出现超过合同约定的结余，需向城乡居民基本医保基金返还资金；因城乡居民基本医保政策调整等政策性原因给商业保险机构带来亏损时，由城乡居民基本医保基金和商业保险机构分摊，具体分摊比例应在保险合同中载明。

（四）不断提升大病保险管理服务的能力和水平

规范资金管理，商业保险机构承办大病保险获得的保费实行单独核算，确保资金安全和偿付能力。商业保险机构要建立专业队伍，加强专业能力建设，提高管理服务效率，优化服务流程，为参保人提供更加高效便捷的服务。发挥商业保险机构全国网络优势，简化报销手续，推动异地医保即时结算。鼓励商业保险机构在承办好大病保险业务的基础上，提供多样化的健康保险产品。

六、严格监督管理

（一）加强大病保险运行的监管

相关部门要各负其责，协同配合，强化服务意识，切实保障参保人权益。人力资源社会保障、卫生计生等部门要建立以保障水平和参保人满意度为核心的考核评价指标体系，加强监督检查和考核评估，督促商业保险机构按合同要求提高服务质量和水平。保险监管部门要加强商业保险机构从业资格审查以及偿付能力、服务质量和市场行为监管，依法查处违法违规行为。财政部门要会同相关部门落实利用城乡居民基本医保基金向商业保险机构购买大病保险的财务列支和会计核算办法，强化基金管理。审计部门要按规定进行严格审计。政府相关部门和商业保险机构要切实加强参保人员个人信息安全保障，防止信息外泄和滥用。

（二）规范医疗服务行为

卫生计生部门要加强对医疗机构、医疗服务行为和质量的监管。商业保险机构要与人力资源社会保障、卫生计生部门密切配合，协同推进按病种付费等支付方式改革。抓紧制定相关临床路径，强化诊疗规范，规范医疗行为，控制医疗费用。

（三）主动接受社会监督

商业保险机构要将签订合同情况以及筹资标准、待遇水平、支付流程、结算效率和大病保险年度收支等情况向社会公开。城乡居民基本医保经办机构承办大病保险的，在基金管理、经办服务、信息披露、社会监督等方面执行城乡居民基本医保现行规定。

七、强化组织实施

各省（区、市）人民政府和新疆生产建设兵团、各市（地）人民政府要将全面实施大病保险工作列入重要议事日程，进一步健全政府领导、部门协调、社会参与的工作机制，抓紧制定实施方案，细化工作任务和责任部门，明确时间节点和工作要求，确保 2015 年底前全面推开。

人力资源社会保障、卫生计生部门要加强对各地实施大病保险的指导，密切跟踪工作进展，及时研究解决新情况新问题，总结推广经验做法，不断完善大病保险制度。加强宣传解读，使群众广泛了解大病保险政策、科学理性对待疾病，增强全社会的保险责任意识，为大病保险实施营造良好社会氛围。

国务院办公厅

2015 年 7 月 28 日

参考文献

1. 柏树令，应大君．系统解剖学［M］．第 8 版．北京：人民卫生出版社，2013．

2. 陈文彬，潘祥林．诊断学［M］．北京：人民卫生出版社，2008．

3. 陈新，黄宛．临床心电图学［M］．第 6 版．北京：人民卫生出版社，2010．

4. 成令忠，王一飞，钟翠平．组织胚胎学——人体发育和功能组织学［M］．上海：上海科学技术文献出版社，2003．

5. 程德云，陈文彬．临床药物治疗学［M］．北京：人民卫生出版社，2012．

6. 丛玉隆，尹一兵，陈瑜等．检验医学高级教程［M］．北京：人民军医出版社，2013．

7. 戴万亨，张永涛．诊断学［M］．第 9 版．北京：中国中医药出版社，2013．

8. 丁国芳．医学基础知识［M］．北京：中公教育医疗卫生系统考试研究院，2011．

9. 府伟灵，徐克前．临床生物化学检验［M］．北京：人民卫生出版社，2014．

10. 高英茂，李和．组织学与胚胎学［M］．第 2 版．北京：人民卫生出版社，2010．

11. 葛均波，徐永健．内科学［M］．北京：人民卫生出版社，2013．

12. 龚非力等．医学免疫学［M］．第 3 版．北京：科学出版社，2013．

13. 郭继鸿，张萍．动态心电图［M］．北京：人民卫生出版社，2003．

14. 郭顺根．组织学与胚胎学［M］．北京：人民卫生出版社，2006．

15. 侯振江，杨晓斌．血液检验［M］．第 4 版．北京：人民卫生出版社，2015．

16. 黄玉芳．病理学［M］．上海：上海科学技术出版社，2011．

17. 姜债．分子诊断学——基础与临床［M］．北京：科学出版社，2014．

18. 康熙雄等．实验诊断学［M］．北京：高等教育出版社，2013．

19. 李凡，刘晶星．医学微生物学［M］．北京：人民卫生出版社，2008．

20. 李艳，李山．临床实验室管理学［M］．北京：人民卫生出版社，2014．

21. 刘成玉，罗春丽．临床检验基础［M］．第 5 版．北京：人民卫生出版社，2012．

22. 刘成玉．健康评估［M］．第 3 版．北京：人民卫生出版社，2014．

23. 刘宗惠，徐霓霓．DUUN神经系统疾病定位诊断学［M］．北京：海洋出版社，2006.

24. 尚红，王兰兰．实验诊断学［M］．北京：人民卫生出版社，2015.

25. 万学红，卢雪峰．诊断学［M］．第8版．北京：人民卫生出版社，2013.

26. 王迪碍，金惠铭．人体病理生理学［M］．北京：人民卫生出版社，2008.

27. 王吉耀．内科学［M］．北京：人民卫生出版社，2012.

28. 王兰兰，许化溪等．临床免疫学检验［M］．第5版．北京：人民卫生出版社，2012.

29. 徐勤，万文成．西医基础医学概论［M］．广州：中山大学出版社，2014.

30. 许文荣，林东红．临床基础检验学技术［M］．北京：人民卫生出版社，2015.

31. 严振国，杨茂有．正常人体解剖学［M］．北京：中国中医药出版社，2008.

32. 姚泰．生理学［M］．北京：人民卫生出版社，2001.

33. 李忠泰．医学基本知识［M］．北京：中国协和医科大学出版社，2007.

34. 张德兴．基础医学概论［M］．北京：中国医药科技出版社，2006.

35. 张燕燕．现代基础医学概论［M］．第2版．北京：科学出版社，2011.

36. 周良辅．现代神经外科学［M］．上海：上海医科大学出版社，2012.

37. 朱大年．生理学［M］．北京：人民卫生出版社，2013.

38. 丹尼尔·利伯曼．人体的故事：进化、健康与疾病［M］．杭州：浙江人民出版社，2017.

39. F.D.沃林斯基著；孙牧虹等译．健康社会学［M］．北京：社会科学文献出版社，1999.

40. 何廷尉，李宁秀．预防医学［M］．北京：高等教育出版社，2001.

41. 李鲁．社会医学［M］．北京：人民卫生出版社，2008.

42. 吴艾竟．保险医学基础［M］．北京：中国金融出版社，2009.

43. 任森林．新编保险医学基础［M］．北京：中国金融出版社，2015.

44. 艾孙麟，苏应雄．保险医学基础［M］．成都：西南财经大学出版社，2005.

45. 陈君石，黄建始．健康管理师［M］．北京：中国协和医科大学出版社，2007.

46. 刘典恩，孙建国．医学概论［M］．北京：科学出版社，2007.

47. 戴万亨，张永涛．诊断学［M］．第9版．北京：中国中医药出版社，2013.

48. 张德兴．基础医学概论［M］．北京：中国医药科技出版社，2006.

49. 刘成玉，罗春丽．临床检验基础［M］（第5版）．北京：人民卫生出版社，2012.

50. 欧阳钦．临床诊断学［M］．北京：人民卫生出版社，2001.

51. 尚红，王兰兰．实验诊断学［M］．北京：人民卫生出版社，2015.

52. 万学红，卢雪峰．诊断学［M］．第 8 版．北京：人民卫生出版社，2013.

53. 王迪碍，金惠铭．人体病理生理学［M］．北京：人民卫生出版社，2008.

54. 范少光，汤浩，潘伟丰．人体生理学［M］．北京：人民卫生出版社，2000.

55. 丛玉隆，尹一兵，陈瑜．检验医学高级教程［M］．北京：人民军医出版社，2013.

56. 许文荣，林东红．临床基础检验学技术［M］．北京：人民卫生出版社，2015.

57. 郭继鸿，张萍．动态心电图［M］．北京：人民卫生出版社，2003.

58. 贾文祥．医学期微生物学［M］．北京：人民卫生出版社，2005.

59. 康熙雄等．实验诊断学［M］．北京：高等教育出版社，2013.

60. 张洪涛．保险核保与理赔［M］．北京：中国人民大学出版社，2016.

61. 郭娇．健康管理学［M］．北京：人民卫生出版社出版，2017.

62. 杨丽，侯慧如，石海燕．健康体检与健康管理［M］．北京：科学出版社，2017.

63. 郭明贤．健康评估［M］．北京：人民军医出版社，2007.

64. 陆再英．内科学［M］．第 7 版．北京：人民卫生出版社，2008.

65. 林松元．好查易懂的体检报告说明书［M］．福建：福建科技出版社，2016.

66. 吴在德．外科学［M］．第 7 版．北京：人民卫生出版社，2008.

67. 王保捷．法医学［M］．第 5 版．北京：人民卫生出版社，2008.

68. 孙之铺．中西医结合骨伤科学［M］．北京：中国中医药出版社，2001.

69. 中国人民财产保险股份有限公司理赔管理部．保险理赔医疗审核手册［M］．北京：中国人民财产保险股份有限公司理赔管理部，2010.

70. 道路交通事故受伤人员临床诊疗指南/中国医师协会：道路交通事故受伤人员临床诊疗指南［M］．北京：中国法制出版社，2006.

71. 赵新才．中华人民共和国国标（GB18667 – 2002）道路交通事故受伤人员伤残评定宣传材料［M］．成都：四川辞书出版社，2002.

72. 李鲁．社会医学［M］．第 2 版．北京：人民卫生出版社，2000.

73. 卡尔·L. 怀特．弥合裂痕：流行病学、医学和公共卫生［M］．北京：科学出版社，1995.

74. 何廷尉．社会医学［M］．成都：四川科学技术出版社，1991.

75. 钱忠信．中国医学百科全书［M］．上海：上海科学技术出版社，1984.

76. 世界卫生组织．2002 年世界卫生报告．日内瓦，2002.

77. 陈孝平，汪建平．外科学［M］．（第 8 版）．北京：人民卫生出版社，2013.

78. 葛金波，徐永健．内科学［M］．（第8版）．北京：人民卫生出版社，2013.

79. 谢幸，苟文丽．妇产科学［M］．（第8版）．北京：人民卫生出版社，2013.

80. 王保捷．法医学［M］．第5版．北京：人民卫生出版社，2008.

81. 中国人民财产保险股份有限公司理赔管理部：保险理赔医疗审核手册［M］．北京：中国人民财产保险股份有限公司理赔管理部，2010.

82. 王冠军，赫捷．肿瘤学概论［M］．北京：人民卫生出版社，2013.

83. 魏于全，赫捷．肿瘤学［M］．（第2版）．北京：人民卫生出版社，2015.

84. 夏穗生．现代器官移植学［M］．北京：人民卫生出版社，2011.

85. 中国抗癌协会乳腺癌专业委员．中国晚期乳腺癌诊治专家共识．北京：人民卫生出版社，2015.

86. 陈孝平．器官移植临床指南［M］．（第3版）．北京：科学出版社，2013.

87. 蔡昱．器官移植立法研究［M］．北京：法律出版社，2013.

88. 高培毅．脑卒中影像学评估［M］．北京：人民卫生出版社，2016.

89. 图川·麻井（日），马哈米·奥兹（日），黑山·尤科雅马（日）；周新民，彭昊译．非体外循环冠状动脉旁路移植术［M］．北京大学医学出版社，2017.

90. 毕增祺．慢性肾功能衰竭：临床防治与理论基础［M］．北京：中国协和医科大学出版社，2003.

91. 刘旭生，毛炜．慢性肾功能衰竭［M］．北京：中国中医药出版社，2012.

92. 张洪涛．保险核保与理赔［M］．北京：中国人民大学出版社，2016.

93. 任森林．新编保险医学基础［M］．北京：中国金融出版社，2015.

94. 张洪涛．保险核保与理赔［M］．北京：中国人民大学出版社，2016.

95. 郭娇．健康管理学［M］．北京：人民卫生出版社出版，2017.

96. 杨丽，侯慧如，石海燕．健康体检与健康管理［M］．北京：科学出版社，2017.

97. 郭明贤．健康评估［M］．北京：人民军医出版社，2007.

98. 陆再英．内科学［M］．第7版．北京：人民卫生出版社，2008.

99. 卡尔·L. 怀特．弥合裂痕：流行病学、医学和公共卫生［M］．北京：科学出版社，1995.

100. 林松元．好查易懂的体检报告说明书［M］．福州：福建科技出版社，2016.

101. 陈君石、黄建始．健康管理师［M］．北京：中国协和医科大学出版社，2007.

102. 刘典恩，孙建国. 医学概论［M］. 北京：科学出版社，2007.

103. 任森林. 新编保险医学基础［M］. 北京：中国金融出版社，2015.

104. 中华人民共和国卫生部. 病历书写基本规范，2010.

105. 中华人民共和国卫生部，国家中医药管理局. 医疗机构病历管理规定，2002.

106. 楼方岑. 病历示范［M］. 南京：江苏科学技术出版社，1989.

107. 陈鹏. 病历书写规范［M］. 杭州：浙江大学出版社，2003.

108. 唐维新. 历书写规范［M］. 南京：东南大学出版社，2003.

109. 徐书珍，刘文东，韩同钦. 医疗文书书写规范与病案管理［M］. 北京：军事医学科学出版社，2011.

110. The World Health Report 2002, Reducing risks, promoting healthy life, Geneva: World Health Organization. 2003.

111. WBI. Getting health reform right – flagship training course. World Bank. 2002.

112. Murray C., Lopez A. Quantifying the burden of disease and injury attributable to ten major risk factors. In: Murray CJL, Lopez AD, editors. Ie global burden of disease: a comprehensive assessment of mortality and disability from diseases, injuries, and risk factors in 1990 and projected to 2020. Cambridge: Harvard University Press, 1992.

113. Andrew Wear. Medicine in society. Cambridge: Cambridge University Press, 1992. Pidgeon N. Risk perception. In: royal society, risk analysis, perception and management. London: Royal Society, 1992.

114. G. Rose. The strategy of preventive medicine. London: Oxford Medical Press, 1991.

后 记

在实现中华民族伟大复兴的中国梦的进程中，健康中国已经成为国家的战略目标。党的十九大明确了我国社会主要矛盾已经转化为人民日益增长的美好生活需要和不平衡不充分的发展之间的矛盾，明确定位了我国发展所处的新的历史方位。因此，从新时代社会主要矛盾、人民日益增长的美好生活需要、党和国家治国理政的中心任务的视角审视、研究健康保险及其作用的发挥显得重要而迫切。

健康保险是以健康为中心的风险管理，它通过以医学为基础的健康风险管理理论、技术和方法，抵御由于健康或疾病带来的经济损失，提供经济财务的保障，最终目标是保障人的健康和有质量的生命。保险医学基础就是医学在健康保险风险管理中科学有效的应用，是健康保险价值的体现。

保险医学本身面临医学技术的进步和风险管理技术发展的挑战，如精准医学、生物基因诊断与治疗技术、个性化治疗、价值医学、功能医学、健康管理技术等，以及互联网、可穿戴设备、云技术、大数据、人工智能、区块链技术等，这些都为保险医学的发展带来了机遇与挑战。

与发达国家相比，我国的健康保险与健康保险医学还处于起步阶段。因此，加强国际交流，吸收国外成功的经验和技术，是保险医学目前的需要和未来发展的趋势，值得我们去关注、学习和借鉴，以尽快形成具备我们自身特色的保险医学。

商业健康保险是社会保障体系重要的有机组成部分。随着国家医疗保障制度体系与运行机制的建立和完善，以及医疗服务体系的健全和发展，人们的健康将得到更好的保障。党的十九大明确了要按照："兜底线、织密网、建机制的要求，全面建成覆盖全民、城乡统筹、权责清晰、保障适度、可持续的多层次社会保障体系"的发展模式和发展目标。对此，致力于满足人们对美好生活的需要，商业健康保险在新的时代中，将具有一种新的格局，展现一番新的气象，开创一个新的局面，必将在促进国民健康，建设健康中国战略目标中，扮演越来越重要的角色，起到越来越重要的作用。

跋

  "完善国民健康政策，为人民群众提供全方位全周期健康服务"，这是中国共产党十九大对全国人民作出的深入民心的伟大承诺，是进一步实施健康中国、惠及万民的伟大战略。

  中国共产党已经将保障人民健康当作了党和国家的一项重要工作，把为人民健康服务提升到了一个前所未有的高度。健康保险作为国家健康服务产业中的关键一环，在提升国民整体健康水平与健康保障方面，都面临着前所未有的发展机遇与空间，无论是现在还是将来，都会发挥着越来越重要的作用。

  人食五谷，焉得无病？人的一生，总是在健康与不健康状态之间徘徊，但福寿安康是人们亘古通今的幸福期许。随着我国迈进上中等收入国家行列，人们对健康生活愈加渴望，对健康保障和健康服务的需求愈加多样，也自然会进一步提高对商业健康保险服务的要求。

  已经成立十余年的我国首家专业健康保险公司——中国人民健康保险股份有限公司，以"让每一位中国人的健康更有保障、生活更加美好、生命更有尊严"为其崇高的使命，以"人民保险，服务人民"为其矢志不渝的追求，在"健康中国"建设的征程中，肩负着服务"国家治理体系和治理能力现代化"这一历史角色的重担，在建设"政府信任、人民满意的中国健康保险第一品牌"的道路上走出了成效。在近五年来，人保健康构建了清晰的发展模式；实现了多元化销售渠道建设和业务转型；达到了服务能力的明显提升；成为了国家医疗保障体制改革的积极参与者和重要推动力量。在实现两个一百年奋斗目标和中华民族伟大复兴中国梦的文化大背景下，人保健康将继续把握战略机遇，牢记时代赋予健康保险的重要使命，致力于打造成服务"健康中国"建设的领军企业，成为国际一流的健康保险供应商。

  党的十九大报告提出要"加强应用基础研究"，要"建立以企业为主体、市场为导向、产学研深度融合的技术创新体系"。人保健康理应责无旁贷地承担起健康保险综合研究这一具有里程碑意义的开创性工作，因此，公司决定协调和组织一批知名专家学者，立足国内实际，借鉴国际经验，编著一套具有中国特色的《健康保险系列丛书》，系统梳理健康保险的基础理论和经营实践，初步构建相对系统、科学、完整的健康保险理论体系，为培养健康保险行业高水平人才奠定坚实的基础。

《健康保险系列丛书》项目由人保健康党委书记、总裁宋福兴同志亲自挂帅，组建了以公司高管为成员的高规格编委会，邀请保险、财税、公共管理、社会保障、医疗卫生领域近40位著名专家，共同编著。

为确保专业性和权威性，丛书编委会多次召开由多位专家学者参加的专题研讨会。整体来看，丛书既考虑了健康保险的既往经验、现实状况和未来发展趋势，体系上比较完善；同时又对健康保险的相关领域作了探索研究，拓宽了研究范围。从功能定位看，丛书体现了理论与实践并重的编写特色：既要有理论高度，具有一定的前瞻性，达到高等教育教材的编写水平；同时要有实效性，能满足专业健康保险公司经营发展中的现实需求。专家们认为，丛书对把握健康保险经营规律以及行业的可持续发展具有重大意义，充分体现了中国人保一贯以社会责任为己任的优良传统，利于当代、功在千秋。

在丛书的编著工作中，专家学者们都全情投入，科学严谨地为编著工作贡献着智慧。马海涛教授、王欢教授、王国军教授、王绪瑾教授、王稳教授、朱铭来教授、孙祁祥教授、李晓林教授、杨燕绥教授、张晓教授、卓志教授、赵尚梅教授、郝演苏教授、辛丹博士等专家学者负责各分册编著工作，李保仁教授、魏华林教授、庹国柱教授、李玲教授、孙洁教授、郑伟教授、于保荣教授、余晖教授、朱恒鹏教授、朱俊生教授、董朝晖博士等专家学者给予丛书编写许多指导和帮助，在此一并表示最衷心的感谢！

本丛书是对健康保险经营实践经验的阶段性总结和思考。但由于编写时间紧，难免有疏漏之处。而且随着健康保险专业化经营不断深化，还会有很多需要改进的地方。我们希望本丛书能构建起健康保险行业的理论体系与研究架构，对引领健康保险规范、良性和可持续发展起到积极作用。我们也希望借助本丛书，能培养出一批高素质的干部员工队伍，为"健康中国"的建设添砖加瓦，为实现两个一百年奋斗目标和中华民族伟大复兴中国梦贡献力量。